オンコロジークリニカルガイド

乳癌薬物療法

改訂2版

国立がん研究センター中央病院乳腺外科 科長　**木下貴之**　編
京都大学大学院医学研究科外科学講座乳腺外科学 教授　**戸井雅和**

南山堂

編　集	木下 貴之	国立がん研究センター中央病院乳腺外科 科長
	戸井 雅和	京都大学大学院医学研究科外科学講座乳腺外科学 教授

執筆者	堀井 理絵	がん研究会有明病院病理部 医長
	秋山　太	がん研究会がん研究所病理部 臨床病理担当部長
	首藤 昭彦	聖マリアンナ医科大学ブレスト＆イメージングセンター 教授
	池田　正	北里大学北里研究所病院 ブレストセンター長／帝京大学医学部 客員教授／慶應義塾大学医学部 客員教授
	木下 貴之	国立がん研究センター中央病院乳腺外科 科長
	河口 浩介	京都大学大学院医学研究科外科学講座乳腺外科学
	戸井 雅和	京都大学大学院医学研究科外科学講座乳腺外科学 教授
	渡辺　亨	浜松オンコロジーセンター センター長
	宮川 義仁	兵庫医科大学病院乳腺・内分泌外科
	三好 康雄	兵庫医科大学病院乳腺・内分泌外科 教授
	佐藤 信昭	新潟県立がんセンター新潟病院 院長
	宮下　穣	東北大学大学院医学系研究科腫瘍外科学分野
	石田 孝宣	東北大学大学院医学系研究科腫瘍外科学分野 准教授
	長谷川善枝	弘前市立病院 医療局長／乳腺外科 科長
	有賀 智之	がん・感染症センター東京都立駒込病院外科（乳腺）
	黒井 克昌	がん・感染症センター東京都立駒込病院 副院長
	津川浩一郎	聖マリアンナ医科大学外科学乳腺・内分泌外科 教授
	澤木 正孝	愛知県がんセンター中央病院乳腺科 医長
	大谷彰一郎	広島市立広島市民病院乳腺外科 主任部長
	平　成人	岡山大学病院乳腺・内分泌外科 講師
	土井原博義	岡山大学病院乳腺・内分泌外科 教授
	杉谷 郁子	埼玉医科大学国際医療センター乳腺腫瘍科 助教
	佐伯 俊昭	埼玉医科大学国際医療センター乳腺腫瘍科 教授 副院長
	堀口　淳	群馬大学医学部附属病院乳腺・内分泌外科 診療科長／診療教授
	井上 賢一	埼玉県立がんセンター乳腺腫瘍内科 科長 兼 部長
	加々良尚文	大阪大学大学院医学系研究科乳腺内分泌外科 助教
	野口眞三郎	大阪大学大学院医学系研究科乳腺内分泌外科 教授
	内海 俊明	藤田保健衛生大学医学部乳腺外科 教授
	宮本 快介	杏林大学医学部付属病院乳腺外科 助教

井本　滋	杏林大学医学部付属病院乳腺外科 教授
穂積康夫	筑波大学医学医療系茨城県地域臨床教育センター 乳腺甲状腺内分泌外科 教授／茨城県立中央病院
山下啓子	北海道大学病院乳腺外科 教授
高野利実	虎の門病院臨床腫瘍科 部長
岩瀬弘敬	熊本大学大学院生命科学研究部乳腺・内分泌外科学分野 教授
山本　豊	熊本大学大学院生命科学研究部乳腺・内分泌外科学分野 准教授
柏葉匡寛	ブレストピア宮崎病院 副院長
高橋將人	国立病院機構北海道がんセンター 総括診療部長
石黒　洋	京都大学医学部附属病院乳腺外科 特定准教授（標的治療腫瘍学講座）
菰池佳史	近畿大学医学部外科乳腺・内分泌部門 教授
相良吉昭	社会医療法人博愛会 相良病院 理事長
山本春風	国立病院機構熊本医療センター腫瘍内科 医長
青儀健二郎	四国がんセンター臨床研究センター臨床研究推進部長
大熊ひとみ	国立がん研究センター中央病院 乳腺・腫瘍内科
田村研治	国立がん研究センター中央病院 乳腺・腫瘍内科長 通院治療・センター長
渡邉諭美	近畿大学医学部附属病院 内科学腫瘍内科部門
鶴谷純司	近畿大学医学部附属病院 内科学腫瘍内科部門 准教授
小林　心	がん研有明病院乳腺内科 医長
大野真司	がん研有明病院乳腺センター 乳腺センター長
杉江知治	関西医科大学附属病院乳腺外科 教授
岡村卓穂	東海大学医学部乳腺・内分泌外科 講師
徳田　裕	東海大学医学部乳腺・内分泌外科 教授
山口　雄	日本赤十字社武蔵野赤十字病院 腫瘍内科
向井博文	国立がん研究センター東病院 乳腺・腫瘍内科 医長
伊藤良則	がん研究会有明病院乳腺内科 部長
木村礼子	福島県立医科大学腫瘍内科学講座 助教
佐治重衡	福島県立医科大学腫瘍内科学講座 主任教授
服部正也	愛知県がんセンター中央病院乳腺科医長
岩田広治	愛知県がんセンター中央病院 副院長 兼 乳腺科部長
髙山　伸	国立がん研究センター中央病院乳腺外科 医長
増田慎三	国立病院機構大阪医療センター 外科医長 兼 乳腺外科科長
紅林淳一	川崎医科大学乳腺甲状腺外科学 教授
下村昭彦	国立がん研究センター中央病院乳腺・腫瘍内科／先端医療科
吉川三緒	帝京大学医学部附属病院乳腺外科

編集/執筆者

神野 浩光	帝京大学医学部乳腺外科 教授
柳澤 貴子	帝京大学医学部乳腺外科
髙橋 洋子	帝京大学医学部乳腺外科
古武 剛	京都大学医学部附属病院乳腺外科
津田 萌	京都大学医学部附属病院乳腺外科
山中 康弘	横浜市立市民病院 外来化学療法室長/腫瘍内科担当部長
永井 宏樹	京都大学医学部内科学講座腫瘍薬物治療学 特定助教
半田 知宏	京都大学医学部附属病院呼吸器内科 助教
松岡 順治	岡山大学大学院保健学研究科 教授/岡山大学病院緩和支持医療科 診療科長
髙橋 俊二	がん研究会有明病院化学療法部綜合腫瘍科 部長
山﨑 直也	国立がん研究センター中央病院皮膚腫瘍科 科長
内藤 陽一	国立がん研究センター東病院乳腺・腫瘍内科/先端医療科
新倉 直樹	東海大学医学部乳腺・内分泌外科 講師
太田 嘉英	東海大学医学部歯科口腔外科 教授
下井 辰徳	国立がん研究センター中央病院乳腺・腫瘍内科
杉下 陽堂	聖マリアンナ医科大学産婦人科学 助教
鈴木 直	聖マリアンナ医科大学産婦人科学 教授
川端 英孝	虎の門病院乳腺内分泌外科 部長
小倉 拓也	虎の門病院乳腺内分泌外科
吉波 哲大	大阪府立成人病センター臨床腫瘍科
中山 貴寛	大阪府立成人病センター乳腺・内分泌外科 主任部長
椎野 翔	国立がん研究センター中央病院乳腺外科
林田 哲	慶應義塾大学医学部一般・消化器外科
松本 暁子	慶應義塾大学医学部一般・消化器外科 助手
北川 雄光	慶應義塾大学医学部一般・消化器外科 教授
原 文堅	四国がんセンター乳腺科・化学療法科

(執筆順)

改訂2版の序

2013年11月に初版が発刊された本書は，お陰様で多くの読者から温かい支持を頂戴いたしました．そしてここに，改訂2版を上梓できるに至りました．著者の先生方，ならびに関係各位に心から御礼を申し上げます．

乳癌の薬物療法には内分泌療法，化学療法，分子標的療法があり，最近では乳癌のサブタイプや再発リスクから薬物療法の方針を決定する個別化医療が一般的になってきました．乳癌薬物療法の進歩は日進月歩であり，その内容の多くは海外にて実施されている大規模臨床試験やASCO, ESMO, St. Gallen Breast Cancer Conference, San Antonio Breast Cancer Symposiumなどの国際会議から得られるエビデンスに基づいて日々更新され続けています．

初版から一貫して本書の特徴として，最新エビデンスの漏れのない網羅があります．今回も著者の先生方には，発表されていない臨床試験の成績にも丁寧な解説を加えていただきました．一方，EBM全盛のがん薬物療法ではありますが，薬理作用など基礎的な知識をもって臨む必要があることから，作用機序など基礎的な解説や新しい分子標的療法の使用から明らかになってきた副作用対策なども充実させました．

3年前の初版が発刊されて以後も，乳癌薬物療法の進歩とともに内容が充実，進歩する本書を慎んで皆様にお届けいたします．

2016年秋

国立がん研究センター中央病院乳腺外科 科長
木下貴之

京都大学大学院医学研究科外科学講座乳腺外科学 教授
戸井雅和

初版の序

　乳癌治療には，手術，薬物療法，放射線治療などがあり，これらの集学的治療により治療成績は年代毎に向上してきております．一方，国民生活の欧米化に伴いわが国の乳癌の罹患数および死亡数はいまだ増加し続けていましたが，2012年に初めて減少に転じたことが，厚生労働省の人口動態調査で示されました．これはマンモグラフィ検診の普及や，新しい抗癌薬の登場などの効果と考えられ，欧米では20年ほど前から減る傾向でしたが，日本は死亡率が上昇していたので，乳癌診療に関わる者にとっては朗報と言えます．

　乳癌の薬物療法には内分泌療法，化学療法，分子標的療法があり，最近では乳癌のサブタイプや再発リスクから薬物療法の方針を決定する個別化医療が一般的になってきました．乳癌薬物療法の進歩は日進月歩であり，その内容の多くは海外にて実施されている大規模臨床試験やASCO，ESMO，St. Gallen Breast Cancer Conference，San Antonio Breast Cancer Symposiumなどの国際会議から得られるエビデンスに基づいて日々更新され続けています．

　わが国における乳癌薬物療法の多くの部分は，いまだに外科医が関わっております．医師ばかりでなく多忙な日常臨床で乳癌に携わる看護師，薬剤師の方々にも本書を通じて効率よく，新しい薬物療法に関するエビデンスやその使い方を学び，興味や疑問のあるところは元文献をあたっていただき，十分に批判的に熟慮した後，日常臨床に役立てていただきたいと考えます．

　本書に先立って2007年に出版された「オンコロジークリニカルガイド 消化器癌化学療法」は，2011年には第3版が発刊されるほどのベストセラーとなっています．この初版の編者として慶應義塾大学医学部包括先進医療センター 教授　久保田哲朗先生（故人）があたられました．先生の意志と教えを引き継ぎ，「オンコロジークリニカルガイド乳癌薬物療法」も版を重ね，多くの臨床医の先生方が乳癌薬物療法を学ぶにあたり，第一に手に取る本として役立てていただけたら幸いです．

2013年9月

国立がん研究センター中央病院乳腺外科 科長
木下貴之

京都大学大学院医学研究科外科学講座乳腺外科学 教授
戸井雅和

Contents

第Ⅰ章 総　論

- 1 乳癌の発生と進展　2
- 2 乳癌とホルモン受容体　10
- 3 乳癌のサブタイプ分類と薬物療法　15
- 4 乳癌薬物療法の効果予測因子　26
- 5 早期乳癌の個別化治療を巡る最新情報−St.Gallenコンセンサス会議2015　33
- 6 遺伝子検査　39

第Ⅱ章 乳癌薬物療法の実際

■ 術前薬物療法

- 1 適応と課題　46
- 2 臨床試験とエビデンス　51
- 3 薬剤と代表的レジメン　60
- 4 効果判定と予後　67
- 5 今後の展望　76

■ 術後化学療法

- 1 適応と課題　83
- 2 臨床試験とエビデンス　89
- 3 薬剤と代表的レジメン　98
- 4 アンスラサイクリン系薬剤の位置づけ　105
- 5 タキサンの位置づけ　111
- 6 今後の展望　121

■ 術後内分泌療法

1. ホルモン感受性の判定と内分泌療法の適応　125
2. 閉経後乳癌に対する内分泌療法－SERMs，アロマターゼ阻害薬　131
3. 閉経前乳癌に対する内分泌療法－SERMs，LH-RHアゴニスト　144
4. 投与期間　155
5. 効果予測因子　160

■ 転移・再発乳癌に対する薬物療法

1. 薬物療法選択の考え方－Hortobagyiのアルゴリズム　166
2. ホルモン受容体陽性転移・再発乳癌に対する内分泌療法のエビデンス　174
3. ホルモン受容体陽性転移・再発乳癌に対する化学療法の役割　184
4. ホルモン受容体陰性転移・再発乳癌に対する治療戦略　192
5. 経口FU薬　200
6. ビノレルビン　211
7. ゲムシタビン　219
8. カルボプラチン　224
9. エリブリン　234
10. アブラキサン®　240
11. ベバシズマブ　250
12. エベロリムス　255
13. ビスホスホネート製剤，ヒト型抗RANKLモノクローナル抗体製剤の実際　262

■ 分子標的治療

1. 乳癌に対し適応のある分子標的薬の作用機序　269
2. トラスツズマブ　278
3. ラパチニブ　290
4. ベバシズマブ　296
5. ペルツズマブ　304
6. T-DM1　309
7. 術前薬物療法における分子標的薬　314
8. 術後薬物療法における分子標的薬　327
9. 転移・再発乳癌に対する分子標的薬の使い方　339
10. 今後承認される可能性のある分子標的薬　348

第Ⅲ章　乳癌薬物療法の副作用対策

1. 血液毒性とG-CSF　356
2. 消化器症状（悪心・嘔吐，下痢を中心に）　365
3. 心毒性　371
4. 薬剤性肺障害　382
5. 末梢神経障害　393
6. アレルギー反応，infusion reaction　401
7. 皮膚障害，手足症候群，脱毛　406
8. 感染症（肝炎・結核など）　414
9. 口内炎　420
10. 骨粗鬆症　425
11. 妊孕性　437

第Ⅳ章　乳癌薬物療法の代表的臨床試験

1. 術前化学療法　450
2. 術後化学療法　456
3. 分子標的療法　465
4. 内分泌療法（術前・術後）　475
5. 再発後薬物療法　486

略語一覧　500

索　引　503

第Ⅰ章

総論

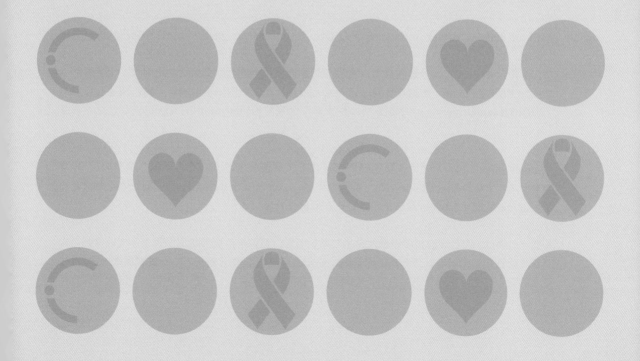

1 乳癌の発生と進展

癌の遺伝子変異

▶ 2012年から2013年にかけて，癌の遺伝子変異に関する重要な論文が相次いで発表された．いずれも包括的な遺伝子配列解析に基づいたもので，一方は全癌種，もう一方は乳癌に関するものである．それらの論文の内容を紹介する．

1. cancer genome landscapes[1]

▶ Vogelsteinらは，これまでに行われた包括的な遺伝子配列解析の研究結果に基づくヒト癌の遺伝子変異に関する総説を2013年のScience誌に報告した．その要点は以下のとおりである．

▶ 乳癌は，平均33の遺伝子体細胞変異を有している．この数は，突然変異誘発物質が同定されている肺癌（突然変異誘発物質：喫煙），悪性黒色腫（同：紫外線）や自己複製機能を有する臓器から発生する消化器癌，尿路上皮癌などより少なく，小児癌より多い[1]．

▶ 遺伝子体細胞変異は，driver mutationとpassenger mutationに分類される．driver mutationは細胞に選択的な異常増殖をもたらす体細胞変異で，passenger mutationは細胞の異常増殖とは関連のない体細胞変異である．多くの乳癌は3〜6のdriver mutationを有すると考えられている．

▶ driver geneは，driver mutationを含む遺伝子（mut-driver gene）と異常な発現状態（過剰発現，過小発現，DNAのメチル化など）により細胞に選択的な異常増殖をもたらす遺伝子（epi-driver gene）に分類される．乳癌で体細胞変異の頻度が高いといわれているPIK3CAはmut-driver gene，体細胞変異はほとんどみられないが遺伝子増幅が発癌に関連しているERBB2はepi-driver geneである．これまでに全癌で約140のmut-driver geneが発見されている．

▶ driver geneは12のシグナル伝達経路を経由して機能しており，その結果，細胞の3つのプロセス，すなわち，cell survival（細胞の生存），cell fate determination（細胞の生死決定），genome maintenance（遺伝子の維持）が調節されている．

▶ 個々の癌は，たとえ同様の組織像を呈していても，遺伝子の変異状況が異なっている．しかし，活性化しているシグナル伝達経路でみるといくつかのパターンに分類できる．図1は代表的なシグナル伝達経路であるRAS経路とPI3K経路を示している．HER2，PI3K，PTEN，Ras，AKTなどはdriver geneでコードされているタンパク質である．

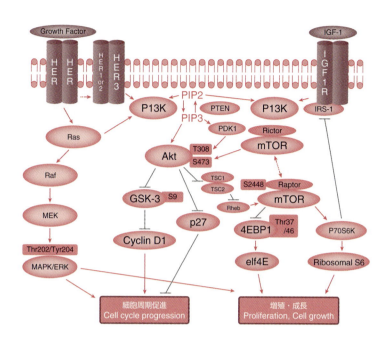

図1　代表的なシグナル伝達経路

▶ driver geneがコードするタンパクキナーゼを標的とした薬剤が複数開発されている．genome-based medicineの一例である．例えば*EGFR*遺伝子変異を有する癌に対するEGFRキナーゼ阻害薬，*ALK*遺伝子転座を有する癌に対するanaplastic lymphoma kinase（ALK）阻害薬などである．今後さらなる薬剤の開発が期待される．

2. The landscape of cancer genes and mutational processes in breast cancer[2]

▶ Stephensらは，100の乳癌を対象に，タンパク質コーディング遺伝子のコーディングエクソンの体細胞変異とコピー数の変化を調べ，2012年にNature誌に報告した．その要点は以下のとおりである．

▶ 40のdriver geneが同定された．遺伝子置換あるいは小さな遺伝子挿入/欠失がみられたdriver geneのうち，乳癌の発生に関連があるとすでに報告されていたものは，AKT1, BRCA1, CDH1, GATA3, PIK3CA, PTEN, RB1, TP53などで，他の癌の発生に関連があると報告されていたものは，APC, ARID1A, ARID2, ASXL1, BAP1, KRAS, MAP2K4, MLL2, MLL3, NF1, SETD2, SF3B1, SMAD4, STK11などであった．新規に同定されたdriver geneはAKT2, ARID1B, CASP8, CDKN1B, MAP3K1, MAP3K13, NCOR1, SMARCD, TBX3であった．

▶ 40遺伝子の体細胞変異とコピー数の変化の有無を症例別にみてみると，1症例当たりのdriver geneの数は，さまざまであった．TP53, PIK3CA, ERBB2, MYC, FGFR1/ZNF703, GATA3, CCND1の7遺伝子は，変異あるいはコピー数の変化が10%以上の症例でみられた．100例の解析で73通りの体細胞変異の組み合わせがみられた．乳癌にはかなりの遺伝的多様

性があることが明らかになった．

病理組織像からみた乳癌の発生と進展

- 乳癌は，乳腺の乳管上皮あるいは腺房上皮に由来する上皮性悪性腫瘍である．癌細胞は，乳管・小葉系の中に発生し，その中を進展，さらには乳管・小葉系を取り囲む間質に基底膜を破って浸潤する．

- 非浸潤癌は，癌細胞が乳管内あるいは小葉内に限局し，間質への浸潤がみられないものをいう．癌の細胞形態，組織所見により，非浸潤性乳管癌と非浸潤性小葉癌に分類される．図2は，非浸潤性乳管癌　篩状型の組織像である．癌細胞は基底膜に囲まれた乳管内で篩状構造を呈して増生している．周囲の間質への浸潤はみられない．

- 浸潤癌は癌細胞が間質に浸潤しているものをいう．癌の細胞形態，組織所見により，浸潤性乳管癌と特殊型に分類される．浸潤性乳管癌はさらに乳頭腺管癌，充実腺管癌，硬癌に分けられる．図3は篩状型の乳管内癌巣から癌細胞が間質に浸潤したところをとらえた組織写真である．癌細胞は小胞巣を形成し，乳管内から基底膜を破って間質に浸潤している．

- 図4に乳管内進展と間質浸潤のさまざまな組み合わせを模式図として示した．非浸潤癌といっても，乳管内進展の程度はさまざまであり，多様な組織像を示す．浸潤癌には，非浸潤巣が主体で少量の浸潤巣がみられる乳管内進展型，病変のほとんどを浸潤巣が占める間質浸潤型，両者の中間型がある．乳管内進展型の浸潤性乳管癌は，「乳癌取扱い規約」では乳頭腺管癌に分類される．

- 浸潤巣の大きさは，乳癌の予後因子である．浸潤巣の大きさは，浸潤巣の最大径とそれに直交する径をcm単位で記載する．複数の浸潤巣が存在する場合はその旨を記載し，最大浸潤巣の大きさを測定する（図5）[3]．

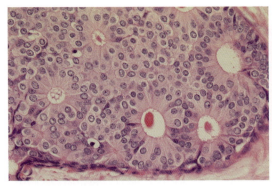

図2　非浸潤性乳管癌

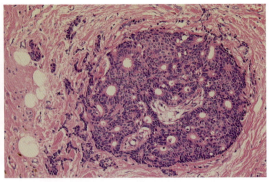

図3　浸潤性乳管癌

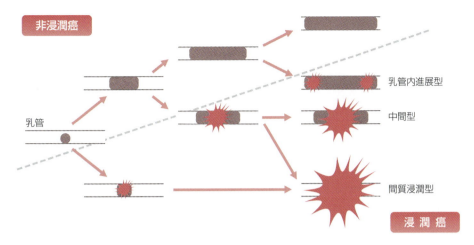

図4　乳管内進展と間質浸潤

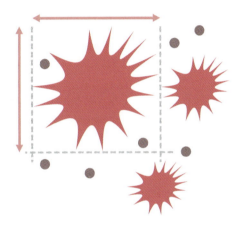

図5　浸潤巣の大きさの測定方法（複数の浸潤巣が存在する場合）

（文献3）を改変

乳癌の不均質性

1. 乳癌の遺伝的多様性

▶ Vogelsteinらは前述のCancer genome landscapesにおいて，すべての癌の遺伝子には不均質性が存在すると述べている[1]．1個の癌細胞が発生した時点ではその癌は単クローンである．しかし，癌細胞は分裂を繰り返すたびに新たな遺伝子変異を獲得するので，癌細胞はたとえそれが同じ腫瘍のすぐ近くに存在していても，遺伝子の変異状況が異なるのである．

▶ StephensらもThe landscape of cancer genes and mutational processes in breast cancerにおいて，乳癌にはかなりの遺伝的多様性があると述べている[2]．

2. 病理組織像からみた乳癌の不均質性

- 1つの乳癌のなかに異なる組織形態を示す部分がみられることがある．通常，異なる組織形態の間には，類似性，移行像のいずれか少なくとも一方が認められるので，一連の癌のなかの不均質性と評価される．不均質性は，癌の進展に伴って獲得されるものと考えられる．

- WHOのテキストブックでは，invasive carcinoma of no special typeのなかにcarcinoma of mixed typeの記載がある．invasive carcinoma of special typeは特異な組織像を示す部分が腫瘍の90％より多くを占める場合と定義されている．したがってinvasive carcinoma of no special typeはno special typeの組織像を示す部分が腫瘍の10％以上を占める場合である．invasive carcinoma of no special typeのなかで，no special typeの組織像を示す部分が10～49％の場合はcarcinoma of mixed type，50％以上の場合は単にinvasive carcinoma of no special typeと呼ばれている[4]．

- 「乳癌取扱い規約」の乳腺腫瘍の組織学的分類では，浸潤癌，特殊型の説明文に次のような記載がある．「比較的まれで特異な組織形態を示す乳癌を特殊型としてまとめる．それぞれの組織形態が癌巣の大部分を占める場合にのみ特殊型とし，一部にのみ特殊な組織形態がみられる場合は通常，浸潤性乳管癌として分類し，その旨を付記する」[3]．

- 全体が浸潤性乳管癌の組織形態を呈していても，エストロゲン受容体（estrogen receptor；ER），プロゲステロン受容体（progesterone receptor；PgR），HER2の発現状況に不均質性がみられることがある．図6，7に不均質性が非浸潤巣，浸潤巣両方にみられる乳癌を提示する．手術標本HE染色の弱拡大像（図6a）では，円形から楕円形の非浸潤巣が矢印部にみられ，その間に浸潤巣が認められた．ER染色，HER2染色の弱拡大像（図6b，c）では非浸潤巣，浸潤巣いずれにおいても，ER強陽性でHER2陰性のLuminalサブタイプの癌細胞とER中等度陽性でHER2強陽性のLuminal HER2サブタイプの癌細胞とが混在してみられた．HER2遺伝子検査では，HER2タンパクの過剰発現がみられる部分に一致して，遺伝子増幅が認められた．不均質性がみられた非浸潤巣を強拡大像（図7）で観察すると，Luminalサブタイプの癌細胞は淡明な細胞質を有し，Luminal HER2サブタイプの癌細胞は好酸性の細胞質を有していた．両者の核所見は類似していた．

- 本症例は非浸潤巣，浸潤巣ともに不均質であり，その発生と進展過程においてはさまざまな可能性が考えられる．たとえば，Luminalサブタイプの癌細胞が乳管・小葉系の中に発生し，そこでHER2遺伝子が過剰発現してLuminal HER2サブタイプに変化し，2つのサブタイプの癌細胞がそれぞれ浸潤した可能性，乳管・小葉系の中に発生したLuminalサブタイプの癌細胞が浸潤し，非浸潤巣，浸潤巣それぞれの場でLuminal HER2サブタイプに変化した可能性などである．

乳癌の不均質性と薬物療法

- 術前薬物療法が施行された不均質性を呈する乳癌を，図8に示す．針生検標本には浸潤巣のみが採取されており，組織形態は一様で核グレード3の充実腺管癌であった（図8a）．ER染色（図8b），HER2染色（図8c）で観察すると，ER陽性，HER2陰性のLuminalサブタイプの

第Ⅰ章 総論

a：HE染色　　　　　　　　　　　b：ER染色

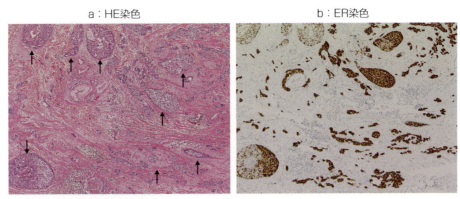

c：HER2染色

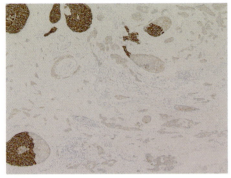

図6　非浸潤巣，浸潤巣両方に不均質性を示す乳癌（弱拡大像）

a：HE染色　　　　　　　　　　　b：ER染色

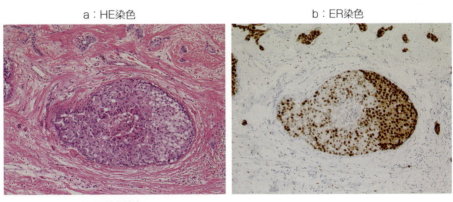

c：HER2染色

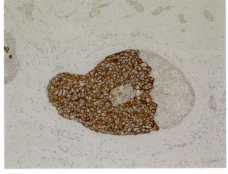

図7　非浸潤巣，浸潤巣両方に不均質性を示す乳癌（強拡大像）

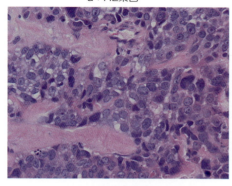
a：HE染色

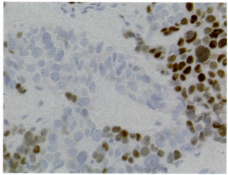
b：ER染色

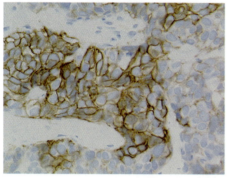
c：HER2染色

図8　不均質性を示す乳癌（薬物療法前針生検標本，強拡大像）

癌細胞と，ER陰性，HER2陽性のHER2サブタイプの癌細胞がモザイク状に混在していた．HER2遺伝子検査では，HER2タンパクの過剰発現がみられる部分に一致して，遺伝子増幅がみられた．この5cm大の乳癌は，針生検標本の報告書の記載からLuminal HER2サブタイプのStage Ⅲb乳癌と判断され，CEF療法（シクロホスファミド/エピルビシン/5-FU）4コースの後にweeklyパクリタキセルとトラスツズマブ（毎週投与法）を行う術前薬物療法が予定された．臨床的治療効果は，CEF療法2コースで増大（PD），weeklyパクリタキセルとトラスツズマブ（毎週投与法）に変更し，いったん部分寛解（PR）となるも，腫瘍の再増大が確認された．手術標本では，充実腺管癌の近傍に，浸潤巣消失部と思われる線維組織が少量認められた．遺残している癌細胞は異型が強く，核分裂像が多数みられ，薬物療法に伴う変性ははっきりしなかった．手術標本でのサブタイプ診断は，ER陰性（少数の弱陽性細胞あり），PgR陰性，HER2陰性のtriple negativeサブタイプであった．

▶ 本症例における腫瘍内不均質性が，術前薬物療法の効果の変遷とどれくらい関連しているのかは明らかでない．しかし，HER2陽性乳癌に対するトラスツズマブ治療で，腫瘍の増大を経験することは稀であり，このことに，腫瘍内不均質性が関与した可能性があると考えている．

まとめ

- 組織型としての「乳癌」は多様な腫瘍を包括した概念であり，さらに1つの癌のなかでもさまざまな程度で不均質性が存在することが明らかになってきた．しかし，乳癌が発生し進展するなかでどのように不均質性を獲得するのかはいまだ明らかでなく，不均質な癌の頻度も不明である．

- 早期乳癌を切除のみで治療する場合には，腫瘍内の不均質性を評価する意義は乏しい．しかし，薬物療法を行う場合には，腫瘍全体の性質に加えて不均質性を考慮した癌のさらなる個別化が必要であろう．

- 癌の発生と進展を理解するためには，遺伝子変異，タンパク発現，組織形態それぞれの視点で癌を解析する必要がある．また，さまざまな癌種で，それらの関連が報告されている．包括的な配列解析や in situ hybridization 法による遺伝子の情報，免疫組織化学法によるタンパク発現の有無，HE染色による組織形態を統合することによる治療に直結した分類が必要な時代となっている．

（堀井理絵／秋山　太）

参考文献

1) Vogelstein B, et al : Cancer genome landscapes. Science, 339: 1546-1558, 2013.
2) Stephens PJ, et al : The landscape of cancer genes and mutational processes in breast cancer. Nature, 486: 400-406, 2012.
3) 日本乳癌学会 編：臨床・病理 乳癌取扱い規約，第17版, 22-67, 金原出版, 東京, 2012.
4) Ellis IO, et al : Invasive carcinoma of no special type, WHO Classification of Tumours of the Breast. Lakhani SR, et al, 34-38, WHO PRESS, Geneva, 2012.

2 乳癌とホルモン受容体

▶ 乳癌は前立腺癌や子宮内膜癌などと同様に，細胞増殖と性ホルモンに密接な関係が存在する．

▶ 乳癌における性ホルモンは主にエストロゲン（estrogen；E2）であるといってもよい．特に癌細胞のホルモン依存性に関する分子機構の中心をなすのがエストロゲン受容体（estrogen receptor；ER）であることはいうまでもない．

▶ 乳癌のうち，ホルモン受容体〔ER，プロゲステロン受容体（progesterone receptor；PgR）〕陽性でE2依存性増殖を示すと考えられるものの割合は70％程度と考えられている[1]．

▶ ERにはERαとERβが同定されている．乳癌細胞に関与するERは基本的にERαと考えてよい．ERがE2結合する場合，通常はcoactivator complex（CoA）をリクルートすることで転写機能を開始する．

▶ ERの古典的機能は主に核内ERの機能といえる．すなわち細胞核内のERとE2が核内で結合して複合体を形成，その複合体がさらに二量体を形成したのちにestrogen responsive element（ERE）と結合，cofactorの関与を受けて転写活性の促進に至る．この経路がいわゆるgenomic pathwayである．

▶ 一方で，核外ERは同じく核外にある膜型増殖因子の細胞内シグナル伝達系との間にはいわゆるクロストークが存在しており，EGFR，HER2，IGF1-Rなどの制御を受けている．また，この方向でのER活性化は時にリガンドに非依存性であり[2]，いわゆるnon-genomic pathwayである（図1）．

▶ ERの測定に関して，以前はligand binding assay（LBA）法が行われていたが，現在は予後予測の観点からもimmunohistochemical（IHC）法が優れているとされ[3,4]，実際に施行されている．

▶ ER/PgRについては陽・陰性という質的（qualitative）評価よりも，量的（quantitative）評価が重要である[5]．

▶ ホルモン受容体陽性乳癌はintrinsic subtypeとしてLuminal AとLuminal Bに分類される．

▶ PAM50-training cohortは，総計1,539種類の遺伝子発現について量的RT-PCR法を用いてLuminal AとLuminal Bのサブグループの分類を検索したものである[6]．

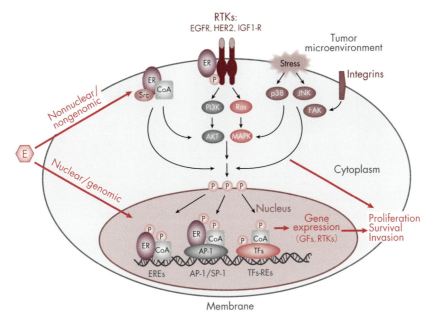

図1　エストロゲン受容体活性化の模式図

（文献2）より改変）

- Luminal Aにおいては分化促進に関するKruppel-like factor 4, *jun*-prot-oncogeneなど，また細胞接着に関与するvinculin collagen typeXVI, α1などのupregulationがみられる．一方でLuminal B乳癌とは正反対にIl-2 receptor α, CD86や細胞周期関連因子のcyclin B1やRAD51においてはdownregulationがみられるのが特徴的である[6]．

- ER/PgRとLuminal subtype：Luminal Aでは*ER*遺伝子と*PgR*遺伝子の発現に優位な差がみられることが確認されている．

- PAM50を用いた検索ではLuminal AはLuminal Bと比較して，ERではなくPgR遺伝子のupregulationが確認された **（図2）**．

- 同時にPgRはKi-67発現との弱い相関関係がみられた．

- GEICAM 9906[7] とBCCA-no AST cohorts[8] からは，HER2陰性，Ki-67が14％以下の群においてPgR陽性細胞数20％をカットオフとして予後に差があることが認められている **（図3）**．

- ER/PgRの発現をIHCと照会すると，IHCにおけるPgR染色率20％をカットオフとすることでLuminal AとLuminal Bとの分類が可能と推定される[9]．

ER陽性乳癌に対する最近の治療戦略（SERD）

- 上記に述べたとおり，E2による癌細胞増殖には核内ERとの結合が関与するgenomic pathwayと，核外の膜型増殖因子の細胞内シグナル伝達系とのクロストークによるnon-

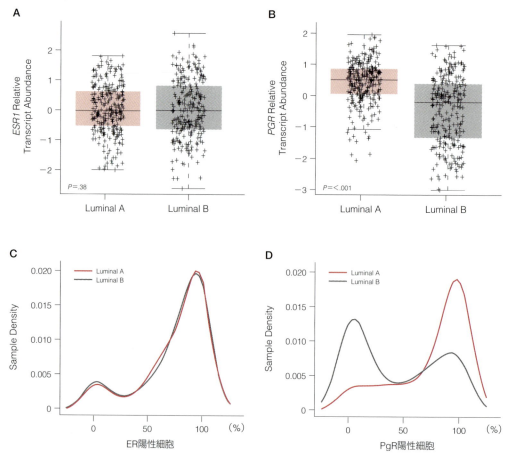

図2 Luminal AおよびLuminal B乳癌における定量的RT-PCRによるER, PgR発現の差異

(文献9）より引用）

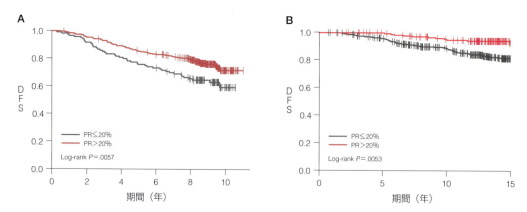

図3 HER2陰性, Ki-67＜14％においてPgR20％をカットオフとした場合の生存率の差

(文献9）より引用）

genomic pathwayが存在する.

▶ SERD（selective estrogen receptor downregulator）はER自体の機能を破壊する作用を有するため，genomic, non-genomic pathwayの両方を抑制することができる.

▶ 17βE2のアナログであるフルベストラントは高いER結合親和性を示し，ER自体を分解させる作用を有しているため[10]，selective estrogen receptor modulator（SERM）とは別の有効性が今後期待できる.

▶ フルベストラントの構造式はステロイド構造を有し[11]，側鎖がERの二量体形成を阻害，E2とERの結合を阻害するとともに，ER自体を崩壊させる作用を有している **(図4)**.

まとめ

▶ 乳癌は細胞増殖と性ホルモン（特にE2）に密接な関係が存在し，したがってホルモン受容体は特に重要である．ERの機能においては核内ERが関与するgenomic pathwayと核外ERにおけるnon-genomic pathwayが推定される.

▶ ERの測定に関して，現在は予後予測の観点からもIHC解析が施行されているが，陽・陰性という質的（qualitative）評価よりも，量的（quantitative）評価が重要である.

▶ つまり，Luminal subtype：Luminal AではER遺伝子とPgR遺伝子の発現に優位な差がみられ，特にLuminal AではPgR遺伝子のupregulationが確認される．またPgR陽性細胞数20％をカットオフとしてLuminal群において予後に差があることも認められた．したがって，ER/PgRの発現をIHCと照会すると，IHCにおけるPgR染色率20％をカットオフとすることでLuminal AとLuminal Bとの分類が可能と推定される.

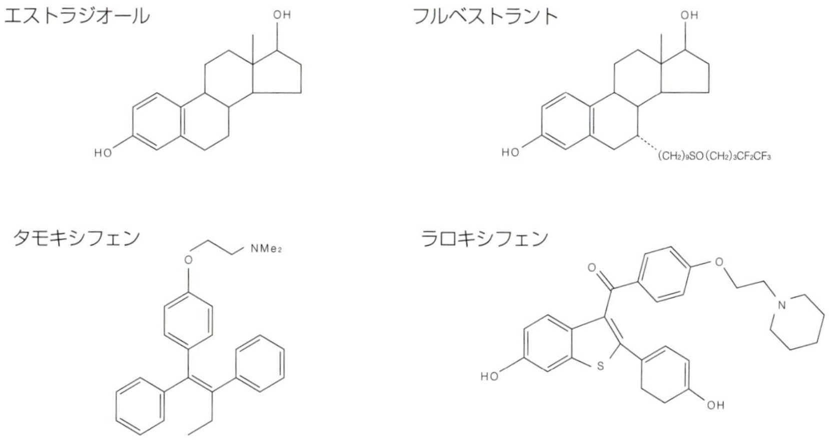

図4 フルベストラントなどの構造式

（文献11）より引用）

- ER陽性乳癌に対する今後の治療戦略としてはSERDが有望であり，これはE2と核内ERとの結合が関与するgenomic pathwayと，核外の膜型増殖因子の細胞内シグナル伝達系とのクロストークによるnon-genomic pathwayの両方を抑制する可能性を有している．

- SERDとしては17βE2のアナログであるフルベストラントが高いER結合親和性を示し，ER自体を分解させる作用を有しており，SERMと別の有効性が今後期待できる．

(首藤昭彦／池田　正)

参考文献

1) Iwase H : Current topics and perspectives on the use of aromatase inhibitors in the treatment of breast cancer. Breast Cancer, 15 (4): 278-290, 2008.
2) Osborne CK, et al : Mechanisms of endocrine resistance in breast cancer. Annu Rev Med, 62: 233-247, 2011.
3) Harvey JM, et al : Estrogen receptor status by immunohistochemistry is superior to the ligand-binding assay for predicting response to adjuvant endocrine therapy in breast cancer. J Clin Oncol, 17 (5): 1474-1481, 1999.
4) Fernö M, et al : Oestrogen receptor analysis of paraffin sections and cytosol samples of primary breast cancer in relation to outcome after adjuvant tamoxifen treatment. The south Sweden breast cancer group. Acta Oncol, 35 (1): 17-22, 1996.
5) Brouckaert O, et al : A critical review why assessment of steroid hormone receptors in breast cancer should be quantitative. Ann Oncol, 24 (1): 47-53, 2013.
6) Parker JS, et al : Supervised risk predictor of breast cancer based on intrinsic subtypes. J Clin Oncol, 27 (8): 1160-1167, 2009.
7) Martin M, et al : Randomized phase 3 trial of fluorouracil, epirubicin, and cyclophosphamide alone or followed by Paclitaxel for early breast cancer. J Natl Cancer Inst, 100 (11): 805-814, 2008.
8) Cheang MC, et al : Ki67 index, Her2 status, and prognosis of patients with luminal B breast cancer. J Natl Cancer Inst, 101 (10): 736-750, 2009.
9) Prat A, et al : Prognostic significance of progesterone receptor-positive tumor cells within immunohistochemically defined luminal A breast cancer. J Clin Oncol, 31 (2): 203-209, 2013.
10) Robertson JF, et al : Comparison of the short-term biological effects of 7α-[9-(4, 4, 5, 5, 5-pnetafluoropentylsulfinyl)-nonyl]estra-1, 3, 5, (10)-triene-3, 17β-diol (Faslodex) versus tamoxifen in postmenopausal women with primary breast cancer. Cancer Res, 61 (18): 6739-6746, 2001.
11) Osborne CK, et al : Fluvestrant: an oestrogen receptor antagonist with a novel mechanism of action. Br J Cancer, 90 (Suppl 1): S2-6, 2004.

3 乳癌のサブタイプ分類と薬物療法

初期のサブタイプ分類と臨床的サブタイプ分類

1. マイクロアレイによる遺伝子解析

▶ マイクロアレイによる網羅的遺伝子解析により，乳癌が遺伝子レベルでは多様性に富んだ疾患であることがわかってきた．2000年にPerouらにより散在性乳癌がER陽性/Luminal like subtype, normal, HER2-enriched, basal-like少なくとも4つのサブタイプ"intrinsic（潜在的な）subtype"に分類されることが報告され[1]，この概念は乳癌診療に大きな変化をもたらした．

▶ 2001年にSorlieらによって[2]，同様にgene expression patternを用いて臨床的に関連付けられ，6つのサブタイプLuminal A, Luminal B, Luminal C, ERBB2陽性（HER2陽性），basal-like, normal breast-like に分類され（**図1**）[2]，それらの予後が異なることが示された．

▶ Luminal A，は予後が良好で，Luminal B, Luminal C, normal breast-likeは中間，ERBB2陽性（HER2陽性），basal-likeは予後が不良であることが示された（**図2**）[2]．このデータはいずれも無治療の症例を対象としている．

▶ 乳癌はintrinsic subtypeにより予後や治療標的，薬剤感受性が大きく異なることから，治療方針を立てる際には，この"intrinsic subtype"を念頭に置くことが不可欠である．

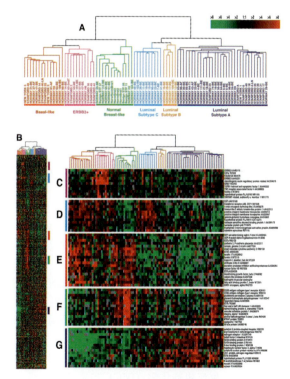

図1 マイクロアレイ法による乳癌遺伝子発現パターンとクラスター解析によるサブタイプ分類
〔Copyright (2016) National Academy of Sience, USA より転載〕

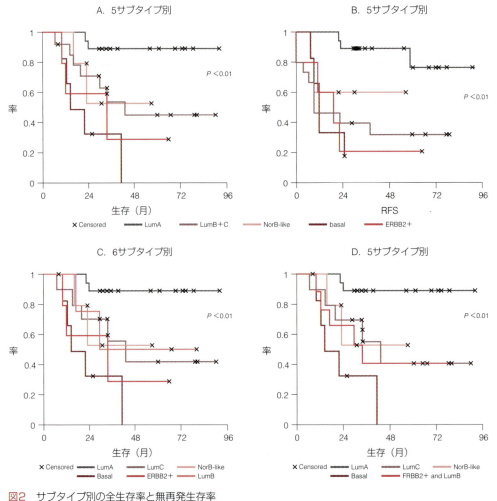

図2 サブタイプ別の全生存率と無再発生存率

(文献2) より改変)

2. 臨床的にはintrinsic subtypeをどのように応用するか

▶ "intrinsic subtype" は本来マイクロアレイを用いた網羅的遺伝子発現プロファイリングに基づいて分類され,提唱されたものである.しかしマイクロアレイによる解析は日常診療では一般的なものではない.したがって臨床情報に即したより簡便な分類方法がなされた.

▶ Luminal A, Luminal B, ERBB2陽性 (HER2陽性), basal-like, normal breast-likeに関与する遺伝子群は大きく分けてエストロゲン受容体 (estrogen receptor;ER), ヒト上皮増殖因子受容体2(HER2), 細胞増殖関連遺伝子の発現の程度に基づいて分類されている(表1).

▶ 2004年にNielsenら[3] は,ER, プロゲステロン受容体 (progesterone receptor;PgR), HER2の免疫組織化学 (IHC) によるタンパク発現解析を用いたIHC-intrinsic subtypeと従来のmRNA発現に基づくintrinsic subtypeとの相関を明らかにした.

▶ ここではLuminal AサブタイプはER and/or PgR陽性，HER2陰性，Luminal BサブタイプはER and/or PgR陽性，HER2陽性，HER-enrichedサブタイプはER，PgRともに陰性，HER2陽性，basal-likeサブタイプはER，PgR，HER2いずれも陰性でサイトケラチン（CK）5/6 and/or HER1/上皮増殖因子受容体（EGFR）陽性と分類された．

▶ その後，Luminal A/Bの判別は，multi-gene assayやKi-67 labeling index，組織グレードなどを用いて臨床的には解釈されるようになってきた[4]．Luminal A/Bサブタイプの臨床病理学的特徴を図3に示した．

3. St. Gallenコンセンサス会議（2011年）

▶ 2011年St.Gallenコンセンサス会議（St. Gallen 2011）にて，乳癌の多様性を考慮したサブタイプ分類に関するコンセンサスが示され，サブタイプごとの治療が推奨され[5]，現在では乳癌の臨床の基本となっている．

▶ サブタイプはLuminal A，Luminal B（HER2陰性），Luminal B（HER2陽性），ERBB2陽性（HER2陽性）過剰発現，basal-likeの5型に分けられている（表2）．いずれも臨床病理学的特徴に基づき定義づけられている．

表1 乳癌サブタイプ分類

	Luminal A	Luminal B	normal-basal 正常乳腺様	basal 基底型	HER2
エストロゲン受容体	+++	+〜++	−	−	−
癌遺伝子HER2発現	−	−/++	−	−	++
細胞増殖関連遺伝子群	+	++	+	+++	+++

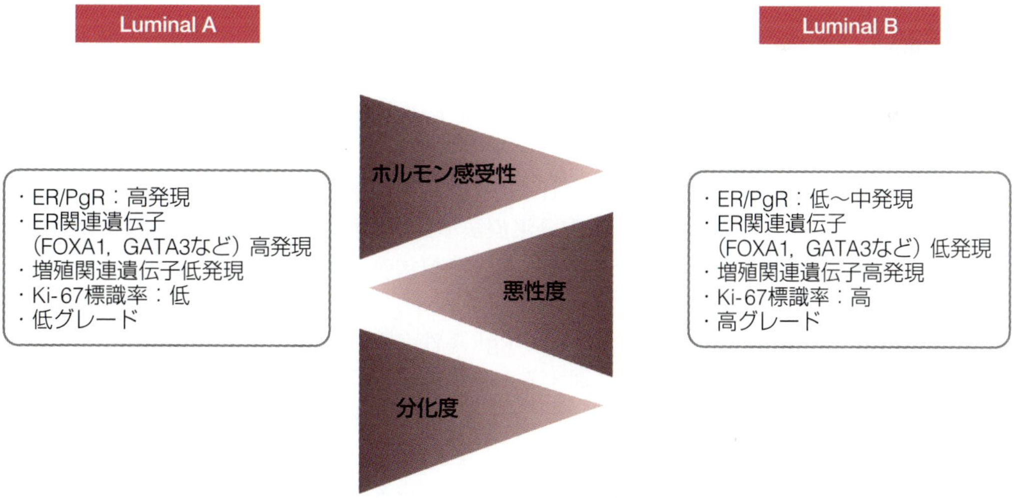

Luminal A
・ER/PgR：高発現
・ER関連遺伝子（FOXA1，GATA3など）高発現
・増殖関連遺伝子低発現
・Ki-67標識率：低
・低グレード

ホルモン感受性
悪性度
分化度

Luminal B
・ER/PgR：低〜中発現
・ER関連遺伝子（FOXA1，GATA3など）低発現
・増殖関連遺伝子高発現
・Ki-67標識率：高
・高グレード

図3 Luminal A/Bサブタイプの臨床病理学的特性

表2 乳癌のサブタイプ分類

intrinsic subtype	臨床病理学的定義	備考
Luminal A	Luminal A ・ER and/or PgR 陽性 ・HER2 陰性 ・Ki-67低値（＜14%）	・Ki-67のカットオフポイントはPAM50 ・intrinsic subtypeとの比較に基づき決定 ・Ki-67染色の地域精度管理が重要
Luminal B	Luminal B（HER2陰性） ・ER and/or PgR 陽性 ・HER2 陰性 ・Ki-67高値（14%≦） Luminal B（HER2陽性） ・ER and/or PgR 陽性 ・HER2過剰発現・増幅あり ・Ki-67低値～高値	・多遺伝子解析で高増殖能を示す遺伝子は予後不良予測因子となる．もし，信頼できるKi-67測定ができない場合には，Gradeなどの増殖指標を用いてLuminal AとLuminal B（HER2陰性）を識別してもよい
ERBB-2 過剰発現	HER2陽性（non luminal） ・HER2過剰発現・増幅あり ・ER and PgR 陰性	—
basal-like	triple negative（ductal） ・ER and PgR 陰性 ・HER2 陰性	・triple negativeとbasal-likeの約80%は一致するが，triple negativeは髄様癌や腺様嚢胞癌などの特殊型の一部を含む ・真のbasal-likeの鑑別に基底細胞のケラチンを染色する方法があるが，再現性が乏しく一般化できない

▶ サブタイプ分類にはER，PgR，HER2に加え，細胞増殖能の指標の1つであるKi-67が分類のための因子となっている．Ki-67のカットオフについては遺伝子解析による予後因子に基づいている[6]．PAM50を用いたintrinsic subtype分類との比較でカットオフ値は14%となっている（図4）[5]．

▶ サブタイプ分類，すなわち治療方針の決定に重要な臨床病理での分類には精度管理が重要であり，American Society of Clinical Oncology/College of American Pathology（ASCO/CAP）では，ER，PgR，HER2のガイドラインを作成しているが，Ki-67検査の精度管理の重要性も唱えている．

臨床的サブタイプ分類と治療

▶ 5つのサブタイプごとの推奨される治療法がSt. Gallen 2011で示されている（表3）[5]．

▶ Luminal AはER and/or PgR陽性，HER2陰性，Ki-67低値（＜14%）のすべてを満たすものと定義される．Luminal Aでは内分泌療法単独が推奨される．ただし，リンパ節転移や脈管侵襲などほかのリスク因子を考慮して化学療法の追加を検討する．

▶ Luminal B（HER2陰性）はER and/or PgR陽性，HER2陰性，Ki-67高値を満たすものと定義される．Luminal AとBを区別するためのKi-67の至適カットオフ値は14%とされる[6]．Luminal B（HER2陰性）では内分泌療法±化学療法が推奨されている．
・Luminal B（HER2陰性）例で内分泌療法に化学療法を追加するかどうかは，ホルモン受容体発現（ホルモン感受性）の程度，リスク因子，患者の希望により決定する．
・Luminal B（HER2陰性）に化学療法を追加するかどうかの判断は，上記を用いても不確定

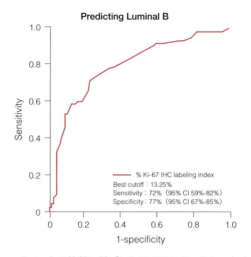

図4 50-gene PAM50 predictorとの比較に基づいたKi-67 indexのカットオフ値
50-gene PAM50 predictorとKi-67 indexの結果を比較して，Luminal A/Bを分類する．Ki-67 indexの至適のカットオフ値を13.25%と決定した

(文献5)より引用)

表3 サブタイプ別の推奨される治療

サブタイプ	治療	備考
Luminal A	内分泌療法	化学療法併用はほとんど必要ない（例外：リンパ節転移が多数の場合）
Luminal B（HER2陰性）	内分泌療法 ±化学療法	化学療法の適応は，ホルモン感受性，再発リスク，患者の希望により選択
Luminal B（HER2陽性）	化学療法 ＋抗HER2療法 ＋内分泌療法	この群で化学療法を省略できるというデータはない
HER2陽性（non luminal）	化学療法 ＋抗HER2療法	低リスク（例：pT1a）は薬物療法なしで経過観察もありうる
triple negative (ductal)	化学療法	—
特殊型 A. ホルモン反応性	内分泌療法	管状癌，篩状癌
B. ホルモン非反応性	化学療法	髄様癌，腺様嚢胞癌はリンパ節転移陰性の場合，化学療法は必要ない可能性

(文献5)より引用)

な部分が多いため，その判断には遺伝子解析を用いたリスク分類が用いられることがある．21-gene signature（Oncotype DX®）と70-gene signature（MammaPrint®）が代表的である．

▶ Luminal B（HER2陽性）はER and/or PgR陽性，HER2陽性と定義される．化学療法±抗HER2療法＋内分泌療法が推奨される．
・Luminal A，Luminal B（HER2陽性），Luminal B（HER2陰性）の予後を比較するとLuminal B（HER2陽性），Luminal B（HER2陰性）はLuminal Aよりも無治療の場合予後が不良である **(図5)**[6]．
・治療が介入してもその傾向は変わらないが，Luminal B（HER2陰性）では化学療法の追加効果の傾向がみられる **(図6)**[6]．

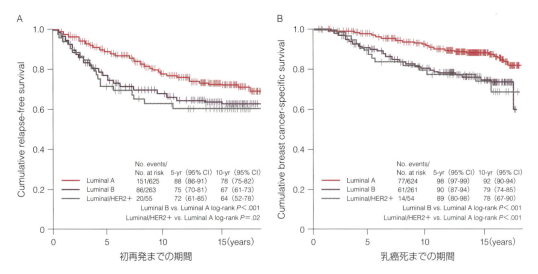

図5 ホルモン受容体陽性乳癌のサブタイプ別の予後（1）
無治療のサブタイプ別の無再発生存曲線と乳癌特異的生存曲線

(文献5) より改変

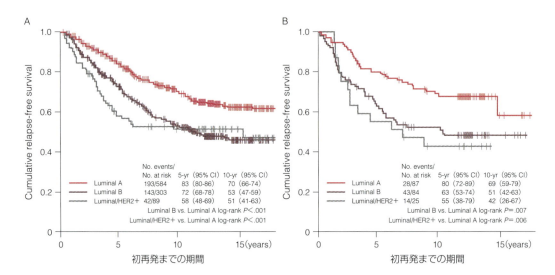

図6 ホルモン受容体陽性乳癌のサブタイプ別の予後（2）
A：タモキシフェン投与例のサブタイプ別の無再発生存曲線
B：タモキシフェンと化学療法（ACまたはCMF療法）施行例のサブタイプ別の無再発生存曲線

(文献5) より改変

- ▶ Luminal A, Luminal Bの臨床的識別因子として，PR陽性細胞占有率もあげられている[7]．
- ・PAM50 subtype predictorを用いて分類されてLuminal A, Luminal B腫瘍において estrogen receptor gene（ESR1）progesterone receptor gene（PGR）のmRNAの発現レベルを比較したところ，Luminal A腫瘍にての発現が有意に高かった（p.16, **図2A, B**）．PGRはKi-67遺伝子（MKI67）とは関連していなかった．
- ・また，免疫染色にてLuminal A, Luminal B腫瘍のER/PgR陽性細胞占有率を比較したところ，

PgR陽性細胞占有率でのみ，A/Bの識別が可能であり（p.16，図2C, D），Ki-67タンパク発現とは相関しなかった．
- Luminal A〔ER and/or PgR陽性，HER2陰性，Ki-67低値（＜14％）〕腫瘍で，PgR陽性細胞占有率の20％をカットオフとして，予後を解析した（p.17，図3）．PR陽性細胞占有率もKi-67と並んで，Luminal A/Bの臨床的識別因子となる可能性が示された．

▶HER2陽性（non-luminal）はHER2陽性かつER and PgR陰性と定義される．化学療法±抗HER2療法が推奨される．リスクの低い患者（腫瘍浸潤径5mm以下かつリンパ節転移陰性）では無治療となることもあるが，腫瘍浸潤径5mm以上の場合には，化学療法＋抗HER2療法を考慮する．

▶triple negative（ductal）はHER2陰性かつER and PgR 陰性と定義される．治療は化学療法が適応となる．triple negativeは遺伝子解析で分類される最も予後が悪いbasal-like breast cancerと80％が一致する[1]．

▶triple negativeには髄様癌や腺様嚢胞癌などの予後のよい特殊型乳癌の一部も含まれていることに留意する必要がある．これらの症例はリスクが低い場合には化学療法の適応とならない．

最近のサブタイプ分類

1. Prat，Perouらによる最近の論文から引用したサブタイプ分類[8]（図7）

▶他施設の研究で，同様にクラスター解析でサブタイプ分類を試みたところ，想定したように初期の5つのサブタイプには分けられないことが明らかになってきた事実から開発された．

▶Luminal A/B，HER2 enriched，basalに属する症例群の，intrinsic gene setの発現パターンの平均像（centroid）を作成し，新しい症例がどの平均像（centroid）の相関係数が近いかで分類したものである．

2. Claudin-low サブタイプの追加

▶2007年の論文で最初に報告されたサブタイプで[9]，Claudinとはタイトジャンクションで細胞間バリアーを形成する主要なタンパク質であり，Claudin-lowサブタイプとはClaudinの発現が低い乳癌のサブタイプのという意味になる．

▶Claudin-lowサブタイプは，Luminalやbasalとも遺伝子発現のパターンが異なり，リンパ球のマーカーが高発現であるという特徴をもつ．

▶Claudin-lowサブタイプはCD44＋/24－のマーカーを有する乳癌細胞に特徴的な493遺伝子で構成されるstem cell signatureと高い相関があることがわかった（図8）[10]．Claudin-lowサブタイプがstem cellの正常に近く，Luminalタイプは遠いことが示された．

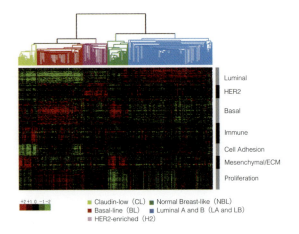

図7　Pratらによる最近の乳癌サブタイプ分類
(文献8) より転載)

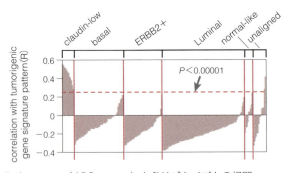

図8　tumor-initiating cell signature (493 genes) と各サブタイプとの相関

(文献9) より引用)

▶乳癌に幹細胞が存在すると仮定して，幹細胞から順に分化の過程に沿ってサブタイプを並べた場合に，もっともstem cellに近いのがClaudin-lowサブタイプで，続いてbasal, HER2 enriched, Luminal B, Luminal Aの順に分化していくという仮説が発表された (図9)[11]．ただし，現状では乳癌幹細胞は発見されていない．

▶このようにして分類された各サブタイプ別の無再発生存曲線と全生存曲線を図10に示す[8]．basal-likeとHER2 enrichedの予後は悪く，Luminal Aの予後はもっともよい．そしてLuminal Bとclaudin-lowの予後はその中間という結果である．

3. トリプルネガティブ乳癌のサブタイプ

▶2000年のPerouらの分類では，basal-like subtypeがトリプルネガティブと同様であると考えられたが[1]，mRNA発現と，従来の免疫染色による分類を比較すると，トリプルネガティブ乳癌 (TNBC) の約60〜80％がbasal-likeに一致するに留まり，non-basalとされる分類があることが注目された[12]．

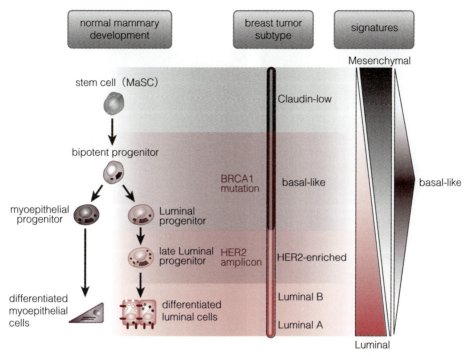

図9　Perouらの乳癌分化仮説

（文献11）より引用）

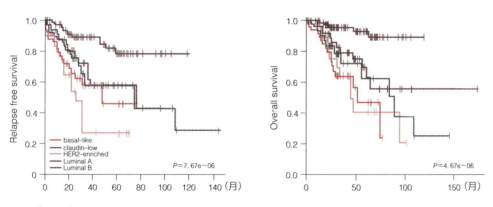

図10　各サブタイプごとの無再発生存曲線と全生存曲線

（文献7）より改変）

- 2011年にLehmannらは[13]，TNBC患者mRNAマイクロアレイデータを解析し，6つのサブタイプ：basal-like（BL1とBL2），immunomodulatory（IM），mesenchymal（M），mesenchymal stem-like（MSL），luminal androgen receptor（LAR）を同定し，乳癌細胞株を用いて，それぞれのサブタイプの生物学的特徴にあった治療薬の感受性を検討し，報告した（図11）．

- TNBCには，アンドロゲン受容体（AR）発現が高く，ホルモン調整経路に関与するサブタイプがあり，これらにはAR拮抗薬が治療薬となる可能性も示された．その他，basal-likeには抗癌薬（シスプラチン），M，MSLサブタイプにはEMTプロセスに関与するPI3K/mTOR経路阻害薬が感受性を示した．

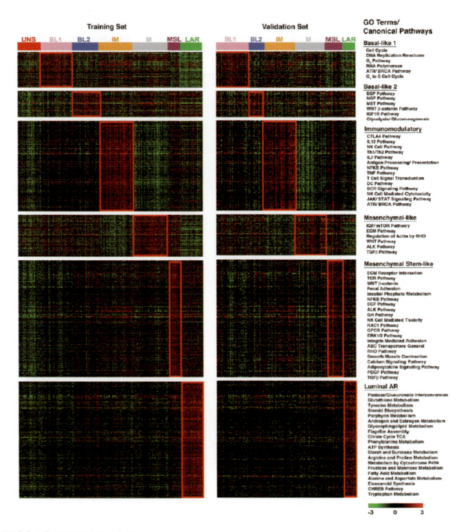

図11 TNBCの6 molecular subtypes

(文献13) より転載)

臨床的サブタイプを考慮した治療方針と展望

▶ Luminalタイプ（HER2陰性）では内分泌療法が中心となる．Luminal A とBの識別はKi-67，PR陽性細胞占有率，Grade, 21-gene signature (Oncotype DX®)と70-gene signature (Mamma Print®) などにて行われ，Luminal Bの多くには化学療法が追加される．

▶ HER2陽性乳癌には化学療法とトラスツズマブが基本となる．今後，ラパチニブ，ペルツズマブ，エベロリムスなどの抗HER2薬の導入により，その治療戦略は大きく発展していくと考える．

▶ TNBCの術前化学療法における高いpCR率およびpCR症例における予後の改善が報告されている．pCRが得られなかった症例の予後は不良であった[14]．

▶ TNBCは化学療法が唯一の治療法となるが，化学療法への高感受性と抵抗性の症例が混在しており，臨床的にはさらなる分類が必要である．また，AR拮抗薬，プラチナ製剤やPARP阻害薬などの導入による新規治療戦略を開発する必要がある．

（木下貴之）

参考文献

1) Perou CM, et al : Molecular portraits of human breast tumors. Nature 406: 747-752, 2000.
2) Sorlie T, et al : Gene expression petterns of breast carcinomas distinguish tumor subclass with clinical implications. Proc Natl Acd Sci USA, 98; 10869-10874, 2001.
3) Nielsen TO, et al : Immunohistoclinicalchemical and clinical characterization of the Basal like subtype of invasive breast carcinoma. Clin Cancer Res, 10: 5367-5374, 2004.
4) Loi S: Molecular analysis of hormone receptor positive (luminal) breast cancers Why havewe learnt? Eur J Cancer, 44: 2813-2818, 2008.
5) Goldhirsh A, et al : Strategies for subtypes-dealing with the diversity of breast cancer: highlights of the St. Gallen International Expert Consensus on Primary Therapy of Early Breast Cancer. Ann Oncol, 22: 1736-1747, 2011.
6) Cheang MCU, et al : Ki67 index, HER2 status, and Prognosis of patients with luminal B breast cancer. J Natl Cancer Insy, 101: 736-750, 2009.
7) Prat A, et al : Prognostic significance of progesterone receptor-positive tumor cells within immunohistochemically defined luminal A breast cancer. J Clin Oncol, 31: 203-209, 2012.
8) Prat A, et al : Deconstructing the molecular portraits of breast cancer. Mol Oncol, 5: 5-23, 2011.
9) Herschkowitz JI, et al : Identification of conserved gene expression features between murine mammary carcinoma models and human breast tumors. Genome Biol, 8: 1-17, 2007.
10) Creighton CJ, et al : Residual breast cancers after conventional therapy display mesenchymal as well as tumor-initiating features. Proc Natl Acad Sci, USA 106: 13820-13825, 2009.
11) PerouCM, et al : Molecular stratification of triple-negative breast cancers. Oncologist, 15: 39-48, 2010.
12) Carey LA, et al. The triple negative paradox: primary tumor chemosensitivity of breast cancer subtypes. Clin Cancer Res 13:2329-34, 2007.
13) Lehmann BD, et al. Identification of humen triple-negatine breast cancer subtypes and preclinical models for selection of target therapies. J Clin Invest, 121:2750-67, 2011.
14) Liedtke C, et al : Response to neoadjuvant therapy and long-term survival in patients with triple negative breast cancer. J Clin Oncol, 10: 1275-1281, 2008.

4 乳癌薬物療法の効果予測因子

▶ 乳癌の薬物療法時の予後予測にはEBCTCG（Early Breast Cancer Trialists' Group）解析結果をベースにして，Adjuvant! Onlineを用いることが多い．診療アルゴリズムとしてはNCCNガイドラインおよびクリニカルクエスチョン形式の日本乳癌学会ガイドラインを用い，治療戦略としてはSt. Gallenコンセンサスを参考にすることが多い．

▶ 多剤併用化学療法施行後の予後予測をレジメン別に個別に行うことは容易でないが，メタ解析で得られたアンスラサイクリン（A）＋シクロホスファミド（CPA）AC型，CPA＋メトトレキサート＋5-FU（CMF）型，タキサン併用型などの再発リスク低減効果を個々の症例において均一に得られるものとし（治療を行った群として），予後の予測を行うことは可能である．

▶ さらにエストロゲン受容体（estrogen receptor；ER）陽性腫瘍の場合には多遺伝子アッセイから得られる再発リスクの程度や病理組織学的バイオマーカーの測定結果などを用いて，内分泌療法単独治療下（＋局所療法）の予後を予測し，予後不良が予測される場合には化学療法を施行した場合の長期予後を予測している．術後内分泌療法単独で良好な予後が期待されればベネフィット・リスクバランスを勘案し多剤併用化学療法を避ける．

▶ 術前化学療法を検討する場合には，腫瘍サブタイプ，病理組織学的所見（グレード，Ki-67 labeling indexなど），多遺伝子アッセイの結果などから化学療法に低感受性か否かをまず判断し，感受性が低くない（ある一定以上の組織学的抗腫瘍効果が得られると）と考えられればレジメンの選択に入ることになる．治療を開始した後は，治療施行中の臨床的抗腫瘍効果により，治療の継続の有無を判断し，変更，中止を行うこともある．

▶ 術前治療後pathological complete response（pCR），浸潤巣の遺残がなく，リンパ節転移も陰性を示せば，良好な長期予後が期待できる〔特にホルモン受容体陰性の腫瘍，HER2 typeあるいは増殖の早いトリプルネガティブ乳癌（TNBC）〕．

▶ 浸潤巣遺残（Non-pCR）あるいはリンパ節転移が遺残している場合には予後不良が想定され，HER2陰性のNon-pCR症例に対するメンテナンス治療により，予後が改善する可能性が報告されている[1]．ホルモン受容体陽性の乳癌では，化学療法感受性は高くないが，ホルモン感受性は高いという腫瘍も想定されることなどから，長期予後に関する予測は慎重に行う必要がある．

▶ 内分泌療法については，ER，プロゲステロン受容体（progesterone receptor；PgR），HER2，Ki-67 labeling index（LI）などの組み合わせ，多遺伝子アッセイなどにより内分泌療法を単独で施行したときの予後予測を行うことが多い．術前内分泌療法施行の際には，Ki-67 LIの変化，状態が治療効果を反映すると考え，治療後Ki-67 LIのレベルを代理指標として予後に関する効果予測性を占うことがある．

▶ 現在臨床試験が進行中の新規免疫療法(抗PD-1, 抗PD-L1, 抗CTLA4療法など)の効果予測には, 免疫細胞解析が従来の効果予測因子と同等以上に重要性をもつ可能性がある.

Early Breast Cancer Trialists' Groupのメタ解析

▶ EBCTCGのメタ解析の結果からは, CMF型, A/E(エピルビシン)C(F)型などの多剤併用化学療法の効果には年齢相関があり, 初発年齢40歳未満, 40歳代の女性における再発抑制に関する効果は高い. 50歳代, 60歳以上と年齢が高くなるにつれ効果は逆に減少することが知られ, 化学療法なし群との比較において, 年齢はCMF型, A/EC(F)型治療の効果予測性を有すると考えられる.

▶ サブグループ解析を年齢, ER別にみると, 50歳未満の群ではER陽性あるいはER陰性のいずれも化学療法の再発抑制効果は有意に高い. ER陽性群ではタモキシフェン存在下の化学療法の有無にかかわらず, 有意の再発抑制効果が認められている. 50〜69歳の群において化学療法の再発抑制効果はER陰性群で高い傾向が認められる[2,3].

▶ タキサンのA/E based治療法への追加効果に関するメタ解析では, 死亡率減少効果において, 年齢相関が認められている. 55歳以上の症例群におけるタキサン追加効果は高く, 54歳以下の症例群では相対的に低い傾向にある. 化学療法なし群とCMF型, A/EC(F)型治療群との比較における年齢の効果予測性とは異なる. また, ER陽性群, ER陰性群における死亡率低減効果はほぼ同等で差がないと思われる.

▶ したがって, タキサン追加による死亡率低減効果に関して, ER発現状況の効果予測性は乏しいと考えられる.

Adjuvant! Online

▶ Adjuvant! Onlineは登録データ, ランダム化試験のメタ解析のデータから, 数理モデルを用い, 予後予測と薬物療法を行った際の予後改善効果を予測するシステムである. 腋窩リンパ節転移個数, ER, 腫瘍径, 組織グレード, 併存症に関する情報により予後予測を行っている. Adjuvant! Onlineはまた, Oncotype DX®を導入したモデル, タモキシフェン5年投与後の予後予測モデルも提供している.

▶ 現在, 想定される標準的な予後とある特定の, EBCTCGのカテゴリーに基づくような治療を行った際に得られる治療効果, 予後を推定する. 実地臨床に即した形式で提供されている[4].

腫瘍サブタイプ

▶ 腫瘍サブタイプ別に, 無薬物療法時の予後をみると, HER2 enriched(HER2-E)type, basaloidの予後が不良であり, 早期再発が多い. ただ, 術後5年を経るあたりからその後の再発リスクは低くなる. Luminal乳癌ではA type, Btype(HER2陰性)で再発リスクが異なり, Luminal Bは早期再発が多く, リスクが高い.

表1 PAM50アッセイ再発ハザード比とpCRのオッズ比

変　数	RFSハザード比	PFS P値	pCRオッズ比	pCR P値
Luminal B	2.43	＜0.0001	2.42	0.036
HER2-E	2.53	0.00012	1.91	0.133
basaloid	1.33	0.33	2.96	0.021
ER	0.83	0.38	−1.28	0.133
HER2 status	－	－	0.80	0.236
PgR status	－	－	−0.48	0.428
T	1.36	0.034	－	－
n	1.75	0.035	－	－
Grade	1.40	0.0042	0.26	0.664
Full vs. Clinical		＜0.0001		0.0168

▶ Luminal Aは早期再発が少なく予後良好傾向を示すが，術後5年，10年，15年以上とみると，各区間の再発リスクはあまり変わらない．したがって，晩期再発例は他のサブグループと比べ，むしろ多い傾向にある[5,6]．

▶ 腫瘍サブタイプの類推が可能といわれるPAM50アッセイ（50遺伝子，qRT-PCR法測定）を用いた解析で，pCRに関するオッズ比はbasaloid 2.96（P＝0.021），Luminal B 2.42（P＝0.036），HER2-E 1.91（P＝0.133）と報告されている**（表1）**．

▶ 薬物療法なしの際のベースラインの予後を予測する指標として有用であるだけでなく，化学療法感受性の指標としての可能性が示唆される．ただし，これからのさまざまな前向き検討が必要である．

増殖マーカー

▶ Ki-67 LIを用いた増殖マーカーに関する組織学的検索は，普及度が高く，実地に導入している施設も多い．pCRを指標にした化学療法感受性については，Ki-67 LIの低い腫瘍は化学療法感受性が低い傾向にある．Ki-67 LIが高い腫瘍（例えば30％，35％以上など）がすべて化学療法感受性を有するわけでは決してないが，Ki-67 LIの低い腫瘍と比較するとpCR率が高い傾向にある．

▶ 腫瘍のサブタイプと組み合わせた検討が必要で，同時に予後解析を含む分析が重要である．

▶ 多剤術前化学療法を施行したLuminal type（HER2陰性）の症例で予後との関連性をみると，pCRが出にくいKi-67 LIの低い腫瘍のほうがKi-67 LIの高い腫瘍に比べて長期の予後は良好である可能性が指摘されている．すなわち，化学療法感受性と内分泌療法感受性を同時に検討する必要性等が考慮される．多遺伝子アッセイ，新しいバイオマーカーなどを含めると，理解が進むかもしれない[7,8]．

▶ 内分泌療法感受性については，術前内分泌療法を行う腫瘍では，治療前，治療中，治療後のKi-67 LIの検索で薬物の短期的効果をみることができる．

- Preoperative endocrine prognostic index (PEPI) scoreのように内分泌療法後のKi-67 LI，ER，Stage，nを組み合わせて解析することで，治療後の予後予測を行うことが可能である．内分泌療法に関しても術前治療の系で短期的な抗腫瘍効果を評価しながら，併せて長期予後に及ぼす治療効果の影響を検討することが可能である[9]．

多遺伝子アッセイ

- 多遺伝子アッセイとしてOncotype DX®，MammaPrint®，Endopredict®，Breast Cancer Index（BCI）及びPAM50など多くのツールが効果・予後予測因子として利用されている**(表2)**．

- Oncotype DX®で判定される再発リスクスコア（RS）は内分泌療法単独施行下の予後の推定が可能であり，RSが高い場合は内分泌療法単独では再発例が多く，内分泌療法感受性に関する効果予測性を有する．

- 化学療法感受性に関しては，RSが高いと高い病理学的完全奏効（pCR）率が期待できるので，短期間の化学療法の効果に関し，予測性を有すると考えられ，またER陽性，n0乳癌でRSが高い症例において化学療法（CMF療法など）の効果が期待できるので化学療法感受性予測における有用性が示唆されるが，再発リスクがある程度あり，RSが低い症例における化学療法の効果予測能に関してはまだ議論も多い[10, 11]．

- TAILORx試験において，RS低値群の5年無再発生存（DFS）が非常に低いことが初めて前向きvalidationとして報告された[12]．

- MammaPrint®はn0，ホルモン受容体陽性乳癌の無全身療法下の予後予測に有用である．前向き試験であるMINDACT試験が現在進行中である（NCT00433589）．

表2 各多遺伝子アッセイの特徴

特徴	MammaPrint®	Breast Cancer Index	Oncotype DX®	PAM50	EndoPredict®
使用サンプル	新鮮凍結組織	FFPE	FFPE	新鮮凍結組織/FFPE	FFPE
プラットフォーム	マイクロアレイ	qRT-PCR	qRT-PCR	マイクロアレイ/qRT-PCR	qRT/PCR
Gene signature	70遺伝子	7遺伝子	21遺伝子	55遺伝子（5遺伝子は標準化用）	11遺伝子（3遺伝子はリファレンス遺伝子）
Main application	予後	予後	予後	サブタイプ予測/予後（ROR score）	予後
対象群	N0，stage1-2，T1-2，＜61歳	ER陽性，TAM内服	ER陽性，N0，TAM内服		ER陽性，閉経後，TAM内服
臨床アウトカム	5年遠隔転移	RFS，OS	10年DFR	RFS	遠隔転移
Company	Agenda (Netherlands)	BioTheranostics (USA)	Genomic Health (USA)	ARUP (UT)	myriad (UT)

FFPE=formalin-fixed paraffin-embedded, RFS=relapse-free survival, ROR=risk of relapse, DFR=disease-free relapse
TAM：タモキシフェン

- さらに，ER陽性，n0乳癌で高リスク症例を対象にして，内分泌療法に化学療法加えた場合とそうでない場合の検討から，予後に関する化学療法の効果予測性が示唆された．P-95分類もER陽性乳癌における予後予測能および術前化学療法の効果予測能を有していると思われる．多遺伝子アッセイ間の組み合わせも検討されている[13~15]．

- BCIはtransATAC試験において早期並びに晩期遠隔再発予測に有用であり，追加治療の必要なハイリスク群の同定に寄与する可能性が示唆された[16]．

- Endopredict®も内分泌療法感受性予測に関して興味深い成績を報告している[17]．PAM50に関してはすでに述べたが，これらの多遺伝子アッセイの，無全身療法下の予後，内分泌療法，化学療法それぞれ存在下の予後予測能，術前化学療法，術前内分泌療法の効果予測能などについては，アッセイごとに慎重に見極める必要がある．

Immune-Related Signature

- 近年，がんの予後や治療効果が癌宿主免疫機構と関連することが示され，サブタイプにかかわらず乳癌におけるImmune-Related Signatureが注目を集めている．

- かねてから間質におけるgene signatureが乳癌の腫瘍増殖並びに臨床効果に関連することが報告されており，特に腫瘍浸潤リンパ球（tumor-infiltrate lymphocytes；TILs）がTNBCにおいて予後予測因子となることが知られている[18,19]．

- さらに，さまざまな癌種において新規免疫療法であるPD-1，PD-L1阻害薬の有効性が報告されておりPD-1，PD-L1阻害薬は，これまで治療抵抗性で予後不良であった患者に対しても長期奏効を認める症例が多く報告され，治療標的としての宿主免疫機構の重要性が再認識されている．

- 宮下らは術前化学療法を施行したTNBC患者131症例に対して治療前後のTILsにおけるCD8並びにFOXP3の発現解析を行った．残存腫瘍におけるTILsにおけるCD8発現並びにCD8/FOXP3比が高い群は無再発期間と乳癌特異的生存が良好であった．本結果は術前化学療法にてpCRを得られなかったTNBC症例に対する追加治療の指標となり得るだけでなく，TNBCの予後が乳癌宿主免疫機構と関連することを示している[20]．

- マイクロサテライト不安定性が高いがんでは，新規変異抗原（neo-antigen）も多く，それらを認識するT細胞が存在し，PD-1/PD-L1による免疫抑制が生じていると考えられている．TNBCは乳癌の中でもCopy number variationなどの腫瘍ゲノム異常を伴うことが多く，抗PD-1抗体，抗PD-L1抗体を含む免疫治療は今後のTNBC治療のブレイクスルーになることが期待されている．

- 転移ER陽性HER2陰性乳癌においても約10％の症例にHigh mutational loadが認められ，一部の症例では抗PD-1抗体，抗PD-L1抗体の長期奏効が報告されている．しかしながら抗PD-1抗体，抗PD-L1抗体のER陽性HER2陰性乳癌全体に対する奏効率はまだ低く，症例選択のための精度の高いバイオマーカー研究が望まれている．

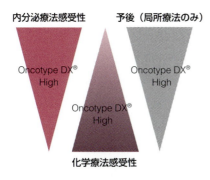

図1　Luminal type（HER2陰性）乳癌（予後に関して）

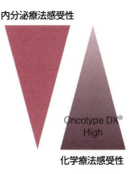

図2　Luminal type（HER2陰性）乳癌（術前化学療法pCR）

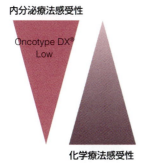

図3　Luminal type（HER2陰性）乳癌（術前内分泌療法）

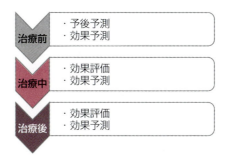

図4　術前薬物療法における治療前，治療中，治療後の予後予測，効果予測，効果評価

▶このような背景を受けて，TILs，末梢血単核球（PBMCs），neo-antigenの同定を含む，免疫細胞のバイオマーカー研究が急速に進められている．

まとめ

▶全身薬物療法のoverallの治療成績についてはEBCTCG メタ解析 overview analysisを参考にし，それらのデータに基づく無全身治療あるいはある特定の治療後の予後予測についてはAdjuvant! Onlineなどを用いながら群としての治療効果と予後を予測する．

▶個別の症例における予後と治療効果の予測を行うのはまだ技術的に容易でないが，術前薬物療法では短期間の個別の効果を評価することができ，治療前，治療中，治療後の予測値，実際の評価を組み合わせれば，個々における推測値を出すこともある程度可能かもしれない．また，今後は免疫細胞解析が進み，治療方針決定の一助になるであろう．

▶図1～4にOncotype DX®を例に，無全身療法時の予後の予測性と内分泌療法あるいは化学療法施行時の予後予測性，術前化学療法の病理組織学的効果予測性，術前内分泌療法の臨床効果予測性を概念的に提示してみた．術前治療では，治療前，治療中，治療後の予測と評価が可能であり，これらを組み合わせて，総合的に検討することが大切である（図4）[21]．

（河口浩介／戸井雅和）

参考文献

1) Toi M: A phase III trial of adjuvant capecitabine in breast cancer patients with HER2-negative pathologic residual invasive disease after neoadjuvant chemotherapy (CREATE-X, JBCRG-04) SABCS 2015 General Session 1, 2015.
2) Early Breast Cancer Trialists' Collaborative G, Peto R, Davies C, et al: Comparisons between different polychemotherapy regimens for early breast cancer: meta-analyses of long-term outcome among 100,000 women in 123 randomised trials. Lancet, 379:432-444, 2012.
3) Early Breast Cancer Trialists' Collaborative G: Effects of chemotherapy and hormonal therapy for early breast cancer on recurrence and 15-year survival: an overview of the randomised trials. Lancet, 365:1687-1717, 2005.
4) Hornberger J, et al: Clinical validity/utility, change in practice patterns, and economic implications of risk stratifiers to predict outcomes for early-stage breast cancer: a systematic review. J Natl Cancer Inst, 104:1068-1079, 2012.
5) Prat A, et al: Prognostic significance of progesterone receptor-positive tumor cells within immunohistochemically defined luminal A breast cancer. J Clin Oncol, 31:203-209, 2013.
6) Prat A, Perou CM: Deconstructing the molecular portraits of breast cancer. Mol Oncol, 5:5-23, 2011.
7) Dowsett M, et al: Assessment of Ki67 in breast cancer: recommendations from the International Ki67 in Breast Cancer working group. J Natl Cancer Inst, 103:1656-1664, 2011.
8) Berruti A, et al: International expert consensus on primary systemic therapy in the management of early breast cancer: highlights of the Fourth Symposium on Primary Systemic Therapy in the Management of Operable Breast Cancer, Cremona, Italy (2010). J Natl Cancer Inst Monogr 2011:147-151, 2011.
9) Ellis MJ, et al: Randomized phase II neoadjuvant comparison between letrozole, anastrozole, and exemestane for postmenopausal women with estrogen receptor-rich stage 2 to 3 breast cancer: clinical and biomarker outcomes and predictive value of the baseline PAM50-based intrinsic subtype--ACOSOG Z1031. J Clin Oncol, 29:2342-2349, 2011.
10) Tang G, et al: Comparison of the prognostic and predictive utilities of the 21-gene Recurrence Score assay and Adjuvant! for women with node-negative, ER-positive breast cancer: results from NSABP B-14 and NSABP B-20. Breast Cancer Res Treat, 127:133-142, 2011.
11) Paik S, et al: A multigene assay to predict recurrence of tamoxifen-treated, node-negative breast cancer. N Engl J Med, 351:2817-2826, 2004.
12) Sparano JA, Gray RJ, Makower DF, et al: Prospective Validation of a 21-Gene Expression Assay in Breast Cancer. N Engl J Med 373:2005-2014, 2015.
13) Azim HA, Jr., et al: Utility of prognostic genomic tests in breast cancer practice: The IMPAKT 2012 Working Group Consensus Statement. Ann Oncol, 24:647-654, 2013.
14) Tsunashima R, et al: Estrogen receptor positive breast cancer identified by 95-gene classifier as at high risk for relapse shows better response to neoadjuvant chemotherapy. Cancer Lett, 324:42-47, 2012.
15) van de Vijver MJ, et al: A gene-expression signature as a predictor of survival in breast cancer. N Engl J Med, 347:1999-2009, 2002.
16) Sgroi DC, et al: Prediction of late distant recurrence in patients with oestrogen-receptor-positive breast cancer: a prospective comparison of the breast-cancer index (BCI) assay, 21-gene recurrence score, and IHC4 in the TransATAC study population. Lancet Oncol, 14:1067-1076, 2013.
17) Kronenwett R, et al: Decentral gene expression analysis: analytical validation of the Endopredict genomic multianalyte breast cancer prognosis test. BMC Cancer, 12:456, 2012.
18) Beck AH, et al: The fibromatosis signature defines a robust stromal response in breast carcinoma. Lab Invest, 88:591-601, 2008.
19) Yang F, et al: Laser microdissection and microarray analysis of breast tumors reveal ER-alpha related genes and pathways. Oncogene, 25:1413-1419, 2006.
20) Miyashita M, et al: Prognostic significance of tumor-infiltrating CD8+ and FOXP3+ lymphocytes in residual tumors and alterations in these parameters after neoadjuvant chemotherapy in triple-negative breast cancer: a retrospective multicenter study. Breast Cancer Res, 17:124, 2015.
21) Toi M, et al: Preoperative systemic therapy in locoregional management of early breast cancer: highlights from the Kyoto Breast Cancer Consensus Conference. Breast Cancer Res Treat, 136:919-926, 2012.

5 早期乳癌の個別化治療を巡る最新情報
St. Gallen コンセンサス会議 2015

▶第14回ザンクトガレン乳癌カンファレンスが2015年3月18日から21日までの4日間，オーストリアのウィーンで開催された．その最終日にコンセンサス会議が開催された．第13回まではスイスの古都，ザンクトガレンで開催されてきたが，乏しい宿泊施設，狭い会場など，ロジスティックスに問題があり，今回からオーストリアの首都，ウィーンでの開催となった．しかし，カンファレンスの運営にはさまざまな不備が目立った．その最たるものは，最終日，本カンファレンスの目玉であるコンセンサス会議で投票機が働かず，パネリストの挙手を目視でカウントするという，きわめてお粗末な集計方法がとられた．フロアの観衆からは，一人一人のパネリストの意見がわかってよかった，という声も聞かれたが，公表された集計結果とわれわれがビデオ撮影した挙手の状況をカウントしたものとでは投票数がかなり異なっており，国際的コンセンサスだからといって金科玉条のごとく捉えるほどのこともなかろうという印象が残った．学会の要旨はすでにAnnals of Oncologyに発表されている[1]．

エビデンスとコンセンサス

▶ザンクトガレン乳癌カンファレンスでは，前回から得られた乳癌診療に関するエビデンスが，1日目から3日目の間のセッションでレビューされ検診から治療，緩和医療まで，乳癌診療に関するレベルの高いエビデンスが各領域の専門家によりまとめあげられ，その結果は論文中の**表1**として発表されている[1]．また，4日目の最終日には，パネリストの挙手によるコンセンサス会議が開催され，専門家意見「合意に基づく推奨」が形成された．

表1 ザンクトガレンカンファレンス年表

回	開催年	主なポイント
1	1978	ヨーロッパ各国の術後治療に関する意見統一をはかる
2	1984	n（＋）症例では術後治療必要
3	1988	n（－）症例でも術後治療が必要な場合がある
4	1992	n（－）症例を「low risk」「high risk」に分類（リスクカテゴリー）
5	1995	n（－）症例を「minimal risk」「low risk」「high risk」に分類
6	1998	n（－）症例を「low risk」「intermediate risk」「high risk」に分類
7	2001	n（－）とn（＋）が1つの表に統合
8	2003	予後因子と予測因子を区別する考え方を導入
9	2005	脈管浸潤を予後因子として追加（この年のASCOで術後トラスツズマブ）
10	2007	リスクよりもターゲット（ホルモン受容体，HER2）重視
11	2009	リスクカテゴリーからリスクスレッショルドの考え方へ
12	2011	サブタイプ別治療戦略．乳癌の生物学的多様性への対応
13	2013	前回の理念を踏襲しさらにブラッシュアップ
14	2015	足踏み状態．嵐の前の静けさ．夜明け前．激動の予感

全体のポイント

▶ 原発病巣手術に関しては，浸潤癌でも非浸潤癌でもマージンは腫瘍の露出がなければよいとされた[2]．腋窩郭清を安全に省略できる患者群の同定がされた[3]．

▶ 術後放射線照射は従来，腫瘍径が大きい場合，腋窩リンパ節転移が4個以上の場合に実施されていたが，リンパ節転移陽性症例ではすべて適応となるという試験結果と1～3個陽性症例では術後照射の意味がないとする観察結果があり，従来の取り組みを変更するには至っていない[4,5]．寡分割放射線照射は，従来の照射方法と同等の再発抑制効果が得られ，しかも短期間で終了するため，患者にとっての利便性を高め，治療リソースを効果的に活用できるため標準治療として受け入れられた[6,7]．

▶ 閉経前女性では，内分泌療法に対する反応性は多様であり，再発リスクの高い症例では，卵巣機能抑制薬とタモキシフェンまたはエキセメスタンとの併用が推奨された[8,9]．ER陰性の閉経前乳癌女性の細胞毒性抗癌薬治療中にLH-RHアゴニストを使用することで妊孕性を保護することができるとされた[10]．Luminal乳癌（ER陽性，HER2陰性）の分類は，細胞毒性抗癌薬治療が不要なLuminal Aなのか，それとも細胞毒性抗癌薬治療が必要なLuminal Bなのかの区分が，臨床的には重要な関心事であり，OncotypeDX®などの多因子分子検査での評価や，従来の免疫組織化学染色法（ER, PgR, Ki-67）を用いて，国，地域ごとに状況に応じた判定を行う，ということになっている．欧米諸国では一般的に使用されているOncotypeDX®，MammaPrint®，prosigna®などの多因子分子マーカー（multiparameter molecular markers）の予後因子としての意義や，晩期再発の予後情報も評価された．これらの多因子分子マーカー検査は，高額であり日本を含めた多くの国々ではいまだ使用できないのだが，使用できる地域においても，Luminal乳癌に対して細胞毒性抗癌薬を使用するかしないかを決定するための閾値はいずれの検査でも明確には定められてはいないのである．大多数の乳癌症例は今や日本を含めた乳癌診療低発展国で発生している．これらの地域では，より安価に検査ができる免疫組織化学染色法の方が有意義な情報を提供できるのかもしれない[11-18]．

▶ HER2陽性乳癌については，腋窩リンパ節転移陰性で腫瘍径が1cm以下の場合，術後薬物療法は，アンスラサイクリンを使用せずパクリタキセルとトラスツズマブのみでも再発率がきわめて低いという単アームの試験結果が報告され，そのような治療も標準治療として考慮してよいだろうということになった[19]．

▶ コンセンサスカンファレンスの結果として推奨される治療は，必ずしもすべての患者に適合するものではない．むしろ，大多数の症例に当てはまるような規範を確立するためのものである．つまり，推奨治療をただ機械的に当てはめるのではなく，各主治医の智恵と判断が求められるということである．コンセンサス会議におけるパネリストの挙手結果からわかるように，大多数の質問で意見は大きく分かれており，全員一致はまれである．したがって，日々の診療の現場でも，医療者間での意見の不一致の中から，個々の患者に最善と思われる「解」を探す努力が必要である．

ザンクトガレンカンファレンスの歴史

▶ 第1回は1978年に開催され，参加者は100人弱であった（**表1**）．国際会議と銘打ったものの，その意味合いはヨーロッパ諸国間での乳癌術後治療について意見の相違を埋め合わせるというものであった．1984年の第2回では，腋窩リンパ節転移陽性症例では全例に術後の薬物療法が必要であるというメッセージが出された．1988年の第3回では腋窩リンパ節転移陰性のうち高リスク症例（ホルモン受容体陰性，腫瘍径2.5cm以上，核・構造異型度高，S期分画高，HER2発現高）では術後抗癌薬治療（CMF）が推奨された[20]．第7回（2001年）までは，腋窩リンパ節転移，腫瘍径などの「解剖学的拡がり」に主眼を置いたリスク分類が提唱されていった[21-24]．第8回（2003年）には，予後因子（腫瘍径，リンパ節転移，年齢）と予測因子（ホルモン受容体）を区別する考え方が導入された[25]．第10回（2007年）には，その2年前のASCO annual meetingで術後トラスツズマブの有用性が報告されたことから，従来のリスク重視から，ターゲット（ホルモン受容体およびHER2タンパク）重視の治療戦略に大きく舵が切られた[26]．第11回（2009年）には，治療閾値（threshold）の概念が導入された．ホルモン受容体陽性乳癌で，ある閾値をこえたら抗癌薬を併用する，という，現在のLuminal A・Bの区分につながる考え方である．また，第11回から，それまでリスク因子として加えられていた「年齢」が削除された．この結果，若いというだけの理由で不要な細胞毒性抗癌薬治療が行われる女性を減らすことができた．第12回（2011年）には，サブタイプ分類（Luminal A,B, erb B2 overexpression, basal like）が導入され，従来主たるリスク因子として考えられてきたリンパ節転移，腫瘍サイズなど解剖学的拡がりによる治療選択から，生物学的特性に基づく治療選択へと大きな変革を遂げたのである[27]．その後，2015年の第14回まで基本的にはこの考え方は変わっていない[1,28]．

治療選択を重視したサブタイプ分類

▶ ザンクトガレン2015では，**表2**に示すようなサブタイプ分類が提案された．これは，従来のサブタイプ分類と大きく変わるものではないが，臨床的に汎用する検査名がグループ分けに用いられている．トリプルネガティブ，ホルモン受容体陰性・HER2陽性，ホルモン受容体陽性・HER2陽性の3病型の定義は従来から変更はない．ホルモン受容体陽性・HER2陰性は，Luminal diseaseとして，ホルモン感受性，細胞毒性抗癌薬反応性において連続的分布を示す．これを，ホルモン受容体量，分裂能，腫瘍量によってLuminal A，中間型（intermediate），Luminal Bに分類する．**表2**にあるように，多因子分子マーカーを使用できる場合が標準であり，そうでない場合は，免疫組織化学染色法などを用いて判定する．日本は後者の分類に入る．ザンクトガレン2011, 2013では，プロゲステロン受容体，Ki-67の単一測定値をもって，カットオフポイントとしていた[27,28]．Ki-67は腫瘍の増殖活性を評価する指標として広く用いられており，予後因子としての意義は疑う余地はない[29]．Ki-67の明らかな高値を示す乳癌は，細胞毒性抗癌薬追加の恩恵を予見するものである[30]．しかし，単一のカットオフ値を用いて低値，高値を区分けすることは困難であるという結論に近づいた[31,32]．そのため，ザンクトガレン2015では「地域の検査室での値を重視する」という方向性に落ち着いたのである（**表2**）．各病型に対する治療を**表3**にあげた．

表2 治療を重視した乳癌サブグループ分類（St.Gallen 2015）

臨床的グループ	注釈
・トリプルネガティブ	・ER，PgR，HER2 すべて陰性
・ホルモン受容体陰性・HER2 陽性	・ASCO/CAP ガイドラインを参照[33,34]
・ホルモン受容体陽性・HER2 陽性	・ASCO/CAP ガイドラインを参照[33,34]
・ホルモン受容体陽性，HER2 陰性 （Luminal disease として連続的分布）	・ER and/or PgR 陽性 ≧1%[a]
高受容体，低分裂能，低腫瘍量 （Luminal A-like）	・多因子分子マーカーが使用できる場合は「予後良好」の判定 ・IHC の場合は HER/PgR 高値，Ki-67 明らかに低値[b]，腋窩リンパ節転移（0–3），腫瘍（T1,T2）
中間型	・多因子分子マーカーが使用できる場合は「予後中間」の判定[c] ・再発のリスク，および内分泌療法薬，細胞毒性抗癌薬に対する反応性に関し不確実性あり
低受容体，高分裂能，高腫瘍量 （Luminal B-like）	・多因子分子マーカーが使用できる場合は「予後不良」の判定 ・IHC の場合は HER/PgR 低値，Ki-67 明らかに高値[b]，広範な腋窩リンパ節転移（4≦），腫瘍（T3）

a: ER発現割合 1～9%は「偽陽性」と見なし，このような症例では内分泌療法単独は用いない．
b: Ki-67 スコアは，地域の検査室での基準を参考にして決める．例えば検査室のホルモン受容体症例のKi-67スコアの中央値が20%とすると10%以下は明らかに低値，30%以上は明らかに高値と見なすことができる．
c: すべての多因子分子マーカーが「予後中間」と報告するわけではない．

表3 推奨される術後全身治療

臨床的グループ	治療法	治療コメント
トリプルネガティブ	・アンスラサイクリン+タキサンを含む化学療法	・BRCA遺伝子変異のある場合にはプラチナ製剤
ホルモン受容体陰性，HER2 陽性		
T1a 腋窩リンパ節陰性	・全身的治療なし	
T1 b,c 腋窩リンパ節陰性	・化学療法+トラスツズマブ	・パクリタキセル+12ヵ月のトラスツズマブといったアントラサイクリンなしのレジメンも考慮
T≧2 または腋窩リンパ節転移陽性	・アントラサイクリン後タキサン+トラスツズマブ 後トラスツズマブ 単独12ヵ月	・アントラサイクリン治療が適さない患者ではTCHを考慮
ホルモン受容体陽性・HER2 陽性	上記の治療に加え下記のごとき閉経状況に応じた内分泌療法	
ホルモン受容体陽性・HER2 陰性(Luminal disease)		
内分泌低感受性を示すマーカーを伴わない場合(Luminal A-like)	・閉経状況に応じた内分泌療法単独	・表2参照
閉経前　低リスク	・タモキシフェン5年	
閉経前　その他	・タモキシフェン5～10年　または ・卵巣機能抑制+タモキシフェン　または ・卵巣機能抑制+エキセメスタン	・引用文献[4, 5]参照
閉経後　低リスク	・タモキシフェン5年	
閉経後　その他	・アロマターゼ阻害薬から開始し延長投与	・5年以上のアロマターゼ阻害薬投与の有効性，安全性は根拠なし
内分泌低感受性を示すマーカーを伴う場合(Luminal B-like)	・多くの症例で上記内分泌療法に加え細胞毒性抗癌薬を併用	・表2参照
表現型は"Luminal B-like"だが細胞毒性抗癌薬割愛可能なもの	―	・多因子分子マーカーテストで「予後良好」の結果

まとめ

▶ エビデンスとコンセンサスが織りなす最新の診療ガイダンスが2年に1回，ザンクトガレン国際カンファレンスから公表される．遺伝子検査が広く活用される昨今であるが，国，地域によっては経済的要因により，これらの検査を活用できない状況も存在する．日本も最先端の遺伝子検査を乳癌の日常診療に導入するにはまだまだ歳月を要するだろう．当面，免疫組織染色法に基づく情報を有効に活用して，目前の患者に対して最善の乳癌診療を提供して行かねばならない．

(渡辺 亨)

参考文献

1) Coates AS, et al: Tailoring therapies—improving the management of early breast cancer: St Gallen International Expert Consensus on the Primary Therapy of Early Breast Cancer 2015. Ann Oncol, 26(8): 1533-1546, 2015.
2) Moran MS, et al: Society of Surgical Oncology–American Society for Radiation Oncology Consensus guideline on margins for breast-conserving surgery with whole-breast irradiation in stages I and II invasive breast cancer. J Clin Oncol, 32(14): 1507-1515, 2014.
3) Dengel LT, et al: Axillary dissection can be avoided in the majority of clinically node-negative patients undergoing breast-conserving therapy. Ann Surg Oncol, 21(1): 22-27, 2014.
4) Whelan T, et al: NCIC-CTG MA.20: an intergroup trial of regional nodal irradiation in early breast cancer. In Proceedings of the American Society of Clinical Oncology. J Clin Oncol, 29(Suppl): abstr LBA 1003, 2011.
5) Nordenskjöld AE, et al: No clear effect of postoperative radiotherapy on survival of breast cancer patients with one to three positive nodes: a population-based study. Ann Oncol, 26(6): 1149-1154, 2015.
6) Whelan TJ, et al: Long-term results of hypofractionated radiation therapy for breast cancer. N Engl J Med, 362(6): 513-520, 2010.
7) Haviland JS, et al: The UK Standardisation of Breast Radiotherapy (START) trials of radiotherapy hypofractionation for treatment of early breast cancer: 10-year follow-up results of two randomised controlled trials. Lancet Oncol, 14(11): 1086-1094, 2013.
8) Pagani O, et al: Adjuvant exemestane with ovarian suppression in premenopausal breast cancer. N Engl J Med, 371(2): 107-118, 2014.
9) Francis PA, et al: Adjuvant ovarian suppression in premenopausal breast cancer. N Engl J Med, 372(5): 436-446, 2015.
10) Moore HC, et al: Goserelin for ovarian protection during breast-cancer adjuvant chemotherapy. N Engl J Med, 372(10): 923-932, 2015.
11) Cancer Genome Atlas Network: Comprehensive molecular portraits of human breast tumours. Nature, 490(7418): 61-70, 2012.
12) Sørlie T, et al: Gene expression patterns of breast carcinomas distinguish tumor subclasses with clinical implications. Proc Nat Acad Sci USA, 98(19): 10869-10874, 2001.
13) Bastien RR, et al: PAM50 breast cancer subtyping by RT-qPCR and concordance with standard clinical molecular markers. BMC Med Genomics, 5(1): 44, 2012.
14) Bayraktar S, et al: Molecular subtyping predicts pathologic tumor response in early-stage breast cancer treated with neoadjuvant docetaxel plus capecitabine with or without trastuzumab chemotherapy. Med Oncol, 31(10): 1-7, 2014.
15) Dowsett M, et al: Comparison of PAM50 Risk of recurrence score with oncotype DX and IHC4 for predicting risk of distant recurrence after endocrine therapy. J Clin Oncol, 31(22): 2783-2790, 2013.
16) Eiermann W, et al: The 21-gene recurrence score assay impacts adjuvant therapy recommendations for ER-positive, node-negative and node-positive early breast cancer resulting in a risk-adapted change in chemotherapy use. Ann Oncol, 24(3): 618-624, 2013.
17) Prat A, et al: prognostic significance of progesterone receptor–positive tumor cells within immunohistochemically defined luminal A breast cancer. J Clin Oncol, 31(2): 203-209, 2013.
18) Nielsen TO, et al: A comparison of PAM50 intrinsic subtyping with immunohistochemistry and clinical prognostic factors in tamoxifen-treated estrogen receptor–positive breast cancer. Clin Cancer Res, 16(21): 5222-5232, 2010.
19) Tolaney SM, et al: Adjuvant paclitaxel and trastuzumab for node-negative, her2-positive breast cancer. N Engl J Med, 372(2): 134-141, 2015.
20) Glick JH: Meeting highlights: adjuvant therapy for breast cancer. J Natl Cancer Inst, 80(7): 471-475, 1988.
21) Glick JH, et al: Meeting highlights: adjuvant therapy for primary breast cancer. J Natl Cancer Inst, 84(19): 1479-1485, 1992.
22) Goldhirsch A, et al: Meeting highlights: international consensus panel on the treatment of primary breast cancer. J Natl Cancer Inst, 87(19): 1441-1445, 1995.
23) Goldhirsch A, et al: Meeting Highlights: International Consensus Panel on the Treatment of Primary Breast Cancer. J Natl Cancer Inst, 90(21): 1601-1608, 1998.
24) Goldhirsch A, et al: Meeting Highlights: International Consensus Panel on the Treatment of Primary Breast Cancer. J Clin Oncol, 19(18): 3817-3827, 2001.
25) Goldhirsch A, et al: Meeting highlights: updated international expert consensus on the primary therapy of early breast cancer. J Clin Oncol, 21(17): 3357-3365, 2003.
26) Goldhirsch A, et al: Progress and promise: highlights of the international expert consensus on the primary therapy of early breast cancer 2007. Ann Oncol, 18(7): 1133-1144, 2007.

27) Goldhirsch A, et al: Strategies for subtypes—dealing with the diversity of breast cancer: highlights of the St. Gallen International Expert Consensus on the Primary Therapy of Early Breast Cancer 2011. Ann Oncol, 22(8): 1736-1747, 2011.
28) Goldhirsch A, et al: Personalizing the treatment of women with early breast cancer: highlights of the St Gallen International Expert Consensus on the Primary Therapy of Early Breast Cancer 2013. Ann Oncol, 24(9): 2206-2223, 2013.
29) de Azambuja E, et al: Ki-67 as prognostic marker in early breast cancer: a meta-analysis of published studies involving 12, 155 patients. Br J Cancer, 96(10): 1504-1513, 2007.
30) Criscitiello C, et al: High Ki-67 score is indicative of a greater benefit from adjuvant chemotherapy when added to endocrine therapy in luminal B HER2 negative and node-positive breast cancer. Breast, 23(1): 69-75, 2014.
31) Caldarella A, et al: Ki67 in breast cancer: a useful prognostic marker? Ann Oncol, 25(2): 542, 2014.
32) Polley MY, et al: An international Ki67 reproducibility study. J Natl Cancer Inst, 105(24): 1897-1906, 2013.
33) Wolff AC, et al: American Society of Clinical Oncology/College of American Pathologists guideline recommendations for human epidermal growth factor receptor 2 testing in breast cancer. J Clin Oncol, 25(1): 118-145, 2006.
34) Wolff AC, et al: Recommendations for human epidermal growth factor receptor 2 testing in breast cancer: American Society of Clinical Oncology/College of American Pathologists clinical practice guideline update. J Clin Oncol, 31(31): 3997-4013, 2013.

6 遺伝子検査

乳癌組織における遺伝子検査

▶乳癌組織における遺伝子検査はすでに臨床応用されており，主としてエストロゲン受容体（estrogen reseptor；ER）陽性・HER2陰性乳癌の術後化学療法の適応決定に用いられている．いずれも複数の遺伝子の発現に基づく診断法である．

1. OncotypeDX® （米国Genomic Health社）

▶21遺伝子の発現解析によって，ER陽性，リンパ節転移陰性の乳癌患者の10年間の遠隔再発リスクの予測と，術後内分泌療法に術後化学療法を上乗せする効果を予測する多遺伝子アッセイである．

▶解析にはホルマリン固定パラフィン包埋組織（FFPE）が用いられ，FFPEからRNAを抽出してDNA分解酵素処理の後，逆転写酵素によってcDNAへ変換し，定量的TaqMan®RT-PCRにより各遺伝子の発現値を求める．16の癌関連遺伝子の発現を5つの標準化遺伝子の発現で相対的に正規化し，最終的に症例ごとのRS（0-100）が提示される．

▶NSABP B14試験（ER陽性，リンパ節転移陰性の乳癌に対して術後内分泌療法なし vs.タモキシフェン投与を比較）に参加した688症例に対する後ろ向き解析により，RS低値群（＜18），RS中間値群（18-30），RS高値群（≧31）でそれぞれ術後10年間の再発率は6.8%（95%CI：4.0-9.6），14.3%（95%CI：8.3-20.3），30.5%（95%CI：23.6-37.4）と評価され，RS低値群は高値群と比較して有意に予後良好であった（$P<0.001$）[1]．

▶ATAC試験（閉経後でER陽性乳癌を対象に，術後タモキシフェン vs. アナストロゾール vs. 両剤併用を比較）に参加した単剤群の1,231症例に対する後ろ向き解析（Trans ATAC試験）で，リンパ節転移の有無にかかわらずRSが有意な遠隔再発の予測因子となっていた（N0群：$P<0.001$，N+群：$P=0.002$）[2]．

▶NSABP B20試験（ER陽性，リンパ節転移陰性の患者に対してタモキシフェンによる術後内分泌療法 vs. 化学療法追加を比較）の後ろ向き解析により，RS高値群（RS≧31）では術後内分泌療法に化学療法（MF/CMF）を上乗せすることで，遠隔再発率の有意な改善が認められていた（相対リスク：0.26，95%CI：0.13-0.53，$P<0.001$）[3]．しかし，RS低値群（相対リスク：1.31，95%CI：0.46-3.78，$P=0.61$），中間値群（相対リスク：0.61，95%CI：0.24-1.59，$P=0.39$）では化学療法施行群と非施行群で予後に差は認められなかった．

▶またリンパ節転移陽性の患者に対する検証はSWOG8814試験（閉経後，ER陽性，リンパ節

転移陽性の患者に対してタモキシフェンによる術後内分泌療法 vs. 化学療法追加を比較）に対して行われた[4]．RS高値群では化学療法（CAF）を追加することで無病生存期間の有意な延長が認められていたが（HR：0.59, 95%CI：0.35-1.01, P=0.033），RS中間値群（HR：0.72, 95%CI：0.39-1.31, P=0.48），RS低値群（HR：1.02, 95%CI：0.54-1.93, P=0.97）では差を認めなかった．

▶ 現在前向き試験として，ER陽性・HER2陰性，リンパ節転移陰性の患者を対象としたTAILORx試験（RS中間値群における化学療法の有用性を検証），同リンパ節転移陽性（n=1-3個）を対象としたRxPONDER試験（RS低値から中間値群における化学療法の有用性を検証）が進行中である．最近TAILORx試験において，1,626症例のRS低値群（RS<11）では術後内分泌療法だけで5年遠隔無再発率99.3%の良好な予後を得たことが報告された[5]．

▶ 海外ではNCCN, ASCO, ESMOの各ガイドラインならびにSt. GallenコンセンサスステージⅠ，ⅡA，ⅡBあるいはT3N1M0のER陽性・HER2陰性乳癌で，腫瘍径>0.5cm, pN0およびpN1mi（2mm以下のリンパ節転移）が対象とされている．一方，Genomic Health社では，ER陽性・HER2陰性のStageⅠ，Ⅱ，Ⅲaでリンパ節転移陰性の浸潤性乳癌，あるいはリンパ節転移1〜3個の閉経後の女性を対象としている[6]．

2. MammaPrint®（オランダAgenda社）

▶ 70遺伝子の発現解析により，予後良好群（ローリスク）と予後不良群（ハイリスク）の2群に分類し，予後予測を行う多遺伝子アッセイである[7]．対象はER陽性，陰性を問わず，リンパ節転移0〜3個，StageⅠ,Ⅱの乳癌である．

▶ 解析に用いる標本は当初凍結または新鮮検体のみであったが，現在はFFPEも利用可能となっている．マイクロアレイチップを用いて1,371遺伝子の発現解析を行い，そのうちの70遺伝子の結果を用いてローリスク群とハイリスク群に分類する．

▶ オランダ癌研究所に登録された52歳以下，腫瘍径5cm以下の乳癌患者295例（リンパ節転移陰性151例，陽性144例）を対象に検証が行われ，10年遠隔無再発率においてHR比5.1（95%CI：2.9-9.0, P<0.001）で有意にハイリスク群で不良であった[8]．また，リンパ節転移のある群においてもない群においてもローリスク群とハイリスク群に分類することが可能であった[8]．cT1〜3N0M0の18歳から61歳の427症例に対して，MammaPrint®とAdjuvant! Onlineで予後予測を行った後，前向きに予後解析を行ったところ，Adjuvant! Onlineによって分類された2群では5年遠隔無再発率に有意差を認めなかった（低リスク群96.7%, 高リスク群 93.4%, P = 0.24）が，MammaPrint®のローリスク群，ハイリスク群における5年遠隔無再発率はそれぞれ97.0%, 91.7%（P = 0.03）で2群を的確に分類できた[9]．また，MammaPrint®でローリスク群に分類され，Adjuvant! Onlineでハイリスク群に分類された124症例のうち94症例は化学療法を受けなかったが，5年無再発率は98.4%であった[9]．現在，リンパ節転移が3個以下の6,000症例に対して，前向きに予後解析を行うMINDACT試験が進行中である．

3. PAM50（米国 Prosigna®社）

- 5つのintrinsic subtype（Luminal A, Luminal B, HER2-enriched, basal-like, normal-like）の分類に必要な50の遺伝子signatureの解析を行い，得られたデータからサブタイプ分類を行うとともに，intrinsic subtype，腫瘍径，リンパ節転移などの情報から独自のアルゴリズムによって予後予測パラメータであるRisk of Recurrence（ROR）を提示する検査である[10]．対象は，閉経後，ER陽性，腋窩リンパ節転移0～3個の乳癌患者であり，標本はFFPEを使用する．

- 検証はATAC試験に参加した1,077例に対してPAM50とOncotype DX®によって後ろ向きに予後予測を行ったところ（TransATAC試験），リンパ節転移陰性患者においてOncotype DX®よりも高リスク群と中間リスク群を効率的に分類できた[11]．また，ABCSG-8試験に参加した1,478例に対する解析では，リンパ節転移の有無にかかわらずRORにより10年遠隔無再発リスクの層別化が可能であった[12]．

4. Curebest™ 95GC Breast（日本 Sysmex社）

- 公共データベースであるGEO（Gene expression omunibus）から得られた549症例分のマイクロアレイと臨床情報を解析し，組み合わせたときに最も予後予測精度が高くなる95遺伝子をセットとしてこれらの発現を統合解析し，高リスク群と低リスク群に分類する．対象は，ER陽性，腋窩リンパ節転移陰性の浸潤性乳癌患者であり，解析には乳癌組織の新鮮標本を用いる．

- 検証は，大阪大学の症例105症例に対して行われ，有意差をもって高リスク群，低リスク群に分類できた[13]．さらにER陽性，リンパ節転移陰性，術後タモキシフェンだけで治療された日本人148症例，公共データベース311症例併せて459症例をmicroarrayで解析し，Oncotype DX®とCurebest™ 95GC Breastの予測精度を比較した．その結果，いずれも有意に予後を予測することが可能であったが，2つの方法を組み合わせることでより多くの症例が低リスク群に分類された[14]．

5. まとめ

- わが国においていずれの遺伝子アッセイも保険収載されていないが，米国FDAの承認は2007年にMammaPrint®が，2013年にPAM50が取得している．『乳癌診療ガイドライン（2015年版）』で乳癌の予後予測と化学療法の効果予測としてOncotype DX®が推奨グレードB（科学的根拠があり，実践するよう推奨する）に，その他3つのアッセイが予後予測として推奨グレードC1（十分な科学的根拠はないが，最新の注意のもとに行うことを考慮してもよい）に認定されている．

遺伝性乳癌に対する遺伝子検査

- 欧米では，全乳癌患者の5～10％は遺伝子変異をもとに乳癌が発症すると考えられており，そのうち15％はBRCA1，BRCA2の胚細胞変異が原因の遺伝性乳癌・卵巣癌症候群

（Hereditary Breast and/or Ovarian Cancer Syndrome；HBOC）である[15]．わが国でも，BRCA1，BRCA2変異は乳癌あるいは卵巣癌を第二度近親者以内に持つ乳癌患者の27.2%に認められており[16]，欧米と同程度の頻度であることがわかってきた．

1. 遺伝性乳癌の原因遺伝子

- BRCA1は1994年に単離され[17]，BRCA2は翌1995年に単離された[18]．BRCA1は，第17番染色体長腕（17q21.32），BRCA2は第13番染色体長腕（13q12-13）に存在する．それぞれ1863アミノ酸，3418アミノ酸をコードし，ともにDNA 2本鎖切断（DNA double-strand break：DSS）時の相同組み換え（homology-directed repair：HDR）[19-21]によるDNA修復にかかわることが報告されている．

- 実際にはBRCA1には1,800種類以上の，BRCA2には2,000種類以上の変異が報告されており[22]，それぞれの浸透率（家系内で変異保因者が癌を発症する割合）は変異によって異なる．BRCA1，BRCA2のいずれかに変異がある場合に70歳までに乳癌を発症するリスクは，それぞれ57%（95%CI：47-66），49%（95%CI：40-57），卵巣癌については40%（95%CI：35-46），18%（95%CI 13-23）と報告されている[23]．一方，その中でもリスクが高い変異の場合には，さらに高率となることが報告された（BRCA1変異：乳癌81%，卵巣癌63%，BRCA2変異：乳癌83%）[24,25]．

- HBOC以外の遺伝性乳癌にかかわる疾患として，Li-Fraumeni症候群（原因遺伝子：TP53）[26]，Cowden症候群（PTEN）[27]，Peutz-Jeughers症候群（STK11）[28]，遺伝性びまん性胃癌（CDH1）[29]，神経線維腫症1型（NF1）[30,31]が報告されている．また，DNA修復に関与する遺伝子（PALB2[32]，CHEK2[33,34]，ATM[35-38]，NBN[39]）などが遺伝性乳癌に関与していることが知られている．

- その他，ゲノムワイド関連解析（genome-wide association studies；GWAS）により，家族歴を有する乳癌に共通する一塩基多型（single nucleotide polymorphism；SNPs）が多数発見されているが[40,41]，多くは乳癌発症のオッズ比が1.1以下の低リスク因子である[15]．

2. 遺伝性乳癌の拾い上げ

- 乳癌患者が遺伝性であるか否かを臨床所見や家族歴などから判断する明確な基準はないが，遺伝子検査対象者の選定に関し，NCCNガイドラインでは2段階の評価方式が推奨されている[42]．まず，乳癌患者に対しては診療科の医師，外来看護師，遺伝カウンセラーが本人の乳癌のサブタイプと家族歴を調査し，表1を参考に一次拾い上げを行う．該当患者はさらに遺伝性腫瘍の専門家によって詳細な家族歴，既往歴が聴取され，遺伝子検査の選択肢を考慮すべきかどうか，検査が行われる場合はどの遺伝子に対する検査を行うべきかが判断される（二次詳細評価）．

3. 遺伝子検査ならびにマネジメント

- 遺伝子診断前後の，遺伝性腫瘍の専門家や心理援助専門職によるカウンセリングは必要であ

表1 NCCNガイドライン (ver.2. 2015) による遺伝子検査対象者の基準

乳癌と診断され，右記のいずれかに該当する	・癌関連遺伝子の変異が確定した家族がいる ・若年性乳癌（50歳以下） ・60歳以下のトリプルネガティブ（ER－，PR－，HER2－）乳癌 ・2つの乳癌（同時性あるいは異時性に両側性乳癌あるいは同側で2つ以上の離れた部位の乳癌） ・乳癌でかつ以下に該当 　　第1度〜第3度近親者に1人以上の50歳以下の乳癌 　　第1度〜第3度近親者に1人以上の卵巣癌（卵管，原発性腹膜癌を含む） 　　第1度〜第3度近親者に2人以上の乳癌もしくは膵臓癌 　　リスクを有する住民（アシュケナジー系ユダヤ人など） ・本人と家族を含めて以下の発症者が3人以上いる（特に若年発症） 　　膵臓癌，前立腺癌（グリソンスコア7以上），肉腫，副腎癌，脳腫瘍，子宮内膜癌，甲状腺癌， 　　腎癌，Cowden症候群やPeutz-Jeughers症候群様の皮膚所見あるいは巨頭症，胃過誤腫性 　　ポリープ，びまん性胃癌 ・卵巣癌（卵管，原発性腹膜癌を含む） ・男性乳癌
癌を発症していないが，右記の家族歴を有する	・癌関連遺伝子の変異が確定した家族がいる 　　第1度〜第3度近親者で1人に2つ以上の乳癌 　　同じ家系に第1度〜第3度近親者に同側乳癌の発症者が2人以上 　　第1度〜第3度近親者に1人以上の卵巣癌（卵管，原発性腹膜癌を含む） 　　第1度あるいは第2度近親者に45歳以下の乳癌 ・本人と家族を含めて以下の発症者が3人以上いる（特に若年発症） 　　膵臓癌，前立腺癌（グリソンスコア7以上），肉腫，副腎癌，脳腫瘍，子宮内膜癌，甲状腺癌， 　　腎癌，Cowden症候群やPeutz-Jeughers症候群様の皮膚所見あるいは巨頭症，胃過誤腫性 　　ポリープ，びまん性胃癌 ・男性乳癌

（文献42）より引用）

り，遺伝子変異が特定されれば，その後のマネジメントに対応可能な体制も求められるため，二次詳細評価以降は遺伝医療部門を持つ医療機関での実施が望ましい．

▶現在，欧米を中心に複数の遺伝子変異，SNPsを一度に検索できる検査パネルが各社から発売され，商業ベースで急速に拡大しており[43]，今後日本でも普及する可能性がある．検査会社によって検査する遺伝子の種類が異なることでリスク評価にばらつきがあること，どの程度乳癌発症に寄与しているか不明な遺伝子変異が多いこと，見つかった遺伝子変異に対する適切なマネジメントがBRCA1，BRCA2以外では未知であること，カウンセリングによる心理的サポート体制や変異保因者に対する社会的，法的保護が確立していないことなど，今後解決しなければいけない問題点が多い．

▶検査の結果，BRCA1，BRCA2に遺伝子変異が認められた場合は，通常のスクリーニングでは感度が低いため，乳房MRIによる定期的なスクリーニングが推奨されている[44]．乳癌発症予防目的で，海外では変異保因者に対して乳房および卵巣に対するリスク低減手術が実施されている．また，内分泌療法（タモキシフェン）による発症予防効果に関しては，現在不明である．リスク低減手術によって乳癌，卵巣癌の発症は確実に減少することが示されているものの[45,46]，予防処置に対してわが国では保険診療の対象となっておらず，また実施可能な医療機関は限定的である．

（宮川義仁／三好康雄）

参考文献

1) Paik S, et al : A multigene assay to predict recurrence of tamoxifen-treated, node-negative breast cancer. N Engl J Med, 351: 2817-2826, 2004.
2) Dowsett M. et al : Prediction of risk of distant recurrence using the 21-gene recurrence score in node-negative and node-positive postmenopausal patients with breast cancer treated with anastrozole or tamoxifen: a TransATAC study. J Clin Oncol, 28: 1829-1834, 2010.
3) Paik S, et al : Gene expression and benefit of chemotherapy in women with node-negative, estrogen receptor-positive breast cancer. J Clin Oncol, 24: 3726-3734, 2006.
4) Albain KS, et al : Prognostic and predictive value of the 21-gene recurrence score assay in postmenopausal women with node-positive, oestrogen-receptor-positive breast cancer on chemotherapy: a retrospective analysis of a randomised trial. Lancet Oncol, 11: 55-65, 2010.
5) Joseph A, et al : Prospective Validation of a 21-Gene Expression Assay in Breast Cancer. N Engl J Med, 373: 2005-2014, 2015.
6) http://www.genomichealth.com/en-US.aspx#.VoD5ycT0-So
7) van't Veer LJ, et al : Gene expression profiling predicts clinical outcome of breast cancer. Nature, 415: 530-536, 2002.
8) van't Veer LJ, et al : A gene-expression signature as a predictor of survival in breast cancer. N Engl J Med, 347: 1999-2009, 2002.
9) CA Drukker, et al : A prospective evaluation of a breast cancer prognosis signature in the observational RASTER study. Int J Cancer, 133: 929-936, 2013.
10) Parker JS, et al : Supervised risk predictor of breast cancer based on intrinsic subtypes. J Clin Oncol, 27: 1160-1167, 2009.
11) Dowsett M, et al : Comparison of PAM50 risk of recurrence score with oncotype DX and IHC4 for predicting risk of distant recurrence after endocrine therapy. J Clin Oncol, 31: 2783-2790, 2013.
12) Gnant M, et al; Austrian Breast and Colorectal Cancer Study Group. Predicting distant recurrence in receptor-positive breast cancer patients with limited clinicopathological risk: using the PAM50 Risk of Recurrence score in 1478 postmenopausal patients of the ABCSG-8 trial treated with adjuvant endocrine therapy alone. Ann Oncol, 25: 339-345, 2014.
13) Naoi Y, et al : Development of 95-gene classifier as a powerful predictor of recurrences in node-negative and ER-positive breast cancer patients. Breast Cancer Res Treat, 128: 633-641, 2011.
14) Naoi Y, et al : Comparison of efficacy of 95-gene and 21-gene classifier (Oncotype DX) for prediction of recurrence in ER-positive and node-negative breast cancer patients. Breast Cancer Res Treat, 140: 299-306, 2013.
15) Couch FJ, et al : Two decades after BRCA: setting paradigms in personalized cancer care and prevention. Science, 343: 1466-1470, 2014.
16) Sugano K, et al : Cross-sectional analysis of germline BRCA1 and BRCA2 mutations in Japanese patients suspected to have hereditary breast/ovarian cancer. Cancer Sci, 99: 1967-1976, 2008.
17) Miki Y, et al : A strong candidate for the breast and ovarian cancer susceptibility gene BRCA1. Science, 266: 66-71, 1994.
18) Wooster R, et al : Identification of the breast cancer susceptibility gene BRCA2. Nature, 378: 789-792, 1995.
19) Snouwaert JN, et al : BRCA1 deficient embryonic stem cells display a decreased homologous recombination frequency and an increased frequency of non-homologous recombination that is corrected by expression of a brca1 transgene. Oncogene, 18, 7900-7907, 1999.
20) Moynahan ME, et al : BRCA2 is required for homology-directed repair of chromosomal breaks. Mol Cell. 7, 263-272, 2001.
21) Xia F, et al : Deficiency of human BRCA2 leads to impaired homologous recombination but maintains normal nonhomologous end joining. Proc Natl Acad Sci USA, 98, 8644-8649, 2001.
22) Breast Cancer Information Core; www.research.nhgri.nih.gov/bic
23) Chen S, et al : Meta-analysis of BRCA1 and BRCA2 penetrance. J Clin Oncol, 25, 1329-1333, 2007.
24) Couch FJ, et al : Genome-wide association study in BRCA1 mutation carriers identifies novel loci associated with breast and ovarian cancer risk. PLoS Genet, 9, e1003212, 2013.
25) Gaudet MM, et al : Identification of a BRCA2-specific modifier locus at 6p24 related to breast cancer risk. PLoS Genet, 9, e1003173, 2013.
26) Malkin D, et al : Germ line p53 mutations in a familial syndrome of breast cancer, sarcomas, and other neoplasms. Science, 250: 1233-1238, 1990.
27) Liaw D, et al : Germline mutations of the PTEN gene in Cowden disease, an inherited breast and thyroid cancer syndrome. Nat Genet, 16: 64-67, 1997.
28) Hearle N, et al : Frequency and spectrum of cancers in the Peutz-Jeghers syndrome. Clin Cancer Res, 12: 3209-3215, 2006.
29) Pharoah PD, et al : Incidence of gastric cancer and breast cancer in CDH1 (E-cadherin) mutation carriers from hereditary diffuse gastric cancer families. Gastroenterology, 121: 1348-1353, 2001.
30) Madanikia SA, et al : Increased risk of breast cancer in women with NF1. Am J Med Genet A, 158A: 3056-3060, 2012.
31) Seminog OO, et al : Age-specific risk of breast cancer in women with neurofibromatosis type 1. Br J Cancer, 112: 1546-1548, 2015.
32) Antoniou AC, et al : Breast-cancer risk in families with mutations in PALB2.N Engl J Med, 371: 497-506, 2014.
33) CHEK2 Breast Cancer Case-Control Consortium : CHEK2*1100delC and susceptibility to breast cancer: a collaborative analysis involving 10,860 breast cancer cases and 9,065 controls from 10 studies. Am J Hum Genet, 74: 1175-1182, 2004.
34) Weischer M, et al : CHEK2*1100delC heterozygosity in women with breast cancer associated with early death, breast cancer-specific death, and increased risk of a second breast cancer. J Clin Oncol, 30: 4308-4316, 2012.
35) Renwick A, et al : ATM mutations that cause ataxia-telangiectasia are breast cancer susceptibility alleles. Nat Genet, 38: 873-875, 2006.
36) Thompson D, et al : Cancer risks and mortality in heterozygous ATM mutation carriers. J Natl Cancer Inst, 97: 813-822, 2005.
37) Janin N, et al : Breast cancer risk in ataxia telangiectasia (AT) heterozygotes: haplotype study in French AT families. Br J Cancer, 80: 1042-1045, 1999.
38) Olsen JH, et al : Breast and other cancers in 1445 blood relatives of 75 Nordic patients with ataxia telangiectasia. Br J Cancer, 93: 260-265, 2005.
39) Zhang G, et al : Significant association between Nijmegen breakage syndrome 1 657del5 polymorphism and breast cancer risk. Tumour Biol, 34: 2753-2757, 2013.
40) Michailidou K, et al : Large-scale genotyping identifies 41 new loci associated with breast cancer risk. Nat Genet, 45 : 353-361, 2013.
41) Maxwell KN, et al : Common breast cancer risk variants in the post-COGS era: a comprehensive review. Breast cancer Res, 15: 212, 2013.
42) Daly MB, et al : Genetic/Familial High-Risk Assessment: Breast and Ovarian Version2. 2015. J Natl Compr Canc Netw, 14(2): 153-162, 2016.
43) Douglas F. Easton, et al : Gene-Panel Sequencing and the Prediction of Breast-Cancer Risk. New England Journal of Medicine, 373: 2243-2257, 2015.
44) Robson M, et al : clinical practice. Management of an inherited predisposition to breast cancer. N Engl J Med, 357: 154-162, 2007.
45) Rebbeck TR, et al : Bilateral prophylactic mastectomy reduces breast cancer risk in BRCA1 and BRCA2 mutation carriers: the PROSE Study Group. J Clin Oncol, 22: 1055-1062, 2004.
46) Domchek SM, et al : Association of risk-reducing surgery in BRCA1 or BRCA2 mutation carriers with cancer risk and mortality. JAMA, 304: 967-975, 2010.

第Ⅱ章

乳癌薬物療法の実際

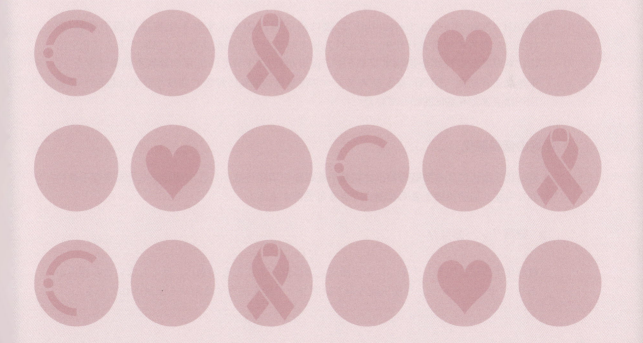

■ 術前薬物療法

1 適応と課題

- ▶ 術前薬物療法は薬物に対する反応性により乳癌の生物学的特性を知ることができ，実地臨床でも広く適応されている．術前薬物療法により治療薬，治療方法の開発が期待される．

- ▶ 乳房と腋窩リンパ節からの癌細胞の完全消失を意味する病理学的完全奏効（pathological complete response；pCR）は術前薬物療法の到達目標である．pCR率はサブタイプにより異なり，かならずしも長期予後の代替指標とはならないことが明らかになってきた．現在の術前薬物療法は適応と薬物選択においてサブタイプに大きく依存している．

- ▶ 術前薬物療法により有効な治療薬，治療方法の開発が期待される．米国FDAは乳癌の新薬を迅速に承認するために，術前薬物療法のpCRを有効性の指標として考慮している[1]．一方，pCRを指標とした場合，長期的な有用性の低い薬剤の承認が危惧される．そこで，対象を手術可能なハイリスク乳癌患者（5年間の再発，乳癌死亡リスクが20～25%）とすることが提案されている．

適応と目的

1. 切除率の向上

- ▶ 乳癌の術前化学療法は主に手術不能局所進行乳癌および炎症性乳癌に対して切除率の向上のために始められた．

- ▶ NOAH（NeoAdjuvant Herceptin）試験は高い増殖能を示すヒト上皮成長因子受容体2（HER2）陽性の局所進行乳癌，炎症性乳癌を対象とした術前薬物療法試験である．化学療法にトラスツズマブを追加することで，pCRが2倍に上昇し，乳房切除術を回避できた．5年無病生存期間（DFS）はトラスツズマブ投与群の58%に対して非投与群では43%で，5年DFSはpCRと有意に関係していた[2]．

2. 手術の低侵襲化

- ▶ 術前化学療法による腫瘍の縮小は切除不能な癌を切除可能へ，乳房切除から乳房温存手術のみならず，局所治療をさらに縮小できる可能性がある．

a 腋窩リンパ節温存

- ▶ 術前化学療法後のセンチネルリンパ節同定率は低いとするものから，低下しないとの報告があり[3]，センチネルリンパ節生検のみで腋窩リンパ節を温存する術式も検討されている．

> 現時点では，局所進行乳癌や診断時に転移陽性例へのセンチネルリンパ節生検の適応は慎重になされるべきである．

b 領域リンパ節照射の回避

> pCR例では術後の局所再発率が低いことから，術後胸壁，領域リンパ節照射を回避できる可能性が指摘されている．現在，診断時に腋窩リンパ節転移陽性であり，術前化学療法後に腋窩リンパ節転移が陰性化した例を対象に術後照射の効果を比較する第Ⅲ相ランダム化試験NSABP and RTOG（NSABPB-51/RTOG 1304）が行われている[4]．

3. 非適応

> 化学療法の効果が認められない患者に対して術前化学療法の適応はない．エストロゲン受容体（ER）陽性，HER2陰性で，ホルモン感受性が高く，低増殖能の閉経後乳癌では，術前化学療法をできるだけ避け，術前内分泌療法を腫瘍縮小までの4～8ヵ月継続する方法がある[5]．

> 化学療法の適応を決めるため，多遺伝子シグネチャの有用性が高まっている．ER陽性，HER2陰性，腫瘍径が1.1～6.0cm，または，中～高グレードの症例は腋窩リンパ節転移陰性でも化学療法の適応と考えられる．しかし，Oncotype DX®の再発リスクが0～10の低リスク例では内分泌療法だけで，治療6年後，無遠隔転移率は99％（96％CI：98-99），および全生存率（OS）は98％（96％CI：97-98）ときわめて良好であった[6]．Oncotype DX®の低リスク例では化学療法は不要と考えられる．浸潤性小葉癌に対するpCRはER陽性の浸潤性乳管癌と同程度に低い．さらに，奏効率とダウンステージングは低く，乳房温存術後の断端陽性率も高く，術前化学療法のメリットが少ない[7,8]．

術前化学療法の課題

1. pCRの定義

> pCRのもっとも厳格な定義はypT0 ypN0（乳房，腋窩リンパ節で浸潤巣，乳管内癌のいずれも消失）[9]から，逆に，ゆるいypT0/Tis（乳管内癌が残存，腋窩リンパ節の癌細胞の残存の有無は問わない），その中間のypT0/Tis ypN0（乳房，腋窩リンパ節で浸潤癌は消失，乳管内癌が残存）がある[10]．

> ドイツからの報告では，ypT0 ypN0で定義されるpCRがypTis, ypT1mic, ypN residualsよりDFSが良好であった．とくにLuminal B/HER2陰性，HER2陽性（non-Luminal），トリプルネガティブ乳癌（TNBC）ではpCR（ypT0/Tis ypN0）が予後予測因子として有用であった[11]．

2. サブタイプ別のpCRと予後

> サブタイプ別に術前化学療法に対するPCRが異なる．岩田によれば，ドセタキセル→FEC療法（5-FU/エピルビシン/シクロホスファミド）後のpCRは乳癌サブタイプ別に，TNBC 48%，HER2陽性・ER陰性・RgR陰性29%，HER2陽性・ER陽性19%，HER2陰性・ER陽性

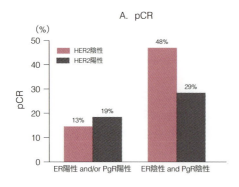
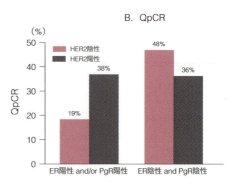

図1　ドセタキセル→FEC療法後のHER2, ER/PgRによるサブタイプ別のpCR（n=129）

(文献12) より改変

13%であった（図1）[12]．

a pCRが予後を反映するサブタイプ

▶NSABP B-27試験ではpCRはnon-pCRよりDFS, OSともに良好であった[13]．術前化学療法に関する12の臨床試験のメタアナリシス（12,993人）では，pCR例では有意にDFSが良好であった．特に，pCRとDFSの関連はTNBC，HER2陽性など，増殖能の高いサブタイプでその傾向が強かった[14]．The German Breast Group（GBG）とArbeitsgemeinschaft Gynakologische Onkologie-Breast Group（AGO-B）による7つのランダム化比較試験（4,193人）の統合解析でも，増殖能の高いLuminal B/HER2陰性，ER陰性/HER2陽性とTNBCでpCRは予後予測因子として有用であった．Luminal A乳癌，Luminal B/HER2陽性ではpCRと予後の関連はみられなかった[11]．以上，TNBC，HER2過剰発現など，増殖能の高いサブタイプでpCRはDFS，OSの予後と関係すると考えられる．

b pCRが予後を反映しないサブタイプ

▶増殖能の高くないLuminalサブタイプではもともとpCRが低く，pCRとnon-pCR群間に予後の差はみられず[15]，pCRが得られなくても3年のDFSが良好であった．

▶Luminal A乳癌（ER陽性，HER2陰性，Ki-67が14%以下，かつPgR>20%）は化学療法抵抗性である[16]．しかし，Luminal Aサブタイプでリンパ節転移が4個以上など，腫瘍量が多いときにも細胞毒性抗癌薬が不要なのか，今後の検討課題である．

TNBCに対する新規レジメン

▶TNBCのnon-pCRは，初回治療後3年以内に遠隔転移再発をきたすことも多く予後不良である．TNBCに対するより有効な薬物療法レジメンを求めて，術前化学療法の臨床試験が行われている．

表1 術前化学療法へのプラチナ製剤上乗せ効果

報告者	試験名	治療レジメン	pCR率
Sikov WM, et al.[17]	CALGB 40603 Phase II	パクリタキセル 80mg/m² qw×12＋カルボプラチンAUC 6 q3w×4－dd AC q2w×4	対象TNBC ±Cb: 54 vs. 41% (ypT0/is ypN0)
von Minckwitz G, et al.[18]	Gepar Sixto Phase II	NPLD 20mg/m² qw×18＋パクリタキセル 80mg/m² qw×18 ± カルボプラチンAUC 1.5qw×18＋ベバシズマブ 15 mg/kg q3w×6	対象TNBC ±Cb: 53 vs. 37% (ypT0 ypN0)
Ando M, et al.[19]	Phase II	パクリタキセル 80 mg/m² qw×12＋カルボプラチンAUC 5 q3w×4－FEC q3w×4	対象TNBC ±Cb: 61 vs. 26%

NPLD: non-pegylated doxorubicin
qw: once a week;　q3w: every three weeks
FEC: 5-FU/エピルビシン/シクロホスファミド

1. プラチナ製剤

▶ TNBC患者には術前化学療法のアンスラサイクリン，タキサンにカルボプラチンを追加することでpCRの向上が報告されている（表1）[17-19]．

▶ Cancer and Leukemia Group B（CALGB）40603試験ではアンスラサイクリン，タキサンにカルボプラチンを上乗せすることでpCR（ypT0/is N0）が向上した．しかし，カルボプラチンが長期予後を改善するかは現時点では明らかではなく，Stage II，IIIのTNBCへのカルボプラチンの投与が推奨されるには至っていない．カルボプラチンの上乗せ効果が期待できる症例の特定はなされておらず，tumor infiltrating lymphocyte（TIL）スコアや他の免疫学的項目の評価法の確立が待たれる[17]．

▶ TNBCを対象に，12週のアルブミン結合パクリタキセル（125mg/m²）とカルボプラチンAUC2を投与した場合，ゲムシタビン1,000mg/m²投与（2週投薬1週休薬×4サイクル）に比較してpCRが28.7%から45.9%まで改善した．また，カルボプラチン，ゲムシタビンのいずれの群でも，第3週までの早期に有効例ではpCR率が高かった[20]．

2. 細胞傷害性抗癌薬の省略の可能性

▶ Neo-ALTTO試験はHER2陽性でトラスツズマブとラパチニブの有効性を検証した．ラパチニブ，トラスツズマブ，ラパチニブ＋トラスツズマブのdual blockadeの3群に分け，最初の6週間は抗HER2療法のみを行い，その後パクリタキセルを追加して12週間術前治療を行った．pCR率はラパチニブ＋トラスツズマブ群がもっとも良好であった[21]．

▶ さらに，NeoSphere試験でも，HER2陽性に対してトラスツズマブとペルツズマブのみのレジメンでpCRが得られており，細胞傷害性抗癌薬を省略できる可能性がある[22]．

▶ これらの試験の結果から，術前薬物療法のpCRで，より強力な細胞傷害性薬剤の開発とともに，逆に，化学療法を加えずに分子標的薬のみのレジメンの可能性も示唆された．

今後の展望

▶ 乳癌の生物学的特性はサブタイプ加えて免疫学的指標の重要性も含まれている[23]．薬物療法は細胞傷害性薬剤，内分泌療法，分子標的薬，免疫療法と選択肢が増えている．さらに，薬物療法の評価には，有効性（DFS，OS）のほかに，安全性，有害事象，patient reported outcome，コストや時間などの経済性まで，多くの面への配慮が求められている．

▶ 術前薬物療法は治療を個別化するための評価法としても，とくにTNBCやHER2陽性といった増殖能の高い乳癌にあってはpCRが予後予測因子であることから，有用な治療戦略であり，さらなる研究が期待される．

（佐藤信昭）

参考文献

1) Prowell TM, et al : Pathological complete response and accelerated drug approval in early breast cancer. N Engl J Med, 366: 2438-2441, 2012.
2) Gianni L, et al : Neoadjuvant and adjuvant trastuzumab in patients with HER2-positive locally advanced breast cancer (NOAH): follow-up of a randomised controlled superiority trial with a parallel HER2-negative cohort. Lancet Oncol, 15(6):640-647, 2014.
3) Boughey JC, et al : The role of sentinel lymph node surgery in patients presenting with node positive breast cancer (T0-T4, N1-2) who receive neoadjuvant chemotherapy - results from the ACOSOG Z1071 trial. Cancer Res, 72 (24 suppl): Abstr S2-1, 2012.
4) Bazan JG, et al : The Role of Postmastectomy Radiation Therapy in Patients With Breast Cancer Responding to Neoadjuvant Chemotherapy. Semin Radiat Oncol, 26(1):51-58, 2016.
5) Toi M, et al : Ki67 index changes, pathological response and clinical benefits in primary breast cancers patients treated with 24 weeks aromatase inhibition. Cancer Sci, 102(4): 858-865, 2011.
6) Sparano JA, et al : Prospective Validation of a 21-Gene Expression Assay in Breast Cancer. N Engl J Med, 373(21):2005-2014, 2015.
7) Delpech Y, et al : Clinical benefit from neoadjuvant chemotherapy in oestrogen receptor-positive invasive ductal and lobular carcinomas. Br J Cancer, 108: 285-291, 2013.
8) Truin W, et al : Differences in Response and Surgical Management with Neoadjuvant Chemotherapy in Invasive Lobular Versus Ductal Breast Cancer. Ann Surg Oncol, 23(1) 51-57, 2015 16. [Epub ahead of print]
9) von Minckwitz G, et al: Capecitabine in addition to anthracycline/taxanebased neoadjuvant treatment in patients with primary breast cancer: phase III GeparQuattro study. J Clin Oncol, 28:2015-2023, 2010.
10) Green MC, et al: Weekly paclitaxel improves pathologic complete remission in operable breast cancer when compared with paclitaxel once every 3 weeks. J Clin Oncol, 23:5983-5992, 2005.
11) von Minckwitz G, et al : Definition and impact of pathologic complete response on prognosis after neoadjuvant chemotherapy in various intrinsic breast cancer subtypes. J Clin Oncol, 30: 1796-1804, 2012.
12) Iwata H, et al : Docetaxel followed by fluorouracil/epirubicin/cyclophosphamide as neoadjuvant chemotherapy for patients with primary breast cancer. Jpn J Clin Oncol, 41: 867-875, 2011.
13) Rastogi P, et al : Preoperative chemotherapy: updates of National Surgical Adjuvant Breast and Bowel Project Protocols B-18 and B-27. J Clin Oncol, 26: 778-785, 2008.
14) Cortazar P, et al : Meta-analysis Results from the Collaborative Trials in Neoadjuvant Breast Cancer (CTNeoBC). San Antonio Breast Cancer Symposium Conference; San Antonio, TX. Abstract S1-11, 2011.
15) Esserman LJ, et al : Pathologic complete response predicts recurrence-free survival more effectively by cancer subset: results from the I-SPY 1 TRIAL-CALGB 150007/150012, ACRIN 6657. J Clin Oncol, 30: 3242-3249, 2012.
16) Prat A, et al : Prognostic significance of progesterone receptor-positive tumor cells within immunohistochemically defined luminal A breast cancer. J Clin Oncol, 31 (2): 203-209, 2013.
17) Sikov WM, et al : Impact of the addition of carboplatin and/or bevacizumab to neoadjuvant once-per-week paclitaxel followed by dose-dense doxorubicin and cyclophosphamide on pathologic complete response rates in stage II to III triple-negative breast cancer: CALGB 40603 (Alliance). J Clin Oncol, 33 : 13-21, 2015.
18) von Minckwitz G, et al : Neoadjuvant carboplatin in patients with triple-negative and HER2-positive early breast cancer (GeparSixto; GBG 66): a randomised phase 2 trial. Lancet Oncol, 15: 747-756, 2014.
19) Ando M, et al : Randomized phase II study of weekly paclitaxel with and without carboplatin followed by cyclophosphamide/epirubicin/5-fluorouracil as neoadjuvant chemotherapy for stage II/IIIA breast cancer without HER2 overexpression. Breast Cancer Res Treat. 145: 401-409, 2014.
20) Gluz O, et al : SABCS 2015. Abstract S6-07.
21) Baselga J, et al : Lapatinib with trastuzumab for HER2-positive early breast cancer (NeoALTTO): a randomised, open-label, multicentre,phase 3 trial. Lancet, 379 (9816): 633-640, 2012.
22) Gianni L, et al : Efficacy and safety of neoadjuvant pertuzumab and trastuzumab in women with locally advanced, inflammatory, or early HER2-positive breast cancer (NeoSphere): a randomised multicentre, open-label, phase 2 trial. Lancet Oncol, 13 (1): 25-32, 2012.
23) Denkert C, et al., : Tumor-infiltrating lymphocytes and response to neoadjuvant chemotherapy with or without carboplatin in human epidermal growth factor receptor 2-positive and triple-negative primary breast cancers.:J Clin Oncol, 20;33(9):983-991, 2015.

■ 術前薬物療法

2 臨床試験とエビデンス

▶乳癌は早い時期から癌細胞が全身に拡がっている"全身疾患"であるという概念から，全身への効果が期待される薬物治療はきわめて重要である．全身治療をより早期に行うのが術前薬物療法であり，臨床試験から得られたエビデンスをもとに発展を遂げている．本稿では術前薬物療法，特に術前化学療法の進歩に寄与した臨床試験に触れながらその変遷を概説し，近年の新たなエビデンスを追記する．

乳癌領域における術前化学療法の導入

▶術前化学療法は1970年代に欧米で実臨床へ導入され，当初は手術不能な局所進行乳癌や炎症性乳癌患者（StageⅢA，ⅢB，ⅢC）を対象に，down stagingを得て手術を可能にすることを目的に行われていた．

▶1980年代に入ると，手術は可能であるが腫瘍径が大きいために乳房温存手術が難しい乳癌患者を対象として，乳房温存手術施行率の向上を目的とした術前化学療法が行われるようになった．

術前化学療法と術後化学療法の比較

▶乳房温存率向上目的に術前化学療法が行われるようになった1980年代に開始されたのが，代表的な臨床試験であるNSABP B-18試験である．同試験とEORTC10902試験は同一レジメンで術前化学療法と術後化学療法を比較したランダム比較試験である（表1）．

1. NSABP B-18試験[1]

▶T1-3N0-1M0乳癌を対象として術前化学療法と術後化学療法の有効性を比較した多施設共同

表1 術前化学療法と術後化学療法を比較したランダム化比較試験

Trial	治療レジメン	登録期間	症例数	pCR率(%)	DFS	OS
NSABP B-18	AC×4 → 手術	1988～1993	742	13.0	53% (9y)	70% (9y)
	手術 → AC×4		751	―	55% (9y)	69% (9y)
EORTC10902	FEC×4 → 手術	1991～1999	321	6.6	65% (4y)	82% (4y)
	手術 → FEC×4		314	―	70% (4y)	84% (4y)
NSABP B-27	AC×4 → 手術	1995～2000	784	12.9	59% (8y)	74% (8y)
	AC×4 → D×4 → 手術		783	26.1	62% (8y)	75% (8y)
	AC×4 → 手術 → D×4		777	14.4	62% (8y)	75% (8y)

pCR：病理学的完全奏効，DFS：無病生存期間，OS：全生存期間
AC：ドキソルビシン/シクロホスファミド，FEC：5-FU/エピルビシン/シクロホスファミド，D：ドセタキセル

ランダム化比較試験であり，主要評価項目は無病生存期間（DFS），全生存期間（OS）に設定され，1988〜1993年に1,523例が登録された．

▶ 術前化学療法群はAC療法（ドキソルビシン60mg/m^2/シクロホスファミド600mg/m^2）4サイクル後に手術が施行され，術後化学療法群は手術後にAC療法4サイクルが施行された．

▶ 平均観察期間は9.5年．術前化学療法群 vs. 術後化学療法群で，9年OSは70% vs. 69%（P=0.80），9年DFSは53% vs. 55%（P=0.50），温存乳房内再発率は10.7% vs. 7.6%（P=0.12）といずれも有意差を認めなかった．

▶ 乳房温存手術施行率は術前化学療法群で有意に高い結果となった（68% vs. 60%，P=0.001）．また，病理学的完全奏効（pathological complete response：pCR）が得られた症例は得られなかった（non-pCR）症例に比較してDFSのHR：0.47（P<0.0001），OSのHR：0.32（P<0.0001）と予後良好であった．

▶ NSABP B-18試験の結果から，①術前化学療法は術後化学療法と同等の生存率が得られること，②術前化学療法により乳房温存手術施行率が上昇すること，③術前化学療法によってpCRが得られた症例はnon-pCR症例よりも予後がよいことが示唆された．

2. EORTC10902試験[2]

▶ T1c-4bN0-1M0乳癌を対象として術前化学療法と術後化学療法の有効性を比較した多施設共同ランダム化比較試験であり，主要評価項目はOSに設定され，1991〜1999年に698例が登録された．

▶ 術前化学療法群はFEC療法（5-FU 600mg/m^2/エピルビシン60mg/m^2/シクロホスファミド600mg/m^2）4サイクル後に手術が施行され，術後化学療法群は手術後にFEC4サイクルが施行された．

▶ 観察期間中央値は56ヵ月．術前化学療法群 vs. 術後化学療法群で，4年OSは82% vs. 84%，HR：1.16（P=0.38），4年無増悪生存期間（PFS）は65% vs. 70%，HR：1.15（P=0.27），局所領域再発はHR：1.13（P=0.61）といずれも有意差を認めなかった．

▶ 術前化学療法群では，治療前に乳房切除術を予定されていた246例のうち57例（23%）の乳房温存手術が可能となった．また，pCRが得られた症例はnon-pCR例に比較してOSがHR：0.86（P=0.008）と予後良好であった．

術前化学療法へのタキサンの導入

▶ 乳癌治療にタキサン系薬剤が導入されるようになり，また術前後化学療法の同等性が確立されるに従い，術前化学療法においてもタキサン系薬剤の有効性を検証する臨床試験が行われるようになった．

1. NSABP B-27試験[3]

- T1c-3N0-1M0,T1-3N1M0乳癌を対象として術前化学療法でAC療法にドセタキセル（D）を追加する有効性を検討した多施設共同ランダム化比較試験であり，主要評価項目はDFSとOSに設定され，1995-2000年に2,411例が登録された．

- 治療群は以下の3群である．①AC療法（ドキソルビシン60mg/m^2/シクロホスファミド600mg/m^2）4サイクル後に手術施行，②AC療法4サイクル→D（ドセタキセル100mg/m^2）4サイクル後に手術施行，③AC療法4サイクル後に手術施行し，術後D4サイクルを施行．

- 観察期間中央値は77.9ヵ月．3治療群ではDFSとOSに差は認められなかったが，ドセタキセル追加によって局所再発率は減少した（$P=0.0034$）．また，AC療法でのcPR症例に限ればドセタキセル追加によってDFSがHR:0.71（$P=0.007$）と有意に改善された．

- pCR率は①12.9％，②26.1％，③14.4％とドセタキセル追加で高く，pCRが得られた症例はnon-pCR例に比較してOSがHR:0.33（$P<0.0001$）と予後良好であった**（表1）**．

2. Aberdeen試験[4]

- T2（≧3cm）-4N2M0乳癌を対象として，術前化学療法でCVAP（シクロホスファミド/ビンクリスチン/ドキソルビシン/プレドニゾロン）療法効果判定後に，二次治療でCVAPとドセタキセルを比較した単施設ランダム化比較試験あり，主要評価項は臨床的奏効率（cCR+cPR）とpCRに設定され，1996～1999年に168例が登録された．

- 治療は，①CVAP群ではCVAP療法（シクロホスファミド1,000mg/m^2/ビンクリスチン1.5mg/m^2/ドキソルビシン50mg/m^2/プレドニゾロン40mg）4サイクル後にcCR，cPRとなり，さらにCVAP4サイクルを施行し手術，②CVAP療法（CR，PR）-D群ではCVAP4サイクル後にcCR，cPRとなり，ドセタキセル（100mg/m^2）4サイクルを施行し手術，③CVAP療法（SD，PD）-D群ではCVAP療法4サイクル後にcSD，cPDとなり，DTX（100mg/m^2）4サイクルを施行し手術を行った．

- CVAP療法4サイクル後の臨床的奏効率は66％であった．ドセタキセル追加群（②+③）とCVAP療法継続群（①）では，臨床的奏効率が94％ vs. 66％（$P=0.001$），pCR率が34％ vs. 16％（$P=0.04$）とドセタキセルに変更したことで良好な結果であった．また，CVAP療法非奏効例でのドセタキセル追加の臨床的奏効率は55％，pCR率は2％であった．

- 乳房温存手術施行率はドセタキセル追加群で67％ vs. 48％（$P<0.01$）と有意に高く，OSもドセタキセル追加群で93％ vs. 78％（$P=0.04$）と有意に良好な結果であった**（表2）**．

- 以上のように複数の臨床試験の結果から，アンスラサイクリン系薬剤にタキサン系薬剤を追加することによってpCR率が上昇することが明らかとなった．

- また，pCRと生存率の相関性を背景に，臨床試験は術前化学療法においてpCRを主要評価

表2 術前化学療法で治療レジメンを比較したランダム化比較試験

試験	治療レジメン	登録期間	症例数	pCR率（%）
Aberdeen	CVAP×4（cCR，cPR）→ CVAP×4	1996～1999	52	16.0
	CVAP×4（cCR，cPR）→ D×4		52	34.0
	CVAP×4（cSD，cPD）→ D×4		55	2.0
GeparDuo	dose-dense A＋D×4	1999～2001	453	7.0
	AC×4 → D×4		454	14.3
AGO1	E＋P×4	1998～2002	335	6.6
	dose-dense E×3 → dose-dense P×4		333	13.2
GeparTrio	TAC×6	2002～2005	1,025	16.1
	TAC×8		686	23.5
	TAC×2 → NX×4		331	6.0
PREPARE	EC×4 → P×4	2002～2005	370	11.6
	dose-dense E×3 → dose-dense P×3 → CMF		363	16.5
GeparQuattro（HER2陰性）	EC×4 → D×4	2005～2006	325	17.6
	EC×4 → DX×4		327	14.4
	EC×4 → D×4 → X×4		343	17.5
OOTR N003	FEC×4 → D×4	2005～2009	238	24.4
	FEC×4 → DX×4		237	23.0
GeparQuinto（HER2陰性）	EC×4 → D×4	2007～2010	637	14.9
	EC×4 → D＋ベバシズマブ×4		633	18.4
NSABP B-40	D×4 → AC×4（±ベバシズマブ）	2007～2010	395	32.7
	DX×4 → AC×4（±ベバシズマブ）		394	29.7
	DG×4 → AC×4（±ベバシズマブ）		391	31.8
GeparSixto	P＋M＋ベバシズマブ×4	2011～2012	157	53.2
	P＋M＋ベバシズマブ×4＋Cb		158	36.9
CALGB40603	P×4 → dose-dense AC×4	2009～2012	107	42
	P＋Cb×4 → dose-dense AC×4		111	53
	（P×4 → dose-dense AC×4）＋ベバシズマブ		105	50
	（P＋Cb×4 → dose-dense AC×4）＋ベバシズマブ		110	67

略語：pCR：病理学的完全奏効
CVAP：シクロホスファミド/ビンクリスチン/ドキソルビシン/プレドニゾロン，D：ドセタキセル，A：ドキソルビシン，AC：ドキソルビシン/シクロホスファミド，E：エピルビシン，P：パクリタキセル，TAC：ドセタキセル/ドキソルビシン/シクロホスファミド，EC：エピルビシン/シクロホスファミド，CMF：シクロホスファミド/メトトレキサート/5-FU，DX：ドセタキセル/カペシタビン，X：カペシタビン，FEC：5-FU/エピルビシン/シクロホスファミド，DG：ドセタキセル/ゲムシタビン，M：non-pegylated liposomal doxorubicin，Cb：カルボプラチン

項目に行われるようになり，それまでの長期観察期間を要する術後化学療法における臨床試験と比較し迅速な評価が可能となり，新規治療の発展に大きく寄与したといえる（表2）．

治療反応性に基づいた個別化治療

▶術前化学療法を行う利点の一つに，投与薬剤の治療効果が生体で判定可能なことが挙げられる．一方で，一次治療の効果によって二次治療は同一レジメンで行うのか，もしくは交差耐性のないレジメンへ変更する必要があるのかは現段階で不明確である．ここでは治療反応性に基づいた個別化治療の可能性を検証した数少ない臨床試験に関して述べる（表3）．

表3 一次治療効果に基づいた二次治療レジメン選択を比較したランダム化比較試験

試験	治療レジメン	登録期間	症例数	pCR率（％）
GeparTrio	TAC×2-（Response）→ TAC×4	2002～2005	704	21.0
	TAC×2-（Response）→ TAC×6		686	23.5
	TAC×2-（Non response）→ TAC×4		321	5.3
	TAC×2-（Non response）→ NX×4		301	6.0
GeparQuinto（HER2陰性）	EC×4-（Response）→ D×4	2007～2010	637	14.9
	EC×4-（Response）→ D＋ベバシズマブ×4		633	18.4
	EC×4-（Non response）→ wP×12		201	5.6
	EC×4-（Non response）→ wP×12＋エベロリムス		202	3.6

略語：pCR：病理学的完全奏効
TAC：ドセタキセル/ドキソルビシン/シクロホスファミド，NX：ビノレルビン/カペシタビン，EC：エピルビシン/シクロホスファミド，D：ドセタキセル，P：パクリタキセル

1. GeparTrio試験[5,6]

▶ T2-4a-dN0-3M0乳癌を対象として術前化学療法でドセタキセル/ドキソルビシン/シクロホスファミド（TAC：$75/50/500mg/m^2$）併用療法を2サイクル施行し，その治療効果をもとに同治療を継続する群，他治療へ変更する群を比較した多施設共同ランダム化比較試験で，主要評価項目はpCR，副次評価項目はDFS，OS，サブタイプ別の治療効果に設定され，2002～2005年に2,072例が登録された．

▶ TAC療法2サイクル施行後，cCR+cPR症例はTAC療法4サイクルまたは6サイクル追加群へ，cNC症例はTAC療法4サイクル追加群またはビノレルビン/カペシタビン（NX療法：$25/1,000mg/m^2$）に変更する群へ割り付けられた．

▶ pCR率は，cCR+cPR（TAC8サイクル）群：23.5%，cCR+cPR（TAC6サイクル）群：21.0%，cNC（TAC6サイクル）群：5.3%，cNC（TAC-NX）群：6.0%であった．

▶ 観察期間中央値は62ヵ月．治療変更群（cCR+cPR/TAC8，cNC/TAC-NX）は同治療継続群（cCR+cPR/TAC6，cNC/TAC6）と比較して，DFSのHR：0.71（$P<0.001$），OSのHR：0.79（$P=0.048$）と予後良好であった．

▶ サブタイプ別解析では，Luminal A，Luminal Bで治療変更群のDFSが優れていたのに対して，non-Luminal HER2，トリプルネガティブ（TNBC）乳癌では治療変更による予後の改善は認められなかった．また，pCRとDFSの関連が認められたのは，Luminal B（HER2陰性），non-Luminal HER2，TNBCであり，Luminal A，Luminal B（HER2陽性）では認められなかった．

▶ 同試験では，一次治療の効果判定に基づいて二次治療を決定していくResponse-guided treatmentによって予後が改善される可能性が示唆された．また，その効果は乳癌サブタイプによって異なり，Luminal A，Luminal Bでは予後が改善される可能性が示唆された．

2. GeparQuinto試験[7]

- HER2陰性乳癌を対象として術前化学療法でEC療法（90/600mg/m^2）療法を4サイクル施行し，奏効群にはドセタキセル4コースを，非奏効群にはパクリタキセル±エベロリムスを投与した．さらにそれぞれの群をベバシズマブ併用の有無でランダム化した比較試験である．主要評価項目はpCR，副次評価項目はDFS, OSなどに設定され，2007～2010年に1,948例が登録された．

- 奏効群においてドセタキセルへのベバシズマブの上乗せ効果はDFS, OSともに認められず，非奏効群においてもパクリタキセルへのエベロリムスの上乗せ効果はDFS, OSともに認められなかった．

- 以上から，response-guided treatmentは一つの可能性を有する戦略であるが，その有用性は明らかではなく，未だ研究段階である．

術前化学療法における新規治療レジメン

- 術前化学療法において，アンスラサイクリン系薬剤，タキサン系薬剤に交差耐性のない薬剤を追加することにより，より高いpCR率を得て予後を改善する試みがなされている．また，TNBCに対してプラチナ製剤の有用性が検討されている（表2）．

1. GeparQuattro試験[8]

- T3-4，ホルモン受容体陰性，ホルモン受容体陽性かつリンパ節転移陽性の乳癌を対象に，術前化学療法としてアンスラサイクリン/タキサン治療にカペシタビンを追加することの有効性を検討した多施設共同ランダム化比較試験で，主要評価項目はpCRに設定され，2005～2006年に1,509例が登録された．

- 全例にEC療法（エピルビシン90mg/m^2/シクロホスファミド600mg/m^2）4サイクル施行後，D療法群（ドセタキセル100mg/m^2を4サイクル），DX療法群（ドセタキセル75mg/m^2/カペシタビン1,800mg/m^2を併用で4サイクル），D-X療法群（ドセタキセル75mg/m^2を4サイクル後にカペシタビン1,800mg/m^2を4サイクル）に割り付けた．また，HER2陽性症例にはトラスツズマブ投与，ホルモン受容体陽性症例には内分泌療法が施行された．

- D群，DX群，D-X群においてDFS, OSの差は認められず，カペシタビンの追加によって術前化学療法施行後のDFSはHR：0.92（P=0.463），OSはHR：0.93（P=0.618）であった．また，乳房温存手術施行率は各群で70.1%，68.4%，65.3%と差を認めなかった．以上より術前化学療法においてカペシタビンによる上乗せ効果は認められなかった．

- pCR率はD群，DX群，D-X群において，22.3%，19.5%，22.3%と差を認めなかった．EC4サイクル施行後に治療効果が得られていた症例，最終的にpCRであった症例は，non-pCR例と比較しDFSが有意に良好であった（P<0.0001）．また，手術時に治療効果が得られていた症例は，non-pCR例と比較しOSが有意に良好であった（P<0.0001）．

2. NSABP B-40試験[9]

- 腫瘍径2cm以上の乳癌を対象に，術前化学療法としてアンスラサイクリン/タキサン治療にカペシタビンまたはゲムシタビン，さらにベバシズマブの上乗せ効果を検討した多施設共同ランダム化比較試験で，主要評価項目はpCRに設定され，2007〜2010年に1,206例が登録された．

- 治療群は，D-AC群：ドセタキセル（100mg/m^2）4サイクル→ドキソルビシン（60mg/m^2）/シクロホスファミド（600mg/m^2）4サイクル，DX-AC群：ドセタキセル（75mg/m^2）/カペシタビン（1,650mg/m^2）4サイクル→AC4サイクル，DG-AC群：ドセタキセル（75mg/m^2）/ゲムシタビン（1,000mg/m^2）4サイクル→AC4サイクルに割り付けられた．また，半数の症例にベバシズマブの投与が追加された．

- pCR率は，D-AC群：32.7%，DX-AC群：29.7%，DG-AC群：31.8%でありカペシタビン，ゲムシタビンによる上乗せ効果は認められなかった（$P=0.69$）．乳房温存手術施行率は各群で45%，43%，50%であり差を認めなかった．

- Grade3以上の有害事象は，手足症候群がDX-AC群で23%と多く（D-AC群：3%，DG-AC群：1%），好中球減少がDG-AC群で34%と多く認められた（D-AC群：15%，DX-AC群：20%）．

- ベバシズマブの上乗せ効果に関して，pCR率は非併用群：28.2%に対して併用群：34.5%であり，有意な改善が認められた（$P=0.02$）．また有害事象は，ベバシズマブ併用群で高血圧，左室収縮機能障害，手足症候群，粘膜炎の増加が認められた．

- カペシタビンまたはゲムシタビンをアンスラサイクリン/タキサン治療に追加することによってpCR率の上昇は得られず，予後改善効果は認められなかった．

3. GeparSixto試験（TNBC）[10]

- Stage Ⅱ〜ⅢのTNBC 315例を対象に，術前化学療法におけるカルボプラチンの有用性が検討された．治療は，パクリタキセル（80mg/m^2）毎週投与/non-pegylated liposomal doxorubicin（20mg/m^2）毎週投与/ベバシズマブ（15mg/kg）3週ごとに，カルボプラチン（AUC1.5-2）毎週投与の有無でランダム化されたデザインとなっている．

- 主要評価項目であるpCR率は，カルボプラチン併用群は53%で，非併用群の36%に対して有意に高値であり，カルボプラチンの上乗せ効果が証明された（OR：1.94，$P=0.005$）．

4. CALGB40603試験[11]

- Stage Ⅱ〜ⅢのTNBC 443例を対象に，術前化学療法におけるカルボプラチンとベバシズマブの追加投与の有用性が検討された．治療は，パクリタキセル（80mg/m^2）毎週投与後にdose-denseAC（60/600mg/m^2）療法2週ごと投与を基本として，カルボプラチン（AUC6）3週ごと投与とベバシズマブ（10mg/kg）2週ごと投与の有無で4アームにランダム化された

デザインとなっている．

▶ 主要評価項目であるpCR率は，カルボプラチン併用群は60％で，非併用群の46％に対して有意に高値であり，カルボプラチンの上乗せ効果が証明された（OR：1.76，$P=0.0018$）．また，ベバシズマブ併用群のpCR率は59％で，非併用群の48％に対して有意に高値であり，ベバシズマブの上乗せ効果が証明された（OR：1.58，$P=0.0089$）．

▶ 2試験の結果からTNBCにおいてカルボプラチン，ベバシズマブを追加することでpCR率は上昇するが，このことが生存率に結びつくかは今後検証すべき重要な課題である．また，BRCA，HRD scoreなどの治療効果予測が可能なバイオマーカーによって，より本治療が有用な症例が選択されることが期待される．

術前化学療法と術前内分泌療法の比較

▶ TNBCを中心により高いpCR率を目指す試みがある一方で，Luminal A乳癌おける術前薬物療法の位置づけは，①化学療法の感受性が低く，内分泌療法感受性が高いこと，②pCR率と生存率の相関がないことから，その適応・薬剤選択は別に検討すべき課題である．ここでは，術前治療における化学療法と内分泌療法を比較した数少ない臨床試験について述べる．

1. GEICAM2006-03試験[12]

▶ ER，PgRともに陽性，HER2陰性の乳癌95例が，化学療法（CT）群：EC療法（90/600mg/m^2）3週ごと4回投与後にドセタキセル（100mg/m^2）3週ごと4回投与，内分泌療法（HT）群：エキセメスタン24週間（閉経前症例はゴセレリン併用）の2群にランダム化された．

▶ 主要評価項目である奏効率は，CT群が66％で，HT群が48％と有意差はないもののCT群で高い傾向にあった（$P=0.075$）．一方で，治療前Ki-67が低値（10％以下）の症例で検討すると，2群間の奏効率に差は認められなかった（CT群：63％ vs. HT群：58％，$P=0.739$）．

2. Semiglazov VF, et al[13]

▶ ER and/or PgR陽性の閉経後乳癌239例が，化学療法（CT）群：ドキソルビシン（60mg/m^2）/パクリタキセル（200mg/m^2）3週ごと4回投与，内分泌療法（HT）群：アナストロゾールもしくはエキセメスタン12週間投与の2群にランダム化された．

▶ 主要評価項目である奏効率は，CT群が64％で，HT群が65％と両群間に差は認めなかった．また，ERのAllred score≧6 or ER≧120fmolの症例でみると，奏効率はCT群の60％と比較してHT群が70％と高い傾向があり（$P=0.07$），乳房温存率もCT群の24％と比較してHT群が43％と高い傾向があった（$P=0.05$）．

▶ 以上の結果から，内分泌療法高感受性のいわゆるLuminal A乳癌では，術前化学療法の有用性は低いと考えられる．しかし内分泌療法先行を許容するエビデンスは少なく，その適

応は慎重に判断する必要がある．

術前化学療法における今後の臨床試験

▶乳癌サブタイプによる治療反応性の違いや，近年の目覚ましい分子標的薬の進歩を考えると，術前化学療法はTNBCにおいて最も期待される治療といえる．また，治療効果を予測するバイオマーカーの開発が盛んに行われており，今後の新たなエビデンスによってさらなる個別化治療が可能となり，さまざまな課題が解決されることが期待される．

（宮下　穣／石田孝宣）

参考文献

1) Wolmark N, et al: Preoperative chemotherapy in patients with operable breast cancer : nine-year results from National Surgical Adjuvant Breast and Bowel Project B-18. J Natl Cancer Inst Monogr, 30:96-102, 2001.
2) van der Hage JA, et al: Preoperative chemotherapy in primary operable breast cancer: results from the European Organization for Research and Treatment of Cancer trial 10902. J Clin Oncol, 19(22):4224-4237, 2001.
3) Rastogi P, et al: Preoperative chemotherapy : updates of National Surgical Adjuvant Breast and Bowel Project Protocols B-18 and B-27. J Clin Oncol, 26(5):778-785, 2008.
4) Smith IC, et al: Neoadjuvant chemotherapy in breast cancer : significantly enhanced response with docetaxel. J Clin Oncol, 20(6):1456-1466, 2002.
5) von Minckwitz G, et al: Neoadjuvant vinorelbine-capecitabine versus docetaxel-doxorubicin-cyclophosphamide in early nonresponsive breast cancer: phase III randomized GeparTrio trial. J Natl Cancer Inst, 100(8):542-551, 2008.
6) von Minckwitz G, et al: Response-guided neoadjuvant chemotherapy for breast cancer. J Clin Oncol, 31(29):3623-3630, 2013.
7) von Minckwitz G, et al: Survival after neoadjuvant chemotherapy with or without bevacizumab or everolimus for HER2-negative primary breast cancer (GBG44-GeparQuinto). Ann Oncol, 25(12):2363-2372, 2014.
8) von Minckwitz G, et al: Capecitabine in addition to anthracycline- and taxane-based neoadjuvant treatment in patients with primary breast cancer: phase III GeparQuattro study. J Clin Oncol, 28(12):2015-2023, 2010.
9) Bear HD, et al: Bevacizumab added to neoadjuvant chemotherapy for breast cancer. N Engl J Med, 366(4):310-320, 2012.
10) von Minckwitz G, et al: Neoadjuvant carboplatin in patients with triple-negative and HER2-positive early breast cancer (GeparSixto; GBG66): a randomized phase 2 trial. Lancet Oncol, 15(7):747-756, 2014.
11) Sikov WM, et al: Impact of the addition of carboplatin and/or bevacizumab to neoadjuvant once-per-week paclitaxel followed by dose-dense doxorubicin and cyclophosphamide on pathological complete response rates in stage II to III triple-negative breast cancer: CALGB40603 (Alliance). J Clin Oncol, 33(1):13-21, 2015.
12) Alba E, et al: Chemotherapy (CT) and hormonotherapy (HT) as neoadjuvant treatment in luminal breast cancer patients: results from the GEICAM/2006-03, a multicenter, randomized, phase-II study. Ann Oncol, 23(12): 3069-3074, 2012.
13) Semiglazov VF, et al: Phase 2 randomized trial of primary endocrine therapy versus chemotherapy in postmenopausal patients with estrogen receptor-positive breast cancer. Cancer, 110(2): 244-254, 2007.

■ 術前薬物療法

3 薬剤と代表的レジメン

▶乳癌に対する術前化学療法は，NSABP B-18試験[1]において術前化学療法と術後化学療法との比較でDFS/OSとも差がなかったことから術前化学療法の有効性・安全性が担保されている．

▶術前化学療法のレジメンは，初期治療という意味合いから術後化学療法で推奨されるレジメンと同じであることが妥当とされる．

▶乳癌の生物学的特性（ホルモン受容体発現状況やHER2発現状況）も考慮に入れて術前化学療法の適応を検討すべきである[2]．病理学的完全奏効（pCR）は予後良好の指標とされているが，ホルモン受容体陽性/HER2陰性症例では必ずしもサロゲートマーカーにならないことが解明されており，術前化学療法の施行にあたっては検討が必要である．

▶術前化学療法の治療期間については，基本となる臨床試験により異なることから一定のコンセンサスは確立されていないが，治療サイクル数が多く期間が長い方がより高い治療効果を認めるという報告もある．

▶実際の適応や薬剤選択に当たっては，患者の身体的背景（年齢・既往症・合併症）や社会的背景なども考慮に入れたうえで総合判断することが望ましい (図1)．

▶基本的には多剤併用療法で，アンスラサイクリン系薬剤とタキサン系薬剤の逐次投与が標準治療とされる．

▶タキサン系薬剤の投与を先行させ，アンスラサイクリン系薬剤の投与を後にもってくるレジメンも忍容性が高いことが報告されており，行われるようになっている．

▶術前化学療法の効果によってその後の治療の反応予測を行い，治療を変更することによりさらに個別化された有効な治療への模索も行われている．バイオマーカー検索などのトランスレーショナルリサーチとしての役割も大きい．

▶HER2陽性乳癌に対しては，細胞傷害性薬剤に抗HER2薬の併用が基本である．この際，トラスツズマブは心機能障害の合併症があり，原則的にはアンスラサイクリン系薬剤との併用は避けるべきとされている．

▶術前治療にあたっては，治癒を目指す治療のため推奨される予定サイクルと推奨用量を遵守することが必要である．予想される有害事象を把握し適切な支持療法を施行することが治療成功の鍵を握る．

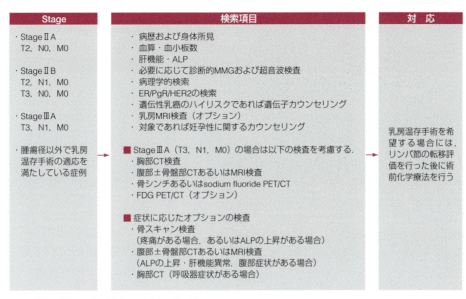

図1 術前化学療法の検索に関するガイドライン

(文献8) より改変)

代表的な薬剤とレジメン (表1)³⁾

1. アンスラサイクリン系薬剤

▶ アンスラサイクリンは抗腫瘍性抗菌薬に分類される薬剤で，intercalationによるDNA合成障害・DNA切断・トポイソメラーゼⅡ阻害作用により抗腫瘍効果を発揮する．

▶ 初期治療においては単剤で使用されることは少なく，一般にシクロホスファミド±5-FUとの多剤併用で用いられる (表1).

▶ 一般にアンスラサイクリン系レジメン単独のpCR率は10〜13％とされている．AC, EC, CAF, FEC療法のうちいずれのレジメンが優れるかに関する検討は十分ではない．

▶ アンスラサイクリン系レジメンは催吐性リスク分類において高度（催吐性）リスクに分類されており，$5-HT_3$受容体拮抗薬・デキサメタゾン・NK_1受容体アンタゴニストの3剤併用が推奨されている⁴⁾．

▶ その他脱毛，骨髄抑制，口内炎などが頻度の高い副作用である．

▶ アンスラサイクリン系薬剤に特徴的な副作用は心毒性であり，あらかじめ心エコー検査などでの心機能評価が必要である．心毒性発現は総投与量に依存する．ドキソルビシンで $500mg/m^2$，エピルビシンで $900mg/m^2$ 以内投与が原則である．

表1 術前化学療法に用いられる代表的レジメン

薬剤	投与量 (mg/m²)	投与方法	投与日	投与間隔	サイクル数
アンスラサイクリン系薬剤の多剤併用レジメン					
AC				/3w	4
・ドキソルビシン	60	iv	d1		
・シクロホスファミド	600	iv	d1		
EC				/3w	4
・エピルビシン	90	iv	d1		
・シクロホスファミド	600	iv	d1		
CAF				/3w	4
・5-FU	500	iv	d1		
・ドキソルビシン	50	iv	d1		
・シクロホスファミド	500	iv	d1		
FEC				/3w	4
・5-FU	500	iv	d1		
・エピルビシン	60〜100	iv	d1		
・シクロホスファミド	500	iv	d1		
dose denseAC				/2w	4
・ドキソルビシン	60	iv	d1		
・シクロホスファミド	600	iv	d1		
・ペグフィルグラスチム	3.6mg/body	ic	d2or3		
タキサン系薬剤のレジメン					
/3wドセタキセル				/3w	4*
・ドセタキセル	60〜100	iv	d1		
/3wパクリタキセル				/3w	4*
・パクリタキセル	175	iv	d1		
weeklyパクリタキセル				/w	12*
・パクリタキセル	80 (〜100)	iv	d1		
dose denseパクリタキセル					
・パクリタキセル	175	iv	d1	/2w	4
・ペグフィルグラスチム	3.6mg/body	ic	d2or3		
複合レジメン					
TAC療法				/3w	6
・ドセタキセル	75	iv	d1		
・ドキソルビシン	50	iv	d1		
・シクロホスファミド	500	iv	d1		
TC療法				/3w	4
・ドセタキセル	75	iv	d1		
・シクロホスファミド	600	iv	d1		
トラスツズマブ					
weekly投与	初回 4mg/kg 2回目以降 2mg/kg			/w	52
/3w投与	初回 8mg/kg 2回目以降 6mg/kg			/3w	18

＊アンスラサイクリン系レジメンの後に行う

（文献10）より作成）

▶ **AC/EC療法**
  （A）ドキソルビシン60mg/m²／（E）エピルビシン90mg/m²
  （C）シクロホスファミド600mg/m²
  3週ごとを1サイクルとして4サイクル投与

▶ **CAF療法**
  （C）シクロホスファミド500mg/m²
  （A）ドキソルビシン50mg/m²
  （F）5-FU 500mg/m²
  3週ごとを1サイクルとして4サイクル投与

▶ **FEC療法**
  （F）5-FU500mg/m²
  （E）エピルビシン60〜100mg/m²
  （C）シクロホスファミド500mg/m²
  3週ごとを1サイクルとして4サイクル投与

2. タキサン系薬剤

▶ 術前治療においては，アンスラサイクリン系レジメン終了後にドセタキセルは3週ごと，パクリタキセルは1週ごとの投与が一般的である．

▶ アンスラサイクリン系薬剤にタキサン系薬剤の併用または順次投与により一般的にpCR率は約30％とされる．

▶ **ドセタキセル**
- ドセタキセルは微小管タンパク重合を促進し，微小管の安定化や過剰形成を惹起することにより抗腫瘍効果を発揮するジテルペン誘導体である．また，BCL2のリン酸化を引き起こすことによりアポトーシスを誘導する．
- 欧米ではドセタキセル100mg/m²で使用されているが，わが国では最高用量75mg/m²が保険適用である．
- タキサンに共通の副作用は脱毛，好中球減少，筋肉痛，関節痛，infusion reactionであるが，ドセタキセルは特に好中球減少の頻度が高く発熱性好中球減少（FN）に注意が必要である．
- ドセタキセルは浮腫の出現頻度が高いが，ステロイド投与による予防効果が示されている．通常はデキサメタゾン8mg/日を2〜3日間投与する．

▶ **ドセタキセル/3w**
- ドセタキセル60〜100mg/m² 3週ごとを1サイクルとして4サイクル投与

▶ **パクリタキセル**
- パクリタキセルはドセタキセルと同様に微小管のタンパク重合を促進し微小管の安定化，過剰形成を惹起するが，ドセタキセルとは不完全な交差耐性をもつとされる．
- 初期治療において，weekly投与がtri-weekly投与よりも有効性の高いことが示されている[5]ため，パクリタキセルはweekly投与が一般的である．
- 特徴的な副作用はinfusion reactionであり，初回投与時と2回目投与時に多いとされる．予

防的にデキサメタゾン，ジフェンヒドラミン，ラニチジンの前投与が勧められる．
- 末梢神経障害は高頻度（Grade2以上：約27％）に出現する．末梢神経の軸索障害により特徴的な手袋・靴下型感覚障害やしびれが主症状である．治療に抵抗性のことも多いがプレガバリンの有効性が注目されている．

▶ **パクリタキセル/w**
- パクリタキセル80mg/m^2 1週ごとを1サイクルとして12サイクル投与

3. トラスツズマブ

▶ トラスツズマブはHER2過剰発現の乳癌に対する分子標的薬であり，癌細胞表面のHER2細胞外ドメインに作用し細胞内増殖シグナルを抑制し抗腫瘍効果を発揮する．

▶ HER2陽性乳癌に対するトラスツズマブ併用術前化学療法の効果は良好で，pCR率が約65％という報告もみられる[6]．また，術前化学療法とトラスツズマブの同時併用群ではDFS，OSが改善しており術前化学療法での効果を高めるトラスツズマブはキードラッグといえる．

▶ トラスツズマブでは約0.5〜2％に可逆性の心機能低下が生じることが知られており，投与中は原則的に3ヵ月ごとの心エコーを用いた心機能モニターを行い左室駆出率のチェックが求められる．

▶ 原則的にはアンスラサイクリン系薬剤との併用は避けるべきとされており，術前化学療法施行時においては，タキサン系薬剤と併用で開始される．

▶ 初期治療としてのトラスツズマブ投与は1年が標準であり，術前化学療法施行の際はタキサン系薬剤との併用で3ヵ月投与し，残りの9ヵ月を術後に投与する方法が一般的である．

▶ アンスラサイクリン系薬剤との併用は心機能障害を著明に増加させないという海外のデータもあり，併用についての是非が今後の問題である．

▶ **トラスツズマブ/3w**
- トラスツズマブ初回8mg/kg/2回目以降6mg/kg 3週ごとを1サイクルとして18サイクル投与（術前4サイクル，術後14サイクル）

▶ **トラスツズマブ/w**
- トラスツズマブ初回4mg/kg/2回目以降2mg/kg 1週ごとを1サイクルとして52サイクル投与（術前12サイクル，術後40サイクル）

4. ペルツズマブ

▶ ペルツズマブもHER2過剰発現の乳癌に対する分子標的薬であるが，トラスツズマブとは異なる部位のHER2細胞外ドメインに結合し,トラスツズマブ存在下に抗腫瘍効果がみられる．

▶ 術前化学療法としては，ドセタキセル＋トラスツズマブにペルツズマブの加えることによりpCRの有意な上昇を認めた[7]．

▶ NCCNガイドラインでは[8]，HER2陽性乳癌の術前化学療法としてペルツズマブの併用はT2以上あるいはN1以上の症例に対して施行可能であると記載されている．

▶ **ペルツズマブ**：ペルツズマブ初回840mg/body，2回目以降420mg/body，3週ごとを1サイクルとしてトラスツズマブと併用（術前4サイクル）．

その他のレジメン

▶ **TAC療法**
　（T）ドセタキセル75mg/m^2
　（A）ドキソルビシン50mg/m^2
　（C）シクロホスファミド500mg/m^2
・3週ごとを1サイクルとして6サイクル投与．FAC療法に比して再発リスクを28％，死亡リスクを30％低下させると報告されている．さらに術前化学療法としては高い臨床効果を示しpCR率は21％と報告されている[9]．
・欧米では術前化学療法の標準治療として普及しているが，高率な骨髄抑制を示すのでわが国では一般的ではなかったが，ペグフィルグラスチムが認可されたため施行可能となった．

▶ **dose-dense　AC-パクリタキセル**
　（A）ドキソルビシン60mg/m^2
　（C）シクロホスファミド600mg/m^2
　2週ごとを1サイクルとして4サイクル投与後
　（P）パクリタキセル175mg/m^2
　2週ごとを1サイクルとして4サイクル投与
　または
　（P）パクリタキセル80mg/m^2
　1週ごとを1サイクルとして12サイクル投与
・dose-dense療法はNCCNのガイドラインにおいては術前・術後化学療法として推奨されるレジメンとしてあげられており[8]，わが国でも2014年にペグフィルグラスチムの使用が認可されたため施行が可能となった．

▶ **TCH療法**
　（T）ドセタキセル75mg/m^2
　（C）カルボプラチンAUC6
　3週ごとを1サイクルとして6サイクル投与
　（H）トラスツズマブ
　4mg/kg 1回投与（初回）
　2mg/kg：1週ごとを1サイクルとして17サイクル
　その後6mg/kg：3週ごと投与でトラスツズマブを全体で1年間
・HER2陽性乳癌に対するトラスツズマブは心毒性の合併症に留意することが必要である．ア

ンスラサイクリン系薬剤も心毒性があり，アンスラサイクリン系薬剤の非投与のレジメンが検討されてきた．
・TCH療法は初期治療においてAC-THとDFS/OSに差はなく，心毒性の発現は低かった[10]．
・カルボプラチンはプラチナ製剤であり，腎障害が有害事象であるが，術前投与での副作用の発現率は低かったことが報告されている．

（長谷川善枝）

参考文献

1) Wolmark N, et al : preoperatibe chemotherapy in patients with operable breast cancer: nine-year results from National Surgical Adjuvant Breast and Bowel Project B-18.J Natl Cancer Inst Monogr, 30: 96-102, 2001.
2) Minckwitz G, et al : Correlation of various pathologic complete response (pCR) definitions with long-term outcome and the prognostic value of pCR in various breast cancer subtypes: Results from the German neoadjubant meta-analysis.J Clin Oncol, 29: abst. 1028, 2011.
3) 日本乳癌学会：科学的根拠に基づく乳癌診療ガイドライン1治療編 (2015年版). p. 197-204, 金原出版, 2015.
4) Ethan Basch, et al : Antiemetics: American Society of Clinical Oncology Clinical Practice Guideline Update. J Clin Onco, 29: 1-10, 2011.
5) Sparano JA, et al : Weekly paclitaxel in the adjuvant treatment of breast cancer. N Engl J Med, 358: 1663-1671, 2008.
6) Buzdar AU, et al : Neoadjuvant therapy with paclitaxel followed by 5-fluorouracil, epirubicin, and cyclophosphamide chemotherapy and concurrent trastuzumab in human epidermal growth factor receptor 2-positive operative breast cancer: an update of the initial randomized study population and data of additional patients treated with the same regimen. Clin Cancer Res, 13: 228-233, 2007.
7) Gianni L, et al : Efficacy and safety of neoadjuvant pertuzumab and trastuzumab in women with locally advanced, inflammatory, or early HER2-positive breast cancer(NeoSphere):a randomised multicentre, open-label,phase2 trial.Lancet Oncol,13:25-32,2012
8) NCCN Clinical Practice Guideline in Oncology: Breast cancer, Version 1, 2016.
http://www. nccn. org/professionals/physician_gls/pdf/breast. pdf
9) von Minckwitz G, et al : Intensified neoadjuvant chemotherapy in early-responding breast cancer: phase III randomized GeparTrio study. JNCI J Natl Cancer Inst, 100 (8): 552-562, 2008.
10) Slamon D, et al : Adjuvant trastuzumab in HER2-positive breast cancer. N Engl J Med, 365: 1273-1283, 2011.

■ 術前薬物療法

4 効果判定と予後

▶ 術前化学療法が行われる際には化学療法開始前，化学療法期間中および予定コース終了後に原発病変および所属リンパ節の大きさが触診や画像検査により計測される．

▶ 測定値の変化からresponse evaluation criteria in solid tumors（RECIST）基準[1]に沿って臨床効果判定が行われる（表1）．

▶ 計測を行う頻度，modalityおよび効果判定結果に基づく治療方針の継続，変更に関する明確なガイドラインはない．

▶ コース中にPDと診断された場合にはレジメンの変更または手術へ治療方針の変更が図られる．

▶ 術前化学療法中の奏効程度により治療を変更あるいは延長する臨床試験も行われている．GeparTrio試験では術前化学療法としてTAC療法（ドセタキセル/ドキソルビシン/シクロホスファミド）を2コース施行後，超音波にて病変を評価し，NC（no change）であった症例はビノレルビン/カペシタビン（NX療法）4コースまたはTAC療法4コースの継続にランダム化割付けを行い，PRまたはCRであった症例はTAC療法4コースまたはTAC療法6コースの継続にランダム化割付けを行う臨床試験が行われている．最初のTAC療法2コースにて奏効を認めなかった群で治療法を変更した群，すなわち臨床効果判定NC群でNX療法に割付けられた群と最初のTAC療法2コースにて奏効を認めた群で奏効したTAC療法を延長した群，すなわち臨床効果判定PRまたはCR群でTAC療法6コースに割付けられた群を，奏効程度に応じた治療戦略"response guided treatment"が取られた群として解析を行うと，そうでない群と比べ無病生存期間（DFS），全生存期間（OS）において良好な結果であった（DFS HR：0.71，95％CI：0.60-0.85，$P<0.001$，OS HR：0.79，95％CI：0.63-0.99，

表1　術前化学療法の臨床効果判定

標的病変	CR	・すべての標的病変の消失，すべての異常リンパ節の短径が10mm以下
	PR	・標的病変の総和がBase lineと比べて30％以上の縮小
	PD	・標的病変の総和が最少総和値と比べて20％以上の増加（5mm以上） または ・FDG-PETを含めた画像検査にて新たな病変の出現
	SD	・PRでもPDでもない場合
非標的病変	CR	・すべての非標的病変の消失と腫瘍マーカーの正常化
	IR, SD	・1ヵ所以上の非標的病変の遺残 and/or 腫瘍マーカーの異常値
	PD	・新病変の出現または非標的病変の明らかな増大 ・標的病変がSD，PRの場合であっても非標的の測定可能病変が顕著に増大している場合

（文献1）より引用）

$P=0.048$）ことが報告されており，術前化学療法の奏効程度に応じた治療戦略"response guided treatment"は今後の発展が期待されている**（図1）**[2,3]．

▶ 術前療法前後における腫瘍浸潤リンパ球数およびその変化が治療効果，予後に関連しているとの報告が増えており術前化学療法時における腫瘍免疫のメカニズム解明とさらなる臨床応用が期待されている[4]．

▶ liquid biopsyから得られるCTC, cfDNA，miRNAなど癌関連バイオマーカーが病勢と密接な関連のあることが明らかになってきており，術前化学療法の効果予測，病勢のトレーサーへの臨床応用が期待され，種々のトランスレーショナルリサーチで研究が進んでいる[5,6]．

▶ 術前内分泌療法ではKi-67によるmid course assessmentが検討されている．今後，術前化学療法においてもmid course assessmentについて検討することが望まれ，その方法としてPET-マンモグラフィなどが注目されている．

▶ 臨床効果判定の問題点としては後述する病理学的効果判定との一致率の低さが挙げられる．

▶ 臨床学的完全奏効（cCR）と病理学的完全奏効（pCR）が高い相関を示せば，cCRと判断された時点で術前化学療法を中断し手術に移行することや，手術省略の選択など新たな低侵襲治療戦略の模索が可能となる．しかし，現在の画像検査ではその一致率はまだ低く，cCRであっても予定術前化学療法の完遂やその後の病理組織学的検索は必須である．

▶ 触診，マンモグラフィ，超音波に比べて病理学的診断との一致率が高いとされている造影MRI検査であっても[7]，比較的高い確率でpCRでないことは予測できるものの，pCRであることの予測は難しい（感度63％，95％CI：0.56-0.70，特異度91％，95％CI：0.89-0.92）ことが25試験，1,212人を集めたメタアナリシスの結果からも報告されておりFDG-PETなど最新モダリティーの応用が期待されている[8]．

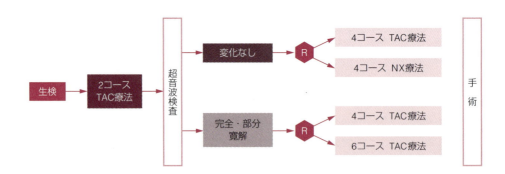

図1 GeparTrioデザイン
TAC療法（ドセタキセル/ドキソルビシン/シクロホスファミド）
NX療法（ビノレルビン/カペシタビン）

（文献2）より引用）

病理学的効果判定方法と予後

- 術前化学療法後の病理学的診断においてはThe American Joint Committee on Cancer and the International Union for Cancer Control（AJCC-UICC）のTNM分類に沿った診断方法が世界的に広く使われている．

- AJCC-UICC TNM分類では術前治療後の評価においては"y"を冒頭に付記することにより通常の病理学的検索と区別すること，術前化学療法後の病理学的腫瘍径は遺残する浸潤病変の最大値をとってypTとすること，腋窩リンパ節の分類に関しては術前治療を行っていないときと同じであるが，術前治療後に0.2mm以下の病変がリンパ節内に遺残しているときにはypN0（i＋）と診断されるもののpCRとは考えないことなどが記載されている[9]．

- 術前化学療法に対する奏効（complete, partial, no response）に関しては術前化学療法後の病理学的診断（ypTNM）を加味して登録者によって判断されるが，登録者は臨床所見，画像所見（マンモグラフィ，超音波，MRI），病理学的診断のいずれの所見からどのように判断したかを記述しておくことも定められている．

- わが国における術前化学療法後の病理学的評価法に関しては乳癌取扱い規約第17版に明示されており遺残癌細胞に治療による変化がほとんど認められないGrade0（無効）から，すべての癌細胞が壊死に陥っているか，または，消失した場合のGrade3（完全奏効）までの4段階で評価されている**（表2）**[10]．

- 化学療法の病理学的奏効評価における問題点としては，治療の特性上，原発病変全体に対する治療効果は術前化学療法後の手術検体における遺残癌細胞および周囲組織の肉芽腫様変化や線維化から推測することになることや術前化学療法による癌細胞の変性を客観的指標で分類することに限界があることなどがあげられ，評価の客観性と再現性に関して議論の余地を残している．

- 術前化学療法後の病理学的評価と予後に関してはpCRが予後良好の指標であることが広く知られている．

- pCR症例は化学療法感受性が高いと考えられるが，化学療法同様に内分泌療法，放射線療

表2　術前化学療法の病理学的効果判定（乳癌取扱い規約，日本乳癌学会編）

Grade0（無効）		・癌細胞に治療による変化がほとんど認められない
Grade1（やや有効）	1a）軽度の効果	・面積に関係なく癌細胞に軽度の変化がみられる ・約1/3未満の癌細胞に軽度の変化が認められる
	1b）中等度の効果	・約1/3以上2/3未満の癌細胞に高度の変化が認められる
Grade2（かなり有効）	2a）高度の効果	・約2/3以上の癌細胞に高度の変化が認められる ・ただし，明らかな癌巣を認める
	2b）きわめて高度の効果	・完全奏効（Grade3）に非常に近い効果があるが，ごく少量の癌細胞が残存している
Grade3（完全奏効）		・すべての癌細胞が壊死に陥っているか，または，消失した場合．肉芽腫様組織あるいは線維化巣で置き換えられている

（文献10）より転載）

▶ 法にも高い感受性がある可能性もあり，pCRによる臨床成績向上に関してはその後の補助療法の修飾がかかっている可能性が排除できず，pCR後の標準補助療法の省略には慎重な判断が必要である．

▶ 米国で行われた術前化学療法に関する2つの大規模臨床試験（NSABP B-18，B-27）の結果からもpCR群はnon-pCR群より予後良好であることが報告されておりB-18ではDFSでHR：0.32，$P<0.001$，OSでHR：0.32，$P<0.001$，B-27ではDFSでHR：0.49，$P<0.001$，OSでHR：0.36，$P<0.001$の結果であった[11]．

▶ 術前化学療法のメタアナリシスの結果からも術前化学療法によって原発巣の浸潤病変が消失した症例は浸潤病変が遺残した症例に比べてDFS，OSともに良好な結果を示しており，pCRが予後良好の指標であることを裏づけている[12]．

▶ pCRの定義については各臨床試験団体により異なっており，pCRと予後の関連についての報告を理解する際には注意が必要である．

▶ 術前化学療法後，原発部位に浸潤病変，非浸潤病変のいずれの遺残も認めず，腋窩リンパ節にも癌細胞の遺残を認めないもの（ypT0 ypN0）をpCRとするものから，浸潤病変の消失（非浸潤病変の遺残の有無は問わない）と腋窩リンパ節での癌細胞の遺残のないものをpCRとするもの（ypT0/is ypN0），浸潤病変の消失のみで腋窩リンパ節の癌細胞の遺残の有無は問わないとするもの（ypT0/is ypN0/＋），ほとんどの浸潤病変の消失をもってpCRとし微小浸潤病変の残存や腋窩リンパ節の状況は問わないとするもの（ypT0/is/1mic ypN0/＋）などが各団体で用いられている**（表3）**[13]．

▶ 国内術前化学療法試験のpooled analysisにおいて行われた浸潤病変のないもの（ypT0，ypTis）に多少のITC残存を許容したquasi-pCR（QpCR）をサロゲートマーカーにした予後解析の結果では，QpCR群はnon-QpCR群よりも予後が改善しており，予後予測に用いるpCRの定義については議論の余地が残っている**（図4）**[14]．

▶ Minckwitzらは7つの術前化学療法のメタアナリシスを行い，4つのpCR基準（ypT0 ypN0，ypT0/Tis ypN0，ypT0/is ypN＋，ypT1mic ypN＋/－）によるDFS，OSの差異を報告しており，ypT0 ypN0の群が他の3つの基準でpCRと判定された群よりDFS，OSともに良好

表3 各pCR定義と採用団体

pCR定義	採用している臨床試験団体
ypT0 ypN0	German study groups (German Breast Group；GBG) Arbeitsgemeinschaft Gynakologische Onkologie-Breast Group [AGO-B]
ypT0/is ypN0	MD Anderson Cancer Center Austrian Breast Colorectal Cancer Study Group Neo-Breast International Group
ypT0/is ypN0/＋	NSABP
ypT0/is/1mic ypN0/＋	French groups JBCRG

な結果を示していることから遺残癌細胞量の少ないpCR基準である方がよい予後指標になるものと考えられる **(図2)**[12]．

サブタイプとpCR

▶ 乳癌はその治療標的であるエストロゲン受容体（ER）の有無やHER2の過剰発現または遺伝子増幅の有無などによりサブタイプに分類されてきたが，術前化学療法において各サブタイプのpCRの到達率が違うことが広く知られている．

▶ 術前化学療法に関する20試験，6,508人のメタアナリシスの結果ではホルモン受容体（hormone receptor；HR）陽性，HER2陰性（n＝3,279）におけるpCR率は8.3%（95%CI：6.7-10.2），ホルモン受容体陽性/HER2陽性（n＝884），ホルモン受容体陰性/HER2陽性（n＝762），ホルモン受容体陰性/HER2陰性（n＝1,583）におけるpCR率はそれぞれ18.7%（95%CI：15.0-23.1），38.9%（95%CI：33.2-44.9），31.1%（95%CI：26.5-36.1）とホルモン受容体陽性/HER2陰性のサブグループにおけるpCR率は他の3グループに比べて有意に低いことが示されている[15]．

▶ 術前pCRはどのサブタイプにおいても一律に予後改善の指標と考えられていたが，ホルモン受容体，HER2発現の結果および組織学的グレードによりLuminal A，Luminal B/HER2陰性，Luminal B/HER2陽性，HER2陽性（non-Luminal），トリプルネガティブ（TNBC）の5つのサブグループに分類しそれぞれのpCR群，non-pCR群を比較したメタアナリシスの結果によればLuminal AにおいてはpCR群，non-pCR群間で再発イベントに有意な差を認めないことが報告されておりlow Gradeのホルモン受容体陽性乳癌においては術前化学療法によるpCRが予後改善の指標にならない可能性が示唆されている **(図3)**[12, 16]．

▶ HER2陰性，High risk乳癌に対する術前化学療法の結果non-pCRであった症例に対し，術後化学療法を追加して行うことにより臨床成績の向上を目指した臨床試験も行われている．
わが国主導で行われたJBCRG-04試験（CREATE-X）はHER2陰性，StageⅠ～Ⅲ乳癌を対象にアンスラサイクリン，タキサンによる術前化学療法を行いnon-pCRであった症例に術

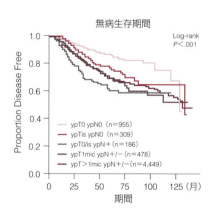
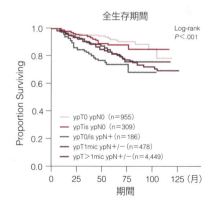

図2　各pCR定義と予後

（文献12）より引用）

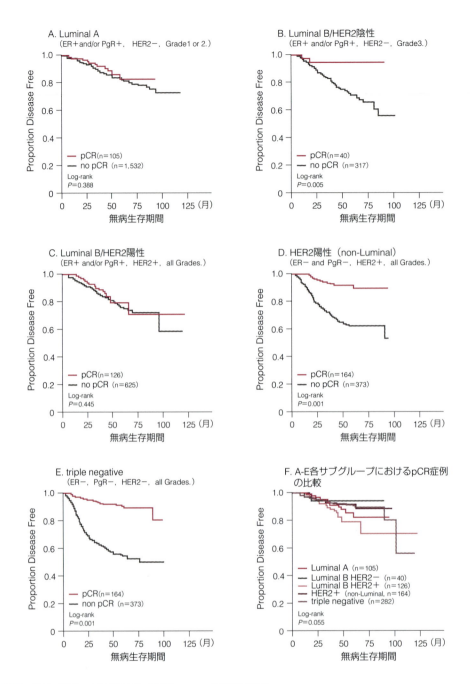

図3 各サブグループにおけるpCR群，non pCR群の比較

(文献9）より引用）

後カペシタビン追加の有効性を検証する第Ⅲ相試験であり，DFSではカペシタビン群がHR 0.70（95%CI 0.53-0.93 $P<0.01$），OSではカペシタビン群がHR：0.60（95%CI 0.40-0.92 $P<0.01$）ときわめて高い臨床成績の改善が報告されている（図4）[17]．

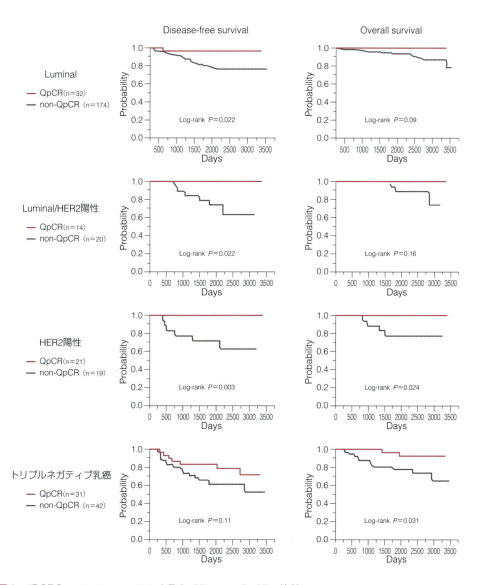

図4 JBCRG pooled analysisによるQpCR, non-QpCRの比較

(文献14) より引用

pCR率と長期予後

▶ 前述のように生物学的悪性度の高い乳癌においてはpCRが予後改善の指標になることが知られているが，どの程度のpCR率の改善が得られれば長期生命予後の改善が証明されるかについてはいまだ明らかにされていない．

▶ 術前化学療法のメタアナリシスにおいて観察されたpCRのオッズ比と無イベント生存（EFS）およびOSのハザード比の相関に関しては，全体の結果においても低い相関であり（EFS：$R^2=0.01$，OS：$R^2=0.18$），サブグループ別の解析でも相関の高いサブグループは認められず，（ホルモン受容体陽性，Grade1，2を除いたグループEFS：$R^2=0.07$，OS：$R^2=0.21$， triple negative EFS：$R^2=0.01$, OS：$R^2=0.003$, HER2陽性EFS：$R^2=0.33$, OS：$R^2=0.03$) 術前化学療法においては一般的に"pCR率の改善＝長期予後の改善"とはいえないことが示された[16].

▶各臨床試験間で患者背景が異なること，サブタイプごとに化学療法の感受性が違うことなどが各臨床試験間の比較を困難にする要因と考えられている．

▶近年では迅速な新薬の承認のために，術前化学療法におけるadd-onデザインによるpCR率の改善を長期予後改善のsurrogate endpointとして承認申請することが増加している．

▶新規薬剤承認の最終的な目標は長期生命予後を改善することであるため，「長期生命予後に差を出すためにはどの程度のpCR率の差を出す必要があるか？」について臨床試験ごとに計算する必要がある．

▶pCRが得られた群でも再発する症例があることを考慮すると，治療群間で長期生命予後に有意な差を出すためには比較的大きなpCR率の差を大きなサンプルサイズにて証明する必要があることやサブグループ別に検討する必要があると思われる．

▶近年増加傾向にある分子標的薬の開発認可に至るプロセスの省力化に術前化学療法の奏効を利用した試験デザインが開発されている．I-SPY2試験は一つの標準治療群とそれに分子標的薬がアドオンされた複数の試験治療群をもつ術前化学療法の第Ⅱ相試験であり，参加者はgenetic profileにより標準治療またはprofileに最も即した分子標的薬を含む試験治療に振り分けられる．術前化学療法後の病理学的奏効評価に基づきその後の第Ⅲ相試験をデザインすることで必要参加者を1/10に圧縮できかつ成功確率を85％以上に保つことができるようになり，財政的，人的，時間的コストの大幅な省略が可能とされている[18].

▶術前化学療法によるpCRと迅速な新薬の承認に関しては米国FDAからガイダンスが示されている．そのなかで，pCRは手術検体をヘマトキシリン・エオジン染色にて検索しypT0またはypTisであること，術前化学療法後にサンプルされた腋窩リンパ節がypT0であることと定義されている．

▶また，ハイリスク乳癌に対してはpCR率を"reasonably likely to predict clinical benefit"と考え，迅速承認要件として認めるものの，pCR率を基準に迅速承認に至ったあとにも同試験を継続して行うか（Single Trial Model），新薬の有効性が比較可能な複数の試験を統合解析すること（Multiple Trial Model）により，承認薬によるクリニカルベネフィット（EFS, DFS, OS）の改善を証明すること，またその過程で出てきたAE（adverse event, 有害事象）に関して速やかな報告を義務付けることで確実性と長期の安全性を担保する内容となっている[19, 20].

（有賀智之／黒井克昌）

参考文献

1) Eisenhauer EA, et al : New response evaluation criteria in solid tumours: revised RECIST guideline (version 1.1) . Eur J Cancer, 45 (2) : 228-247, 2009.
2) von Minckwitz G, et al : Neoadjuvant vinorelbine-capecitabine versus docetaxel-doxorubicin-cyclophosphamide in early nonresponsive breast cancer: phase III randomized GeparTrio trial. Journal of the National Cancer Institute, 100 (8) : 542-551 2008.
3) von Minckwitz G BJ, et al : editor: Neoadjuvant Chemotherapy Adapted by Interim Response Improves Overall Survival of Primary Breast Cancer Patients -Results of the GeparTrio Trial. 34th San Antonio Breast Cancer Symposium; 2011.
4) Melichar B, et al : Predictive and prognostic significance of tumor-infiltrating lymphocytes in patients with breast cancer treated with neoadjuvant systemic therapy. Anticancer Res. 34 (3) :1115-1125, 2014.
5) Ignatiadis M, et al: Circulating Tumor Cells and Circulating Tumor DNA: Challenges and Opportunities on the Path to Clinical Utility. Clin Cancer Res. 21 (21) :4786-4800, 2015.
6) Palmieri C, et al: NEOCENT: a randomised feasibility and translational study comparing neoadjuvant endocrine therapy with chemotherapy in ER-rich postmenopausal primary breast cancer. Breast Cancer Res Treat, 148 (3) :581-590, 2014.
7) Yeh E, et al : Prospective comparison of mammography, sonography, and MRI in patients undergoing neoadjuvant chemotherapy for palpable breast cancer. AJR American journal of roentgenology, 184 (3) : 868-877, 2005.
8) Yuan Y, et al : Accuracy of MRI in prediction of pathologic complete remission in breast cancer after preoperative therapy: a meta-analysis. AJR American journal of roentgenology, 195 (1) : 260-268, 2010. .
9) L.H.Sobin MKG, et al : TNM Classification of Malignant Tumors. 7th ed: Blackwell Publishing Ltd; 2010.
10) 日本乳癌学会 編：臨床・病理 乳癌取扱い規約 第17版．金原出版，2012.
11) Rastogi P, et al : Preoperative chemotherapy: updates of National Surgical Adjuvant Breast and Bowel Project Protocols B-18 and B-27. Journal of clinical oncology: official journal of the American Society of Clinical Oncology, 26 (5) : 778-785, 2008.
12) von Minckwitz G, et al : Definition and impact of pathologic complete response on prognosis after neoadjuvant chemotherapy in various intrinsic breast cancer subtypes. Journal of clinical oncology: official journal of the American Society of Clinical Oncology, 30 (15) : 1796-1804, 2012.
13) Kuroi K, et al : Issues in the assessment of the pathologic effect of primary systemic therapy for breast cancer. Breast Cancer, 13 (1) : 38-48, 2006.
14) Kuroi K, et al: Prognostic significance of subtype and pathologic response in operable breast cancer; a pooled analysis of prospective neoadjuvant studies of JBCRG. Breast Cancer, 22 (5) :486-495, 2015.
15) Houssami N, et al : Meta-analysis of the association of breast cancer subtype and pathologic complete response to neoadjuvant chemotherapy. Eur J Cancer, 48 (18) : 3342-3354, 2012.
16) Cortazar P ZL, et al : Meta-analysis results from the Collaborative Trials in Neoadjuvant Breast Cancer (CTNeoBC). Cancer Res, 72 (93s), 2012.
17) SABCS2015　S1-07abst:http://www.abstracts2view.com/sabcs15/view.php?nu = SABCS15L_1229
18) Esserman LJ, et al: Accelerating identification and regulatory approval of investigational cancer drugs. JAMA, 306 (23) :2608-2609, 2011.
19) Prowell TM, et al : Pathological complete response and accelerated drug approval in early breast cancer. N Engl J Med, 366 (26) : 2438-2441, 2012.
20) Guidance for Industry Pathologic Complete Response in Neoadjuvant Treatment of High-Risk Early-Stage Breast Cancer: Use as an Endpoint to Support Accelerated Approval. 2014; Availablefrom:http://www.fda.gov/downloads/drugs/guidancecomplianceregulatoryinformation/guidances/ucm305501.pdf

■ 術前薬物療法

5 今後の展望

- ▶乳癌に対する術前化学療法は，局所進行乳癌を対象とした切除不能症例を切除可能にする治療から，手術可能な乳癌において乳房温存手術の施行率の向上や治療効果の確認を目的としたものに適応が拡大し，普及してきた．

- ▶その普及とともに，新規レジメンの開発，効果予測因子の研究，効果判定の評価方法，化学療法後の局所治療の適応と方法などが変化してきた．今後の展望を含めそれらについて論じる．

新規レジメンの開発

- ▶術前化学療法においてpCR（病理学的完全奏効）は予後のサロゲートマーカーと考えられ[1]，より高いpCRを求めて，新しいレジメンが開発されてきた．しかしながら，サブタイプによってpCRの意義が異なることが明らかにされ[2]，サブタイプ別の治療戦略が求められることとなってきた．

- ▶HER2陽性乳癌に対しては，化学療法に加え，トラスツズマブ，ペルツズマブ，ラパチニブなどの抗HER2分子標的薬を組み合わせること（combined HER2 blockade）により，奏効率が向上している[3〜6]．

1. トラスツズマブ/ラパチニブ併用

- ▶トラスツズマブにラパチニブを加えたレジメンに関する臨床試験としては，Neo-ALTTO試験とCHER-LOB試験の2つのランダム化比較試験が行われ，pCR（病理学的完全奏効）率の改善が報告されている．

- ▶Neo-ALTTO試験[3]においては，453例のStage II-III乳癌に対して，トラスツズマブ単独群，ラパチニブ単独群，トラスツズマブ/ラパチニブ併用群に分け，それぞれ6週間の抗HER2薬単独投与の後，12サイクルのweeklyパクリタキセルとの併用投与の後，手術が行われた．pCR率は，併用群で51％と，トラスツズマブ30％，ラパチニブ25％よりも有意に高い結果を示した．

- ▶CHER-LOB試験[4]においては，121例でweeklyパクリタキセル→FEC療法（エピルビシン；75mg/m^2）にトラスツズマブ，ラパチニブ，トラスツズマブ/ラパチニブの併用を行った．pCR率は，25％，26.3％，46.7％で，併用群が有意に高い結果を示した．

2. トラスツズマブ/ペルツズマブ併用

▶ トラスツズマブにペルツズマブを併用するレジメンに関する臨床試験としては，NeoSphere試験とTRYPHAENA試験がある．

▶ NeoSphere試験[5]は，417例のHER2陽性乳癌患者を，ドセタキセル100mg/m^2×4サイクル/トラスツズマブ（A群），ドセタキセル/トラスツズマブ/ペルツズマブ（B群），トラスツズマブ/ペルツズマブ（C群），ドセタキセル/ペルツズマブ（D群）に分けて検討している．手術後に，FEC療法×3サイクルと1年間のトラスツズマブ，C群にはドセタキセルも追加投与した．pCR率は，29，46，17，24％であった．また，エストロゲン受容体（ER）陽性例と比較して，いずれの群もER陰性例でpCR率が高かった．ペルツズマブを追加することによる心毒性を含む毒性の増加はなかった．

▶ TRYPHAENA試験[6]は，223例に対して，トラスツズマブとペルツズマブを使用し，同時投与でFEC＋トラスツズマブ → ドセタキセル/トラスツズマブ群，FEC → ドセタキセル/トラスツズマブ群，TCb（ドセタキセル/カルボプラチン）＋トラスツズマブ群とし，いずれも術後に1年間のトラスツズマブ治療を行った．pCR率は，62％，57％，66％であった．いずれも，ER陰性例でよりpCR率が高かった．いずれの群も心毒性の発現頻度は5％以下であった．

▶ 化学療法と抗HER2薬の併用で高い奏効率が得られた．また，NeoSphere試験のトラスツズマブ/ペルツズマブ（C群）においても，ER陰性例で29％のpCRが得られており，分子標的薬のみでも高い奏効が示されている[5]．T-DM1/ペルツズマブの併用レジメンを検討したKRISTINE試験[7]では，そのpCR率は44.4％であり，対照のTCHP（ドセタキセル/カルボプラチン/トラスツズマブ/ペルツズマブ）を上回ることはできなかった．しかしながら，有害事象は少なく安全性は高かった．今後は一定の効果が得られれば，毒性が少なくQOLの高い治療の開発も期待される．

3. トリプルネガティブ乳癌に対するレジメン

▶ HER2陰性乳癌では化学療法とベバシズマブの併用が期待されている．最近の報告あるいはメタアナリシスの結果では，ベバシズマブの併用により重篤な有害事象の増加を伴わずに奏効率の向上が期待される[8~11]．

▶ また，トリプルネガティブ乳癌（TNBC）においては，カルボプラチンなどのプラチナ製剤の投与が注目されている．プラチナ製剤は二本鎖DNA切断をきたすが，特に*BRCA1*欠損の症例では相同組換え修復が阻害されており，薬剤の効果が高いと期待される．TNBCを対象に行われたプラチナ製剤を含んだ術前化学療法の小規模な臨床試験の結果では，pCR率は12～29％であった[12~15]．GBG（German Breast Group）のGeparSixto試験では595例のTNBCおよびHER2陽性乳癌を対象にカルボプラチンの上乗せ効果をみているが，全体で有意差を持ってpCR率が上昇（37.2 → 46.7％）していた[16]．有害事象の対策も含め，今後，より大きな臨床試験での検証が望まれる．

4. Response-guided sequential therapy

- response-guided sequential therapyでは，1つの化学療法レジメンを数サイクル行い，その臨床的評価を判定する．効果があれば当該レジメンを継続し，効果が認められなければ交差耐性のない薬剤を用いたレジメンに変更する．この方法は，治療効果によって治療方針を変更し，治療方法をより個別化できる可能性をもっており期待される方法である．

- GBGによるGeparTrio試験は，そのことを検証しようとした臨床試験である[17]．2,072例の手術可能あるいは局所進行乳癌患者に対して，3週1回投与のTAC療法（ドセタキセル/ドキソルビシン/シクロホスファミド）療法を2サイクル行い，臨床効果をみた．効果のみられなかった患者に対して，TAC療法をさらに4サイクル追加する群と3週1回投与のNX療法（ビノレルビン/カペシタビン）に切り替え4サイクル施行する群にランダムに割付けた．また，効果のあった症例も同様に2群にランダムに割付け，治療を行った．

- その結果，TAC療法×2サイクルの早期奏効がなかったのは30%で，その後，TAC群とNX群に割付け比較された．超音波検査での臨床効果はいずれも51%と差がなく，pCR率はTAC療法群で5%に対してNX療法群で6%，乳房温存率は同じく57% vs. 60%，といずれも差がなかった．しかしながら，無病生存率（DFS）はNX療法群でTAC療法群より改善（HR：0.59）していた．さらに，TAC療法2サイクルで早期奏効が得られた症例において，その後TAC療法を6サイクル追加した群では4サイクル追加した群に比べて，pCRの改善は軽度であったが（24% vs. 21%），DFSは有意に改善していた（HR：0.78）．

- 術前化学療法の利点ともいえる薬剤感受性試験としての早期効果判定の重要性を示唆する結果といえる．

- さらに，奏効率を高めるレジメン開発とともに，より毒性の低いレジメンを開発することも重要と考えられる．サポーティブ・ケアの充実とともに今後の発展が期待される．

効果予測

- バイオマーカーが薬剤感受性と相関する可能性があり，バイオマーカーと薬剤選択のトランスレーショナル・リサーチが特に望まれる領域である．

- 腫瘍のタイプ，発現遺伝子の情報から，効果の高い薬物を選別できることが理想である．現在は，効果予測多遺伝子解析ツールなどを用いて，特定のレジメンに対する効果予測の試みが行われている[18]．

- 現在，*BRCA1*および*BRCA2*が欠損した乳癌や卵巣癌に対してPARP（poly ADP ribose polymerase）阻害薬が新たな治療戦略として期待されている[19]．

- PARPは，DNA損傷に伴い活性化され，核タンパク質にADP-リボース残基を付加重合する翻訳後修飾反応を行う．PARP-1およびPARP-2は，DNA修復，細胞死および分化制御に関与している．PARPは一本鎖のDNA切断の修復にかかわり，PARPが阻害されると一本鎖

DNA切断が修復されず，結果として二本鎖DNA切断が生じる．

▶ 通常は相同組換えで二本鎖DNA切断は修復されるが，BRCA1/2の機能が消失している場合，複製フォークが修復されず，結果的にゲノム不安定性が亢進してアポトーシス誘導が起こる．PARP阻害薬はBRCA1/2が欠損した癌細胞のみを選択的に細胞死に誘導できることになる．相同組換えが機能する正常組織では影響が認められない．このような背景から，PARP阻害薬は癌治療薬のターゲットとして注目されている．現在，olaparibが治験中である．

▶ *BRCA*の欠損に関しては，ゲノムの変異などの他に，遺伝子プロモーター領域のメチル化など，エピジェネティックな変化による遺伝子不活化が薬剤の感受性に関与していることも証明され[20]，今後の臨床応用が期待される．

▶ 次世代シーケンサーの開発により遺伝情報がより早く，より安価に解析可能となり，さまざまな薬剤感受性，副作用発現に関するゲノム情報が得られつつある．その技術を応用することで，個別化治療が可能になることが期待される．

▶ 最近では次世代型シークエンサーが開発され，個人の全ゲノム解析も現実的となっている．さらに種々の癌種の体細胞変異の情報データベース COSMIC（the Catalogue of Somatic Mutations in Cancer：http://www.sanger.ac.uk/gentics/CGP/cosmic/）も構築されている．

効果判定

▶ 術前化学療法終了後の治療効果の判定には，World Health Organization Union for International Cancer Control（WHO-UICC），あるいはResponse Evaluation Criteria in Solid Tumors（RECIST）criteria の基準が用いられる．しかしながら，触診～画像診断（マンモグラフィ，超音波検査，MRI）における腫瘍径～最終的な病理組織診断による残存腫瘍径，の三者の間には，それほど高い一致率はない．将来の課題として，術前化学療法奏効例に対する局所治療（手術，放射線治療）の簡略化，さらには，pCR症例に対する非手術が上げられる．そのためには精度の高い術前診断技術が必要となる．

▶ 効果判定の画像診断には，造影MRIがしばしば用いられる．Yuan Yらのmeta-analysis[21]によると，術前化学療法後の造影MRI検査を行った1,212例全体で，特異度は91％と高く，pCRを予測する敏感度は63％と低いものであった．最近では，解析にVolume dataを用いることで，RFS（recurrence-free survival）の予測やpCRの予測に有効であったとの報告がある[22,23]．今後さらに，3.0テスラのMRI，造影超音波検査，PET/PEMなどの導入による画像診断能の向上により，一層の精度向上が期待される．

▶ また，針生検を導入することでpCRの診断能を向上することができるか，注目される．Heilらは術前化学療法後にCNBあるいはVABを行うことで外科切除標本におけるpCRを予測可能か，を検討した[24]．164例の検討で，pCRの的中率すなわちNPV（Negative Predictive Value）は71.3％（95％CI：63.3％；79.3％）で十分とはいえなかった．しかしながら，マーカークリップの利用やマンモグラフィガイドでは診断能が向上しており，さらなる検討が必要としている．非切除への道を切り拓く技術といえるかもしれない．

術前化学療法後の局所治療

- 術前化学療法後の手術時における切除範囲の縮小化は，術前化学療法のメリットのひとつである．乳房温存手術の施行率の向上は多くの臨床試験で実証されている．局所進行乳癌においては，現在，放射線治療を行うのが標準治療であるが，将来，薬物の著効により放射線治療を省略できる可能性がある．

- 化学療法前に臨床的にリンパ節転移を認めない，clinically N0であれば，化学療法後にセンチネルリンパ節生検を行い，リンパ節転移がなければ，腋窩リンパ節郭清を省略することはコンセンサスがある．一方，化学療法前にリンパ節腫大を認め，転移が疑われる場合にはリンパ節に対して，超音波ガイド穿刺吸引細胞診（FNAC）を行い，転移の有無を確認する．転移が確認されれば化学療法後，腋窩リンパ節郭清が適応となる．化学療法の効果によりcN0になった場合に，センチネルリンパ節生検を適応としてよいかは議論のあるところである．

- ドイツを中心に行われたSENTINA試験（592例）では，cN1 → ycN0：同定率80.1％，偽陰性率14.2％という結果で，臨床応用は難しいと判断された[25]．一方，米国を中心に行われたACOSOG Z1071試験（689例）では，cN1，2 → ycN0：同定率92.7％，偽陰性率12.6％という結果で，double tracer（RI＋色素）法，センチネルリンパ節2個以上採取，で導入可能と結論づけている[26]．わが国で行われた研究[27]では，サブタイプ別に偽陰性率を算出しており，Luminalサブタイプでは偽陰性率が42.1％と高く，郭清省略への応用は難しいが，他のサブタイプでは偽陰性率は低く応用の可能性が示唆された．症例の選択を的確に行えば可能との意見だが，慎重に行うべきという意見も多い．

- 一方，Donkerらは，術前化学療法前に転移リンパ節に^{125}Iシーズを留置し，それをマーカーとして化学療法後にリンパ節を切除生検し，郭清リンパ節の転移状況との相関をみた[28]．リンパ節の同定率は97％と高く，偽陰性率は7％と低く，今後の個別化治療に応用可能と報告している．センチネルリンパ節生検とは異なるアプローチで転移陽性から転移陰性にダウンステージしたリンパ節の評価を行う方法として注目される．

- 乳房温存手術後症例，局所進行乳癌などのほか，化学療法前のstagingで乳房切除術後胸壁照射（PMRT）の適応と判断された症例に対しては，術後放射線治療が行われる．化学療法が著効しdown-stagingした場合に，腋窩リンパ節郭清省略あるいはPMRTの省略が可能か，は次なる課題である．センチネルリンパ節生検を導入し，その結果に基づいて適応を決定する2つの臨床試験が米国で進行中である**（表1）**．

表1　術前化学療法後の領域リンパ節に対する放射線治療に関する臨床試験

Alliance A11202試験	・ランダム化比較試験，術前化学療法後 　→センチネルリンパ節転移陽性 ・腋窩リンパ節郭清 vs. 腋窩照射
NSABPB-51試験	・ランダム化比較試験，腋窩リンパ節転移陽性 　→術前化学療法 ・術前化学療法後，臨床的腋窩リンパ節転移陰性 　→センチネルリンパ節転移陰性 ・温存乳房照射（乳房温存手術後の場合） ・領域リンパ節照射（＋PMRT）vs. 非照射（and no PMRT）

残存腫瘍の評価と追加治療

▶ 術前薬物療法後の残存腫瘍の評価については，化学療法であればMDACCのRCB（Residual Cancer Burden）-score[29]が，内分泌療法であればEllisらのPEPI（preoperative endocrine prognostic index）-sore[30]が予後との相関が確認されており，有用である．

▶ 奏効を得られなかった場合の追加薬物療法の意義については明らかではなかったが，JBCRGを中心に行われたCREATE-X（UMIN000000843）試験において，Non-pCR症例に対する追加の化学療法の意義が示唆された．術前化学療法，原発巣手術を施行後，病理学的に癌細胞の残存が確認されたHER2陰性乳癌症例を対象に，術後薬物療法としてのカペシタビン単独療法の有効性や安全性を，カペシタビン無加療を対照として検討するものである．試験は継続中であるが，予後改善効果が示されている（SABCS2015 #S1-07）．今後，最終的な治療効果判定から，予後改善につながる追加治療の適応決定が可能になることを期待したい．

まとめ

▶ 近年の乳癌の治療のキーワードは個別化である．術前化学療法も，そのレジメン選択から，早期効果判定，治療継続あるいは変更の決定，終了後術前評価，さらに術式選択，術後の局所治療，追加薬物療法の選択など，さらなる個別化の時代に入ったといえる．適応決定に有用なバイオマーカーの開発など，トランスレーショナル・リサーチの発展も欠かせない．今後のさらなる発展を期待したい．

（津川浩一郎）

参考文献

1) Cortazar P, et al : Pathological complete response and long-term clinical benefit in breast cancer: the CTNeoBC pooled analysis. Lancet 384: 164-72, 2014.
2) von Minckwitz G, et al : Definition and impact of pathologic complete response on prognosis after neoadjuvant chemotherapy in various intrinsic breast cancer subtypes. J Clin Oncol, 30: 1796-1804, 2012.
3) Baselga J, et al : Lapatinib with trastuzumab for HER2-positive early breast cancer (NeoALTTO): a randomised, open-label, multicentre, phase 3 trial. Lancet, 379 (9816): 633-640, 2012. Epub 2012 Jan 17
4) Guarneri V, et al : Preoperative chemotherapy plus trastuzumab, lapatinib, or both in human epidermal growth factor receptor 2-positive operable breast cancer: results of the randomized phase II CHER-LOB study. J Clin Oncol, 30 (16): 1989-1995, 2012.
5) Gianni L, et al : Efficacy and safety of neoadjuvant pertuzumab and trastuzumab in women with locally advanced, inflammatory, or early HER2-positive breast cancer (NeoSphere): a randomised multicentre, open-label, phase 2 trial. Lancet Oncol, 13 (1): 25-32, 2012.
6) Schneeweiss A, et al : Pertuzumab plus trastuzumab in combination with standard neoadjuvant anthracycline-containing and anthracycline-free chemotherapy regimens in patients with HER2-positive early breast cancer: a randomized phase II cardiac safety study (TRYPHAENA). Ann Oncol, 24 (9): 2278-2284, 2013.
7) Hurvitz SA, et al : Pathologic complete response (pCR) rates after neoadjuvant trastuzumab emtansine (T-DM1 [K]) + pertuzumab (P) vs docetaxel + carboplatin + trastuzumab + P (TCHP) treatment in patients with HER2-positive (HER2+) early breast cancer (EBC) (KRISTINE). J Clin Oncol 34, supl; abstr 500, 2016.
8) von Minckwitz G, et al : Neoadjuvant chemotherapy and bevacizumab for HER2- negative breast cancer. N Engl J Med, 366 (4): 299-309, 2012.
9) Bear HD, et al : Bevacizumab added to neoadjuvant chemotherapy for breast cancer. N Engl J Med, 366 (4): 310-326, 2012.
10) Bear HD, et al : Neoadjuvant plus adjuvant bevacizumab in early breast cancer (NSABP B-40 [NRG Oncology]): secondary outcomes of a phase 3, randomised controlled trial. Lancet Oncol 16: 1037-48, 2015.
11) Chao L, et al : Neoadjuvant Bevacizumab plus Chemotherapy versus Chemotherapy Alone to Treat Non-Metastatic Breast Cancer: A Meta-Analysis of Randomised Controlled Trials. PLOS ONE | DOI:10.1371/journal.pone.0145442 December 30, 2015.
12) Liedtke C, et al : Response to neoadjuvant therapy and long-term survival in patients with triple-negative breast cancer. J Clin Oncol, 26 (8): 1275-1281, 2008.
13) Sikov WM, et al : Frequent pathologic complete responses in aggressive stages II to III breast cancers with every-4-week carboplatin and weekly paclitaxel with or without trastuzumab: a Brown University Oncology Group Study. J Clin Oncol, 27 (28): 4693-4700, 2009.

14) Silver DP, et al : Efficacy of neoadjuvant Cisplatin in triple-negative breast cancer. J Clin Oncol, 28 (7): 1145-1153, 2010.
15) Byrski T, et al : Results of a phase II open-label, non-randomized trial of cisplatin chemotherapy in patients with BRCA1-positive metastatic breast cancer. Breast Cancer Res, 14 (4): R110, 2012.
16) von Minckwitz G, et al : A randomized phase II trial investigating the addition of carboplatin to neoadjuvanat therapy for triple-negative and HER2-positive early breast cancer (GeparSixto). 2013 ASCO Annual Meeting. Abstract 1004. Presented June 3, 2013.
17) von Minckwitz G, et al : Response-Guided Neoadjuvant Chemotherapy for Breast Cancer. J Clin Oncol, 2013 Sep 3. [Epub ahead of print]
18) Y Delpech, et al : Clinical benefit from neoadjuvant chemotherapy in oestrogen receptor-positive invasive ductal and lobular carcinomas. Br J of Cancer, 108: 285-291, 2013.
19) von Minckwitz G, et al : Neoadjuvant treatments for triple-negative breast cancer (TNBC). Ann Oncol, 2012. Aug; 23, Suppl 6: vi35-9.
20) Watanabe Y, et al : Aberrant DNA methylation status of DNA repair genes in breast cancer treated with neoadjuvant chemotherapy. Genes Cells, 18(12) : 1120-1130, 2013.
21) Yuan Y, et al : Accuracy of MRI in prediction of pathologic complete remission in breast cancer after preoperative therapy: a meta-analysis. AJR Am J Roentgenol, 195 (1): 260-268, 2010.
22) Hylton NM, et al: Neoadjuvant Chemotherapy for Breast Cancer: Functional Tumor Volume by MR Imaging Predicts Recurrence-free Survival—Results from the ACRIN 6657/CALGB 150007 I-SPY 1 TRIAL. Radiology, 279(1): 44-55, 2016.
23) Okamoto S, et al. Magnetic resonance examination to predict pathological complete response following neoadjuvant chemotherapy: when is it appropriate for HER2-positive and triple-negative breast cancers? Breast Cancer, 23(5): 789-796, 2016.
24) Heil J, et al: Diagnosis of pathological complete response to neoadjuvant chemotherapy in breast cancer by minimal invasive biopsy techniques. Br J Cancer, 113: 1565-1570, 2015.
25) Kuehn T, et al : Sentinel-lymph-node biopsy in patients with breast cancer before and after neoadjuvant chemotherapy (SENTINA): a prospective, multicentre cohort study. Lancet Oncol, 14 (7): 609-618, 2013.
26) Boughey JC, et al : The role of sentinel lymph node surgery in patients presenting with node positive breast cancer (T0-T4, N1-2) who receive neoadjuvant chemotherapy- results from the ACOSOG Z1071 trial. Cancer Res, 72: 94s, 2012.
27) Enokido K, et al : Sentinel Lymph Node Biopsy After Neoadjuvant Chemotherapy in Patients With an Initial Diagnosis of Cytology-Proven Lymph Node-Positive Breast Cancer. Clin Breast Cancer, 16(4): 299-304, 2016.
28) Donker M, et al : Marking Axillary Lymph Nodes With Radioactive Iodine Seeds for Axillary Staging After Neoadjuvant Systemic Treatment in Breast Cancer Patients: The MARI Procedure. Ann Surg 261:378–382, 2015.
29) Symmans WF, et al. Measurement of residual breast cancer burden to predict survival after neoadjuvant chemotherapy. J Clin Oncol 25(28): 4414-4422, 2007.
30) Ellis MJ, et al. Outcome prediction for estrogen receptor-positive breast cancer based on postneoadjuvant endocrine therapy tumor characteristics. J Natl Cancer Inst, 100(19): 1380-1388, 2008.

■ 術後化学療法

1 適応と課題

乳癌初期治療における全身治療の意義

▶ 目的は，手術前後に再発につながる微小転移を制御し，手術に加え全身治療を行うことにより予後（治癒率の向上，無病生存期間および全生存期間の延長）を改善させることである．

▶ 最初に病期診断とintrinsic subtypeの診断を行い，治療方針を組み立てる．

▶ 治療カテゴリーを重視した臨床病理学的分類によるサブタイプは，Luminal A-like，Luminal B-like，HER2陽性/ER陰性，HER2陽性/ER陽性，トリプルネガティブの5型に分けられている[1]．

▶ サブタイプ別に予後や薬物療法の感受性は異なり，従来のTNM分類を用いた病期リスクから，バイオロジーを考慮した個々のサブタイプに対応した治療体系が推奨されている．

intrinsic subtypeとは

▶ 2001年にSørileらによってGene expression patternを用いた新しい乳癌の分類方法が提唱された[2]．異なる6つのサブタイプ（Luminal A, Luminal B, Luminal C, HER2, Basal, Normal）に分けられ，それらの予後が異なることが示された．

▶ 元来は遺伝子発現解析による分類であるが，実地臨床では癌組織の免疫組織化学染色法による臨床病理（ホルモン受容体，HER2，Ki-67，核異型度など）によって分類される[1]．

▶ 治療カテゴリーを重視した臨床病理学的分類によるサブタイプは，Luminal A-like，Luminal B-like，HER2陽性/ER陰性，HER2陽性/ER陽性，トリプルネガティブの5型に分け，それぞれのカテゴリーでリスクに応じた治療が推奨されている **(表1)**[1]．

▶ いずれも臨床病理による定義に基づき，ER，PgR，HER2に加え，細胞増殖能の指標の一つであるKi-67が分類のための因子となっている．細胞増殖能は網羅的遺伝子解析において必要な予後因子であることがわかっている[3]．Ki-67のカットオフ値については遺伝子解析による予後因子に基づいている[4]．

▶ 臨床病理での分類にはクオリティーコントロール（精度管理）が必要であり，American Society of Clinical Oncology/College of American Pathologists（ASCO/CAP）では，ER，PGR[5]，HER2[6]，それぞれのガイドラインを作成している．Ki-67の検査における精度管理の推奨もなされている[7]．

表1 治療を重視した乳癌サブグループ分類

臨床的分類		治療	備考
トリプルネガティブ		化学療法（アンスラサイクリン，タキサン系薬剤）	BRCA変異有の場合はプラチナ製剤も考慮
HER2陽性（ER陰性）		化学療法 ＋抗HER2療法（アンスラサイクリン→タキサン系薬剤＋トラスツズマブ同時投与）	pT1aは薬物療法なし，T1b, cはパクリタキセル＋トラスツズマブを考慮
HER2陽性（ER陽性）		化学療法 ＋抗HER2療法 ＋内分泌療法	上記に加え，内分泌療法を行う
ER陽性，HER2陰性	Luminal A-like	・閉経前，低リスク ・閉経前，低リスク以外 ・閉経後，低リスク ・閉経後，低リスク以外	・TAM（5年） ・TAM（5〜10年），or OFS＋TAM or OFS＋exemestane ・TAM（5年） ・AI upfrontが好ましい
	Luminal B-like	内分泌療法＋化学療法	上記 内分泌療法に化学療法を加える
	Luminal B-likeであるが化学療法を省略する因子を有する場合	内分泌療法	可能であれば多遺伝子解析を行い予後良好であることを確認する

（文献1）より改変）

適応と治療

▶ サブタイプにより大きく異なるため，それぞれ記載する．

1. Luminal A-like

▶ Luminal A-likeは，ER and/or PgR陽性，HER2陰性，Ki-67低値，のカテゴリーであり，内分泌療法単独が推奨されている．ただしリンパ節転移が多数，腫瘍径が大きいなど腫瘍量が著しく多い場合や他のリスク因子によっては化学療法を加える必要がある．

2. Luminal B-like（HER2陰性）

▶ Luminal B-like（HER2陰性）は，ER and/or PgR陽性，HER2陰性，Ki-67高値のカテゴリーである．なおLuminal A-likeとLuminal B-likeの予後を区別するためのKi-67の至適カットオフ値は14%とされてきた[4, 8]．しかしながら実地臨床においてカットオフ値を明確にすることは困難であり，「各検査室での値を重視し，例えば中央値20%の施設では10%以下では低値，30%以上では高値とみなす」とされた[1]．Luminal B-likeでは，内分泌療法±抗癌薬治療が推奨されている．内分泌療法に化学療法を加えるか否かの判断は，ホルモン受容体の発現の程度やリスク因子，患者の希望などによって選択する．

3. ER陽性/HER2陽性

▶ ER and/or PgR陽性，HER2陽性のカテゴリーでは，化学療法＋抗HER2療法＋内分泌療法が推奨される．現状では化学療法を省いた治療を推奨するデータはない．Luminal-HER2は

Luminal B-likeと同様にLuminal A-likeに比較すると予後は悪い[4]．推奨されるレジメンは，アンスラサイクリン→タキサン系薬剤/トラスツズマブ同時投与が原則である．早期乳癌であれば，パクリタキセル/トラスツズマブも良好な成績が得られることがわかり選択肢の一つとなっている[9]．なお心毒性を懸念する症例ではアンスラサイクリンを避けた治療として，TCH（ドセタキセル/カルボプラチン/トラスツズマブ）[10] も考慮される．

4. ER陰性/HER2陽性

▶ ER and PgR陰性かつHER2陽性のカテゴリーでは，化学療法＋抗HER2療法が推奨される．レジメはER and/or PgR陽性，HER2陽性のカテゴリーと同様である．なおリスクの低い患者（腫瘍径5mm以下かつリンパ節転移陰性）では経過観察することもあり得るが，原則，浸癌であれば化学療法とトラスツズマブによる治療を考慮するよう推奨されている[11]．

5. トリプルネガティブ乳癌（TNBC）

▶ HER2陰性かつER and PgR陰性のカテゴリーでは，治療は化学療法が適応となる．TNBCは遺伝子解析で分類される最も予後の悪いBasal like breast cancer[12]と80％が一致する．なおTNBCは髄様癌や腺様嚢胞癌などの特殊型の一部も含んでいることに留意する必要があり，これらにおいては自然歴として予後良好のため，リンパ節転移陰性であれば必ずしも化学療法は必要ない[8]．

化学療法の適応としての課題

▶ まず化学療法の適応を考慮する場合の課題として，Luminal A-likeとLuminal B-likeの区別が挙がるであろう．

▶ Luminal B-likeでは，内分泌療法単独が推奨されるLuminal A-likeとは異なり，化学療法の適応となることが多いものの，その選択には不確定な部分が多く，臨床病理でクリアカットに判断することは難しい．

▶ そこでLuminal A-likeとLuminal B-likeにおける化学療法を加えるべきかの判断においては，遺伝子解析を用いたリスク分類が用いられている．Oncotype DX®とMammaprint®が代表的である．

▶ Oncotype DX®は，増殖，エストロゲン，浸潤，HER2に関連する16の遺伝子と比較対象の5遺伝子の計21遺伝子を用いて解析し，遠隔再発のリスクを予測し，最終的にRecurrence Scoreとして算出される[13]．その結果は0〜100のrecurrence score®（RS）として表現され，RS＜18は 低RS群，18〜30は中間RS群，31≦は高RS群と定義される．ホルマリン固定標本を用いてRT-PCRでの解析を行う．

▶ Oncotype DX®の有用性の検証は，まずホルモン受容体陽性，リンパ節転移陰性乳癌に対してタモキシフェン投与群とプラセボ群の予後を比較したNSABP B-14に参加した症例のうち，検体が利用可能であったタモキシフェン投与群の668例を対象に行われ，予後予測が可

能になった[13].

▶ Oncotype DX®における化学療法の効果予測の検証は，NSABP B-20のサンプルを用いて行われた．B-20はリンパ節転移陰性・ホルモンレセプター陽性症例を対象に，タモキシフェン単独群とタモキシフェン＋化学療法（CMF療法）群を比較した試験である．化学療法の効果は高RS群においてみられたものの，低RS群では効果は少なく，中間RS群については明確な結果は得られなかった**（図1）**[14].

▶ Oncotype DX®は，NCCNのガイドラインで化学療法を加えるか，加えないかのリスクスコア分類として採用されている[11].

▶ Oncotype DX®の対象は，主にリンパ節転移陰性のホルモン受容体陽性癌であり，リンパ節転移陽性に関するエビデンスは少ないこと，化学療法もCMF療法のみであり現在の標準的レジメとは異なるなどの課題は残る．

▶ Oncotype DX®を用いたvalidation studyの結果が最近報告され，very low risk（スコア＜10）での無病再発率は93.8％（95％CI：92.4〜94.9）（5年時）であった[15]．精度の高い前向き研究の結果であり，内分泌療法単独で十分なpopulationであることの根拠となる．

▶ MammaPrint®は，マイクロアレイプラットフォームを活用して開発され，70遺伝子によって再発リスクをhigh あるいはlowに分類する[16]．生検体もしくは凍結した検体を用いる．

▶ このようにOncotype DX®とMammaPrint®の有用性が示唆されているが，2016年9月末現在，わが国では保険収載されていない．

術後治療としての課題

▶ 化学療法は今までの臨床試験の蓄積から，まずは手術を行い，上述のように癌の特性をつかみ，その適応を見極めたうえで術後に行うのが標準治療である．

▶ 一方，術前化学療法を行った場合には化学療法の感受性を直接見ることができ，効果が得られた場合には温存手術可能な割合が増加する．

▶ 術前化学療法による病理学的完全奏効（pCR）が得られた場合，non-pCRと比べ予後がよいことがわかり，術前化学療法におけるpCRの達成が予後を予測するサロゲートマーカーということがわかった[17].

▶ 一方で，サブタイプに分けると，必ずしもnon-pCRが予後不良を意味するわけではなく，例えば，Luminal A-like, Luminal B-likeでは他に比べpCR率が明らかに低いにもかかわらず，予後はnon-pCRでも比較的良好である[18]．一方，ER陰性/HER2陽性では，pCRが予後因子である[18].

▶ TNBCについては，pCRは予後因子となる[18,19]．pCR率も高いが，pCRが得られなかった場

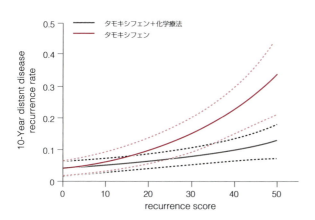

図1　Oncotype DX®の有用性（NSABP B-20試験）
Oncotype DXにおける化学療法の効果予測の検証は，NSABP B-20のサンプルを用いて行われた．B-20はリンパ節転移陰性・ホルモンレセプター陽性症例を対象に，タモキシフェン単独群とタモキシフェン+化学療法（CMF）群を比較した試験である．化学療法の効果は高RS群においてみられたものの，低RS群では効果は少なく，中間RS群については明確な結果は得られていない[14]．

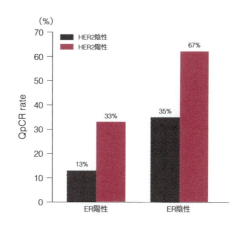

図2　QpCRとHER2/ERの相関（n=187）
日本で行われたFEC 4サイクル，ドセタキセル4サイクルを施行した臨床試験(JBCRG01; n=202)[22]では，バイオマーカーと奏効率，pCRの相関も検討された．ER陽性/HER2陰性ではQpCR(absence of invasive tumor or only focal residual tumor cells)率13％に対し，ER陰性/HER2陽性では67％であった．

合には予後が悪い[19]．

▶このようにpCRと予後との相関は，サブタイプごとに異なることが判明しつつある．

▶術前化学療法の感受性の十分でない症例に対して，術後の追加治療（カペシタビン）を行うことにより，予後を改善させた[20]，という臨床試験の結果も出てきている．術前化学療法には，追加治療を行うべき症例を選別できるという特徴もある．この点は術後化学療法にはない利点である．

効果予測

▶術後化学療法のサブタイプ別の効果については，大規模第Ⅲ相比較試験（CALGB 9344/INT0148）において，Luminalタイプでは，その他のサブタイプで示されたパクリタキセルの有効性が示されなかった[21]．

▶術前化学療法のサブタイプごとの感受性について，わが国で行われたFEC 4サイクル，ドセタキセル4サイクルを順に施行した臨床試験（JBCRG01；n=202）[22]では，サブタイプと奏効率，pCRの相関が検討され，ER陽性/HER2陰性ではQpCR（absence of invasive tumor or only focal residual tumor cells）率13％に対し，ER陰性/HER2陽性では67％と大きく異なっていた（図2）．

▶このようにサブタイプによって効果が著明に異なることが知られている．

▶サブタイプによって必ずしも有効な特定の薬物療法剤が存在するわけではないが，HER2陽性ではアントラサイクリンの高感受性[23]が知られている．

▶ サブタイプ別の効果を論じる場合，多くは後ろ向きのサブセット解析であるため，メタアナリシス[24, 25]と必ずしも一致しないことに留意する必要がある．

unfit populationについて

▶ 術後化学療法は，今まで多くの第Ⅲ相試験を経て最も標準化が進んできた分野の一つである．しかしながら臨床試験の対象とされる機会の少なかった，いわゆる"unfit population"には課題が残り，例えば，高齢者や併存症の多い症例がある．

▶ 高齢者でも原則的には上述のサブタイプカテゴリーでのベースラインリスクと治療レジメをまずは検討する．そのうえで，個々の余命期間，併存症，臓器機能を考慮し，治療のリスクベネフィットを慎重に勘案する必要がある．

（澤木正孝）

参考文献

1) Coates AS, et al：Tailoring therapies-improving the management of early breast cancer：St Gallen International Expert Consensus on the Primary Therapy of Early Breast Cancer 2015. Ann Oncol, 26：1533-1546, 2015.
2) Sorlie T, et al：Gene expression patterns of breast carcinomas distinguish tumor subclasses with clinical implications. Proc Natl Acad Sci U S A, 98：10869-10874, 2001.
3) Wirapati P, et al：Meta-analysis of gene expression profiles in breast cancer：toward a unified understanding of breast cancer subtyping and prognosis signatures. Breast cancer research, 10：R65, 1186/bcr2124, 2008.
4) Cheang MC, et al：Ki67 index, HER2 status, and prognosis of patients with luminal B breast cancer. J Natl Cancer Inst, 101：736-750, 2009.
5) Hammond ME, et al：American Society of Clinical Oncology/College of American Pathologists Guideline Recommendations for Immunohistochemical Testing of Estrogen and Progesterone Receptors in Breast Cancer. J Clin Oncol, 28：2784-2795, 2010.
6) Wolff AC, et al：American Society of Clinical Oncology/College of American Pathologists Guideline Recommendations for Human Epidermal Growth Factor Receptor 2 Testing in Breast Cancer. J Clin Oncol, 25：118-145, 2006.
7) Dowsett M, et al：Assessment of Ki67 in breast cancer：recommendations from the International Ki67 in Breast Cancer working group. J Natl Cancer Inst, 103：1656-1664, 2011.
8) Goldhirsch A, et al：Personalizing the treatment of women with early breast cancer：highlights of the St Gallen International Expert Consensus on the Primary Therapy of Early Breast Cancer 2013. Ann Oncol, 24：2206-2223, 2013.
9) Tolaney SM, et al：Adjuvant paclitaxel and trastuzumab for node-negative, HER2-positive breast cancer. N Engl J Med, 372：134-141, 2015.
10) Slamon D, et al：Adjuvant trastuzumab in HER2-positive breast cancer. N Engl J Med, 365：1273-1283, 2011.
11) NCCN guideline 2016.ver1. http：//www.nccn.org/professionals/physician_gls/pdf/breastpdf, Accessed December 10, 2015.
12) Perou CM, et al：Molecular portraits of human breast tumours. Nature, 406：747-752, 2000.
13) Paik S, et al：A multigene assay to predict recurrence of tamoxifen-treated, node-negative breast cancer. N Engl J Med, 351：2817-2826, 2004.
14) Paik S, et al：Gene expression and benefit of chemotherapy in women with node-negative, estrogen receptor-positive breast cancer. J Clin Oncol, 24：3726-3734, 2006.
15) Sparano JA, et al：Prospective Validation of a 21-Gene Expression Assay in Breast Cancer. N Engl J Med, 373：2005-2014, 2015.
16) van de Vijver MJ, et al：A gene-expression signature as a predictor of survival in breast cancer. N Engl J Med, 347：1999-2009, 2002.
17) Rastogi P, et al：Preoperative chemotherapy：updates of National Surgical Adjuvant Breast and Bowel Project Protocols B-18 and B-27. J Clin Oncol, 26：778-785, 2008.
18) von Minckwitz G, et al：Lessons from the neoadjuvant setting on how best to choose adjuvant therapies. Breast, 20 Suppl 3：S142-145, 2011.
19) Liedtke C, et al：Response to Neoadjuvant Therapy and Long-Term Survival in Patients With Triple-Negative Breast Cancer. J Clin Oncol, 26：1275-1281, 2008.
20) Toi M, et al：A phase Ⅲ trial of adjuvant capecitabine in breast cancer patients with HER2-negative pathologic residual invasive disease after neoadjuvant chemotherapy (CREATE-X, JBCRG-04). Presented at (San Antonio Breast Cancer Symposium)：S1-07, 2015.
21) Hayes DF, et al：HER2 and response to paclitaxel in node-positive breast cancer. N Engl J Med, 357：1496-506, 2007.
22) Toi M, et al：Phase Ⅱ study of preoperative sequential FEC and docetaxel predicts of pathological response and disease free survival. Breast Cancer Res Treat, 110：531-539, 2008.
23) Gennari A, et al：HER2 status and efficacy of adjuvant anthracyclines in early breast cancer：a pooled analysis of randomized trials. J Natl Cancer Inst, 100：14-20, 2008.
24) Group EBCTC：Effects of chemotherapy and hormonal therapy for early breast cancer on recurrence and 15-year survival：an overview of the randomised trials. The Lancet, 365：1687-1717, 2005.
25) De Laurentiis M, et al：Taxane-based combinations as adjuvant chemotherapy of early breast cancer：a meta-analysis of randomized trials. J Clin Oncol, 26：44-53, 2008.

■ 術後化学療法

2 臨床試験とエビデンス

▶乳癌の化学療法で中心的な役割を担うのがアンスラサイクリン系とタキサン系抗癌薬である．アンスラサイクリン系とタキサン系抗癌薬の歴史を紐解いていくことが，乳癌術後化学療法のエビデンスをreviewすることと同義である．以下のようにエビデンスをreviewしていきたい．
①アンスラサイクリン系→タキサン系までの流れは？
②アンスラサイクリン系とタキサン系の最強レジメンは？
③アンスラサイクリン系とタキサン系の順番は？
④アンスラサイクリン系とタキサン系以外の化学療法は？

アンスラサイクリン系→タキサン系までの流れは？

1. 術後無治療の時代から術後化学療法追加への流れ

▶乳癌術後化学療法の変遷を図1，表1にまとめた．最初はなんといっても術後化学療法を行う意義である．

▶これはかの有名なDr. Veronesi[1,2]らのグループが発表したMilan trial[1,2]で術後無治療よりも術後化学療法としてCMF療法（シクロホスファミド/メトトレキサート/5-FU）を行う方が，全生存期間（OS）でハザード比（HR）で0.79, $P=0.004$ と統計学的に有意差を持って改善したというものである．ここから乳癌術後化学療法の歴史が始まったのである．1976年のNew England Journal of Medicine[1] に発表された．たった約40年前からのことである．

2. CMF療法からアンスラサイクリン系薬剤への流れ

▶次にCMF療法とアンスラサイクリン系との比較である．まずはCMF療法とAC療法（ドキソルビシン/シクロホスファミド）との比較である．

▶最初は有名なDr. Fisherら[3]のグループが術後化学療法として内分泌療法抵抗性の患者群を対象としてAC療法群，AC療法→CMF療法群，CMF療法群の3群比較をしたNSABP B-15[3]である．この結果からは無病生存期間（DFS），OSで3群とも差がない結果であった．

▶CEF60療法との比較試験である閉経前の腋窩リンパ節転移を有する患者群を対象にしたカナダのMA.5試験[4] の結果は，10年無再発生存率（RFS）では有意差があったが10年OSでは差がない結果であった．

▶閉経前の腋窩リンパ節転移を有する患者群を対象としCMF療法とFEC50療法との比較試験

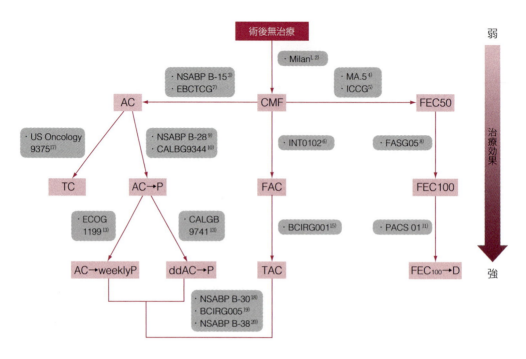

図1　乳癌術後化学療法の変遷

表1　乳癌術後化学療法の変遷

試験名	レジメン	DFS ハザード比　（95%信頼区間）			OSハザード比	
		ITT	ER陽性	ER陰性		
Milan[1, 2]	無治療 vs. CMF				0.79 (0.63～0.98)	P=0.004
NSABP B-15[3]	AC vs. CMF	P=0.5				P=0.8
CALGB 49907[28]	AC or CMF vs. カペシタビン				1.85 (1.1～3.1)	P=0.019
EBCTCG[7]	アントラサイクリン系薬剤 vs. CMF	0.89 (0.86～0.91) P=0.0001	0.89 (0.84～0.94)	0.90 (0.86～0.94)	0.84 (0.81～0.87)	P=0.00001
CALGB 9344[10]	AC vs. AC→P	0.83 (0.73～0.94) P=0.0023	0.91 (0.78～1.07)	0.72 (0.59～0.86)	0.82 (0.71～0.95)	P=0.0064
NSABP B-28[9]	AC vs. AC→P	0.83 (0.72～0.95) P=0.006	0.77 (0.65～0.92)	0.90 (0.72～1.12)	0.93 (0.78～1.12)	P=0.46
CALGB 9741[14]	AC→P: dose dense vs. convential	0.80 (0.67～0.96) P=0.012			0.85 (0.68～1.05)	P=0.049
ECOG 1199[13]	AC→3 weekly P vs. weekly P	1.27 (1.03～1.57) P=0.006			1.32 (1.02～1.72)	P=0.01
	AC→3 weekly P vs. 3 weekly DTX	1.23 (1.00～1.52) P=0.02			1.13 (0.88～1.46)	P=0.25
tAnGo[32]	EC→P vs. EC→P+G	1.0 (0.8～1.2) P=0.96			1.1 (0.91～1.4)	P=0.35
NCIC MA.5[4]	CMF vs. CEF	0.76 (0.62～0.94) P=0.007	0.73 (0.62～0.94)	0.79 (0.53～1.19)	0.85 (0.67～1.06)	P=0.085
ICCG[5]	CMF vs. FEC	0.45 (-) P=0.03			0.57 (-)	P=0.02
FASG 05[8]	FEC100 vs. FEC50	0.81 (0.62～1.03) P=0.08			0.76 (0.69～0.85)	P=0.04
BCIRG 01[15]	FAC vs. TAC	0.72 (0.59～0.88) P=0.001	0.72 (0.56～0.92)	0.69 (0.49～0.97)	0.70 (0.53～0.91)	P=0.008
PACS 01[11]	FEC100 vs. FEC100→T	0.82 (0.69～0.99) P=0.034	0.81 (0.65～1.00)	0.79 (0.57～1.11)	0.73 (0.56～0.94)	P<0.05
NSABP B-30[18]	AC→DTX vs. A+DTX vs. TAC④	0.83 (-) P=0.03			0.83 (-)	P=0.01
BCIRG 05[19]	AC→DTX ④vs. TAC ⑥	1.0 (0.86～1.16) P=0.98	1.00 (0.84～1.19)	1.00 (0.75～1.32)	0.91 (0.75～1.11)	P=0.37
US Oncology 9735[17]	AC vs. TC	0.74 (0.56～0.98) P=0.033	0.79 (0.56～1.13)	0.70 (0.44～1.10)	0.69 (0.50～0.97)	P=0.032

であるICCG試験[5]の結果は5年RFS，5年OSともにFEC50療法 3週間投与法との比較では有意差を認めなかったが，FEC50療法 4週間投与法ではCMF療法に比較して5年RFS（HR：0.45），5年OS（HR：0.57）ともに有意差をもって良好であった．

▶腋窩リンパ節転移陰性患者を対象としたCMF療法とCAF療法との比較試験であるINT0102試験[6]では10年RFSでは有意差を認めず，10年OSでやや良好な差を認めるにすぎなかった．

▶今までCMF療法とAC療法，FEC50療法，CAF療法との比較試験をreviewしてきた．最終的なCMF療法とアンスラサイクリン系多剤併用療法とのEarly Breast Cancer Trialists' Collaborative Group（EBCTCG）[7]によるメタアナリシスの結果ではアンスラサイクリン系多剤併用療法はCMF療法に比べて10年再発率の絶対値で3.6%，10年死亡率で4.2%減少させていた．いずれも統計学的に有意差を有していた．

▶以上より，現在，使用しているアンスラサイクリン系薬剤の用量よりは少ない量での比較であるがCMF療法に比べてアンスラサイクリン系多剤併用療法の方が乳癌術後化学療法として有効であるという結論が出た．

3. アンスラサイクリン系薬剤の投与容量の増量の流れ

▶次にアンスラサイクリン系薬剤の容量強度の問題が当然出てくる．FEC50療法とFEC100療法との乳癌術後化学療法での効果の差を研究した試験 The French Adjuvant Study Group（FASG）05[8]がフランスのグループから出ている．FEC100療法の方がFEC50療法より10年DFS（HR：0.80），10年OS（HR：0.77）ともに統計学的有意差を持って良好であった．また心毒性も変わらない結果となる．FEC100療法がスタンダードになった試験である．

4. アンスラサイクリン系薬剤からタキサン系薬剤追加の流れ

▶乳癌術後（補助）化学療法の主役がCMF療法からアンスラサイクリン系多剤併用療法に変化した後は，アンスラサイクリン系薬剤にタキサン系薬剤追加の意義が問われる第2世代に突入してきた．その結果を探る大きな臨床試験が3つあり，NSABP B-28試験[9]とCALGB9344試験[10]とPACS01試験[11]である．

▶腋窩リンパ節転移陽性患者を対象としAC療法4コース群とAC療法4コースに3週投与のタキソール（PTX）4コース逐次投与群との比較試験であるNSABP B-28試験[9]では5年DFSではHR；0.83と統計学的有意差を持ってPTX追加群で再発を抑えたが，5年OSでは差を認めない結果であった．

▶Cancer and Leukemia Group B（CALGB）9344試験[10]はNSABP B-28試験と同じく腋窩リンパ節転移陽性患者を対象とし，AC療法4コース群とAC療法4コースに3週投与のPTX療法4コース逐次投与群との比較試験であり，こちらは5年DFSでHR；0.83，5年OSでHR；0.82と統計学的有意差を持ってPTX療法の追加投与の効果が認められた．

▶最後は腋窩リンパ節転移陽性群を対象としFEC100療法の6コース群とFEC100療法の3コー

スに3週投与のドセタキセル（DTX）（100mg/m²）逐次投与の3コース群の比較試験であるPACS01[11]である．5年DFSでHR：0.82，5年OSでHR：0.73と統計学的有意差をもってFEC→DTX群でFEC群に比べて良好な結果であった．

▶ 以上，3つの大規模臨床試験結果で特に腋窩リンパ節転移を有する患者に対してはアンスラサイクリン系薬剤にタキサン系薬剤を追加することは乳癌術後化学療法として有効であり，標準治療法であることが結論づけられた．また13の臨床試験を検討したメタアナリシス[12]でも再発リスクの高い患者群にはアンスラサイクリン系薬剤にタキサン系薬剤を追加することでDFS，OSが改善することが示された．

5. アンスラサイクリン系薬剤へのタキサン系薬剤の追加投与法の検討

▶ 乳癌術後化学療法としてアンスラサイクリン系薬剤にタキサン系薬剤を追加する意義は認められた．次にはその追加投与法の検討が始まった．これが乳癌術後化学療法の第3世代と考える．その第3世代のエビデンスを支えた臨床試験が3つある．この辺からは最近の発表なので馴染みが深い．ECOG1199試験[13]，CALGB9741試験[14]，BCIRG01試験[15]，の3つである．

▶ 1番目はタキサンの術後化学療法の投与法を決定づけたEastern Cooperative Oncology Group（ECOG）1199[13]，省略してE1199と呼ばれることも多い．腋窩リンパ節陽性または陰性でも再発高リスク群を対象として術後化学療法をAC療法4コース施行した後，PTXを毎週投与群，3週投与群，またDTXを毎週投与群，3週投与群の4群に分けてDFSをプライマリーエンドポイントにした試験である．DFSではPTX3週投与群に比べて，PTX毎週投与群とDTX3週投与群でHR：0.78，HR：0.81と統計学的有意差を持って良好であった．またOSではPTX毎週投与群がHR：0.76と統計学的有意差を持って良好であった．以上よりAC療法後のPTXの毎週投与群が乳癌術後化学療法として最も有効な投与方法であることが結論づけられた．2015年に12.1年の長期フォローアップのデータが発表された[16]．DFSではPTX3週投与群に比べて，PTX毎週投与群とDTX3週投与群でHR：0.84，HR：0.79と統計学的有意差をもって良好であったがOSでは残念ながら両群とも統計学的有意差は認められなかった．サブセット解析ではあるがトリプルネガティブ乳癌においてはPTX毎週投与群がPTX3週投与群に比べてDFSもOSも統計学的有意差を持って良好であった．長期的フォローアップではPTX毎週投与がよいが，効果は減弱している結果となった．

▶ 2番目はdose dense化学療法の代表的な臨床試験となったCALGB9741試験[14]である．この試験は2×2のファクトリカルデザインで行われた．3週投与AC→3週投与のPTXを中心に，逐次的にA→PTX→C投与する群とAC→PTXの同時投与群，またこの2つの投与法を3週投与から2週投与にdose-denseした2群の合計4群で検討した．結果はdose-dense群の4年DFSでHR：0.74，4年OSでHR：0.69と3週投与群に比べて統計学的に有意に改善した．副作用も増加することはなかった．同時投与も逐次投与も差がなかった．つまりdose-dense AC療法→PTXが乳癌術後化学療法として優れた方法であると結論づけられた．2016年の最新版NCCNガイドラインversion 1でもpreferred regimensとして，数年を経過しても，最初にあがっているのがdose-dense AC療法→PTX2週投与である．dose-denseレジメンについては後述するが，日本でも長時間作用型のG-CSF（ペグフィルグラスチム）の使用が可能となり，今後dose-denseレジメンが頻用されると予想される．

▶3番目はアンスラサイクリン系薬剤とタキサン系薬剤の同時投与の試験でドイツを中心としたBreast Cancer International Research Group（BCIRG）001[15]である．腋窩リンパ節転移陽性症例を対象としFAC療法を標準治療群としてDTX（T）75mg/m^2，ドキソルビシン（A）50mg/m^2，CPA（C）500mg/m^2：TAC療法を6クール行う．55ヵ月DFSでHR：0.72，55ヵ月OSでHR：0.70とTAC療法群がFAC療法群によりいずれも統計学的に有意差を持って良好な結果であった．ただし発熱性好中球減少症もGrade3/4の好中球減少症もいずれもTAC療法群で高率であった．

6. アンスラサイクリン系薬剤省略の流れ

▶欧米ではアンスラサイクリン系薬剤による心毒性が問題となり，アンスラサイクリン系薬剤を省略しようという動きが出てきた．US Oncology 9375試験[17]である．

▶これはTC療法として現在，日本でも馴染み深いレジメンとなった．この試験はstage I〜IIIの手術可能な乳癌患者を対象とし標準的なAC療法4コースとTC療法（DTX 75mg/m^2＋エンドキサン600mg/m^2）4サイクルでプライマリーエンドポイントをDFSとして行った．7年観察期間でTC療法はAC療法に比べてDFSでHR：0.74，OSでHR：0.69と統計学的有意差を持ってTC療法が有効であった．この結果をもって4コースと短期間の治療期間ですむために，化学療法が必要かどうか悩む症例などを中心に日本でも一気に広まった．実際，現在もなお，2016年の最新版NCCNガイドラインversion 1でもpreferred regimensとして挙がっている．ただし，TC療法とアンスラサイクリン系→タキサン系薬剤との直接比較したNSABP B-49結果が発表されていないために，慎重な症例選択と厳重な長期予後の観察が必要と個人的には考えている．また腋窩リンパ節転移4個以上の再発高リスク患者に対してのTC療法のデータはなく注意が必要である．

▶以上で，乳癌術後化学療法として無治療の時代からTC療法までのアンスラサイクリン系薬剤と，タキサン系薬剤の流れを時代とともにreviewした．たった40年である．乳癌術後（補助）化学療法の進歩も日進月歩だが，もし乳癌術後化学療法で疑問が出たら原点に立ち返りこの流れを再度確認すれば，答えが見つかるのではと考える．

アンスラサイクリン系とタキサン系の最強レジメンは？

▶アンスラサイクリン系とタキサン系薬剤の使用が乳癌術後化学療法で再発予防に有効であることは上述でまとめた．では次に，アンスラサイクリン系とタキサン系薬剤を使用した現在の最強レジメンは何か？　についてreviewする．

▶この疑問に答えるのはNSABP B-30試験[18]，BCIRG05試験[19]，NSABP B-38試験[20]の3個の臨床試験である．

▶腋窩リンパ節転移陽性症例を対象としAC→DTX（100mg/m^2）群4サイクルと同時投与A＋DTX（75mg/m^2）群4サイクルとTAC（DTX 60mg/m^2）群の4サイクルの3群比較を行ったNSABP B-30試験[18]である．8年DFSではAC→DTX群が同時投与の2群と比較して（vs. TAC群 HR：0.83，vs. AT群 HR：0.80），統計学的有意差を持って良好であった．また8年

OSではAC→DTX群がA＋DTX群のみにHR：0.86で統計学的有意差を持って良好な結果となった．つまり逐次投与のアンスラサイクリン系4サイクル→タキサン系4サイクルが同時投与TAC療法4サイクルよりも術後化学療法として有効なレジメンであると結論づけられた．この試験で興味深いのは無月経が治療法，ホルモン受容体のいかんにかかわらず独立した予後予測因子になりうることを指摘した点である．

▶ また同様に腋窩リンパ節転移陽性・HER2陰性症例を対象とした逐次投与のAC療法4サイクル→DTX（DTX 100mg/m^2）4サイクル群とTAC療法（DTX 75mg/m^2）6サイクル群を比較したBCIRG 05試験[19]では逐次投与群も同時投与群も5年DFS，OSでは差がなかった．ただし副作用のプロファイリングが異なり逐次投与群では末梢神経障害，爪の変化，筋肉痛が多く出現し，同時投与群では，発熱性好中球減少症，血小板減少症が多く出現していた．

▶ NSABP B-30試験[16]とBCIRG 05試験[17]からいえることは逐次投与群AC4サイクル→DTX4サイクル＝TAC　6サイクル＞TAC　4サイクルという結論が導き出された．

▶ またNSABP B-38試験[20]ではTAC　6サイクルとdose-dense AC→dose-dense PTXを5年DFS，OSで比較したところまったく差を認めなかった．

▶ つまり3つの臨床試験をまとめると，現在最強の乳癌術後化学療法は逐次投与群AC4サイクル→DTX（100mg/m^2）4サイクル＝dose-dense AC4サイクル→dose-dense PTX4サイクル＝TAC　6サイクル＞TAC　4サイクルになる．日本でも長時間作用型のG-CSF（ペグフィルグラスチム）の使用が可能となり，すべてのレジメンが使用可能となった．ただしTAC療法はアンスラサイクリンとタキサンが同時投与されるため，副作用が強く出る傾向にあり，欧米でも使用頻度が減っているようである．また日本のDTXの一般的な使用用量は75mg/m^{2}であることも考慮に入れなければならない．そうすると，日本ではdose-dense AC4サイクル→dose-dense PTX4サイクルが最も使用しやすい最強レジメンということになる．

▶ 日本でも長時間作用型のG-CSF（ペグフィルグラスチム）の使用が可能となったので，dose-deneレジメンについてまとめる．8個のdose-dense chemotherapyの第Ⅲ臨床試験をシステマティックレビュー[21]した結果，通常の3週ごとの投与に比べてdose-dense レジメンはOS（HR：0.86），DFS（HR：0.84）を有意に改善していた．特にER陰性症例では3週ごとの投与に比べてOS（HR：0.8）が有意に改善している．一方，ER陽性症例はOS（HR：0.9）の改善につながっていないとの結果であった．ただ観察期間中央値7年と長期にフォローされたGIM-2 試験[22]の結果ではER陽性症例もOS（HR：0.69），DFS（HR：0.80）と有意に改善していた．dose-dense AC療法後のタキサンのレジメンとしてdose-dense PTXがいいのか，weekly PTXがいいのか，に関する直接比較した第Ⅲ相試験は存在しないが，SWOG S0221試験[23]がこのコンセプトに近く，dose-dese AC療法6サイクルとweekly AC，さらにdose-dense PTXとweekly PTXを比較したファクトリカルデザインである．TN症例ではdose-dense AC4サイクル→dose-dense PTX6サイクルはdose-dense AC4サイクル→weekly PTX12サイクルに比べ，DFSを改善し，ER陽性症例ではdose-dense AC4サイクル→dose-dense PTX6サイクルとdose-dense AC4サイクル→weekly PTX12サイクルはDFSで同等であった．

アンスラサイクリン系とタキサン系の順番は？

▶実はこの問題は解決していないというか，誰もプロスペクティブな検討を行っていない．一般的には今までのreviewした臨床試験すべてアンスラサイクリン→タキサンであった．ただ学会報告レベルのレトロスペクティブなエビデンスしかないが，MDアンダーソンがんセンターではタキサン→アンスラサイクリンの方が5年RFSまたはOSがアンスラサイクリン→タキサンより良好であったと報告している[24]．

アンスラサイクリン系とタキサン系以外の化学療法は？

▶アンスラサイクリン系とタキサン系薬剤以外に乳癌術後化学療法として臨床試験が組まれた薬剤は日本が誇るUFTとカペシタビン，ビノレルビン，ゲムシタビンがある．それぞれエビデンスをreviewしていく．

1. UFT

▶まずは日本が誇るUFTであるが，臨床試験としてはNSAS BC-01試験[25]とCUBC試験がある．腋窩リンパ節転移陰性かつ高リスク乳癌患者を対象とし，2年間のUFT内服とCMF6コースを比較したNSAS BC-01試験[25]である．RFSをプライマリーエンドポイントとし非劣性試験であった．5年RFSも5年OSも差がなく，しかもQOLではUFTが勝っていたとのことで乳癌術後化学療法としてCMF療法の代替療法になるとの結論になった．

▶またNSAS BC-01療法とCUBC療法を統合解析した結果[26]，UFTとCMF療法で5年RFS（HR：1.04）で同等であった．またサブセット解析ではあるが，50歳以上のER陽性乳癌患者ではCMFに比べてUFTがRFS（HR：0.58）で有意差をもって良好で有効である可能性も示唆できた．

2. カペシタビン

▶次に乳癌術後化学療法としてのカペシタビンの有用性を調べた臨床試験はFinXX試験[27]，CALBG 49907試験[28]，USON 01062試験[29]の3つである．

▶FinXX試験[27]であるが，腋窩リンパ節転移陽性または陰性高リスク患者を対象とし，乳癌術後化学療法としてDTX（80mg/m²）→CEF75をコントロールとし，DTX（60mg/m²）→CE75の点滴にカペシタビンを（900mg/m²）内服2週投与1週休薬を上乗せしてプライマリーエンドポイントはRFSとした．5年RFSでHR：0.79と両群に有意差は認めなかった．

▶CALBG 49907試験[28]では，65歳以上の高齢者でStage Ⅰ～ⅢBまでを対象とし，AC療法またはCMF療法の標準化学療法をコントロールとし，乳癌術後化学療法としてカペシタビン（2,000mg/m²）内服2週投与，1週休薬でプライマリーエンドポイントをRFSとした．600人の登録時点で予想以上にカペシタビン群の再発例が多く，登録が中止になった．最終的にRFSのHR：2.09と標準治療群に比較してカペシタビン群で約2倍再発率が高い結果となった．

▶ USON 01062試験[29]では，腋窩リンパ節転移陽性または陰性の再発高リスク患者を対象としてAC→DTX（100mg/m^2）をコントロールとしてAC→DTX（75mg/m^2）＋カペシタビン（825mg/m^2）内服2週投与1休薬を上乗せしてプライマリーエンドポイントをDFSとした．5年DFSでHR：0.84と両群間で有意差は認めなかった．

▶ 以上，3つの術後化学療法としてのカペシタビンでは，いずれも第Ⅲ相試験がすべてネガティブな結果となり，カペシタビンの乳癌術後化学療法の地位は確立しなかった．ただし，2015年のSABCSで戸井ら[30]が術前化学療法，原発巣手術を施行後，病理学的に癌細胞の残存が確認された乳癌症例を対象に，術後化学療法としてのカペシタビン単独療法の有効性，安全性を，カペシタビン無加療を対照として検討したCREATE-X試験結果を発表し，DFS（HR：0.7）で有意差をもってカペシタビン追加群が良好な結果を示した．今後の検討を要するが初めて術後化学療法でカペシタビンの有用性を示した第Ⅲ相試験であった．

2. ビノレルビン

▶ ビノレルビンでは，9週間のトラスツズマブ投与で有名なFinHER試験[31]のなかでビノレルビンの乳癌術後化学療法の有効性に関して検討がある．腋窩リンパ節転移陽性または陰性で再発高リスクな患者群を対象として術後補助化学療法としてDTX→FECをコントロールとしてビノレルビン→FECの効果を遠隔無再発生存率（DDFS）をプライマリーエンドポイントとして比較検討した．5年DDFSでHR：0.66と有意にDTX群で良好だった．ビノレルビンの術後化学療法の有効性を調べた臨床試験はこれだけであるが，結果はネガティブであった．

3. ゲムシタビン

▶ 次にゲムシタビンであるが，論文化されておらず，ASCO2008で発表されたtAnGo試験[32]では術後化学療法としてEC→PTXをコントロール群としてEC→PTX＋ゲムシタビンを上乗せしてDFSを調べた．5年DFSではHR：1.0　5年OSではHR：1.1とゲムシタビンの上乗せ効果は証明されなかった．ゲムシタビンの術後化学療法の有効性を調べたものはこれだけであるが，結果はネガティブであった．

▶ アンスラサイクリン系，タキサン系以外の化学療法で乳癌術後化学療法としてエビデンスがあるのは結局，日本が誇るUFTだけである．これを受けてTS-1の乳癌術後化学療法の意義がPOTENT試験として症例登録が終了し，結果発表が待たれるところである．

　乳癌における術後化学療法のエビデンスの変遷が乳癌治療におけるエビデンスを語るうえで，最も歴史があり，しかも最も洗練されたエビデンスであることには異論のないところである．今回，この項では乳癌術後化学療法の有用性を初めて証明した有名なMilan試験から現在までの最新のエビデンスをreviewし，乳癌術後化学療法のエビデンスを体系的に解説した．明日からの臨床に役立てていただく一助になれば幸いである．

（大谷彰一郎）

参考文献

1) Bonadonna G, et al : Combination chemotherapy as an adjuvant treatment in operable breast cancer. N Engl J Med, 294: 405-410, 1976.
2) Bonadonna G, et al : 30 years' follow up of randomised studies of adjuvant CMF in operable breast cancer: cohort study. BMJ, 330: 217. 2005. Epub 2005 Jan 29
3) Fisher B, et al : Two months of doxorubicin-cyclophosphamide with and without interval reinduction therapy compared with 6 months of cyclophosphamide, methotrexate, and fluorouracil in positive-node breast cancer patients with tamoxifen-nonresponsive tumors: results from the National Surgical Adjuvant Breast and Bowel Project B-15. J Clin Oncol, 8: 1483-1496, 1990.
4) Levine MN, et al : Randomized trial comparing cyclophosphamide, epirubicin, and fluorouracil with cyclophosphamide, methotrexate, and fluorouracil in premenopausal women with node-positive breast cancer: update of National Cancer Institute of Canada Clinical Trials Group Trial MA5. J Clin Oncol, 23: 5166-5170, 2005.
5) Coombes RC, et al : Adjuvant cyclophosphamide, methotrexate, and fluorouracil versus fluorouracil, epirubicin, and cyclophosphamide chemotherapy in premenopausal women with axillary node-positive operable breast cancer: results of a randomized trial. The International Collaborative Cancer Group. J Clin Oncol, 14: 35-45, 1996.
6) Hutchins LF, et al : Randomized, controlled trial of cyclophosphamide, methotrexate, and fluorouracil versus cyclophosphamide, doxorubicin, and fluorouracil with and without tamoxifen for high-risk, node-negative breast cancer: treatment results of Intergroup Protocol INT-0102. J Clin Oncol, 23: 8313-8321, 2005.
7) EBCTCG. Effects of chemotherapy and hormonal therapy for early breast cancer on recurrence and 15-year survival: an overview of the randomised trials. Lancet, 365: 1687-1717, 2005.
8) Bonneterre J, et al : Epirubicin increases long-term survival in adjuvant chemotherapy of patients with poor-prognosis, node-positive, early breast cancer: 10-year follow-up results of the French Adjuvant Study Group 05 randomized trial. J Clin Oncol, 23: 2686-2693, 2005.
9) Mamounas EP, et al : Paclitaxel after doxorubicin plus cyclophosphamide as adjuvant chemotherapy for node-positive breast cancer: results from NSABP B-28. J Clin Oncol, 23: 3686-3696, 2005.
10) Henderdon IC, et al : Improved outcomes from adding sequential Paclitaxel but not from escalating Doxorubicin dose in an adjuvant chemotherapy regimen for patients with node-positive primary breast cancer. J Clin Oncol, 21: 976-983, 2003.
11) Roche H, et al : Sequential adjuvant epirubicin-based and docetaxel chemotherapy for node-positive breast cancer patients: the FNCLCC PACS 01 Trial. J Clin Oncol, 24: 5664-5671, 2006.
12) De Laurentiis M, et al: Taxane-based combinations as adjuvant chemotherapy of early breast cancer: a meta-analysis of randomized trials. J Clin Oncol, 26: 44-53, 2008.
13) Sparano JA, et al : Weekly paclitaxel in the adjuvant treatment of breast cancer. N Engl J Med, 358: 1663-1671, 2008.
14) Hudis C, et al : SABCS 2005 Abst#41.
15) Martin M, et al : Adjuvant docetaxel for node-positive breast cancer. N Engl J Med, 352: 2302-2313, 2005.
16) Sparano JA, et al: Long-Term Follow-Up of the E1199 Phase III Trial Evaluating the Role of Taxane and Schedule in Operable Breast Cancer. J Clin Oncol, 33:2353-2360, 2015.
17) Johes S, et al : Docetaxel With Cyclophosphamide Is Associated With an Overall Survival Benefit Compared With Doxorubicin and Cyclophosphamide: 7-Year Follow-Up of US Oncology Research Trial 9735. J Clin Oncol, 27: 1177-1183, 2009.
18) Sandra M, et al : Longer therapy, iatrogenic amenorrhea, and survival in early breast cancer. N Engl J Med, 362: 2053-2065, 2010.
19) Eiermann W, et al : Phase III study of doxorubicin/cyclophosphamide with concomitant versus sequential docetaxel as adjuvant treatment in patients with human epidermal growth factor receptor 2-normal, node-positive breast cancer: BCIRG-005 trial. J Clin Oncol, 29: 3877-3884, 2011.
20) Swain SM, et al: Definitive results of a phase III adjuvant trial comparing three chemotherapy regimens in women with operable, node-positive breast cancer: the NSABP B-38 trial. J Clin Oncol ,31:3197-3204,2013.
21) Petrelli F, et al : Adjuvant dose-dense chemotherapy in breast cancer: a systematic review and meta-analysis of randomized trials. Breast Cancer Res Treat, 151：251-259,2015.
22) Del Mastro L. et al：Fluorouracil and dose-dense chemotherapy in adjuvant treatment of patients with early-stage breast cancer: an open-label, 2 × 2 factorial, randomised phase 3 trial. Lancet, 385：1863-1872, 2015.
23) Budd GT, et al：SWOG S0221：a phase III trial comparing chemotherapy schedules in high-risk early-stage breast cancer. J Clin Oncol, 33：58-64,2015.
24) Alvarez RH, et al : SABCS 2010 Abst#P5-10-02.
25) Watanabe T, et al : Oral uracil and tegafur compared with classic cyclophosphamide, methotrexate, fluorouracil as postoperative chemotherapy in patients with node-negative, high-risk breast cancer: National Surgical Adjuvant Study for Breast Cancer 01 Trial. J Clin Oncol, 27: 1368-1374, 2009.
26) Ohashi Y, et al : Efficacy of oral tegafur-uracil (UFT) as adjuvant therapy as compared with classical cyclophosphamide, methotrexate, and 5-fluorouracil (CMF) in early breast cancer: a pooled analysis of two randomized controlled trials (N.SAS-BC 01 trial and CUBC trial). Breast Cancer Res Treat. 119: 633-641, 2010.
27) Joensuu H, et al : Adjuvant capecitabine, docetaxel, cyclophosphamide, and epirubicin for early breast cancer: final analysis of the randomized FinXX trial. J Clin Oncol, 30: 11-18, 2012.
28) Hyman BM, et al : Adjuvant chemotherapy in older women with early-stage breast cancer. N Engl J Med, 360: 2055-2065, 2009.
29) O'Shaughnessy J, et al：Patients with Slowly Proliferative Early Breast Cancer Have Low Five-Year Recurrence Rates in a Phase III Adjuvant Trial of Capecitabine. Clin Cancer Res, 21：4305-4311, 2015.
30) Toi M, et al, SABCS 2015 Abst#S1-07.
31) Joensuu H, et al : Fluorouracil, epirubicin, and cyclophosphamide with either docetaxel or vinorelbine, with or without trastuzumab, as adjuvant treatments of breast cancer: final results of the FinHer Trial. J Clin Oncol, 27: 5685-5692, 2009.
32) Poole CJ, et al : ASCO, 2008. Abst#506.

■ 術後化学療法

3 薬剤と代表的レジメン

TC療法[1]

- ▶TC療法（ドセタキセル/シクロホスファミド）の処方例（**表1**）
- **サイクル長**：21日
- **サイクル数**：4サイクル
- **利尿**：シクロホスファミドによる出血性膀胱炎予防のため，投与1～2日間は1日尿量が2～3L得られるよう，水分摂取を促す．
- **催吐性リスク**：中等度催吐性リスク（急性が30～90%で遅発性も問題となりうる）に分類される[2]．
- **過敏症状**：過敏症状の予防を目的として副腎皮質ホルモン剤の前投与が必要である[3]．
- **浮腫**：用量依存性に浮腫の発現率および重篤度が高くなる．浮腫ならびに過敏症状の軽減を目的として，投与前後のステロイド薬投与が推奨されている（前述）[3]．
- **アルコール過敏症への対応**：ドセタキセルの添付溶解液にはエタノールが含まれている．投与前に必ずアルコール過敏の有無を確認し，アルコールに過敏な患者へ投与する場合は，添付文書に記載された方法で調製する[3]．
- **感染予防**：G-CSF，抗菌薬の予防投与は一般に推奨されていないが，65歳以上への投与では発熱性好中球減少症の頻度が高いため，予防的抗菌薬の投与を考慮する[4]．
- **血管外漏出時**：ドセタキセルは起壊死性抗癌薬，シクロホスファミドは炎症性抗癌薬に分類されている．
- **肝機能異常患者への投与**：血清ビリルビンが上限値以上，ALP値の上昇を伴い（正常上限値の2.5倍以上）トランスアミナーゼが正常上限の1.5倍以上に上昇している症例へのドセタキセルの投与は，重篤な副作用の発現や副作用の増強・増悪が認められ，治療関連死の危険性が増加すると警告されている[3]．

表1　TC療法の処方例

薬剤名	投与量	投与経路	希釈液，投与時間	投与日
デキサメタゾン	8mg	点滴静注	生理食塩水50mL，15分	day1
ドセタキセル	75mg/m²	点滴静注	5%ブドウ糖液250mL，60分以上	day1
シクロホスファミド	600mg/m²	点滴静注	5%ブドウ糖液250mL，30分	day1
ルートフラッシュとして，生理食塩水50mLを15分程度で点滴静注				day1

・デキサメタゾン16mg 分2，化学療法投与前日から3～5日間を経口投与

AC療法[5]

- ▶AC療法（ドキソルビシン/シクロホスファミド）の処方例と支持療法（**表2**）
- **サイクル長**：21日

- **サイクル数**：4サイクル
- **利尿**：シクロホスファミドによる出血性膀胱炎予防のため，投与1〜2日間は1日尿量が2〜3L得られるよう，飲水を促す．
- **催吐性リスク**：高度催吐性リスク（急性・遅発性の両者とも90％以上）に分類される[2]．
- **感染予防**：G-CSF，抗菌薬の予防投与は一般に推奨されていない．
- **血管外漏出時**：ドキソルビシンは起壊死性抗癌薬，シクロホスファミドは炎症性抗癌薬に分類されている．
- **心毒性**：蓄積性心毒性のため，ドキソルビシンの総投与量は450〜500mg/m^{2}に留める．また，心毒性の危険性は，心疾患の既往（心筋梗塞の既往，心不全，不整脈など）があると増加するため，これらでは相対禁忌である．投与前に左室駆出率などを測定し，心機能を評価することが推奨されている[3]．

表2　AC療法の処方例

薬剤名	投与量	投与経路	希釈液，投与時間	投与日
デキサメタゾン	8〜24mg	点滴静注	生理食塩水50mL，15分	day1
5-HT$_3$受容体拮抗薬*	規定量			
ドキソルビシン	60mg/m^2	点滴静注	生理食塩水50mL，15分	day1
シクロホスファミド	600mg/m^2	点滴静注	5％ブドウ糖液250mL，30分	day1
ルートフラッシュとして，生理食塩水50mLを15分程度で点滴静注				day1
・デキサメタゾン8mg 分2，day2〜4に経口投与　（アプレピタントを併用する場合は，デキサメタゾンの投与量を減量する）・アプレピタント125mgを抗癌薬投与60〜90分前に服用・アプレピタント80mgをday2，3の午前中に服用				

＊5-HT$_3$受容体拮抗薬は，パロノセトロン（アロキシ®），アザセトロン（セロトーン®），オンダンセトロン（ゾフラン®），グラニセトロン（カイトリル®），ラモセトロン（ナゼア®）から選択する．

EC療法

▶EC療法（エピルビシン/シクロホスファミド）の処方例と支持療法（表3）
- **サイクル長**：21日
- **サイクル数**：4サイクル
- **利尿**：シクロホスファミドによる出血性膀胱炎予防のため，投与1〜2日間は1日尿量が2〜3L得られるよう，飲水を促す．
- **催吐性リスク**：高度催吐性リスク（急性・遅発性の両者とも90％以上）に分類される[2]．

表3　EC療法の処方例

薬剤名	投与量	投与経路	希釈液，投与時間	投与日
デキサメタゾン	8〜24mg	点滴静注	生理食塩水50mL，15分	day1
5-HT$_3$受容体拮抗薬	規定量			
エピルビシン	60〜100mg/m^2	点滴静注	生理食塩水50mL，15分	day1
シクロホスファミド	600mg/m^2	点滴静注	5％ブドウ糖液250mL，30分	day1
ルートフラッシュとして，生理食塩水50mLを15分程度で点滴静注				day1
・デキサメタゾン8mg 分2，day2〜4に経口投与　（アプレピタントを併用する場合は，デキサメタゾンの投与量を減量する）・アプレピタント125mgを抗癌薬投与60〜90分前に服用・アプレピタント80mgをday2，3の午前中に服用				

- **感染予防**：G-CSF，抗菌薬の予防投与は一般に推奨されていない．
- **血管外漏出時**：エピルビシンは起壊死性抗癌薬，シクロホスファミドは炎症性抗癌薬に分類されている．
- **心毒性**：蓄積性心毒性のため，エピルビシンの総投与量は800〜900mg/m^2に留める．また，心毒性の危険性は，心疾患の既往があると増加するため，投与前に左室駆出率などを評価することが推奨されている[3]．

CAF療法

▶ CAF療法（シクロホスファミド/ドキソルビシン/5-FU）処方例と支持療法（**表4**）
- **サイクル長**：21日
- **サイクル数**：6サイクル
- その他はAC療法を参照．

表4　CAF療法の処方例

薬剤名	投与量	投与経路	希釈液，投与時間	投与日
デキサメタゾン	8〜24mg	点滴静注	生理食塩水50mL，15分	day1
5-HT$_3$受容体拮抗薬	規定量			
ドキソルビシン	50mg/m^2	点滴静注	生理食塩水50mL，15分	day1
シクロホスファミド	500mg/m^2	点滴静注	5%ブドウ糖液250mL，30分	day1
5-FU	500mg/m^2	点滴静注	生理食塩水50mL，15分	day1
ルートフラッシュとして，生理食塩水50mLを15分程度で点滴静注				day1

- デキサメタゾン8mg 分2，day2〜4に経口投与
  （アプレピタントを併用する場合は，デキサメタゾンの投与量を減量する）
- アプレピタント125mgを抗癌薬投与60〜90分前に服用
- アプレピタント80mgをday2，3の午前中に服用

FEC100療法[6]

▶ FEC100療法（5-FU/エピルビシン/シクロホスファミド）処方例と支持療法（**表5**）
- **サイクル長**：21日
- **サイクル数**：6サイクル
- その他はEC療法を参照．

表5　FEC100療法の処方例

薬剤名	投与量	投与経路	希釈液，投与時間	投与日
デキサメタゾン	8〜24mg	点滴静注	生理食塩水50mL，15分	day1
5-HT$_3$受容体拮抗薬	規定量			
エピルビシン	100mg/m^2	点滴静注	生理食塩水50mL，15分	day1
シクロホスファミド	500mg/m^2	点滴静注	5%ブドウ糖液250mL，30分	day1
5-FU	500mg/m^2	点滴静注	生理食塩水50mL，15分	day1
ルートフラッシュとして，生理食塩水50mLを15分程度で点滴静注				day1

- デキサメタゾン8mg 分2，day2〜4に経口投与
  （アプレピタントを併用する場合は，デキサメタゾンの投与量を減量する）
- アプレピタント125mgを抗癌薬投与60〜90分前に服用
- アプレピタント80mgをday2，3の午前中に服用

ドセタキセル療法

▶ **ドセタキセル療法の処方例と支持療法（表6）**
- **サイクル長**：21日
- **サイクル数**：4サイクル
- AC4サイクル後に実施する．
- **催吐性リスク**：軽度催吐性リスク（急性が10〜30％で遅発性は問題とならない）に分類される[2]．
- その他はTC療法を参照．

表6　ドセタキセル療法の処方例

薬剤名	投与量	投与経路	希釈液，投与時間	投与日
デキサメタゾン	8mg	点滴静注	生理食塩水50mL，15分	day1
ドセタキセル	60〜100mg/m²	点滴静注	5％ブドウ糖液250mL，60分以上	day1
ルートフラッシュとして，生理食塩水50mLを15分程度で点滴静注				day1
・デキサメタゾン8mg 分2，day1の夕よりday3の朝まで				

weekly パクリタキセル療法[7]

▶ weekly パクリタキセル（パクリタキセル毎週投与）の処方例と支持療法（表7）
- **サイクル長**：7日
- **サイクル数**：12サイクル
- AC4サイクル後に実施する．
- **催吐性リスク**：軽度催吐性リスク（急性が 10〜30％で遅発性は問題とならない）に分類される[2]．
- **過敏症状**：パクリタキセルは重篤な過敏症状を生じる可能性があるため，過敏症状の予防を目的として副腎皮質ホルモン剤，ヒスタミンH_1ならびにH_2受容体拮抗薬による前投与が必要である[3]．
- **感染予防**：G-CSF，抗菌薬の予防投与は一般に推奨されていない．
- **血管外漏出時**：パクリタキセルは起壊死性抗癌薬に分類されている．
- **化学療法起因性末梢神経障害**：日常生活に支障が及ぶ末梢神経障害が継続して認められる場合（Grade3/4）は，20％の減量投与を行う[3]．

表7　weekly パクリタキセル療法の処方例

薬剤名	投与量	投与経路	希釈液，投与時間	投与日
デキサメタゾン	8mg	点滴静注	生理食塩水50mL，15分	day1
ファモチジン	20mg			
クロルフェニラミンマレイン酸塩	10mg	点滴静注	生理食塩水50mL，15分	day1
パクリタキセル	80mg/m²	点滴静注	5％ブドウ糖液250mL，60分以上	day1
ルートフラッシュとして，生理食塩水50mLを15分程度で点滴静注				

トラスツズマブ/パクリタキセル療法[8]

▶ トラスツズマブ/パクリタキセル療法の処方例と支持療法（表8）

- **サイクル長**：7日
- **サイクル数**：12サイクル
- HER2陽性乳癌の術後療法として，AC療法4サイクル後に実施する．
- **催吐性リスク**：軽度催吐性リスク（急性が10〜30％で遅発性は問題とならない）に分類される[2]．
- **心毒性**：トラスツズマブは用量依存性に心毒性を生じる．高齢者や心疾患の既往があると心毒性のリスクは増加する．投与前や投与後も定期的に左室駆出率などを評価することが推奨される[3]．
- その他はweeklyパクリタキセルを参照．

表8 トラスツズマブ/パクリタキセル療法の処方例

薬剤名	投与量	投与経路	希釈液，投与時間	投与日
トラスツズマブ	初回4mg/kg 2回目以降2mg/kg	点滴静注	溶解液に希釈し，初回は60分， 2回目以降は30分	day1

・トラスツズマブ投与後に，パクリタキセルを投与する（表7を参照）
・なおトラスツズマブを3週ごと投与する場合は初回8mg/kg，2回目以降6mg/kgとする

Oral CMF療法[9]

▶ シクロホスファミド/メトトレキサート/5-FU処方例と支持療法（表9）

- **サイクル長**：28日
- **サイクル数**：6サイクル
- **利尿**：シクロホスファミドによる膀胱刺激症状を予防するため，1日尿量が2〜3L得られるよう飲水を促し，分割投与や眠前の服用を避ける．
- **催吐性リスク**：中等度催吐性リスク（急性が30〜90％で遅発性も問題となりうる）に分類される[2]．
- **感染予防**：G-CSF，抗菌薬の予防投与は一般に推奨されていない．
- **血管外漏出時**：5-FU，シクロホスファミドは炎症性抗癌薬，メトトレキサートは起炎症性抗癌薬に分類されている．

表9 Oral CMF療法の処方例

薬剤名	投与量	投与経路	希釈液，投与時間	投与日
シクロホスファミド	100mg/m^2	経口	朝1回服用，day1〜14まで	day1
メトトレキサート	040mg/m^2	静脈	生理食塩水50mL，20分	day1, 8
5-FU	600mg/m^2	静脈	生理食塩水50mL，20分	day1, 8

ルートフラッシュとして，生理食塩水50mLを15分程度で点滴静注

dose-dense AC-パクリタキセル療法[10]

▶ AC療法（ドキソルビシン/シクロホスファミド）とパクリタキセル処方例と支持療法（**表10, 11**）
- **サイクル長**：14日
- **サイクル数**：AC4サイクル後パクリタキセル4サイクル
- **催吐性リスク**：高度催吐性リスク（急性・遅発性の両者とも90％以上）に分類される[2].
- **感染予防**：予防的G-CSF（ペグフィルグラスチム）の投与は必須である．
- その他はAC療法，weeklyパクリタキセル療法を参照．

表10 dose-dense ACの処方例

薬剤名	投与量	投与経路	希釈液, 投与時間	投与日
デキサメタゾン	8〜24mg	点滴静注	生理食塩水50mL, 15分	day1
5-HT$_3$受容体拮抗薬*	規定量			
ドキソルビシン	60mg/m^2	点滴静注	生理食塩水50mL, 15分	day1
シクロホスファミド	600mg/m^2	点滴静注	5％ブドウ糖液250mL, 30分	day1
ルートフラッシュとして，生理食塩水50mLを15分程度で点滴静注				

- デキサメタゾン8mg 分2，day2〜4に経口投与
  （アプレピタントを併用する場合は，デキサメタゾンの投与量を減量する）
- アプレピタント125mgを抗癌剤投与60〜90分前に服用
  アプレピタント80mgをday2, 3の午前中に服用
- 抗癌剤投与終了後24時間以降に予防的G-CSF（ペグフィルグラスチム）3.6mg皮下注

＊5-HT$_3$受容体拮抗薬は，パロノセトロン（アロキシ®），アザセトロン（セロトーン®），オンダンセトロン（ゾフラン®），グラニセトロン（カイトリル®），ラモセトロン（ナゼア®）から選択する．

表11 dose-dense パクリタキセルの処方例

薬剤名	投与量	投与経路	希釈液, 投与時間	投与日
デキサメタゾン	8mg	点滴静注	生理食塩水50mL, 15分	day1
ファモチジン	20mg			
マレイン酸クロルフェニラミン	10mg	点滴静注	生理食塩水50mL, 15分	day1
パクリタキセル	175mg/m^2	点滴静注	5％ブドウ糖液250mL, 180分	day1
ルートフラッシュとして，生理食塩水50mLを15分程度で点滴静注				
抗癌薬投与終了後24時間以降に予防的G-CSF（ペグフィルグラスチム）3.6mg皮下注．				day2

TAC療法[11]

▶ TAC療法（ドセタキセル/ドキソルビシン/シクロホスファミド）処方例と支持療法（**表12**）
- **サイクル長**：21日
- **サイクル数**：6サイクル
- **催吐性リスク**：高度催吐性リスク（急性・遅発性の両者とも90％以上）に分類される[2].
- **感染予防**：予防的G-CSF（ペグフィルグラスチム）の投与は必須である．
- その他はAC療法，TC療法を参照．

表12 TAC療法の処方例

薬剤名	投与量	投与経路	希釈液，投与時間	投与日
デキサメタゾン	8〜24mg	点滴静注	生理食塩水50mL，15分	day1
5-HT$_3$受容体拮抗薬*	規定量	点滴静注	生理食塩水50mL，15分	day1
ドセタキセル	75mg/m^2	点滴静注	5%ブドウ糖液250mL，60分以上	day1
ドキソルビシン	60mg/m^2	点滴静注	生理食塩水50mL，15分	day1
シクロホスファミド	600mg/m^2	点滴静注	5%ブドウ糖液250mL，30分	day1
ルートフラッシュとして，生理食塩水50mLを15分程度で点滴静注				day1

・デキサメタゾン8mg 分2，day2〜4に経口投与
（アプレピタントを併用する場合は，デキサメタゾンの投与量を減量する）
・アプレピタント125mgを抗癌薬投与60〜90分前に服用
アプレピタント80mgをday2, 3の午前中に服用
・抗癌剤投与終了後24時間以降に予防的G-CSF（ペグフィルグラスチム）3.6mg皮下注

＊5-HT$_3$受容体拮抗薬は，パロノセトロン（アロキシ®），アザセトロン（セロトーン®），オンダンセトロン（ゾフラン®），グラニセトロン（カイトリル®），ラモセトロン（ナゼア®）から選択する．

（平　成人／土井原博義）

参考文献

1) Jones SE, et al：Phase III trial comparing doxorubicin plus cyclophosphamide with docetaxel plus cyclophosphamide as adjuvant therapy for operable breast cancer. J Clin Oncol, 24：5381-5387, 2006.
2) 日本癌治療学会，診療ガイドライン（制吐療法）(http://www.jsco-cpg.jp/guideline/29.html)
3) 独立行政法人医薬品医療機器総合機構，医薬品医療機器情報提供ホームページ（http://www.info.pmda.go.jp/）
4) Jones S, et al：Docetaxel With Cyclophosphamide Is Associated With an Overall Survival Benefit Compared With Doxorubicin and Cyclophosphamide：7-Year Follow-Up of US Oncology Research Trial 9735. J Clin Oncol, 27：1177-1183, 2009.
5) Fisher B, et al：Tamoxifen and chemotherapy for axillary node-negative, estrogen receptor-negative breast cancer：findings from National Surgical Adjuvant Breast and Bowel Project B-23. J Clin Oncol, 19：931-942, 2001.
6) Brufman G, et al：Doubling epirubicin dose intensity (100 mg/m^2 versus 50 mg/m^2) in the FEC regimen significantly increases response rates. An international randomised phase III study in metastatic breast cancer. The Epirubicin High Dose (HEPI 010) Study Group. Ann Oncol, 8：155-162, 1997.
7) Sparano JA, et al：Weekly paclitaxel in the adjuvant treatment of breast cancer. N Engl J Med, 358：1663-1671, 2008.
8) Romond EH, et al：Trastuzumab plus adjuvant chemotherapy for operable HER2-positive breast cancer. N Engl J Med, 353：1673-1684, 2005.
9) Bonadonna G, et al：Combination chemotherapy as an adjuvant treatment in operable breast cancer. N Engl J Med, 294：405-410, 1976.
10) Citron ML, et al：Randomized trial of dose-dense versus conventionally scheduled and sequential versus concurrent combination chemotherapy as postoperative adjuvant treatment of node-positive primary breast cancer：first report of Intergroup Trial C9741/Cancer and Leukemia Group B Trial 9741．J Clin Oncol, 21：1431-1439, 2003.
11) Mackey JR, et al. Adjuvant docetaxel, doxorubicin, and cyclophosphamide in node-positive breast cancer：10-year follow-up of the phase 3 randomised BCIRG 001 trial. Lancet Oncol, 14：72-80, 2013.

■ 術後化学療法

4 アンスラサイクリン系薬剤の位置づけ

アンスラサイクリン系薬剤の作用機序

▶ 2本鎖DNAの塩基対の間に入り込み，架橋を形成し（intercalate），DNAの転写・複製・修復作用を有するトポイソメラーゼⅡαを阻害することによりDNA合成を阻害し抗腫瘍効果を示す[1]．

アンスラサイクリン系薬剤の術後化学療法のエビデンス

▶ 乳癌術後化学療法の効果はCMF療法（シクロホスファミド/メトトレキサート/5-FU）により初めて証明され，術後無治療に比してCMF療法により再発リスクが24％，死亡リスクが14％減少した[2]．

▶ その後，術後化学療法は主にアンスラサイクリン系薬剤をベースに検討された．NCIC CTG MA.5試験[3]，FASG05試験[4]などの大規模臨床試験，2012年のEBCTCGのメタアナリシス[5]の結果を受けて2000年代にはCMF療法からアンスラサイクリン系薬剤へと標準治療が移行した．

▶ EBCTCGのメタアナリシスにおいて，アンスラサイクリン系薬剤を含む多剤併用化学療法は，50歳未満女性で38％，50〜69歳女性で20％乳癌死亡リスクを低下させた[5]．

▶ また，同メタアナリシスにおいて，アンスラサイクリン系薬剤を含む多剤併用化学療法は，CMF療法に比して再発リスクを11％，死亡リスクを16％減少させた（図1）[5]．

▶ しかし，CMF療法（4週間隔　経口シクロホスファミド）6サイクルとAC（60mg/600mg/m^2）4サイクルは乳癌死亡をほぼ同じ割合で低下させると考えられ，副作用の面でCMF療法が劣るとしている．ただし，ドキソルビシン（dose-dense療法など），エピルビシン（FEC100療法など）の（相対的）用量強度の高いレジメンはCMF療法より優れている[6]．

▶ タキサン系薬剤の登場後，アンスラサイクリン系薬剤にタキサン系薬剤を追加することで再発リスクを14〜17％，死亡リスクを12〜18％減少させた[6,7]．

アンスラサイクリン系薬剤を含む術後化学療法の代表的なレジメン

▶ AC療法[8]，EC療法[9]，FAC療法[10]，FEC療法[4]などがある．いずれも3週に1回を1サイクルとして，4〜6サイクル実施する（表1）．

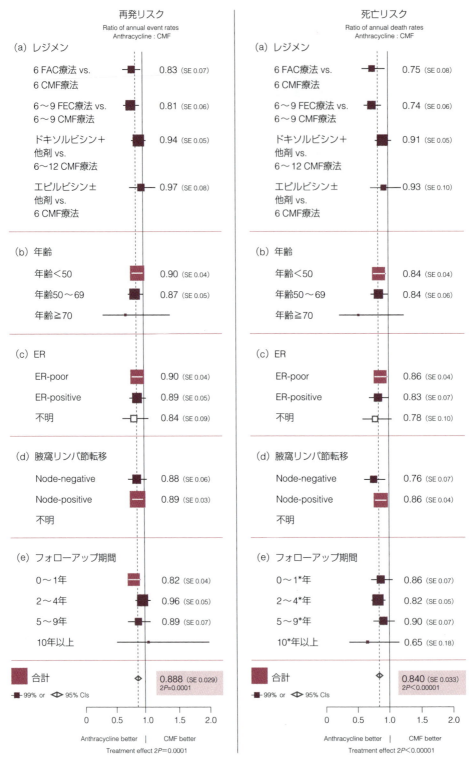

図1　アンスラサイクリン系薬剤を含むレジメンとCMF療法との比較

(文献5)より引用

表1 タキサン系薬剤が登場する以前のアンスラサイクリン系薬剤の代表的なレジメン

レジメン	薬剤	文献
AC療法 4サイクル	ドキソルビシン 60mg/m² 静注 day1 21日ごと シクロホスファミド 600mg/m² 静注 day1 21日ごと	8)
EC療法 8サイクル	エピルビシン 100mg/m² 静注 day1 21日ごと シクロホスファミド 830mg/m² 静注 day1 21日ごと	9)
FAC療法 6サイクル	5-FU 500mg/m² 静注 day1, 8 21日ごと ドキソルビシン 50mg/m² 静注 day1 21日ごと シクロホスファミド 500mg/m² 静注 day1 21日ごと	10)
FEC療法 6サイクル	5-FU 500mg/m² 静注 day1 21日ごと エピルビシン 100mg/m² 静注 day1 21日ごと シクロホスファミド 500mg/m² 静注 day1 21日ごと	4)

▶ アンスラサイクリンとタキサンの併用レジメンとしてAT療法,TAC療法などもある.補助療法では,TAC療法(ドセタキセル/ドキソルビシン/シクロホスファミド)とFAC療法の比較試験を行っている[11].AC療法に追加する併用薬剤としてドセタキセルと5-FUの比較試験である.TAC療法がDFSで有意に優れていたが,予防的G-CSFの併用を必要としている.

▶ ドキソルビシン(A)の至適投与量は60mg/m²,エピルビシン(E)の至適投与量は90〜100mg/m²である.シクロホスファミド(C)は500〜600mg/m²,5-FUは500mg/m²である.

アンスラサイクリン系薬剤に対する制吐療法

▶ AC/EC/FAC/FEC療法は,最も催吐性の高いレジメンの1つであり,より有効な制吐対策の確立が急務である.

▶ 2015年日本癌治療学会の制吐薬適正使用ガイドラインにおけるアンスラサイクリンを含むレジメンに対する標準制吐療法は,day1:デキサメタゾン9.9mg+アプレピタント125mg(経口)+任意の5-HT$_3$受容体拮抗薬,day2,day3:デキサメタゾン8mg+アプレピタント80mg(経口),または,day1:デキサメタゾン12mg+ホスアプレピタント150mg(静注)+第一世代または第二世代の5-HT$_3$受容体拮抗薬,day2,day3:デキサメタゾン8mgである[12].

アンスラサイクリン系薬剤の晩期有害事象

▶ アンスラサイクリン系薬剤は心毒性や血液悪性腫瘍などの重篤な晩期有害事象を有している.

▶ 心毒性は投与後数ヵ月から発症する.心筋内でフリーラジカル産生を促し,心筋細胞膜を破壊,うっ血性心不全に至るが,その発症頻度は用量依存的である.

▶ 特に65歳以上の高齢者の場合,抗癌薬治療を受けていない場合と比してアンスラサイクリン系薬剤を受けた場合の10年間のうっ血性心不全のリスクは1.25倍である.HR:1.25,95%CI:1.07-1.46[13].

▶ 投与期間中・投与後は定期的に心電図・心臓エコーを実施し心毒性を確認すること,また,総投与量でドキソルビシン400〜500mg/m²,エピルビシン900mg/m²を超えるとうっ血性

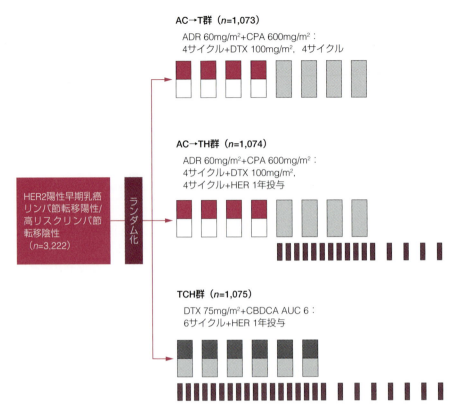

ADR: アドリアマイシン，CPA: シクロホスファミド，DTX: ドセタキセル，CBDCA: カルボプラチン

図2　BCIRG006試験デザイン

心不全のリスクが急上昇するので注意が必要である．

▶ DNAへ直接障害作用を有するため，二次発癌として血液悪性腫瘍（白血病，骨髄異形成症候群）のリスクがある．また，アルキル化薬であるシクロホスファミドとの併用により二次発癌のリスクはさらに上昇する可能性がある．アンスラサイクリン系薬剤を受けた場合の10年間の急性骨髄性白血病推定累積発症率は1.5％（95％CI：0.7-2.9％）と報告されている[14]．

▶ BCIRG 006試験（図2）では，Grade3以上の心不全がAC→T群：7例，AC→TH ｛パクリタキセル＋トラスツズマブ｝ 群：21例，TCH群：4例にみられた．AC→TH群はAC→T群よりも有意に多く（$P=0.0121$），TCH（ドセタキセル／カルボプラチン／トラスツズマブ）群はAC→TH群よりも有意に少なかった（$P<0.001$）．左室駆出率（LVEF）の10ポイント以上の低下が，AC→T群：114例，AC→TH群：194例，TCH群：97例に認められた．アンスラサイクリンにトラスツズマブを併用するAC→TH群はAC→T群よりも有意に多く（$P<0.001$），アンスラサイクリンを使用しないTCH群はAC→TH群よりも有意に少なかった（$P<0.001$）．トラスツズマブを使用する場合は，アンスラサイクリンとの併用を注意する必要がある[15]．

アンスラサイクリン系薬剤の現状と今後の展望

▶ US oncology 9735試験により，術後化学療法においてTC療法（ドセタキセル/シクロホスファミド）がAC療法（ドキソルビシン/シクロホスファミド）よりも優れることが証明された[16,17]．また，上記アンスラサイクリン系薬剤の晩期有害事象に対する懸念から近年，術後化学療法でアンスラサイクリン系薬剤の使用頻度は減少している．

▶ HER2陽性乳癌に対する術後療法ではトラスツズマブが使用されるが，トラスツズマブも心毒性を有するためアンスラサイクリン系薬剤を併用することで心毒性の増強が懸念される．

▶ HER2はアンスラサイクリン系薬剤の治療効果予測因子である[18,19]ため，これまではHER2陽性乳癌の術後化学療法でアンスラサイクリン系薬剤が用いられることが多かったが，BCIRG 006試験においてアンスラサイクリン系薬剤を用いないドセタキセル/カルボプラチン/トラスツズマブの有効性と安全性が確認された[15]．

▶ 2011年11月，わが国においてもHER2陽性乳癌に対してカルボプラチンが使用可能となり，アンスラサイクリン系薬剤を用いない上記レジメン（TCH療法）の使用が増加している．

▶ しかし，アンスラサイクリン系薬剤にタキサン系薬剤を追加すると治療成績が改善することが多くのランダム化比較試験で示されており，これらの併用療法は現在も標準治療の一つである[6]．

▶ アンスラサイクリン系薬剤の治療効果予測因子としてはHER2やトポイソメラーゼⅡα[15,20]が挙げられるが，過去の大規模臨床試験の組織検体を用いたレトロスペクティブな検討結果である．アンスラサイクリン系薬剤は毒性の強い薬剤であり，最大限の効果が得られるサブグループの同定が重要である．

（杉谷郁子／佐伯俊昭）

参考文献

1) Tewey KM, et al：Adriamycin-induced DNA damage mediated by mammalian DNA topoisomeraseⅡ. Science, 226：466-468, 1984.
2) Early Breast Cancer Trialists' Collaborative Group：Polychemotherapy for early breast cancer：an overview of the randomised trials. Lancet 352：930-942, 1998.
3) Levine MN, et al：Randomized trial comparing cyclophosphamide, epirubicin, and fluorouracil with cyclophosphamide, methotrexate, and fluorouracil in premenopausal women with node-positive breast cancer：update of National Cancer Institute of Canada Clinical Trials Group Trial MA5. J Clin Oncol, 23：5166-5170, 2005.
4) Bonneterre J, et al：Epirubicin increases long-term survival in adjuvant chemotherapy of patients with poor-prognosis, node-positive, early breast cancer：10-year follow-up results of the French Adjuvant Study Group 05 randomized trial. J Clin Oncol, 23：2686-2693, 2005.
5) Early Breast Cancer Trialists' Collaborative Group：Effects of chemotherapy and hormonal therapy for early breast cancer on recurrence and 15-year survival：an overview of the randomised trials. Lancet, 365：1687-1717, 2005.
6) Early Breast Cancer Trialists' Collaborative Group：Comparisons between different polychemotherapy regimens for early breast cancer：meta-analyses of long-term outcome among 100000women in 123 randomised trials. Lancet, 379：432-444, 2012.
7) De Laurentiis M, et al：Taxane-based combinations as adjuvant chemotherapy of early breast cancer：a meta-analysis of randomized trials. J Clin Oncol, 26：44-53, 2008.
8) Fisher B, et al：Two months of doxorubicin-cyclophosphamide with and without interval reinduction therapy compared with 6 months of cyclophosphamide, methotrexate, and fluorouracil in positive-node breast cancer patients with tamoxifen-nonresponsive tumors：results from the National Surgical Adjuvant Breast and Bowel Project B-15. J Clin Oncol, 8：1483-1496, 1990.
9) Piccart MJ, et al：PhaseⅢ trial comparing two dose levels of epirubicin combined with cyclophosphamide with cyclophosphamide,

methotrexate, and fluorouracil in node-positive breast cancer. J Clin Oncol, 19: 3103-3110, 2001.
10) Buzdar AU, et al: Ten-year results of FAC adjuvant chemotherapy trial in breast cancer. Am J Clin Oncol, 12: 123-128, 1989.
11) Martin M, et al: Toxicity and health-related quality of life in breast cancer patients receiving adjuvant docetaxel, doxorubicin, cyclophosphamide (TAC) or 5-fluorouracil, doxorubicin and cyclophosphamide (FAC): impact of adding primary prophylactic granulocy-tecolony stimulating factor to the TAC regimen. Ann Oncol, 17: 1205-1212, 2006.
12) 日本癌治療学会編：制吐薬適正使用ガイドライン，金原出版，東京，2015.
13) Du XL, et al: Cardiac toxicity associated with anthracycline-containing chemotherapy in older women with breast cancer. Cancer, 115: 5296-5308, 2009.
14) Diamandidou E, et al: Treatment-related leukemia in breast cancer patients treated with fluorouracil-doxorubicin-cyclophosphamide combination adjuvant chemotherapy: the University of Texas M.D. Anderson Cancer Center experience. J Clin Oncol, 14: 2722-2730, 1996.
15) Slamon D, et al: Adjuvant trastuzumab in HER2-positive breast cancer. N Engl J Med, 365: 1272-1283, 2011.
16) Jones SE, et al: Phase III trial comparing doxorubicin plus cyclophosphamide with docetaxel plus cyclophosphamide as adjuvant therapy for operable breast cancer. J Clin Oncol, 24: 5381-5387, 2006.
17) Jones S, et al: Docetaxel with cyclophosphamide is associated with an overall survival benefit compared with doxorubicin and cyclophosphamide: 7-Year follow-up of US oncology research trial 9735. J Clin Oncol, 27: 1177-1183, 2009.
18) Pritchard KI, et al: HER2 and responsiveness of breast cancer to adjuvant chemotherapy. N Engl J Med, 354: 2103-2111, 2006.
19) Gennari A, et al: HER2 status and efficacy of adjuvant anthracyclines in early breast cancer: a pooled analysis of randomized trials. J Natl Cancer Inst, 100: 14-20, 2008.
20) O'Malley FP, et al: Topoisomerase II alpha and responsiveness of breast cancer to adjuvant chemotherapy. J Natl Cancer Inst, 101: 644-650, 2009.

■ 術後化学療法

5 タキサンの位置づけ

タキサン系薬剤

1. ドセタキセル

- ドセタキセルはヨーロッパイチイの針葉抽出物を前駆物質として，半合成された抗悪性腫瘍薬である．わが国では1991年より第Ⅰ相試験が開始され，後期第Ⅱ相試験で有用性が確認され，1996年10月に乳癌に対して承認された．

- 2010年11月には75mg/m^{2}の用量の有効性および安全性は医学薬学上公知と判断され，その後，用量変更が承認された．2011年1月に剤形追加にかかわるワンタキソテール®が承認された．

2. パクリタキセル

- パクリタキセルは*Taxus brevifolia*（イチイ科）の樹皮抽出液から単離された新規化学構造を有する抗悪性腫瘍薬である．その後，半合成による製造法が開発され，さらに，細胞培養法により製造する方法が開発された．1984年米国において第Ⅰ相試験が開始され，その後，点滴時間（24時間と3時間）の比較試験により，1994年6月に米国およびカナダにおいて3時間点滴静注が承認された．

- わが国では1999年2月に乳癌が適応症として承認された．さらに2007年12月に乳癌における用法・用量の追加（毎週投与法）が承認された．毎週投与法は1日1回100mg/m^{2}を1時間かけて点滴静注し，週1回投与を6週連続し，少なくとも2週間休薬する．これを1クールとして，投与をくり返す投与法である．2010年にはアルブミン懸濁型パクリタキセル（アブラキサン®）が承認された．

タキサン系薬剤の作用機序

- 微小管はチュブリンによって構成される．チュブリンは$α$と$β$の2つのサブユニットが円筒状に配列して，中空のタンパク線維を構成している．

- タキサン系薬剤はチュブリンの重合を促進し，安定な微小管を形成するともに，脱重合を抑制する．その結果，細胞分裂期において微小管形成やその機能に影響し，細胞傷害を引き起こす．

乳癌術後薬物療法としてのタキサン系薬剤の臨床試験とその成績

▶ タキサン系薬剤の臨床試験としては，アンスラサイクリン系薬剤のレジメンとタキサン系薬剤を含むレジメン（アンスラサイクリンを含む場合と含まない場合）との比較試験，タキサン系薬剤の投与方法の違いによる比較試験などが行われている（表1）．

1. アンスラサイクリンレジメンと同じレジメンにタキサン系薬剤追加（順次投与）したレジメンとの比較試験

▶ **CALGB 9344試験**[1]
- ・対象：リンパ節転移陽性乳癌患者3,121人（1994年5月～1999年4月）
- ・方法：AC療法（60，75，90）×4 vs. AC×4→パクリタキセル（175）×4
- ・結果：無病生存率（DFS）および全生存率（OS）ともAC療法→パクリタキセルが有意に良好であった．

▶ **NSABP B-28試験**[2]
- ・対象：根治手術後の乳癌患者3,060人（1995年8月～1998年5月）
- ・方法：AC療法（60/600）×4 vs. AC療法→パクリタキセル（225）×4
- ・結果：DFSはAC療法→パクリタキセルが有意に良好であったが，OSでは有意差は認められなかった．

▶ 同じアンスラサイクリンを含むレジメンにタキサンを順次追加した場合には追加効果が認められた．

2. アンスラサイクリンレジメンとアンスラサイクリンを減量またはサイクル数を減らしたレジメンにタキサン系薬剤追加（順次投与）したレジメンとの比較試験

▶ **PACS 01試験**[3]
- ・対象：リンパ節転移陽性乳癌患者1,999人（1997年6月～2000年3月）
- ・方法：FEC療法（500/100/500）×6 vs. FEC療法×3→ドセタキセル（100）×3
- ・結果：DFSおよびOSともFEC療法→ドセタキセルが有意に良好であった．

▶ **BIG 2-98試験**[4]
- ・対象：T1-3，リンパ節転移陽性乳癌患者2,887人（1998年6月～2001年6月）
- ・方法：アンスラサイクリン（A）（75）×4→CMF療法×3 vs. AC療法（60/600）×4→CMF療法×3 vs. A（75）×3→ドセタキセル（100）×3→CMF療法×3 vs. AT療法（50/75）×4→CMF療法×3
- ・結果：DFSはアンスラサイクリンレジメンにドセタキセルを追加すると良好であった（HR：0.86，$P=0.051$）．特にドセタキセルを順次追加投与することにより有意に予後が改善された（HR：0.79，$P=0.035$）．

▶ **GEICAM 9906試験**[5]
- ・対象：リンパ節転移陽性乳癌患者1,289人（1999年11月～2002年6月）

表1 術後薬物療法としてのタキサン系薬剤の臨床試験とその成績

臨床試験名	レジメン	DFS	OS
CALGB9344	AC療法	65%（5年）	77%（5年）
	AC療法→P	70%（5年）	80%（5年）
	P値	0.0023	0.0064
	HR	0.83	0.82
NSABP B-28	AC療法	72%（5年）	85%（5年）
	AC療法→P	76%（5年）	85%（5年）
	P値	0.007	NS
	HR	0.83	
PACS 01	FEC療法	73%（5年）	87%（5年）
	FEC療法→D	78%（5年）	91%（5年）
	P値	0.011	0.014
	HR	0.82	0.73
GEICAM 9906	FEC療法	72.1%（5年）	87.1%（5年）
	FEC療法→wP	78.5%（5年）	89.9%（5年）
	P値	0.006	NS
	HR	0.74	
HeCOG	E→CMF療法	77%（3年）	90%（3年）
	E→P→CMF療法	80%（3年）	93%（3年）
	P値	NS	NS
BCIRG 001	FAC療法	68%（5年）	81%（5年）
	TAC療法	75%（5年）	87%（5年）
	P値	0.0023	0.008
	HR	0.71	0.70
E 2197	AC療法	85%（5年）	92%（5年）
	AT療法	85%（5年）	92%（5年）
	P値	NS	NS
GEICAM 9805	FAC療法	85.3%（5年）	93.5%（5年）
	TAC療法	90.1%（5年）	95.2%（5年）
	P値	0.01	NS
	HR	0.68	
ECTO	A→CMF療法	69%（7年）	82%（7年）
	AT療法→CMF療法	76%（7年）	85%（7年）
	P値	0.03	NS
	HR	0.73	
NSABP B-30	AC療法→T（順次ACT療法）	74%（8年）	83%（8年）
	AT	69%（8年）	79%（8年）
	ACT療法（同時ACT療法）	69%（8年）	79%（8年）
	P値	0.001（AC→T vs. AT） 0.03（AC→T vs. ACT）	0.03（AC→T vs. AT） 0.09（AC→T vs. ACT）
	HR	0.80（AC→T vs. AT） 0.83（AC→T vs. ACT）	0.83（AC→T vs. AT） 0.86（AC→T vs. ACT）
BCIRG 005	AC療法→D	79%（5年）	88%（5年）
	TAC療法	79%（5年）	88%（5年）
	P値	NS	NS
US Oncology 9735	AC療法	75%（7年）	82%（7年）
	TC療法	81%（7年）	87%（7年）
	P値	0.033	0.032
	HR	0.74	0.69
GIM2	q3w EC/FEC→P	76%（5年）	89%（5年）
	q2w EC/FEC→P	81%（5年）	94%（5年）
	P値	0.004	0.001
	HR	0.77	0.65
HORG	q2w FEC→P	87.4%（3年）	―
	q2w FEC→T	88.3%（3年）	―
	P値	0.633	―
	HR	1.1.1	―

A：ドキソルビシン，C：シクロホスファミド，P：パクリタキセル，F：フルオロウラシル（5-FU），E：エピルビシン，T：ドセタキセル

- 方法：FEC療法（600/90/600）×6 vs. FEC療法×4→wパクリタキセル（100）×8
- 結果：DFSはFEC療法→wパクリタキセルが有意に良好であったが，OSでは有意差はなかった．

▶ TACT試験[6]
- 対象：リンパ節転移陽性または高リスクn（−）乳癌患者4,162人（2001年2月〜2003年7月）
- 方法：FEC療法（600/60/600）×4→ドセタキセル（100）×4 vs. control：FEC療法×8 or エピルビシン（E）（100）×4→CMF療法（600/40/600）×4
- 結果：DFSおよびOSとも有意差はなかった．

▶ HeCOG試験[7]
- 対象：根治手術後のT1-3乳癌患者604人（1997年6月〜2000年11月）
- 方法：エピルビシン（110）×3→パクリタキセル（250）×3→CMF療法（840/47/840）×3 vs. エピルビシン（110）×4→CMF療法×4，q2w with G-CSF
- 結果：DFSおよびOSともパクリタキセルの追加による有意差はなかった．

▶ アンスラサイクリンを減量してタキサンを順次投与した場合には，必ずしもタキサンの追加効果が認められるわけではない．

3. アンスラサイクリンレジメンと同量のアンスラサイクリンにタキサン系薬剤追加（同時投与）したレジメンとの比較試験

▶ BCIRG 001試験[8]
- 対象：根治手術後のリンパ節転移陽性乳癌患者1,491人（1997年6月〜1999年6月）
- 方法：FAC療法（500/50/500）×6 vs. TAC療法（75/50/500）×6
- 結果：DFSおよびOSともにTAC療法が有意に良好であった．

▶ E 2197試験[9]
- 対象：根治手術後の乳癌患者2,952人（1998年7月〜2000年1月）
- 方法：AC療法（60/600）×4 vs. AT療法（60/60）×4
- 結果：DFSおよびOSに有意差は認められなかった．

▶ GEICAM 9805試験[10]
- 対象：根治手術後の高リスクn（−）乳癌患者1,060人（1999年6月〜2003年3月）
- 方法：FAC療法（500/50/500）×6 vs. TAC療法（75/50/500）×6
- 結果：DFSはTAC療法が有意に良好であったが，OSでは有意差はなかった．

▶ 同量のアンスラサイクリンにタキサンを追加したTAC療法の成績は良好であるが，AT療法では有意差は認められなかった．

4. アンスラサイクリンレジメンと減量したアンスラサイクリンにタキサン系薬剤追加（同時投与）したレジメンとの比較試験

▶ **ECTO試験**[11]
- **対象**：根治手術後のT＞2cm乳癌患者1,355人（1996年11月～2002年5月）
- **方法**：A（75）×4→CMF療法×4 vs. AT療法（60/200）×4→CMF療法×4（NAC；AT→CMF療法→手術）
- **結果**：DFSはAT療法→CMF療法が有意に良好であったが，OSでは有意差はなかった．アンスラサイクリン単独治療にタキサンの同時追加投与ではアンスラサイクリンを減量したにもかかわらず有意差が認められた．

5. アンスラサイクリンレジメンにタキサン系薬剤を順次投与したレジメンとタキサン系薬剤を同時投与したレジメンの比較試験

▶ **NSABP B-30試験**[12]
- **対象**：リンパ節転移陽性乳癌患者5,351人（1999年～2004年）
- **方法**：AC療法（60/600）×4→T（100）×4 vs. AT療法（60/60）×4 vs. ACT療法（60/600/60）×4
- **結果**：DFSはAC療法→T（順次ACT）がAT療法やACT療法（同時ACT療法）より有意に良好であった．また，OSはAC療法→TがAT療法より有意に良好であった．

▶ **BCIRG 005試験**[13]
- **対象**：リンパ節転移陽性，HER2陰性乳癌患者3,298人（2000年8月～2003年2月）
- **方法**：AC療法（60/600）×4→ドセタキセル（100）×4 vs. TAC療法（75/50/500）×6
- **結果**：DFSおよびOSとも有意差は認められなかった．

▶ アンスラサイクリンにタキサンを順次追加投与する方が同時投与するよりも同等以上の効果が得られると考えられる．アンスラサイクリンとタキサンを同量で用いた順次投与と同時投与の比較（CALGB 9741試験）でも有意差は認められていない．一方，NSABP B-30試験では同時ACT療法のドセタキセルが低用量（60mg/m^2）で用いられており，順次ACT療法よりDFSが不良となった．

6. アンスラサイクリンを含むレジメンとアンスラサイクリンを含まないタキサンレジメンとの比較試験

▶ **US Oncology 9735試験**[14]
- **対象**：根治手術後のⅠ～Ⅲ期乳癌患者1,016人（1997年6月～1999年12月）
- **方法**：AC療法（60/600）×4 vs. TC療法（75/600）×4
- **結果**：DFSおよびOSにおいてTC療法がAC療法より有意に良好であった．

▶ **N-SAS BC-02試験**[15]
- **対象**：根治手術後のⅠ～ⅢA期，リンパ節転移陽性乳癌患者1,060人
- **方法**：AC療法（60/600）×4→パクリタキセル（175）×4 vs. AC療法×4→ドセタキセル（75）×4 vs. パクリタキセル（175）×8 vs. ドセタキセル（75）×8

- **結果**：DFSおよびOSはドセタキセルがパクリタキセルに比べ，3週間隔投与で用いた場合には有意に良好であった．また，DFSでタキサン8コースはAC療法×4→タキサン×4に劣らないことが示された．

7. タキサンの投与方法による比較試験

▶ **ECOG 1199試験**[16]
- **対象**：リンパ節転移陽性または高リスクn（−）乳癌患者4,950人（1999年11月〜2002年1月）
- **方法**：AC療法（60/600）×4→パクリタキセル（175）×4 vs. パクリタキセル（80）×12 vs. ドセタキセル（100）×4 vs. ドセタキセル（35）×12
- **結果**：DFSはパクリタキセルを毎週投与とドセタキセルを3週ごと投与がパクリタキセルを3週ごと投与より有意に良好であり，OSではパクリタキセルを毎週投与が3週ごと投与より有意に良好であった．

8. アンスラサイクリンとタキサンレジメンを標準投与と投与間隔を短縮した投与との比較試験

▶ **CALGB 9741試験**[17]
- **対象**：根治手術後のn（+）乳癌患者2,005人（1997年9月〜1999年3月）
- **方法**：TAC療法（175/60/600）×4 vs. q2wTAC療法×4 vs. AC療法（60/600）×4→T（175）×4 vs. q2wAC療法→T
- **結果**：投与間隔を短縮（2週間）して投与した方がDFSおよびOSが良好であった．一方，同時および順次投与ではDFSおよびOSにおいて有意差は認められなかった．

▶ **GIM2試験**[18]
- **対象**：根治手術後のn（+）乳癌患者2,091人（2003年4月〜2006年7月）
- **方法**：q3wEC（90/600）×4→P（175）×4 vs. q2wEC（90/600）×4→P（175）×4 vs. q3wFEC（600/90/600）×4→P（175）×4 vs. q2wFEC（600/90/600）×4→P（175）×4
- **結果**：投与間隔を短縮（2週間）して投与した方がDFSおよびOSが良好であった．

▶ **HORG試験**[19]
- **対象**：根治手術後のn（+），HER2陰性乳癌患者495人（2004年9月〜2007年12月）
- **方法**：q2wFEC（700/75/700）×4→P（175）×4 vs. q2wFEC（700/75/700）×4→ドセタキセル（75）×4
- **結果**：2週間隔投与ではパクリタキセルとドセタキセル投与でDFSおよびOSに有意差はなかった．

術後薬物療法におけるタキサンの位置づけ（図1）

▶ 同量のAC療法にタキサンを順次追加投与した場合には予後は良好である．

▶ FAC療法のアンスラサイクリンの投与量を減らさずにドセタキセルを追加同時投与すると予後は良好である．

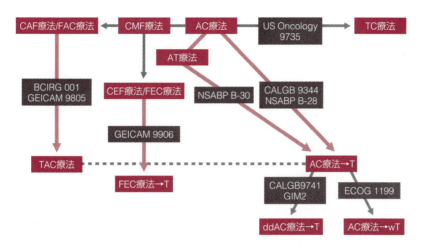

図1　術後薬物療法としてのタキサンの位置づけ

▶FEC療法のサイクル数を減らしても，パクリタキセルやドセタキセルを追加することにより予後は改善する．

▶AC療法のアンスラサイクリンの量を減量せずにドセタキセルを同時追加投与したAT療法では予後改善効果は期待できない．

▶AC療法にタキサンを順次追加投与する場合，ドセタキセルを3週ごと投与，パクリタキセルを毎週投与により予後改善が期待できる．

▶アンスラサイクリンを含まないTC療法はAC療法より予後を改善する．

▶アンスラサイクリンにタキサンを同時投与，順次投与する場合，2週間隔投与が3週間隔投与よりも予後を改善できる．

サブセット解析によるタキサン追加効果の検討

▶乳癌のサブタイプにより化学療法の効果に差があることがわかってきた．

▶CALGB 9344，BCIRG 001およびPACS 01試験でレトロスペクティブにサブタイプによる予後のサブセット解析が行われている．CALGB 9344試験ではER陽性HER2陽性症例ではパクリタキセルの追加効果が認められなかった（図2）[20]．また，BCIRG試験でも同様にER陽性HER2陰性またはKi-67が13％以下の症例ではTAC療法のFAC療法に対するDFSでの有意差は示されなかった（図3）[21]．PACS 01試験では，ER陽性症例798人を検討し，Ki-67を20％で分類して比較すると，Ki-67が低い群ではドセタキセルの追加によるDFSの有意差は認められなかった（図4）[22]．

▶タキサンを含む術後化学療法はアンスラサイクリンとの順次投与，同時投与，アンスラサイクリンおよびタキサンの投与量およびタキサンの種類と投与方法により予後改善効果に

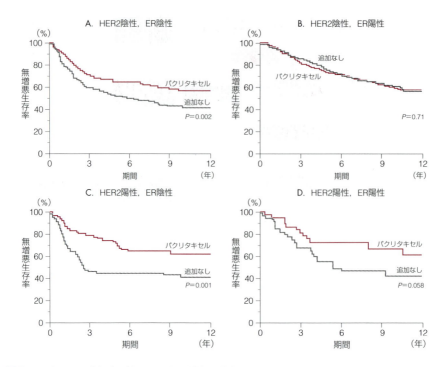

図2 ERとHER2状況とパクリタキセル追加の有無によるDFS

（文献20）より引用）

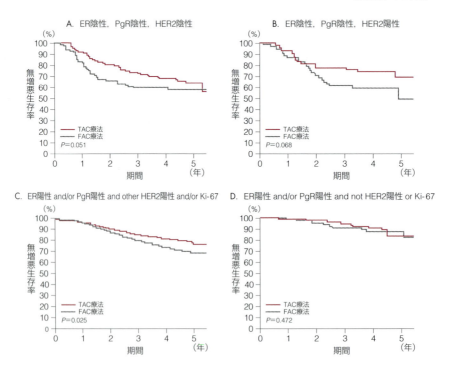

図3 サブタイプ別にみたFAC療法とTAC療法による無増悪生存率（DFS）
FAC療法：フルオロウラシル/ドキソルビシン/シクロホスファミド
TAC療法：ドセタキセル/ドキソルビシン/シクロホスファミド

（文献21）より引用）

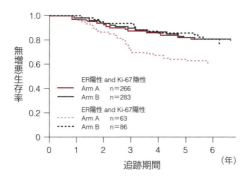

図4 ER陽性例におけるKi-67別にみた治療法別の無増悪生存期間（DFS）
Arm A：FEC療法×6，Arm B：FEC療法×3→ドセタキセル×3

（文献22）より引用）

差が認められる．また，対象とする患者の背景，リンパ節転移の有無や腫瘍のサブタイプなどによっても異なるため，臨床試験の結果を判断するうえでは注意を要する．

（堀口　淳）

参考文献

1) Henderson IC, et al : Improved outcomes from adding sequential Paclitaxel but not from escalating Doxorubicin dose in an adjuvant chemotherapy regimen for patients with node-positive primary breast cancer. J Clin Oncol, 21: 976-983, 2003.
2) Mamounas EP, et al : Paclitaxel after doxorubicin plus cyclophosphamide as adjuvant chemotherapy for node-positive breast cancer: results from NSABP B-28. J Clin Oncol, 23: 3686-3696, 2005.
3) Roche H, et al : Sequential adjuvant epirubicin-based and docetaxel chemotherapy for node-positive breast cancer patients: the FNCLCC PACS 01 Trial. J Clin Oncol, 24: 5664-5671, 2006.
4) Francis P, et al : Adjuvant chemotherapy with sequential or concurrent anthracycline and docetaxel: Breast International Group 02-98 randomized trial. J Natl Cancer Inst, 100: 121-133, 2008.
5) Martin M, et al : Randomized phase 3 trial of fluorouracil, epirubicin, and cyclophosphamide alone or followed by Paclitaxel for early breast cancer. J Natl Cancer Inst, 100: 805-814, 2008.
6) Ellis P, et al : Sequential docetaxel as adjuvant chemotherapy for early breast cancer (TACT): an open-label, phase Ⅲ, randomised controlled trial. Lancet, 373: 1681-1692, 2009.
7) Fountzilas G, et al : Postoperative dose-dense sequential chemotherapy with epirubicin, followed by CMF with or without paclitaxel, in patients with high-risk operable breast cancer: a randomized phase Ⅲ study conducted by the Hellenic Cooperative Oncology Group. Ann Oncol, 16: 1762-1771, 2005.
8) Martin M, et al : Adjuvant docetaxel for node-positive breast cancer. N Engl J Med, 352: 2302-2313, 2005.
9) Goldstein LJ, et al : Concurrent doxorubicin plus docetaxel is not more effective than concurrent doxorubicin plus cyclophosphamide in operable breast cancer with 0 to 3 positive axillary nodes: North American Breast Cancer Intergroup Trial E 2197. J Clin Oncol, 26: 4092-4099, 2008.
10) Martin M, et al : Adjuvant docetaxel for high-risk, node-negative breast cancer. N Engl J Med, 363: 2200-2210, 2010.
11) Gianni L, et al : Phase Ⅲ trial evaluating the addition of paclitaxel to doxorubicin followed by cyclophosphamide, methotrexate, and fluorouracil, as adjuvant or primary systemic therapy: European Cooperative Trial in Operable Breast Cancer. J Clin Oncol, 27: 2474-2481, 2009.
12) Swain SM, et al : Longer therapy, iatrogenic amenorrhea, and survival in early breast cancer. N Engl J Med, 362: 2053-2065, 2010.
13) Eiermann W, et al : Phase Ⅲ study of doxorubicin/cyclophosphamide with concomitant versus sequential docetaxel as adjuvant treatment in patients with human epidermal growth factor receptor 2-normal, node-positive breast cancer: BCIRG-005 trial. J Clin Oncol, 29: 3877-3884, 2011.
14) Jones SE, et al : Phase Ⅲ trial comparing doxorubicin plus cyclophosphamide with docetaxel plus cyclophosphamide as adjuvant therapy for operable breast cancer. J Clin Oncol, 24: 5381-5387, 2006.
15) Watanabe T, et al : Phase Ⅲ trial comparing 4-cycle doxorubicin plus cyclophosphamide followed by 4-cycle taxan with 8-cycle taxan as adjuvant therapy for node-positive breast cancer: Results of N-SAS-BC02 trial. J Clin Oncol 27:15s, 2009 (suppl; abstr 516)
16) Sparano JA, et al : Weekly paclitaxel in the adjuvant treatment of breast cancer. N Engl J Med, 358: 1663-1671, 2008.
17) Citron ML, et al : Randomized trial of dose-dense versus conventionally scheduled and sequential versus concurrent combination chemotherapy as postoperative adjuvant treatment of node-positive primary breast cancer: first report of Intergroup Trial C9741/Cancer and Leukemia Group B Trial 9741. J Clin Oncol, 21: 1431-1439, 2003.

18) Del Mastro L, et al : Fluorouracil and dose-dense chemotherapy in adjuvant treatment of patients with early-stage breast cancer: an open-label, 2 × 2 factorial, randomised phase 3 trial. Lancet, 385: 1863-1872, 2015.
19) Saloustros E, et al : Dose-dense paclitaxel versus docetaxel following FEC as adjuvant chemotherapy in axillary node-positive early breast cancer: a multicenter randomized study of the Hellenic Oncology Research Group (HORG). Breast Cancer Res Treat, 148: 591-597, 2014.
20) Hayes DF, et al : HER2 and response to paclitaxel in node-positive breast cancer. N Engl J Med, 357: 1496-1506, 2007.
21) Hugh J, et al : Breast cancer subtypes and response to docetaxel in node-positive breast cancer: use of an immunohistochemical definition in the BCIRG 001 trial. J Clin Oncol, 27: 1168-1176, 2009.
22) Penault-Llorca F, et al : Ki67 expression and docetaxel efficacy in patients with estrogen receptor-positive breast cancer. J Clin Oncol, 27: 2809-2815, 2009.

■ 術後化学療法

6 今後の展望

術後化学療法の課題

▶ 化学療法は，毒性のある治療であることより，対象とされる患者と治療レジメンの選択が重要となり，その関係を図1に示した．

▶ 化学療法の適応となる患者を，リスクカテゴリー（年齢，腫瘍径，組織学的異型度やリンパ節転移個数）に乳癌の生物学的特性（ホルモン受容体，HER2タンパクやKi-67の発現と分子生物学的解析）を加えられるようになり，より絞る方向になってきている．

▶ 化学療法のレジメン選択については，術後治療は乳癌の患者個々の状態を把握することは可能であるが，術前治療と異なり薬剤の効果をみることはできない．

▶ 原発巣の解析から，化学療法の選択がまだ十分でないことや血中の癌細胞や遠隔臓器のmicrometastasesとの薬剤感受性が同じなのかどうかも不明である．

▶ 化学療法による毒性についての個別化は不十分であることや遅発性の発現についてのデータが不足している．

▶ 術後5年さらに10年以降に起こる遅発性再発する患者を予測する．

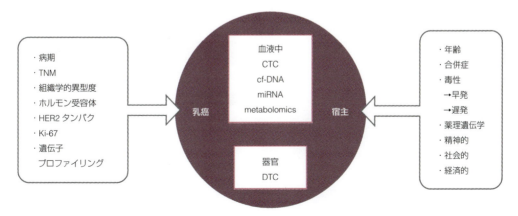

図1　術後治療における現在と展望
CTC：circulating tumor cell，cf-DNA：cell free-DNA，miRNA：micro-RNA，DTC：disseminated tumor cell

多遺伝子発現解析の役割

▶ ホルモン受容体発現患者における，化学療法による再発予防効果が低いことが知られるようになり，遺伝子解析にて複数の遺伝子の発現を測定し，予後予測を行うシステムが開発されて臨床に応用されている．ただし，商業ベースでは高価検査費用が問題となる．

FIRST GENERASION：GENE EXPRESSON

▶ ホルモン受容体陽性乳癌が，術後化学療法から受ける恩恵が薬剤耐性や内分泌治療だけで予後良好な集団がいることが認められた[1,2]．

1. Oncotype DX®

▶ 21遺伝子によりrecurrence score（RS）を算出する[3]．術後化学療法の有用性とRSを検討する前向き試験として，RS11〜25までのリンパ節陰性，ホルモン受容体陽性，HER2陰性患者を対象とするTAILORx試験とRS 25以下リンパ節転移陽性を対象にしたRxPONDER試験が，内分泌療法単独または内分泌療法に加えて化学療法を受けるランダム割付け進行中である（図2）．これらの結果により，Oncotype DX®が化学療法を選択するツールとして有用であるか結論づけられる．ホルマリン固定パラフィン包埋組織に対して行われることができる．

2. MammaPrint®

▶ マイクロアレイで70遺伝子の発現パターンを解析するMammaPrint®を用いて行われているのが[4]，MINDACT試験（Microarray in Node-Negative Disease May Avoid Chemotherapy）である[5]．特徴はAdjuvant! Onlineを用いた臨床病理学的リスク分類も同時に行うことで両者の分類を比較し，臨床病理学的には高リスク，MammaPrint®で低リスクと判定された症例において化学療法の省略が可能かどうかを検討する試験である．2つのリスクが不一致の

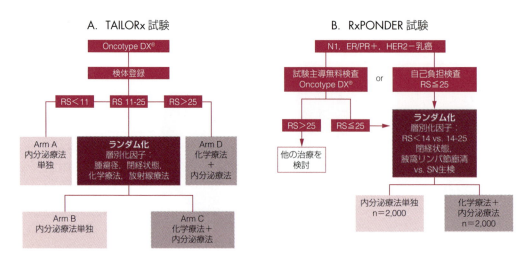

図2　Oncotype DX®を使用した術後治療の2つの前向き試験

症例をどちらの分類を用いるのかランダム割付けし，選ばれたリスク分類の判定にしたがって化学療法が施行する．この試験では，化学療法群をさらにランダムに割付けして，アンスラサイクリンを含むレジメンクループとドセタキセル＋カペシタビン6コースのレジメングループに分ける．この結果から化学療法の選択が可能になることが期待されている．ホルマリン固定されていない，冷凍された組織を用いていたが，現在は固定，パラフィン包埋組織を用いて検討されている．

3. Predictor Analysis of Microarray 50（PAM50）

▶ マイクロアレイで50遺伝子の発現パターンを解析する．PAM50からの結果はrisk of recurrence（ROR）スコアが算出される．ホルモン受容体陽性患者において，高度，中等度および低度のサブセットに層別化することができる．ホルマリン固定パラフィン包埋組織に対して行うことができる[6]．

4. Curebest™ 95GC Breast

▶ わが国で開発された検査方法で，女性，浸潤性乳癌，ER陽性，リンパ節転移陰性，術前薬物療法を受けていない患者を対象に乳癌組織における95個の遺伝子の発現量から再発予測のための研究用データを提供される[7]．

NEXT GENERATION SEQUENCE（NGS）

▶ 全ゲノム塩基配列決定の進歩においてNGSは，DNA single nucleotide variants, small insertions and deletions. Structural alterationsとcopy number alterations（CNAs）などの癌ゲノムの評価を容易にした．遺伝暗号を読み出して得られた情報から，遺伝子の転写（例えば，epigenetic, microRNA）とタンパク質発現に影響を及ぼすプロセスの分子プロファイリングが検討可能になった．PIK3CAとTP53は，intrinsic subtypeによって頻度で異なるが，最も変異する遺伝子である．NGSを化学療法薬の選択するための物差しとして使うには，薬と遺伝子変異の関係が十分に解析されていないのが現状である．確実に前進させる試験（SAFIR-01, 02試験）が，転移乳癌でも進行しているため，それらの試験からの結果が待たれる．

免疫組織学的染色検査

▶ 分子生物学的検査は，高価であり取り扱いが容易で安価なホルモン受容体，ハーセプテストに加え，細胞の増殖能を反映するKi-67が使用されるようになったが，カットオフ値や検査の標準化の問題が残っている[8]．

播種性腫瘍細胞（disseminated tumor cells；DTC）

▶ 微小転移巣の検出は，播種性腫瘍細胞（DTC；例えば，骨髄評価に関して），血中循環腫瘍細胞（circulating tumor cell；CTC），cell free-DNA（cf-DNA）血漿micro-RNAsまたはmetabolomicsの分析をすることで可能である場合がある．多数の研究で，骨髄のDTCの存在には早期乳癌患者の予後に効果があることを示した．そして，DTCが疾患再発の標識と

して使われることができたことを示唆した．同様に，CTC評価は術前治療または乳癌手術後の患者生存を予測する可能性がある．一方，miRNAやcf-DNAは乳癌の再発と関連したと報告されている．

▶これらの新しい技術は，疾患再発を予測して，再発の早期発見を改善して，予後を改善させる可能性がある．そのためにはより大きなコホートからなる確証が，術後患者で日常的に使用される前に必要である[9]．将来，これらのツールは，患者の再発リスクを提供して，生物学的やゲノムの特徴を融合させてこのように術後化学療法の必要性に関して治療決定の助けとなることが期待される．遺伝子プロファイリングにより，分子標的薬が開発されテーラーメイド治療が求められている．

毒 性

▶術後化学療法によって健全な人に毒性のある薬を使用することも事実である．例えば，脱毛，卵巣機能不全（結果として生じる不妊性と性的機能不全），骨密度減少，体重増加，神経毒性，認知力の低下，心臓毒性と二次性悪性などを含む早発性および遅発性毒性が認められる[10]．患者背景，例えば年齢，合併症や薬理遺伝学的素因などがあげられるが，薬の種類も増加するなかで，いまだ未知の分野である．術後化学療法を受けた患者のフォローアップに際し注意すべき点である．

（井上賢一）

参考文献

1) International Breast Canser Study Group (IBCSG) : Endocrine responsiveness and tailoring adjuvant therapy for postmenopausal lymph node-negative breast cancer: a randomized trial. J Natl Cancer Inst, 94: 1054-1065, 2002.
2) Berry DA, et al : Estrogen-receptor status and outcomes of modern chemotherapy for patients with node-positive breast cancer. JAMA, 295: 1658-1667, 2006.
3) Paik S, et al : A multigene assay to predict recurrence of tamoxifen-treated, node-negative breast cancer. N Engl J Med, 351: 2817-2826, 2004.
4) Sotiriou C, et al : Gene expression profiling in breast cancer: understanding the molecular basis of histologic grade to improve prognosis. J Natl Cancer Inst, 98: 262-272, 2006.
5) Cardoso F, et al. Clinical application of the 70-gene profile: the MINDACT trial. J Clin Oncol, 26(5):729-735, 2008.
6) Parker JS, et al : Supervised risk predictor of breast cancer based on intrinsic subtypes. J Clin Oncol, 27: 1160-1167, 2009.
7) Naoi Y, et al : Comparison of efficacy of 95-gene and 21-gene classifier (Oncotype DX) for prediction of recurrence in ER-positive and node-negative breast cancer patients. Breast Cancer Res Treat, 140:299-306, 2013.
8) Nielsen TO, et al. :A comparison of PAM50 intrinsic subtyping with immunohistochemistry and clinical prognostic factors in tamoxifen-treated estrogen receptor-positive breast cancer. Clin Cancer Res, 16: 5222-5232, 2010.
9) Sparano JA, et al : Translating Genomic Research into Clinical Practice: Promise and Pitfalls. ASCO educational book, 15-23, 2013.
10) Mayer EL : Early and Late Long-Term Effects of Adjuvant Chemotherapy. ASCO educational book, 9-14, 2013.

■ 術後内分泌療法

1 ホルモン感受性の判定と内分泌療法の適応

- 内分泌療法の適応基準は，乳癌のホルマリン固定組織におけるエストロゲン受容体（estrogen receptor；ER），もしくはプロゲステロン受容体（progesterone receptor；PgR）の免疫染色で評価される．

- ERもしくはPgRのどちらかが陽性であれば内分泌療法の適応となる．

- 陽性の判定基準は，「染色強度によらず陽性細胞割合1%以上」である．

- 乳癌はホルモン受容体陽性腫瘍の1つであり，女性ホルモンであるエストロゲン（estrogen；E2）が乳癌の発生進行に大きくかかわっている．その性質を利用して従来内分泌療法が行われてきた点において，乳癌内分泌療法は分子標的治療の草分け的存在といえる．

- かつては卵巣摘出，副腎摘出や下垂体摘出などの外科的内分泌療法が行われていた．

- 1960年代にERが発見された後，抗E2剤やLH-RHアゴニスト，プロゲステロン製剤，アロマターゼ阻害薬などが開発され，外科的内分泌治療に取って代わった．

- 現在，ホルモン受容体陽性乳癌に対する術後内分泌療法については多くのエビデンスが蓄積され，日本乳癌学会診療ガイドラインにおいて推奨GradeA〜B（一部C1）として強く勧められている[1]．

ホルモン受容体

1. エストロゲン受容体（ER）

- 1960年にERの存在が指摘され[2]，その後，1966年にERが分離同定された[3]．後に第2のERが発見されERβと命名され，従来のものはERαとされたが[4]，一般にERと呼ばれているものはERαのことを指す．全乳癌の60〜70%で陽性である．

- ERによる増殖シグナルの伝達は，核内受容体を介したgenomic pathwayと，細胞膜受容体を介したnon-genomic pathwayの2つがある．前者は，ERがリガンドのE2と核内で結合することで二量体を形成し転写活性を獲得するシグナル経路で，E2依存性増殖の主役をなす．後者は，膜型受容体を介したシグナル経路とクロストークする．

2. プロゲステロン受容体（PgR）

▶ PgRはERを介したエストロゲンシグナル下流の発現産物であり，腫瘍内のエストロゲンシグナル活性度を推し量る指標となる．全乳癌の50〜60％で陽性である．

判定基準

1. 手 法

▶ ER/PgRの測定には，1970年代よりligand binding assay（LBA）法が用いられてきたが，凍結サンプルの必要性やコストが高く，癌以外の細胞の混入を識別できないなどの弱点を有していた．LBA法では「ER/PgRタンパク発現量/細胞質タンパク量≧10fmol/mg」が陽性判定の標準的な基準であった．

▶ 1990年代中ごろよりimmunohistochemistry（IHC）法がLBA法に取って代わり，当時の陽性閾値は陽性細胞10％以上とされた．IHC法とLBA法の比較検討がなされ，ホルモン感受性を予測するうえでIHC法はLBA法と同等以上の性能を有し，染色強度にかかわらず陽性細胞1％以上であれば内分泌療法に感受性があることが示された[5]．

▶ 日本では2003年よりIHC法が導入された．

2. 判定法

▶ **Allred-score**[6]
- 染色割合（proportion score；PS）と染色強度（intensity score；IS）の両者をそれぞれscore化した総合点（total score；TS）で判定する評価法である．
- PSはscore＝0（完全陰性），score＝1（1/100未満），score＝2（1/100以上1/10未満），score＝3（1/10以上1/3未満），score＝4（1/3以上2/3未満），score＝5（2/3以上）の6段階評価である．
- ISはscore＝0（完全陰性），score＝1（弱陽性），score＝2（中等度陽性），score＝3（強陽性）の4段階評価である．
- TS（0, 2〜8）＝PS（0〜5）＋IS（0〜3）で総合評価される**（図1）**．
- 内分泌療法の反応性はscoreが高いほどよく，score3以上はscore0, 2と比し，有意に感受性が高い**（図2）**[5]．
- 現在の判定基準に基づくと，TS≧3（PS≧2かつIS≧1）が陽性と判断される．

▶ **日本乳癌学会研究班によるJ-score**[7]
- 染色強度は評価せず陽性細胞数の割合のみからなる．
- score＝0（完全陰性），score＝1（1/100未満），score＝2（1/100以上1/10未満），score＝3（1/10以上）の4段階評価である．score3はさらにscore＝3a（1/10以上1/2未満），score＝3b（1/2以上）に分けられる場合がある．
- 現在の判定基準に基づくと，score≧2が陽性と判断される**（表1）**．

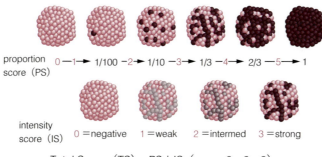

Total Score (TS) = PS + IS (range 0, 2-8)

図1 Allred-score

(文献6) より引用

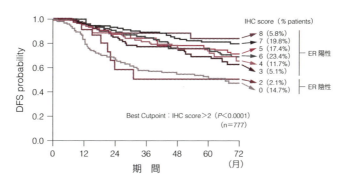

図2 Allred-scoreごとにみた，内分泌療法を受けた患者の予後

(文献5) より引用

表1 J-score

score 0	No positive cells
score 1	Population of positive cells，＜1%
score 2	Population of positive cells，≧1% ＜10%
score 3	Population of positive cells，≧10%
3a	≧10% ＜50%
3b	≧50%

(文献7) より引用

▶Allred-scoreはJ-scoreと比較して染色強度を加味した，より詳細な判定基準となっている．そのほかにも，検査施設によって異なる報告様式を用いる場合があるが，現在の陽性判断基準は「染色強度によらず陽性細胞割合1％以上」と設定されていることから，いずれの判定基準を用いても臨床上支障はないと考えられる．

3. ホルモン受容体陽性のカットオフ

▶従来は陽性細胞10％以上とされてきた．2005年以降は，1％以上10％未満は「境界域」とされ，内分泌療法の適応は症例に応じて決めることが推奨された[8-10]．しかしながら，内分泌療法

に関連する多くの臨床試験が陽性細胞1％以上を対象としていることや[11-16]，先述のように陽性細胞1％以上（Allred-score≧3）で内分泌療法の効果が有意に認められることから**(図2)**，2010年にASCO/CAPのガイドラインにおいて「ホルモン受容体陽性のカットオフは染色強度に関係なく陽性細胞率1％以上」と設定された[17]．2011年のSt. Gallenコンセンサス会議においても，陽性細胞占拠率1％が明確なカットオフとして設定され，「境界域」はなくなり現在に至っている[18]．

4. 精度管理

▶IHCについては施設間の精度差を解消する目的で，2010年のASCO/CAPガイドラインにおいて手技手法が下記の各項目に沿って厳密に規定され，標準化が図られている[17]．
　①標本は検体採取後，可能な限り短時間（1時間以内）に10％緩衝ホルマリン溶液に浸し，6〜72時間（日本乳癌学会研究班では約48時間[19]）固定する．作成スライドは6週間以内に判定する．
　②施設内で精度管理を行う．
　③可能な限り，同一標本内で内部標準となる正常乳腺を含めて評価し染色性を確認する．
　④使用する抗体は，過去の研究で染色結果と臨床経過の相関が評価され，感度および特異度において十分吟味されたものでなければならない．推奨される抗体のクローンはER；6F11[5,15]，1D5[11,13,16]，SP1[12]，1D5＋ER.2.123[14]，およびPgR；1A6[11,13,16]，1294[14]，312[15]である．

▶上記の規定があるものの，わが国では各施設の免疫組織染色の精度を管理保証する外部組織は存在しない．特に組織採取後の扱いについては，ホルマリン固定までに24時間以上経過した場合や，7日間以上のホルマリン過固定や30分以下の固定不十分の場合には，明らかな染色不良となることが報告されている[7]．術後の標本の扱いには注意が必要である．

▶ER陰性/PgR陽性については主にIHCにおける技術的なエラーと推定されている[10]．1990年代には全乳癌の約4％と報告されていたが[6]，診断技術の進歩とともにその割合は減少している[19]．原因としては，PgR偽陽性や[20]，スプライシングバリアントによるER偽陰性などが考えられており[21]，別の組織検体で再検索することが推奨されるが，現時点ではER陰性/PgR陽性症例も内分泌療法の対象に含められている．

今後の展望

▶2000年，Perouらにより乳癌の多遺伝子発現解析が行われ，乳癌が性質の異なる複数のサブタイプに分類されることが報告された[22]．2011年以降のSt. Gallenコンセンサス会議ではこうしたサブタイプを意識した治療選択が推奨されており[18]，現時点ではER・PgRやHER2，Ki-67発現による暫定的なサブタイプ分類が利用されている．そうしたなかで，近年Oncotype DX®[23]やPAM50[24]，Curebest™95GC[25]，Endopredict[26]などの種々の多遺伝子解析法が開発され，欧米を中心に臨床導入が進められている．これらを利用することで，補助内分泌療法のみで良好な予後を得られる症例を高精度に抽出することが可能となるため**(図3)**，わが国でも臨床導入に向けてコストや保険制度などの障壁が解決されることが期待される．

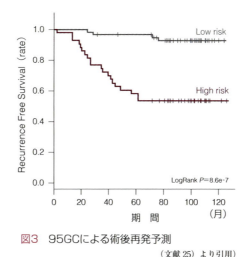

図3　95GCによる術後再発予測

(文献25) より引用)

▶近年，内分泌治療耐性に関与する機序の一つとして，ERαをコードする*ESR1*遺伝子の変異が相次いで報告された[27,28]．これらの変異の多くはERαのエストロゲン結合部位にアミノ酸変異を起こし，エストロゲン非依存性にERαの活性化をもたらす．長期内分泌療法後の症例では約20％に認められる[29]．今後，ER/PgRの発現のみならず，変異やシグナル経路の活性度などを考慮した内分泌療法選択が必要となる可能性がある．

(加々良尚文／野口眞三郎)

参考文献

1) 日本乳癌学会：乳癌診療ガイドライン2015年版①治療編，金原出版，東京，2015．
2) JENSEN EV: COMMENTS ON DR. PEARLMAN'S PAPER; COMPARISON OF ANDROGENS AND ESTROGENS AS TO THEIR FATE IN TARGET TISSUES. Natl Cancer Inst Monogr, 12: 317-322, 1963.
3) Toft D, et al : A receptor molecule for estrogens: isolation from the rat uterus and preliminary characterization. Proc Natl Acad Sci U S A, 55: 1574-1581, 1966.
4) Mosselman S, et al : ER beta: identification and characterization of a novel human estrogen receptor. FEBS Lett, 392: 49-53, 1996.
5) Harvey JM, et al : Estrogen receptor status by immunohistochemistry is superior to the ligand-binding assay for predicting response to adjuvant endocrine therapy in breast cancer. J Clin Oncol, 17: 1474-1481, 1999.
6) Allred DC, et al : Prognostic and predictive factors in breast cancer by immunohistochemical analysis. Mod Pathol, 11: 155-168, 1998.
7) Umemura S, et al : Recommendations for 'adequate evaluation of hormone receptors' a report of the task force of the Japanese Breast Cancer Society. Oncol Rep, 24: 299-304, 2010.
8) Goldhirsch A, et al : Meeting highlights: international expert consensus on the primary therapy of early breast cancer 2005. Ann Oncol, 16: 1569-1583, 2005.
9) Goldhirsch A, et al : Progress and promise: highlights of the international expert consensus on the primary therapy of early breast cancer 2007. Ann Oncol, 18: 1133-1144, 2007.
10) Goldhirsch A, et al. Thresholds for therapies: highlights of the St Gallen International Expert Consensus on the primary therapy of early breast cancer 2009. Ann Oncol, 20: 1319-1329, 2009.
11) Regan MM, et al : Re-evaluating adjuvant breast cancer trials: assessing hormone receptor status by immunohistochemical versus extraction assays. J Natl Cancer Inst, 98: 1571-1581, 2006.
12) Cheang MCU, et al : Immunohistochemical detection using the new rabbit monoclonal antibody SP1 of estrogen receptor in breast cancer is superior to mouse monoclonal antibody 1D5 in predicting survival. J Clin Oncol, 24: 5637-5644, 2006.
13) Viale G, et al : Prognostic and predictive value of centrally reviewed expression of estrogen and progesterone receptors in a randomized trial comparing letrozole and tamoxifen adjuvant therapy for postmenopausal early breast cancer: BIG 1-98. J Clin Oncol, 25: 3846-3852, 2007.

14) Viale G, et al : Chemoendocrine compared with endocrine adjuvant therapies for node-negative breast cancer: predictive value of centrally reviewed expression of estrogen and progesterone receptors--International Breast Cancer Study Group. J Clin Oncol, 26: 1404-1410, 2008.
15) Phillips T, et al : Development of standard estrogen and progesterone receptor immunohistochemical assays for selection of patients for antihormonal therapy. Appl Immunohistochem Mol Morphol, 15: 325-331, 2007.
16) Dowsett M, et al : Relationship between quantitative estrogen and progesterone receptor expression and human epidermal growth factor receptor 2 (HER-2) status with recurrence in the Arimidex, Tamoxifen, Alone or in Combination trial. J Clin Oncol, 26: 1059-1065, 2008.
17) Hammond ME, et al : American Society of Clinical Oncology/College Of American Pathologists guideline recommendations for immunohistochemical testing of estrogen and progesterone receptors in breast cancer. J Clin Oncol, 28: 2784-2795, 2010.
18) Untch M, et al : Zurich Consensus: Statement of German Experts on St. Gallen Conference 2011 on Primary Breast Cancer (Zurich 2011). Breast Care, 144-152, 2011.
19) Davies C, et al : Relevance of breast cancer hormone receptors and other factors to the efficacy of adjuvant tamoxifen: patient-level meta-analysis of randomised trials. Lancet, 378: 771-784, 2011.
20) Ibrahim M, et al : Potential for false-positive staining with a rabbit monoclonal antibody to progesterone receptor (SP2): findings of the UK National External Quality Assessment Scheme for Immunocytochemistry and FISH highlight the need for correct validation of antibodies on introduction to the laboratory. Am J Clin Pathol, 129: 398-409, 2008.
21) Fuqua SA, et al : Molecular aspects of estrogen receptor variants in breast cancer. Breast Cancer Res Treat, 35: 233-241, 1995.
22) Perou CM, et al : Molecular portraits of human breast tumours. Nature, 406: 747-752, 2000.
23) Paik S, et al : A multigene assay to predict recurrence of tamoxifen-treated, node-negative breast cancer. N Engl J Med, 351: 2817-2826, 2004.
24) Parker JS, et al : Supervised risk predictor of breast cancer based on intrinsic subtypes. J Clin Oncol, 27: 1160-1167, 2009.
25) Naoi Y, et al : Development of 95-gene classifier as a powerful predictor of recurrences in node-negative and ER-positive breast cancer patients. Breast Cancer Res Treat, 128: 633-641, 2011.
26) Filipits M, et al : A new molecular predictor of distant recurrence in ER-positive, HER2-negative breast cancer adds independent information to conventional clinical risk factors. Clin Cancer Res, 17: 6012-6020, 2011.
27) Robinson DR, et al : Activating ESR1 mutations in hormone-resistant metastatic breast cancer. Nat Genet, 45: 1446-1451, 2013.
28) Toy W, et al : ESR1 ligand-binding domain mutations in hormone-resistant breast cancer. Nat Genet, 45: 1439-1445, 2013.
29) Segal CV, et al : Estrogen receptor mutations in breast cancer--new focus on an old target. Clin Cancer Res, 20: 1724-1726, 2014.

■ 術後内分泌療法

 閉経後乳癌に対する内分泌療法
SERMs, アロマターゼ阻害薬

閉経後乳癌婦人の内分泌環境と内分泌療法

- 閉経後婦人のエストロゲン産生の場は卵巣から末梢組織に移行する.

- 閉経後乳癌婦人では副腎由来のアンドロゲンが脂肪組織などの末梢組織や乳癌組織に存在するアロマターゼによりエストロゲンに変換される.

- 閉経とともに血漿エストロゲンレベルは劇的に低下するが, 閉経後においても乳癌組織中のエストロゲン濃度は血漿中よりはるかに高く維持されている.

- 閉経後婦人の乳癌組織のエストロゲンは血中からのエストロゲンの移行のほか, アロマターゼ, ステロイドサルファターゼ, 17β-hydroxysteroid dehydrogenase type 1による局所性のエストロゲンの産生も重要視されている.

- ホルモン感受性乳癌の治療戦略を2つに大別すると, ①エストロゲン受容体の働きを阻害する方法と②リガンドであるエストロゲン濃度を低下させる方法とがある. 術後療法として検討されてきた治療薬として前者は選択的エストロゲン受容体調節薬 (SERMs) であり, 後者はアロマターゼ阻害薬 (AI) である.

- 閉経後乳癌に対する標準的な術後内分泌療法は長らくタモキシフェンの5年投与であったが, ランダム化臨床試験によりAIを含む術後療法がタモキシフェン5年投与よりも無再発生存率 (RFS) を有意に改善することが示され, 現在ではAIを含む術後療法が標準治療となっている.

- AIが禁忌である患者や有害事象が懸念される場合は, タモキシフェンあるいはトレミフェンの5年投与が勧められ, 必要に応じて10年投与も考慮される.

- SERMsとAIでは有害事象のプロファイルは異なる.

浸潤性乳癌に対する臨床試験 (SERMs)

- エストロゲン受容体 (estrogen receptor ; ER) を介し, 標的臓器によりアゴニスト作用もしくはアゴニスト作用を示す薬物である.

- 乳癌治療に用いられるSERMsはタモキシフェンとトレミフェンである.

1. タモキシフェンのEBCTCG overview

▶ EBCTCG2005 overview[1]によるタモキシフェンの術後内分泌療法
- 早期乳癌に対する化学療法と内分泌療法の効果について解析された.
- ER陽性乳癌においてタモキシフェン5年投与は1〜2年投与に比べ,再発,乳癌死亡とも有意に抑制した.
- タモキシフェンの効果は年齢,リンパ節転移の有無,化学療法の有無にかかわらず認められた.
- これにより,術後内分泌療法としてタモキシフェン5年投与が定着した.

▶ EBCTCG2011 overview[2]によるタモキシフェン5年間投与の術後内分泌療法
- 20件のランダム化臨床試験(閉経前後を含む21,457例)におけるメタアナリシスで,ER陽性乳癌(10,645例)において約5年のタモキシフェン投与と無治療について解析された.
- 追跡期間中央値13年で,タモキシフェン群は無治療群に比べ最初の10年間の再発率を有意に低下させ,recurrence rate ratio(RR)は0〜4年が0.53(SE 0.03),5〜9年は0.68(SE 0.06)であった.しかし,10〜14年のRRは0.97(SE 0.10)となり,再発リスク低減効果は10年を超えると消失することが示された.
- 乳癌死亡率の低下は10年を超えても持続され,15年間にわたる年次死亡リスクを30%減少させた.

2. タモキシフェンによるextended adjuvant therapy

▶ ER陽性乳癌の術後5年以降の再発ハザード率はER陰性乳癌より高く,ER陽性乳癌の5年以降の晩期再発の抑制は生存率の改善を導く可能性があるためextended adjuvant therapyが検討されてきた.

▶ NSABP B-14試験
- リンパ節転移陰性ER陽性の2,644例を対象にタモキシフェン5年投与はプラセボに比べ,再発,死亡を有意に抑制し,対側乳癌の発生を有意に低下させた.
- 5年間のタモキシフェン治療が終了した無病患者1,172例をプラセボ(579例)もしくはタモキシフェン5年投与(593例)に割り付けられた[3].
- 割り付け7年後のプラセボ群とタモキシフェン群の無病生存率(DFS)は82%と78%(P=0.03)で,無再発生存率(RFS)は94%と92%(P=0.13),全生存率(OS)は94%と91%(P=0.07)であった.

▶ Scottish試験
- 5年間のタモキシフェン治療が終了した無病患者を中止群(169例)もしくはタモキシフェン投与続行群(173例)に割り付けられた[4].
- 追跡期間中央値6年ならび15年のupdateでタモキシフェン中止群と続行群で再発に有意差はなかった[4,5].

▶ ECOG試験
- 1年間の化学療法ならび5年間のタモキシフェン治療を行ったリンパ節転移陽性乳癌を対象

にタモキシフェン中止群と5年以上の投与群の有効性を比較したランダム化試験である[6].
- 193例（閉経後97例，閉経前107例）が解析されRFS，OSとも両群間で有意差はなかった.
- ER陽性患者42例に関してはタモキシフェン継続群でRFSが良好であった（P=0.014）.

▶ ATLAS試験
- 5年間のタモキシフェン治療が終了した早期乳癌患者12,894例（ER陽性6,846例）をタモキシフェン中止群もしくは計10年までのタモキシフェン投与続行群に割り付けられた[7].
- ER陽性乳癌のタモキシフェン10年投与群は5年投与群に比べ投与開始10年以降の再発率を低下させた（5～9年がRR：0.90, 95%CI：0.79-1.02, 10年以降はRR：0.75, 95%CI：0.62-0.90）.
- 15年時点の再発率は5年投与群が25.1%，10年投与群が21.4%と再発率の絶対値の差は3.7%であった.
- 10年投与群では10年以降の乳癌死亡率を減少させた（RR：0.71, 95%CI：0.58-0.88）.

▶ aTTom試験
- 5年間のタモキシフェン治療が終了した乳癌患者6,953例（ER陽性2,775例，不明4,198例）を対象にタモキシフェン中止群と10年投与群の再発と死亡が比較された[8].
- 10年投与群は5年投与群に比べ再発ならび乳癌死を低下させた[7].

▶ 2014年ASCOガイドライン
- ATLAS試験とaTTom試験の被験者17,477例の統合解析で，10年投与群は5年投与群に比べ乳癌死亡率を低下させた［5～9年がRR：0.97, 10年以降は0.75（P=0.00004），通年で0.85（P=0.001）］.
- これら2試験の結果を基に2014年のASCOのガイドラインではタモキシフェンの10年間投与が推奨された.

第3世代アロマターゼ阻害薬（AI）

▶ アロマターゼに対して高い選択性を有する.

▶ 臨床用量で閉経後婦人の末梢組織で産生されるエストロゲンを最大限に抑制できる.

▶ 非ステロイド性AIに分類されるアナストロゾール，レトロゾールとステロイド性AIのエキセメスタンが用いられる.

1. AIによる術後内分泌療法の臨床試験 （図1, 表1）

▶ 閉経後乳癌患者の術後内分泌療法としてタモキシフェン5年間投与という標準治療に対してAIの位置づけを模索するために，多くの臨床試験が行われてきた.

▶ AIを用いた術後療法は主に次の3つの治療戦略で検討された（図1）.
①initial（up-front）adjuvant therapy：術後からの5年間投与の効果
②switch/sequential adjuvant therapy：タモキシフェンとAIのスイッチ，逐次投与の効果
③extended adjuvant therapy：タモキシフェン5年間投与後に続くAIの効果

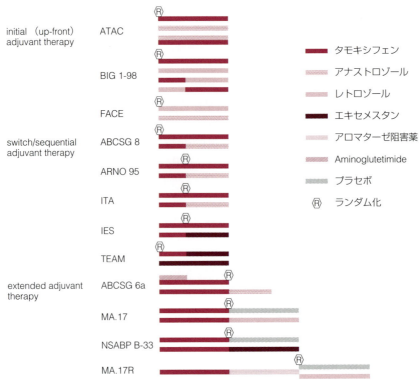

図1　アロマターゼ阻害薬を用いた術後内分泌療法の臨床試験

表1　アロマターゼ阻害薬を用いた臨床試験の結果

試験名	症例数	治療アーム	追跡期間	無病生存率 HR	無病生存率 P値	全生存率 HR	全生存率 P値	引用文献
ATAC	3,116 3,125	T A	10年	0.91 (0.83-0.99) * 0.86 (0.78-0.95) **	0.04* 0.003**	0.97 (0.88-1.08) * 0.95 (0.84-1.06) **	0.6* 0.4**	9)
BIG 1-98	2,459 2,463 1,548 1,540	T L T→L L→T	8.1年	 0.86 (0.78-0.96) 1.07 (0.92-1.25) *** 1.06 (0.91-1.23) ***	 0.007 0.36*** 0.48***	 0.87 (0.77-0.999) 1.10 (0.90-1.33) *** 0.97 (0.80-1.19) ***	 0.048 0.36*** 0.79***	10)
ABCSG 8	1,849 1,865	T T→A	60ヵ月	0.80 (0.63-1.01) †	0.064†	0.87 (0.645-1.163)	0.33	13)
ARNO 95	490 489	T T→A	30.1ヵ月	0.66 (0.44-1.00)	0.49	0.53 (0.28-0.99)	0.045	14)
ITA	225 223	T T→A	128ヵ月	0.64 (0.44-0.94) †	0.023†	0.79 (0.52-1.21)	0.3	15)
IES	2,305 2,294	T T→E	91ヵ月	0.81 (0.72-0.91) ‡	<0.001‡	0.86 (0.74-0.99) ‡	0.04‡	16)
TEAM	4,875 4,904	T→E E	5.1年	0.97 (0.88-1.08)	0.6	1.00 (0.89-1.14)	>0.99	11)
ABCSG-6a	469 387	T→P T→A	62.3ヵ月	0.62 (0.40-0.96) †	0.031†	0.89 (0.59-1.34)	0.57	18)
MA.17	2,594 2,593	T→P T→L	30ヵ月	0.58 (0.45-0.76)	<0.001	0.82 (0.57-1.19)	0.3	19)
NSABP B-33	799 799	T→P T→L	30ヵ月	0.68	0.07	—	—	20)
MA.17R	959 959	T→AI→P T→AI→L	6.3年	0.66	0.01	0.97	0.83	21)

T：タモキシフェン，A：アナストロゾール，L：レトロゾール，E：エキセメスタン，AI：アロマターゼ阻害薬，P：プラセボ
＊全症例を対象，＊＊ホルモン受容体陽性患者を対象，＊＊＊Lとの比較．
†無再発生存率，‡ホルモン受容体陽性・不明患者を対象

▶いずれのセッティングにおいてもタモキシフェン5年間投与に比べ再発抑制効果が高いことが示され，ホルモン受容体陽性の閉経後乳癌の術後内分泌療法は大きな転換期を迎え，現在に至っている．

▶現在，各種ガイドラインでホルモン受容体陽性の閉経後乳癌にはAIを含む術後内分泌療法が推奨されている．

2. initial（up-front）adjuvant therapy

▶ATAC試験，BIG 1-98試験ではそれぞれアナストロゾール，レトロゾール5年間投与とタモキシフェン5年間投与が比較検討された．

▶TEAM試験は途中でプロトコール変更が行われ，エキセメスタンとタモキシフェンの単剤での比較は2.75年のDFSの解析で検討された．

▶ATAC試験
- ATAC試験は9,366例を対象にタモキシフェン5年間，アナストロゾール5年間，両剤併用5年間を比較した二重盲検ランダム化比較試験である．
- 追跡期間中央値33ヵ月の中間報告にて併用群のベネフィットが見られなかったため本アームは中止となり，以後は単剤投与の2群の比較となった．
- 追跡期間中央値120ヵ月で，DFSはタモキシフェン群に比較してアナストロゾール群で有意に良好であったが，OSは差がなかった[9]（表1）．
- 5年の治療終了後も経時的にアナストロゾール群とタモキシフェン群のDFSの絶対値の差（5年での絶対値の差が2.8%，10年では4.8%）は広がっており，タモキシフェンでみられるcarryover effectがアナストロゾールでも確認できたことはアナストロゾールを使用するうえで重要な知見である．
- アナストロゾールの長期期間にわたる安全性も確認された．

▶BIG 1-98試験
- BIG 1-98試験は当初up frontのタモキシフェン5年間，レトロゾール5年間の2アームでの割付が行われたが（1998～2000年），後にタモキシフェン5年間，レトロゾール5年間，レトロゾール2年間→タモキシフェン3年間，タモキシフェン2年間→レトロゾール3年間の4群で割付が行われるようになり（1999～2003年），8,028例が登録された．
- 2005年の追跡期間中央値25.8ヵ月の解析において，レトロゾールのタモキシフェンに対する優位性が確認された［レトロゾール群はタモキシフェン群に比べ有意にDFSを改善（HR：0.81, 95%CI：0.70-0.93, P=0.003）］．
- これを受け安全性モニタリング委員会からレトロゾールの使用を推奨する声明が発表され，タモキシフェン単剤群は非盲検化となり，クロスオーバーが許可された．結果，25%の症例がレトロゾールへクロスオーバーとなった．
- 他の3群は盲検化が維持された．
- 単剤投与の比較ではレトロゾール群がタモキシフェン群に対してDFS, OSとも有意に良好であった[10]（表1）．

▶ **TEAM試験**
- TEAM試験は2001年に試験デザインが作成され，タモキシフェン5年間とエキセメスタン5年間の比較で試験が開始された．しかし，IES試験の結果が発表されエキセメスタンの優越性が明らかとなったため，2004年に科学的ならび倫理的見地からタモキシフェン5年間の標準アームがタモキシフェンからエキセメスタンへの逐次投与にプロトコールが変更された．
- 逐次投与のタイミングは2.5年から3年の間で行われ，タモキシフェン2.5～3年間投与後エキセメスタンに変更し計5年間投与とエキセメスタン5年間投与で比較された．
- プライマリーエンドポイントは2.75年のDFSと5年のDFSである．単剤同士での比較となる2.75年のDFSは2群間で差はなかった[11]．

▶ **FACE試験**
- 閉経後ホルモン受容体陽性リンパ節転移陽性乳癌4,136例がレトロゾール群（2,061例）とアナストロゾール群（2,075例）に割り付けられた[12]．
- イベント発生数が少なく，試験は2014年9月に早期中止となった．
- 追跡期間中央値がレトロゾール群65ヵ月，アナストロゾール群64ヵ月で，5年推定DFSはレトロゾール群が84.9%，アナストロゾール群が82.9%で有意差はなく，OSも有意差はなかった．

3. switch/sequential adjuvant therapy

▶ 動物実験では長期のSERMの治療によりSERMに対して耐性を獲得するにもかかわらず，腫瘍はエストロゲン依存性増殖を保持していることが観察されている．

▶ 臨床例においてはタモキシフェン耐性乳癌もAIで効果を示すことから，交差耐性を示さない2剤の順次投与が再発抑制効果を増強できることが期待される．このことが本治療戦略が検討される一つの根拠となっている．

▶ sequential therapyとswitch therapyの違いはランダム化のタイミングが異なる点である．sequential therapyでは術後の登録時点で単剤投与群と逐次投与群とのランダム化が行われる．一方，switch therapyではタモキシフェン2～3年間の治療終了後にランダム化が行われるため，再発例や死亡例は除かれる．

▶ BIG 1-98試験，TEAM試験，ABCSG 8試験は前者であり，ARNO95試験，ITA試験，IES試験は後者に相当する．

▶ **BIG 1-98試験**
- タモキシフェン2年間→レトロゾール3年間，レトロゾール2年間→タモキシフェン3年間の逐次投与群とレトロゾール5年間との比較では，DFS，OSとも有意差を認めなかった[10]（表1）．

▶ **TEAM試験**
- タモキシフェンからエキセメスタンの逐次投与とエキセメスタン単独で5年のDFS，OSとも両群に有意差を認めなかった[11]（表1）．

▶ ABCSG 8試験
- ランダム化は術後の内分泌療法開始時に行われ，タモキシフェン2年間投与後アナストロゾール3年間の逐次投与計5年間とタモキシフェンを5年間継続投与が比較された．
- ABCSG 8とARNO 95の統合解析の発表後，タモキシフェン5年間投与群のうちの約9％の症例が逐次投与にクロスオーバーされた．
- 3,714例を対象とした追跡期間中央値60ヵ月でRFS，OSとも両群間に有意差を認めなかった[13]（表1）．

▶ ARNO 95試験
- タモキシフェン2年間投与後にランダム化され，アナストロゾール3年間（合計5年間）にスイッチする群とスイッチしないアナストロゾール5年間が比較された．
- 追跡期間中央値30.1ヵ月において，DFSでは有意差はなかったが，OSではスイッチ群が有意に良好であった[14]（表1）．

▶ ITA試験
- ER陽性リンパ節転移陽性の448例を対象にタモキシフェン5年間とタモキシフェン2〜3年間投与後にアナストロゾール2〜3年間（合計5年間）にスイッチする群が比較された．
- 追跡期間中央値128ヵ月で，RFSはアナストロゾールにスイッチした群で有意に良好であったが，OSは有意差を認めなかった[15]（表1）．

▶ IES試験
- タモキシフェン5年間とタモキシフェン2〜3年間投与後にエキセメスタン2〜3年間（合計5年間）にスイッチする群とを比較した二重盲検ランダム化比較試験である．
- ER陽性または不明4,599例の追跡期間中央値91ヵ月でDFS，OSともにエキセメスタンにスイッチした群で有意に良好であった[16]（表1）．

▶ AIのEBCTCGによるメタアナリシス[17]
- ER陽性閉経後乳癌患者313,920例についてAI 5年とタモキシフェン5年，AI 5年とタモキシフェン2〜3年→AI2〜3年（計5年），タモキシフェン2〜3年→AI 2〜3年（計5年）とタモキシフェン5年についてメタアナリシスが行われた．
- **AI 5年とタモキシフェン5年**：再発率は治療開始から4年まではAI群で有意に良好であったが（0〜1年がRR：0.64, 95％CI：0.52-0.78, 2〜4年がRR：0.80, 95％CI：0.68-0.93），5年以降では有意差はなかった．10年乳癌死亡率はAI群が12.1％，タモキシフェン群が14.2％（RR：0.85, 95％CI：0.75-0.96, 2p=0.009）と，AI群が有意に良好であった．
- AI 5年とタモキシフェン2〜3年→AI2〜3年（計5年）：再発率は治療開始から1年まではAI群で有意に良好であったが（RR：0.74, 95％CI：0.62-0.89），2〜4年ならび5年以降では有意差はなかった．全体としてAI 5年が有意に良好であった（RR：0.90, 95％CI：0.81-0.99, 2P=0.045）．乳癌死亡率に両群間で有意差はなかった（RR：0.89, 95％CI：0.78-1.03, 2P=0.11）．
- タモキシフェン2〜3年→AI2〜3年（計5年）とタモキシフェン5年：再発率は2〜4年はAIへの切り換え群が有意に良好であったが（RR：0.56, 95％CI：0.46-0.67），それ以降は有意差は示されなかった．10年乳癌死亡率はタモキシフェン→AI群がタモキシフェン群よりも低かった（各々，8.7％と10.1％ 2P=0.015）．

- 以上の3タイプの比較を総合解析するとAIはタモキシフェンに比べ異なる薬剤による治療期間中の再発を約30％抑制したが，それ以降は有意差はなかった．AI5年投与はタモキシフェン5年投与よりも10年乳癌死亡率を約15％低下させ，内分泌療法未施行に比べ約40％低下させた．

4. extended adjuvant therapy

▶ ABCSG 6a試験
- 本試験はABCSG 6試験（ER陽性閉経後乳癌患者を対象としたタモキシフェン5年間単独群とタモキシフェン5年間とアミノグルテチミド2年間の併用群のランダム化比較試験）の試験終了時に無病患者を対象に，無治療群とアナストロゾール3年間の治療群とに割り付けしたオープンラベルのランダム化比較試験である．
- 追跡期間中央値62.3ヵ月において，アナストロゾール群でRFSは有意に優っていたが，OSでは有意差は示されなかった[9,18]（表1）．

▶ MA.17試験（NCIC CTG intergroup trial MA.17）
- MA.17試験は5,187人の閉経後乳癌患者を対象に，タモキシフェン5年間治療後に，5年間のプラセボ群と5年間のレトロゾール群とが比較された．
- 207イベントが発生した追跡期間中央値30ヵ月の最初の中間解析でレトロゾールによる再発リスクの低下が事前の中止限界の差を超えたため，2003年に非盲検化された．
- この時点で，レトロゾール投与群で乳癌再発のリスクが42％と有意に減少することが報告された[18]（表1）．また，リンパ節転移陽性患者のOSを有意に改善させた（HR：0.61, 95％CI：0.38-0.98, P=0.04）[19]．

▶ NSABP B-33試験
- タモキシフェン5年間治療後に5年間のプラセボ群と5年間のエキセメスタン群とが比較された．
- しかし，先述のMA.17試験における中間解析の結果を受け，2003年に本試験は中止となった．情報開示後，エキセメスタン群の72％が治療続行し，プラセボ群の44％がクロスオーバーとなった．
- 追跡期間中央値30ヵ月において，エキセメスタン群のDFSは良好であったが，統計学的には有意ではなかった．また，OSにおいて有意差は示されなかった[20]（表1）．

▶ MA.17R試験（NCT00003140, NCT00754845）
- MA.17R試験は1,918人の閉経後乳癌を対象にアロマターゼ阻害薬の4.5～6年間投与後に，5年間のプラセボ群（959例）と5年間のレトロゾール群（959例）とが比較されたランダム化試験である．多くの患者（約80％）ではアロマターゼ阻害薬に先行してタモキシフェンの治療が施行された．
- 追跡期間中央値6.3年における，5年DFSはプラセボ群が91％（95％CI：89-93），レトロゾール群が95％（95％CI：93-96）であり，ハザード比は0.66（P=0.01）であった．
- 5年OSはプラセボ群が94％（95％CI：92-95），レトロゾール群が93％（95％CI：92-95）であり，ハザード比は0.97（P=0.83）であった[21]（表1）．
- 対側乳癌の年次罹患率はプラセボ群が0.49％（95％CI：0.32-0.67），レトロゾール群が0.21％（95％CI：0.10-0.32）であり，ハザード比は0.42（P=0.007）であった．

- 骨折頻度はプラセボ群が9％，レトロゾール群が14％（$P=0.001$）であり，新規骨粗鬆症頻度はプラセボ群が6％，レトロゾール群が11％（$P<0.001$）であった．

▶ 各試験を直接比較することはバイアスが存在することから適切ではないが，initialよりもswitchやextended adjuvant therapyで再発リスク比の減少が増大している理由として，後者ではタモキシフェン治療による再発例が除かれるため，対象がよりホルモン感受性の高い乳癌が選択されたためと考えられる．

SERMsならびにAIの有害事象

1. タモキシフェンの有害事象

▶ **子宮内膜癌**：NSABP P-1（n＝13,388）[22]ではタモキシフェン5年服用による子宮内膜癌の相対リスクは3.28（95％CI：1.87-6.03）であった．子宮内膜癌の96％はStage Iで発見された．また，子宮内膜癌は50歳以上の婦人で増加したが，50歳未満では両群間で差はなかった．また，先述のER陽性乳癌患者10,645例を対象としたEBCTCG2011 メタアナリシス[2]でタモキシフェンは非投与群に比べ子宮内膜癌のリスクを2.4倍に増加することが示された．タモキシフェンの投与期間が長くなるほど発症リスクは増加するが[1]，投与を中止すればリスクは低下する[23]．平均10年間の追跡期間中にER陽性乳癌女性のうち子宮癌で死亡したのはタモキシフェン群で9人，非投与群で1人であり，54歳未満の女性には，子宮癌リスクはほとんどなかった．実地臨床においては特に閉経後患者にはタモキシフェンによる子宮内膜癌のリスクと不正出血などの症状があれば訴えるようにと説明しておくことが肝要である．定期的な子宮体癌検診が子宮内膜癌の死亡率低減のエビデンスがなく，無症状であれば定期的な婦人科検診は推奨されていない[24]．

▶ **肺血栓症**：EBCTCG2011 メタアナリシス[2]で肺血栓症が増加することが示された．最初の5年間に肺血栓で死亡した女性はタモキシフェン群で6人，非投与群ではなかった．タモキシフェンの有害事象のなかで生命を脅かす重篤なものは血栓塞栓症と子宮体癌だが，それらによる死亡リスクの有意な上昇は55歳を超える患者のみに認められた．

▶ **ホットフラッシュ**：内分泌療法により多くの患者がホットフラッシュを経験する．自律神経機能障害による体温調節機能の低下が原因と考えられている．頻度はAIに比べてタモキシフェンの方が高い．治療開始後数ヵ月を経過すると症状は次第に軽減するので，症状が軽度であれば経過観察でよい．乳癌術後にはホルモン補充療法は行うべきではない．タモキシフェン投与中の選択的セロトニン再取り込み阻害薬投与に関しては慎重に判断すべきである．

▶ その他のタモキシフェンの有害事象には，白血球減少，貧血，血小板減少，視力異常，視覚障害，静脈炎，重篤な肝障害，子宮筋腫，無月経，月経異常，性器出血，膣分泌物，卵巣腫大，陰部瘙痒，悪心嘔吐，食欲不振，下痢，腹痛，頭痛，眩暈，不眠，抑うつ状態，浮腫，高トリグリセリド血症などがある．

2. AIの有害事象

▶ タモキシフェンでは子宮内膜癌，深部静脈血栓症のリスク上昇が指摘されているが，AIはタモキシフェンと比較して子宮内膜癌や血栓症の発生は低い．

▶ AIでは骨密度の低下，骨粗鬆症，関節症状（こわばり・関節痛など）が問題となり，これらは血清ならび組織の低エストロゲン状態が原因と考えられる．また，心疾患，脂質異常についての報告もある．

▶ **骨粗鬆症**：高齢者の骨折はQOLのみならず生存にも大きく影響するため，術後療法など長期にAIを使用する場合は骨の健康を維持することは臨床上非常に重要である．ATAC試験における治療継続中の骨折頻度はタモキシフェン群に比べアナストロゾール群で高かったが，興味深いことに治療終了後の骨折頻度は両群で同程度となった．治療中のビスホスホネートの使用状況はタモキシフェン群で10%，アナストロゾール群で7%と報告されている．AI使用中で骨粗鬆症の予防や治療に対してはビスホスホネートやデノスマブの投与が推奨されている（日本乳癌学会ガイドラインの2015年版推奨グレードB）．

▶ **心イベント**：心イベントに関してはATAC試験，BIG1-98試験ともいずれのAIもタモキシフェンと差がない．また，MA.17試験でもレトロゾール群とプラセボ群との比較で心イベントに差はみられていない．BIG1-98試験においてレトロゾール群はタモキシフェン群に比べて比較的Gradeの高い心イベントの発現率が高いことが報告されているが，これはタモキシフェンの心臓への保護作用のためレトロゾール群で相対的に発現率が上昇している可能性も考えられる．

AIの術後治療の問題点と結果が待たれる臨床試験（図2）

▶ AIの術後治療における有効性は多くの臨床試験で示されてきたが，initial，switchあるいはextended therapyのいずれが最適な投与法かは不明である．

▶ また，最適な投与期間に関しても未だ不明である．

▶ 恩恵を受ける患者群に関しても明らかにされてはおらず，模索が行われている．

▶ **AIによる術後内分泌療法で現在結果が待たれる主な臨床試験**
- N-SAS BC05；AERAS試験はわが国におけるアナストロゾール5年と10年の比較試験である．
- LEAD試験はタモキシフェン2〜3年間投与後に，レトロゾール2〜3年間（合計5年間）とレトロゾール5年間を比較している．
- DATA試験はタモキシフェン2〜3年間投与後のアナストロゾール3年間と5年間を比較している．
- SALSA試験は，内分泌療法5年間を終了した患者を対象にアナストロゾール2年間と5年間を比較している．
- NSABP B-42試験は5年間の内分泌療法（AIもしくはタモキシフェンからAIいずれも対象）終了後のプラセボ5年間とレトロゾール5年間とのランダム化試験である．

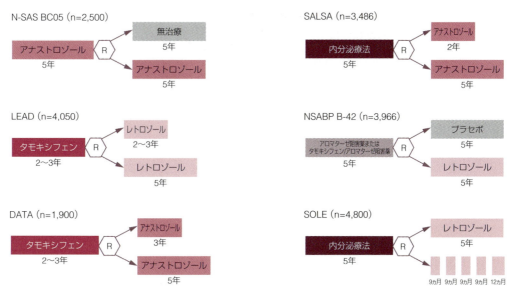

図2　進行中のアロマターゼ阻害薬による術後内分泌療法の臨床試験

・SOLE試験は内分泌療法5年間終了した患者を対象に，延長投与としてレトロゾールを間欠的に投与するか継続的に5年間投与を検討している．

▶ 長期間の内分泌療法後に耐性を獲得した乳癌細胞はエストラジオールによりアポトーシスが誘導されることが示唆されている．したがって，臨床においてはAIの間欠投与の休薬時に得られる低用量のエストラジオールが内分泌療法耐性乳癌細胞のアポトーシスを誘導し，成績向上につながる可能性がある．このような理論的背景に基づくユニークな試験である．

非浸潤癌に対する臨床試験

1. タモキシフェンによる臨床試験

▶ NSABP B-24試験
・乳房温存療法（乳房温存術後ならびに放射線療法）を受けた1,804例を対象にプラセボ（902例）もしくはタモキシフェン5年投与（902例）に割り付けられた[25]．
・5年の乳癌イベントの累積発生率はプラセボ13.4%に対してタモキシフェンで8.2%（$P=0.0009$）と有意に低下させた．
・一方，5年OSは97%と有意差はなかった．

▶ UKCCCR試験（UK/ANZ DCIS試験）
・2×2 factorial designを用いて，乳房温存術後の切除断端が陰性の1,701例を対象に放射線療法＋タモキシフェン，放射線療法単独，タモキシフェン単独，無治療の4群に割り付けられた[26]．
・追跡期間中央値12.7年で，タモキシフェンにより温存乳房内非浸潤癌再発（HR：0.71, 95% CI：0.51-0.86, $P=0.03$），対側乳癌（HR：0.44, 95%CI：0.25-0.77, $P=0.005$）とも抑制したが，温存乳房内浸潤癌再発ならび生存率には有意差はなかった[27]．

- NSABP B-24試験と本試験の患者背景の違いとして下記の点がある
  ①NSABP B-24試験では全例が放射線治療を受けているが，UKCCCR試験では放射線治療を受けていない群も含まれている．
  ②NSABP B-24試験では50歳以上が66％であったのに対して，UKCCCR試験では90％以上であった．
  ③NSABP B-24試験では断端陽性が16％であったが，UKCCCR試験では断端陰性のみであった．
- 非浸潤癌の乳房温存手術後のタモキシフェンの投与はリスク/ベネフィットのバランスを考慮する必要があり，日本乳癌学会ガイドライン2015年版の推奨グレードはC1とされている．

2. AIによる臨床試験

▶ NSABP B-35試験

- 乳房温存療法を受けた閉経後患者3,104例を対象にタモキシフェン5年間とアナストロゾール5年間を比較した二重盲検ランダム化比較試験である[28]．
- 10年breast cancer free intervalはタモキシフェン群で93.5％，アナストロゾール群で89.2％（HR=0.73, P=0.03）であった．
- 10年OSはタモキシフェン群で92.1％，アナストロゾール群で92.5％であり，有意差はなかった．

▶ IBIS-Ⅱ（DCIS）試験

- 乳房温存療法を受けたホルモン受容体陽性閉経後非浸潤癌患者2,980人を対象にタモキシフェン5年間とアナストロゾール5年間を比較した二重盲検ランダム化比較試験である[29]．
- 追跡期間中央値7.2年において，再発ならびにOSに両群間で差はなかった．
- 非浸潤癌の乳房温存手術後のAIの投与は標準治療ではない．

（内海俊明）

参考文献

1) Early Breast Cancer Trialists' Collaborative Group (EBCTCG): Effects of chemotherapy and hormonal therapy for early breast cancer on recurrence and 15-year survival: an overview of the randomised trials. Lancet, 365:1687-1717, 2005.
2) Early Breast Cancer Trialists' Collaborative Group (EBCTCG), et al: Relevance of breast cancer hormone receptors and other factors to the efficacy of adjuvant tamoxifen: patient-level meta-analysis of randomised trials. Lancet, 378: 771-784, 2011.
3) Fisher B, et al: Five versus more than five years of tamoxifen for lymph node-negative breast cancer: updated findings from the National Surgical Adjuvant Breast and Bowel Project B-14 randomized trial. J Natl Cancer Inst, 93:684-690, 2001.
4) Stewart HJ, et al: Randomised comparison of 5 years of adjuvant tamoxifen with continuous therapy for operable breast cancer. The Scottish Cancer Trials Breast Group. Br J Cancer, 74: 297-299, 1996.
5) Stewart HJ, et al: Scottish adjuvant tamoxifen trial: a randomized study updated to 15 years. J Natl Cancer Inst, 93:456-462, 2001.
6) Tormey DC, et al: Postchemotherapy adjuvant tamoxifen therapy beyond five years in patients with lymph node-positive breast cancer. Eastern Cooperative Oncology Group. J Natl Cancer Inst, 88: 1828-1833, 1996.
7) Davies C, et al: Long-term effects of continuing adjuvant tamoxifen to 10 years versus stopping at 5 years after diagnosis of oestrogen receptor-positive breast cancer: ATLAS, a randomised trial. Lancet, 381: 805-816, 2013.
8) Gray RG, et al: aTTom: Long-term effects of continuing adjuvant tamoxifen to 10 years versus stopping at 5 years in 6,953 women with early breast cancer. J Clin Oncol ASCO Annual Meeting Abstracts. Vol 31, No 18_suppl 2013: 5
9) Cuzick J, et al: Effect of anastrozole and tamoxifen as adjuvant treatment for early-stage breast cancer: 10-year analysis of the ATAC trial. Lancet Oncol, 11: 1135-1141, 2010.
10) Regan MM, et al: Assessment of letrozole and tamoxifen alone and in sequence for postmenopausal women with steroid hormone receptor-positive breast cancer: the BIG 1-98 randomised clinical trial at 8.1 years median follow-up. Lancet Oncol, 12: 1101-1108, 2011.
11) van de Velde CJH, et al: Adjuvant tamoxifen and exemestane in early breast cancer (TEAM): a randomised phase 3 trial. Lancet, 377: 321-331, 2011.

12) O'Shaughnessy J, et al: Abstract PD2-01: Randomized phase 3 trial of adjuvant letrozole versus anastrozole in postmenopausal patients with hormone receptor positive, node positive early breast cancer: Final efficacy and safety results of the femara versus anastrozole clinical evaluation (Face) trial Cancer Res 2016;76(4 Suppl):Abstract nr PD2-01. DOI: 10.1158/1538-7445.SABCS15-PD2-01 Published 15 February 2016.
13) Dubsky PC, et al: Tamoxifen and anastrozole as a sequencing strategy: a randomized controlled trial in postmenopausal patients with endocrine-responsive early breast cancer from the Austrian Breast and Colorectal Cancer Study Group. J Clin Oncol, 30: 722-728, 2012.
14) Kaufmann M, et al: Improved overall survival in postmenopausal women with early breast cancer after anastrozole initiated after treatment with tamoxifen compared with continued tamoxifen: the ARNO 95 Study. J Clin Oncol, 25: 2664-2670, 2007.
15) Boccardo F, et al: Switching to anastrozole versus continued tamoxifen treatment of early breast cancer: Long term results of the Italian Tamoxifen Anastrozole trial. Eur J Cancer, 49: 1546-1554, 2013.
16) Bliss JM, et al: Disease-related outcomes with long-term follow-up: An updated analysis of the intergroup exemestane study. J Clin Oncol, 30: 709-717, 2012.
17) Early Breast Cancer Trialists' Collaborative Group (EBCTCG), et al: Aromatase inhibitors versus tamoxifen in early breast cancer: patient-level meta-analysis of the randomised trials. Lancet, 386: 1341-1352, 2015.
18) Jakesz R, et al: Extended adjuvant therapy with anastrozole among postmenopausal breast cancer patients: results from the randomized Austrian Breast and Colorectal Cancer Study Group Trial 6a. J Natl Cancer Inst, 99: 1845-1853, 2007.
19) Goss PE, et al: Randomized trial of letrozole following tamoxifen as extended adjuvant therapy in receptor-positive breast cancer: Updated findings from NCICCTG MA.17. J Natl Cancer Inst, 97: 1262-1271, 2005.
20) Mamounas EP, et al: Benefit from exemestane as extended adjuvant therapy after 5 years of adjuvant tamoxifen: intention-to-treat analysis of the National Surgical Adjuvant Breast And Bowel Project B-33 trial. J Clin Oncol, 26: 1965-1971, 2008.
21) Goss PE, et al: Extending aromatase-inhibitor adjuvant therapy to 10 years. N Engl J Med. 375 : 209-219, 2016.
22) Fisher B, et al: Tamoxifen for the prevention of breast cancer: current status of the National Surgical Adjuvant Breast and Bowel Project P-1 study. J Natl Cancer Inst, 97: 1652-1662, 2005.
23) Cuzick J, et al: Long-term results of tamoxifen prophylaxis for breast cancer--96-month follow-up of the randomized IBIS-I trial. J Natl Cancer Inst, 99: 272-282, 2007.
24) Committee Opinion No. 601: Tamoxifen and uterine cancer. Obstet Gynecol, 123: 1394-1397, 2014.
25) Fisher B, et al: Tamoxifen in treatment of intraductal breast cancer: National Surgical Adjuvant Breast and Bowel Project B-24 randomised controlled trial. Lancet, 353:1993-2000, 1999.
26) Houghton J, et al; Radiotherapy and tamoxifen in women with completely excised ductal carcinoma in situ of the breast in the UK, Australia, and New Zealand: randomised controlled trial. Lancet, 362: 95-102, 2003.
27) Cuzick J, et al: Effect of tamoxifen and radiotherapy in women with locally excised ductal carcinoma in situ: long-term results from the UK/ANZ DCIS trial. Lancet Oncol, 12: 21-29, 2011.
28) Richard G, et al: Primary results, NRG Oncology/NSABP B-35: A clinical trial of anastrozole (A) versus tamoxifen (tam) in postmenopausal patients with DCIS undergoing lumpectomy plus radiotherapy. J Clin Oncol, 33, (suppl; abstr LBA500), 2015.
29) Forbes JF, et al: Anastrozole versus tamoxifen for the prevention of locoregional and contralateral breast cancer in postmenopausal women with locally excised ductal carcinoma in situ (IBIS-II DCIS): a double-blind, randomised controlled trial. Lancet, 387: 866-873, 2016.

■ 術後内分泌療法

3 閉経前乳癌に対する内分泌療法 SERMs, LH-RHアゴニスト

SERMsの作用機序

▶ 閉経前患者におけるエストロゲンは卵巣から主に供給されて，血中，乳癌組織中ともに高濃度のエストロゲンが存在する．このエストロゲン分泌は視床下部，下垂体系によりフィードバック調節を受けている[1]．

▶ エストロゲン作用として最も活性の高いE2（エストラジオール）は細胞質内でERと結合し核内へ移動した後，2量体を形成してDNAのERE（estrogen receptor element）と結合し転写が開始される．転写はRNAポリメラーゼIIによって触媒され，co-activator, co-repressorなどの修飾因子の影響を受ける．ER陽性乳癌においては，E2によるERを介する作用で癌細胞の増殖，浸潤，転移が促進されると考えられる．

▶ SERMs（selective estrogen receptor modulators）はE2に対してERと競合的に結合し，転写を抑制することで細胞死をもたらす[2]．

▶ SERMsに分類されるタモキシフェンとトレミフェンは乳癌細胞において抗エストロゲン（アンタゴニスト）作用を示すが，子宮内膜や骨・心血管に対してはエストロゲン（アゴニスト）作用を示す．このように組織により作用が異なるため，選択的にER作用を示すことからSERMsと命名された．

閉経前乳癌に対するSERMsの適応

▶ わが国において，閉経前乳癌に適応があるのはタモキシフェンである．1970年代より薬物的内分泌療法として使用されている．わが国においては1981年に承認され，現在使用されている最も古い内分泌療法薬であり，閉経前内分泌療法の中心的薬剤である．

投与方法

▶ タモキシフェン（ノルバデックス®）20mgを連日経口投与する．本剤は腸管循環することにより半減期が長く，安定した血中濃度が維持される．内服時間の制約はない．比較的半減期の長い薬剤であり，1日服用を忘れたことが効果に影響を与える可能性は低いと考えられる．

至適投与期間

▶ 5年間投与が標準であるが，ATLAS試験，aTTOM試験において5年間投与と10年間投与とが比較された結果，10年間投与において再発率と死亡率が有意に抑制された（別項参照）．

代謝と相互作用

- タモキシフェンは内服後，肝臓で代謝を受ける．まず，主にCYP3A4などにより抗エストロゲン活性のないN-ジメチルタモキシフェンに変換され，CYP2D6によりエンドキシフェンに変換されることで乳癌細胞の抗腫瘍効果を発揮する．エンドキシフェンと，タモキシフェンから直接CYP2D6により変換される4-ヒドロキシタモキシフェンはともにタモキシフェンの約100倍の抗エストロゲン活性をもつ．活性代謝産物（エンドキシフェンと4-ヒドロキシタモキシフェン）への変換がほぼCYP2D6によるため，CYP2D6の遺伝子多型やCYP2D6の阻害作用を有する薬剤との相互作用が問題となる **(図1)**[3]．

- CYP2D6の遺伝子多型について，欧米ではCYP2D6*4，CYP2D6*6，CYP3A5*3などが知られており，野生型と比べてCYP2D6*4ホモ接合体では活性代謝産物が低く予後も不良であると報告された．一方，アジア人ではCYP2D6*4よりCYP2D6*10の多型が多く，CYP2D6*4同様にそのホモ接合体では予後不良と報告された．しかし，国際タモキシフェンファーマコゲノミクスコンソーシアム（12研究，4,973例）のメタアナリシスでは，CYP2D6と予後に相関を認めなかったため，CYP2D6と予後との相関についていまだ一定の見解は得られていない（乳癌診療ガイドライン推奨グレードC2）[4]．

- SSRI（selective serotonin reuptake inhibitor）のパロキセチン（パキシル®），フルボキサ

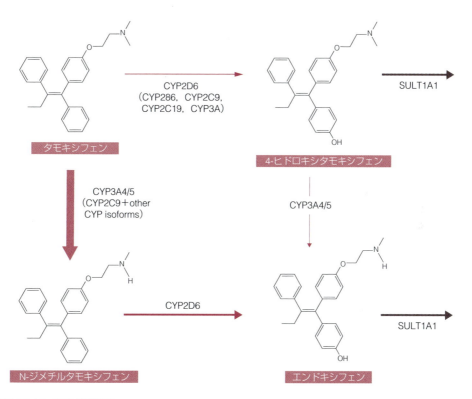

図1　タモキシフェンの代謝経路
CYP2D6により，多くが活性代謝産物（エンドキシフェンと4-ヒドロキシタモキシフェン）へ変換される．

（文献3）より引用）

ミン（ルボックス®，デプロメール®）はCYP2D6阻害作用を有し，エンドキシフェンへの代謝を阻害する．タモキシフェンの作用を減弱させる可能性が示唆されているため，基本的にタモキシフェンとの併用は避けるべきである．

副作用

▶ SERMは完全にERを抑制することはなく，標的臓器に対する作用も異なる．子宮に対するエストロゲン作用から子宮体癌のリスクが増大するため，婦人科検診が必要である．

▶ 低エストロゲンによる更年期症状や無月経・月経異常，悪心・嘔吐などの消化器症状が主な副作用である．低エストロゲン症状としては，身体がだるい，ほてり，熱感，発汗，のぼせ，肩こり，頭痛，不眠，めまいなど多岐にわたる．

▶ 肝機能障害を認めることがあるため，投与開始後は生化学検査が必要である．

▶ 重大な副作用としてあげられるのは肺塞栓症・下肢静脈血栓症，子宮体癌などであるが，EBCTCGでは45歳未満ではそれらによる死亡は認めなかった．

▶ 子宮に対するエストロゲン作用により，子宮体癌，子宮肉腫，子宮筋腫，子宮内膜ポリープ，子宮内膜増殖症，子宮内膜症がみられることがある．米国腫瘍学会（ASCO）2012年のガイドラインでは，タモキシフェン内服にかかわらず定期的な婦人科検診を勧めているが，検診間隔を短縮する必要性は記載されていない．

▶ タモキシフェン服用にて子宮体癌発生リスクが上昇するが，定期的な生検の有効性は明らかではないため，乳癌診療ガイドラインでも定期的な婦人科検診は基本的に勧めていない．一方，不正性器出血に関しての注意深い問診が必要であり，異常が認められた場合はただちに精査としている．

▶ 内分泌療法を受けている乳癌患者の50％以上がホットフラッシュを経験する．AIに比べタモキシフェン投与患者に多いが，通常治療開始数ヵ月過ぎると次第に軽減することが多い．経過観察が中心であるが，サプリメントや漢方薬など，鍼療法，海外では催眠療法などが試みられているがその有効性は不明である（乳癌診療ガイドライン）．

EBCTCGによるメタアナリシス

▶ 2011年に報告されたEBCTCGメタアナリシスでは，術後タモキシフェン5年投与と無治療の比較検討がされた．全試験における内服コンプライアンスは約80％であった[5]．

▶ **タモキシフェン5年**：ER陽性乳癌（全年齢）において約5年のタモキシフェン投与は術後15年間にわたる年次再発率を39％減少〔risk ratio（RR）：0.61〕させていた．術後期間別にみると0〜4年がevent rate ratio（RR）：0.53，5〜9年がRR：0.68，10〜14年でRR：0.97と10年を超えるとその効果は消失する．また，術後15年間にわたる年次乳癌死亡率を30％減少（RR：0.70）させていた．最初の2年はほとんど乳癌死亡の減少効果がみられないが，徐々

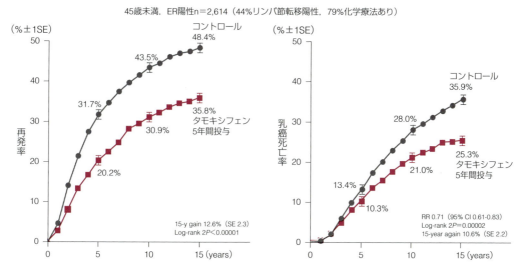

図2　45歳未満におけるタモキシフェン5年の再発率と乳癌死亡率

(文献4）およびwebappendix引用）

に差がみられ10年を超えてもその効果は持続していた．この内服終了後も効果が持続していくことを，"carryover effect"という．**図2**は45歳未満での再発率と乳癌死亡率である．

- **年齢別**：ER陽性乳癌においてタモキシフェン5年投与による年齢別の再発リスク比をみると45歳未満RR：0.63，45〜54歳RR：0.72，55〜69歳RR：0.54であった**（図3）**．乳癌関連死亡リスク比では45歳未満RR：0.71，55〜69歳RR：0.63と閉経後で有利だが，全死亡リスク比では45歳未満RR：0.71，55〜69歳RR：0.78であった．45歳未満の非癌死はわずかであるため，全死亡において閉経前・閉経後患者でのタモキシフェンの有用性の差を認めなかった．

- **対側乳癌と子宮体癌リスク**：タモキシフェン5年投与は，年齢によらず対側乳癌の発症を15年で3.2％（タモキシフェン vs. 無治療＝9.8％ vs. 6.5％）減少させた．45歳未満RR：0.52，45〜54歳RR：0.64であった．また54歳以下では子宮体癌の発症は有意には増加せず，45歳未満RR：1.04，45〜54歳RR：1.75であった．一方，55〜69歳では子宮体癌を15年で2.6％（タモキシフェン vs. 無治療＝3.8％ vs. 1.1％，RR：2.96）増加させた．治療終了後も数年はその作用が継続した．

LH-RHアゴニスト

1. 作用機序

- 下垂体前葉に作用し，視床下部から分泌されるLH-RH（黄体ホルモン放出ホルモン）と競合することで下垂体のLH-RH受容体のダウンレギュレーションを引き起こす．その結果，性腺刺激ホルモンであるLH（黄体ホルモン）/FSH（卵胞刺激ホルモン）の分泌が抑制され，卵巣からのエストロゲン分泌も抑制される**（図4）**．

	イベント発生数/人年〔＝1人あたりの年間イベント発生率(%)〕		タモキシフェン		年間のイベント発生率の比
	タモキシフェン群	コントロール群	Log-rank O－E	Variance of O－E	タモキシフェン：コントロール
(a) 化学療法 (χ_1^2 7.7；2p＝0.0006)					
あり	837/22900 (3.7)	1057/20528 (5.1)	－170.5	430.1	0.67 (SE 0.04)
なし	816/33847 (2.4)	1161/28348 (4.1)	－263.1	451.3	0.56 (SE 0.04)
(b) 年齢 (trend χ_1^2 5.5；2p＝0.02)					
45歳未満	406/11846 (3.4)	572/10690 (5.4)	－105.1	226.9	0.63 (SE 0.05)
45〜54歳	494/16768 (2.9)	615/15678 (3.9)	－83.8	256.8	0.72 (SE 0.05)
55〜69歳	712/26610 (2.7)	963/21215 (4.5)	－228.8	374.9	0.54 (SE 0.04)
70歳以上	41/1512 (2.7)	68/1293 (5.3)	－15.8	22.8	0.50 (SE 0.15)
不明	0/11 (0.0)	0/0			
(c) リンパ節転移 (trend 0.2；2p＝0.7)					
N0/N－	753/37672 (2.0)	1105/33174 (3.3)	－227.6	443.3	0.60 (SE 0.04)
N1－3	348/10126 (3.4)	445/8464 (5.3)	－79.8	180.1	0.64 (SE 0.06)
N4以上	355/5097 (7.0)	432/3776 (11.4)	－93.2	161.3	0.56 (SE 0.06)
不明	197/3852 (5.1)	236/3462 (6.8)	－33.0	96.7	0.71 (SE 0.09)
Total	1653/56747 (2.9%/年)	2218/48876 (4.5%/年)	－433.5	881.4	0.611 (SE 0.027；95% CI 0.57-0.65)

■－ 99% or ◆ 95% CIs

0.25　0.5　1.0　2.0
タモキシフェンが良好　タモキシフェンが不良
治療効果

図3 タモキシフェン5年の治療効果
(a) 化学療法，(b) 年齢，(c) リンパ節転移の有無にかかわらず，タモキシフェンの再発抑制効果がみられる．

(文献4) より引用)

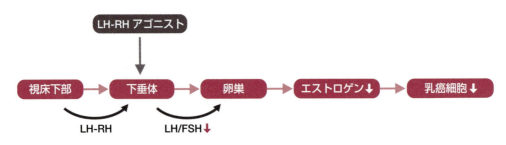

図4 LH-RHアゴニストの作用機序

▶ 投与開始から1〜2週目は，LH-RH結合作用によって一時的にLH/FSHの分泌が亢進されるためのエストロゲン作用がみられる（フレアアップ現象）．3〜4週目以降，LH/FSHは強く抑制される．

▶ ZEBRA試験では，ゴセレリン投与開始後6ヵ月までに95%の患者で無月経が得られている．また，2年間の投与終了後1年以内に77%の患者が月経周期を回復している[6]．

▶ ゴセレリン(ゾラデックス®, ゾラデックス®LA)とリュープロレリン(リュープリン®, リュープリン®SR)との直接比較による乳癌の臨床試験は存在しない.

2. 投与方法

▶ ゴセレリンは4週ごと,リュープロレリンは4週または12週ごとに投与する. いずれも皮下注射である.

▶ 蓄積性に乏しいため,腎機能・肝機能によらず用量調節は不要である.

▶ 投与に際しては妊娠状態にないことを確認し,投与中も低用量ピルなどのホルモン製剤以外での避妊法を行う.

▶ 閉経前乳癌に対するリュープロレリン24週間の製造販売が2015年9月に承認された.

3. 副作用

▶ インタビューフォームで報告されている,国内使用成績調査での主な副作用報告をまとめた(表1).

表1 ゴセレリン,リュープロレリンの主な副作用

	ゴセレリン	リュープロレリン
総症例数	2,774	728
副作用の種類	発生件数(頻度%)	
発汗	45 (1.75)	26 (3.57)
頭重感	68 (2.64)	35 (4.81)
頭痛	16 (0.62)	17 (2.34)
めまい	48 (1.86)	14 (1.92)
不眠	21 (0.82)	10 (1.37)
悪心	47 (1.83)	21 (2.88)
AST上昇	59 (2.29)	19 (2.61)
ALT上昇	76 (2.95)	21 (2.88)
総コレステロール上昇	56 (2.18)	5 (0.69)
トリグリセリド上昇	38 (1.48)	22 (3.02)
白血球減少	41 (1.59)	5 (0.69)
ほてり	350 (13.6)	38 (5.22)
注射部疼痛	3 (0.12)	17 (5.36)
注射部硬結	2 (0.08)	40 (9.89)

(インタビューフォームより作成)

LH-RHアゴニスト単独療法および LH-RHアゴニスト/タモキシフェン併用療法

▶乳癌診療ガイドラインでは，閉経前ホルモン受容体陽性乳癌に対する術後薬物療法としてLH-RHアゴニストは次のように位置づけられている[4]．

・閉経前ホルモン受容体陽性乳癌に対する術後内分泌療法として，タモキシフェンとLH-RHアゴニストの併用投与は行ってもよい（推奨GradeC1）．

・閉経前術後ホルモン受容体陽性乳癌に対する化学療法後の卵巣機能抑制療法は，化学療法後に月経が回復した患者には検討してもよい（推奨GradeC1）．

▶根拠として以下の2つの論文があげられている．

1. ZIPP試験

▶1987年10月から1999年3月まで症例登録が行われた臨床試験である[7]．手術可能な早期乳癌女性患者に対して，ゴセレリン，タモキシフェン単独および併用効果を検討するための2×2の階乗デザインである **(図5)**．補助療法として化学療法，放射線療法もしくは両者が行われている．化学療法は主にCMF療法（シクロホスファミド/メトトレキサート/5-FU）が用いられたが，一部の施設ではCEF療法（シクロホスファミド/エピルビシン/5-FU）が用いられた．

▶観察期間12年でゴセレリン投与は，無病生存（DFS），全生存（OS），再発，乳癌死亡の4つのリスクを軽減する効果があった．ただし，ゴセレリンの効果はタモキシフェン併用の有無によって異なり，併用なしに比べて併用ありの場合の4つのリスクの軽減は認められたものの，タモキシフェン単剤投与を有意に上回るものではなかった．

▶40歳を境としてゴセレリンの有無による再発リスク軽減を検討した結果，40歳以上でタモキシフェンを服用しなかった場合にゴセレリン投与の効果が最大となり，15年時点の絶対リスク減少率は14.8％であった．

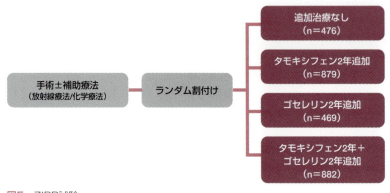

図5　ZIPP試験

2. EBCTCGによるメタアナリシス

▶ LH-RHアゴニストに関する臨床試験16個をメタ解析し，LH-RHアゴニスト単独および併用療法による治療成績を検討した研究である[8]．プライマリーエンドポイントは再発および乳癌死で，ホルモン受容体陽性患者を対象とした．

▶ 補助療法としてのLH-RHアゴニスト単独療法は，何も行わない場合と比較して，再発および乳癌死のいずれにおいても優越性を示さなかった（再発：$P=0.08$，HR：0.72；乳癌死：$P=0.49$，HR：0.82）．

▶ LH-RHアゴニストとタモキシフェンを併用した補助療法は，何も行わない場合と比較して，再発（$P<0.0001$，HR：0.42），乳癌死（$P=0.04$，HR：0.53）のいずれにおいても優越性が示された．ただしこれらは，タモキシフェンによる効果が大きいと考えられた．

▶ 術後薬物療法（化学療法またはタモキシフェン）にLH-RHアゴニストを上乗せすることは，再発（$P=0.02$，HR：0.87），乳癌死（$P=0.03$，HR：0.85）いずれにおいても有意にリスクを減少させた．ただし，タモキシフェン，化学療法を個別に検討した場合は，有意差は示されなかった．

▶ CMF療法を中心とした化学療法とLH-RHアゴニスト単独療法との比較では，有意差はないがLH-RHアゴニストは再発で化学療法にやや劣るものの，乳癌死ではやや勝っていた．

▶ 40歳未満乳癌患者に化学療法を導入した場合，LH-RHアゴニストの上乗せ効果が示された（化学療法±LH-RH　再発：$P=0.01$，乳癌死：$P=0.02$；化学療法±タモキシフェン±LH-RH　再発：$P=0.01$，乳癌死：$P=0.01$）．40歳未満では化学療法後に月経が回復する割合が大きいため，LH-RHアゴニストによる相加効果が期待された．

LH-RHアゴニストの至適投与期間

▶ 至適投与期間に関して比較検討した臨床試験は存在しない．

▶ EBCTCGで解析された試験における投与期間は以下のとおりであった．
2年間：12（18ヵ月投与群含む）
3年間：3
5年間：1（INT0101）

▶ INT0101は，ホルモン感受性リンパ節転移陽性乳癌を対象に，CAF療法（シクロホスファミド／ドキソルビシン／5-FU，CAF），CAF＋ゴセレリン5年（CAF-Z），CAF＋ゴセレリン5年＋タモキシフェン5年（CAF-ZT）を比較した臨床第Ⅲ相試験で，エンドポイントはTTR（無再発期間），DFS，OSであった[9]．CAFに対するCAF-Z，CAF-Zに対するCAF-ZTの上乗せ効果が検討された．OSでは差がないものの，9年DFSはそれぞれ57％，60％，68％でCAF療法終了後にゴセレリン／タモキシフェンを投与する有効性が示唆された．また，あくまでもサブセット解析ではあるが，タモキシフェンは年齢によらずDFSの改善を，ゴセレリンは40歳未満でDFSの改善を認めた（図6）．

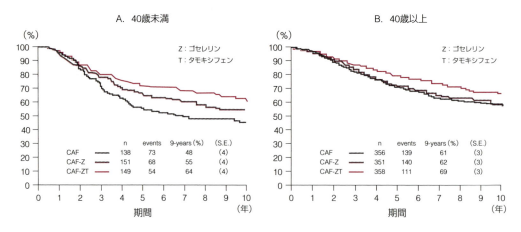

図6 INTO101試験における年齢別のdisease free survival (DFS)
年齢（A. 40歳未満，B. 40歳以上）によらず，タモキシフェンの追加効果がみられた．

（文献9）より引用）

表2 閉経前ホルモン受容体陽性乳癌に対するLH-RHアゴニスト併用アロマターゼ阻害薬の第Ⅲ相試験

試験名 （症例数）	比較	主エンドポイント	観察期間	主結果	考察
ABCSG-12 （1,803）	術後LHRHa＋T±Z vs. 術後LHRHa＋A±Z	DFS	94ヵ月	A群とT群で差なし Z投与で有意に改善	OSはA群で 有意に不良
STAGE （197）	術前LHRHa＋T＋Z vs. 術前LHRHa＋A＋Z	Best overall tumor response	24週治療 185例完遂	A群で有意に奏効	ABCSG-12の 中間解析より中止
SOFT＋TEXT 統合解析 （4,690）	術後OFS＋T vs. 術後OFS＋E	DFS	68ヵ月	E群で有意に改善	OSは差なし
SOFT （3,047）	術後T vs. 術後OFS＋T vs. 術後OFS＋E	DFS	67ヵ月	T群とOFS＋T群で 差なし	化学療法既治療で OFS＋T群とOFS＋E群で 改善傾向

A：アナストロゾール，BMI：体格指数，DFS：無病生存期間，E：エキセメスタン，LHRHa：LH-RHアゴニスト，OFS：卵巣機能抑制，OS：全生存期間，T：タモキシフェン，Z：ゾルドロン酸

LH-RHアゴニストとアロマターゼ阻害薬の併用療法

▶乳癌診療ガイドラインでは，SOFT試験とTEXT試験の統合解析の結果を踏まえて閉経前ホルモン受容体陽性乳癌に対して術後の卵巣機能抑制（主にLH-RHアゴニスト）にアロマターゼ阻害薬（エキセメスタン）の併用は考慮してよいことになった（推奨Grade C1）．閉経前ホルモン受容体陽性乳癌に対するLH-RHアゴニストにアロマターゼ阻害薬を併用した試験を以下に挙げる（表2）．

1. ABCSG-12試験

▶ゴセレリン/タモキシフェン±ゾレドロン酸，ゴセレリン/アナストロゾール±ゾレドロン酸の4群を比較した臨床第Ⅲ相試験であり，プライマリエンドポイントはDFSである[10]．1,803

例の症例について観察中央値94ヵ月で，ゴセレリン/タモキシフェンとゴセレリン/アナストロゾールとでDFSに有意差は認めなかったが，OSはアナストロゾール群が有意に悪かった（HR：1.63, $P=0.03$）．注目すべきは，ゾルドロン酸投与群でDFSが改善された（HR：0.77, $P=0.04$）．

2. STAGE試験

▶閉経前ホルモン受容体陽性乳癌に対する術前内分泌療法としてのLH-RHアゴニストとアロマターゼ阻害薬併用療法に関するわが国での臨床第Ⅲ相試験である[11]．この試験では，アナストロゾール/ゴセレリンとタモキシフェン/ゴセレリンとの術前24週投与における最良総合効果が比較され，アナストロゾール/ゴセレリン群の優越性が示された（70.4％ vs. 50.5％）．しかし，エンドポイントとしてDFSやOSを検証する試験デザインではなく，ABCSG-12試験の中間解析結果も踏まえて試験は中止された．

3. TEXT試験とSOFT試験の統合解析

▶閉経前ホルモン受容体陽性乳癌に対する術後薬物療法としてのLH-RHアゴニストを含む卵巣機能抑制（OFS）にタモキシフェンとエキセメスタンを比較するTEXT試験とSOFT試験が行われ，その統合解析が報告された[12]．観察期間中央値68ヵ月の時点で，5年DFSは，エキセメスタン＋OFS群で91.1％，タモキシフェン＋OFS群で87.3％であり，前者で有意に改善した（HR：0.72, $P<0.001$）．

4. SOFT試験

▶閉経前ホルモン受容体陽性乳癌に対する術後薬物療法としてのタモキシフェン，LH-RHアゴニストを含む卵巣機能抑制（OFS）＋タモキシフェン，OFS＋エキセメスタンの3群を比較する試験である[13]．5年DFSでタモキシフェン群（1,018例）とタモキシフェン＋OFS群（1,015例）で有意差は認めなかった（84.7％ vs. 86.6％）．しかし，層別因子である化学療法既治療群のサブセット解析では，OFS＋タモキシフェン群あるいはOFS＋エキセメスタン群で予後の改善が認められた．

▶LH-RHアゴニストとアロマターゼ阻害薬の併用は，わが国では閉経前乳癌の適応となっていない．2剤の最適な投与期間，骨塩量などの副作用に関する長期観察など課題もあるが，化学療法を要するハイリスク群への投与の有効性などさらなる検討を要する．

（宮本快介／井本　滋）

参考文献

1) Gruber CJ, et al: Production and actions of estrogens. N Engl J Med, 346:340-352, 2002.
2) Riggs BL, et al: Selective estrogen-receptor modulators – mechanisms of action and application to clinical practice. N Engl J Med, 348:618-629, 2003.
3) 前佛　均ほか：乳癌に対するゲノム医療の進展．乳癌テーラーメード治療の理論と実践（稲治英生　編）．p.65-73，金原出版，2009．
4) 日本乳癌学会編：乳癌診療ガイドライン①．治療編 2015 年版，金原出版，東京，2015．
5) Early Breast Cancer Trialists' Collaborative Group (EBCTCG), et al : Relevance of breast cancer hormone receptors and other factors to the efficacy of adjuvant tamoxifen: patient-level meta-analysis of randomised trials. Lancet, 378:771-784, 2011.
6) Jonat W, et al : Goserelin versus cyclophosphamide, methotrexate, and fluorouracil as adjuvant therapy in premenopausal patients with node-positive breast cancer: the Zoladex Early Breast Cancer Research Association study. J Clin Oncol, 20: 4628-4635, 2002.
7) Hackshaw A, et al : Long-term effectiveness of adjuvant goserelin in premenopausal women with early breast cancer. J Natl Cancer Inst, 101:341-349, 2009.
8) LHRH-agonists in Early Breast Cancer Overview group, et al: Use of luteinising-hormone-releasing hormone agonists as adjuvant treatment in premenopausal patients with hormone-receptor-positive breast cancer: a meta-analysis of individual patient data from randomised adjuvant trials. Lancet, 369: 1711-1723, 2007.
9) Davidson NE, et al : Chemoendocrine therapy for premenopausal women with axillary lymph node-positive, steroid hormone receptor-positive breast cancer: Results from INT 0101 (E5188). J Clin Oncol, 12 : 5973-5982, 2005.
10) Gnant M, et al : Zoledronic acid combined with adjuvant endocrine therapy of tamoxifen versus anastrozol plus ovarian function suppression in premenopausal early breast cancer: final analysis of the Austrian Breast and Colorectal Cancer Study Group Trial 12. Ann Oncol, 26: 313-320, 2015.
11) Masuda N, et al : Neoadjuvant anastrozole versus tamoxifen in patients receiving goserelin for premenopausal breast cancer (STAGE): a double-blind, randomised phase 3 trial. Lancet Oncol, 13: 345-352, 2012.
12) Pagani O, et al: Adjuvant exemestane with ovarian suppression in premenopausal breast cancer. N Eng J Med, 371: 107-118, 2014.
13) Francis PA, et al : Adjuvant ovarian suppression in premenopausal breast cancer. N Engl J Med, 372: 436-446, 2015.

■ 術後内分泌療法

4 投与期間

- ▶ 術後補助治療としての内分泌療法が，他の癌種にない乳癌の特徴でもある．さらに女性の内分泌環境は閉経前と閉経後では劇的に変化するため，内分泌療法も閉経状況に応じて異なり，閉経前患者と閉経後患者では使用される薬剤が異なることが多い．
- ・閉経前乳癌の術後内分泌療法としては，タモキシフェン，卵巣機能抑制（ほとんどがLH-RHアゴニスト注），両者の併用が行われる．
- ・閉経後乳癌の術後内分泌療法としてはタモキシフェンあるいはアロマターゼ阻害薬の内服が行われる．

- ▶ 本項ではこれらの薬剤の解説と至適投与期間を述べる．

タモキシフェン

- ▶ タモキシフェンは閉経前・後のいずれでも使用される．タモキシフェンの至適投与期間について，EBCTCGが55のランダム化比較試験をメタアナリシスした結果，タモキシフェンの1年投与では21%，2年投与では29%，5年投与では47%の再発抑制が認められた．死亡率では1年投与で12%，2年で17%，5年で47%の減少が認められた[1]．
- ・この効果はリンパ節転移陽性の方が高いが，陰性でも認められており，また年齢，閉経状況，タモキシフェンの投与量，化学療法の併用の有無とは無関係に認められた．さらに対側乳癌の発症もタモキシフェンの1年投与で13%，2年で26%，5年で47%の減少が確認された．
- ・有害事象としての子宮内膜癌の発症は1年，2年で2倍，5年で4倍程度認められた．一方，タモキシフェン5年投与と5年以上投与とを比較した初期の2つの臨床試験（NSABP B-14試験，Scottish adjuvant tamoxifen）の結果では，5年を超えるタモキシフェン投与の有用性は明らかでなく，閉経前および閉経後のいずれにおいてもタモキシフェンの至適投与期間は5年間とされた．

- ▶ ところが，2012年末にタモキシフェン5年投与と10年投与とを比較するATLAS試験の結果が報告され[2]，エストロゲン受容体（ER）陽性群においては，タモキシフェンの10年投与群が5年投与群に比して，全死亡を減少させるという結果であった．ATLAS試験は英国以外の全世界で行われ，12,894人がエントリーしており，わが国からも137人が登録された．

- ▶ さらに，2013年の米国癌治療学会（ASCO）のプレナリーセッションでaTTom試験の結果が発表された．aTTom試験はATLAS試験の英国のカウンターパートで7,000人弱がエントリーした[3]．

- ▶ ATLASとaTTom試験の結合解析では，全生存期間（OS）で5～9年では差を認めなかったものの，10年を過ぎるとハザード比（HR）で0.84（95%CI：0.77-0.93）と有意に10年間

表1 タモキシフェン5年 vs. 10年投与の全生存期間/aTTom試験とATLAS試験の結合解析

	(n=17,447 ER+/UK)	
5〜9年	0.99	(0.89〜1.10)
10年以上	0.84*	(0.77〜0.93)
すべての投与期間	0.91**	(0.84〜0.97)

*P=0.0007　**P=0.008

(文献2)より引用)

投与群が良好であった(表1).

▶このことは,投与終了後も5年程度はタモキシフェンのキャリーオーバー効果があるために,両群間に差を認めないが,ランダム化後5年経過するとその効果が減じるためと思われる.

LH-RHアゴニスト

▶LH-RHアゴニストの投与期間は2〜3年が行われているが,これは多くの臨床試験での投与期間が2〜3年であったため,便宜上用いられているにすぎず,適切な投与期間に関するコンセンサスはまだ得られていないのが現状である.

アロマターゼ阻害薬

▶閉経後乳癌の術後内分泌療法の標準治療は長らくタモキシフェンの5年投与であった.しかし,タモキシフェンと第三世代アロマターゼ阻害薬との複数のランダム化比較試験(p.134,図1参照)の結果から,アロマターゼ阻害薬の有効性が示された.

▶アロマターゼ阻害薬とタモキシフェンの5年間服用を直接比較する臨床試験が行われ,ATAC試験とBIG 1-98試験がある.

▶ATAC試験では観察期間中央値120ヵ月の時点で,アナストロゾール単独群がタモキシフェン単独群に比して,OSに有意差を認めないが,無病生存率(DFS)を有意に改善した.アナストロゾールとタモキシフェンの併用群は中間解析の時点でタモキシフェン群のDFSを上回る可能性が低いので中止された.この結果から,アロマターゼ阻害薬とタモキシフェンの併用療法は避けるべきとされた.

▶BIG 1-98試験は,レトロゾール5年,レトロゾール2年→タモキシフェン3年,タモキシフェン2年→レトロゾール3年,タモキシフェン5年の4群を比較する試験である.観察期間中央値81ヵ月ではレトロゾール単独群はタモキシフェン単独群に比してDFS,OSともに有意な改善を認めている.タモキシフェン2年→レトロゾール3年の順次投与はレトロゾール単独群と比較して早期再発傾向があったが,レトロゾール2年→タモキシフェン3年の順次投与群ではレトロゾール単独群と再発イベントに差がなかった.

▶ATAC試験とBIG 1-98試験とのメタアナリシスの結果では[4]),アロマターゼ阻害薬はタモキシフェンと比較して再発を有意に23%減少させたが,乳癌による死亡を有意に減少させることはできなかった.

第Ⅱ章 乳癌薬物療法の実際

- タモキシフェンを投与されている患者を対象に，アロマターゼ阻害薬に切り替える試験がいくつか行われた．ABCSG-8, ARNO95, ITA, IES 031, N-SAS BC-03, BIG 1-98の各試験がある．

- IES 031試験は術後タモキシフェンを2〜3年服用した患者を対象に，そのままタモキシフェンを継続して5年間服用する治療群と，エキセメスタンにスイッチして合計5年間服用する治療群を比較した試験であり[5]，OSには有意の差を認めなかったが，スイッチ群で有意にDFSの延長を認めた．

- タモキシフェンからアナストロゾールへのスイッチを行ったBCSG-8, ARNO95, ITAの3試験のメタアナリシスでは，各試験ごとではスイッチ群でEFSは有意差を認めたが，OSでは差を認めなかった．メタアナリシスではスイッチ群がOSでも有意差をもって良好であった．

- わが国で行われたN-SAS BC-03試験には706人がエントリーした．タモキシフェンからアナストロゾールへの順次投与とタモキシフェン5年間投与を比較するものである．日本人でのデータでも順次投与が良好である傾向にあった[6]．

- 複数の臨床試験の結果からタモキシフェンからアロマターゼ阻害薬にスイッチする順次投与は，タモキシフェン5年投与と比較して良好な結果であるといえる．

- さらに，エキセメスタン5年間投与群とタモキシフェンからエキセメスタンへの順次投与群を比較したTEAM試験[7]では両群間にDFS，OSともに有意差を認めなかった．

- ホルモン感受性乳癌では，再発全体の約半数が内分泌療法終了後の術後5年目以降に起こるとされている．したがって，前述のATLAS試験，aTTom試験のほかに，タモキシフェンを5年服用終了後にアロマターゼ阻害薬を順次服用することの有効性を検討する試験も行われ，ABCSG-6a, MA.17, NSABP B-33試験などがある．

- ABCSG-6a試験はタモキシフェン5年服用後にアナストロゾールを3年間服用する群と経過観察群の比較試験であり，アナストロゾール群でRFSの有意の改善が認められた．MA.17はタモキシフェン5年投与後にレトロゾール5年投与とプラセボ5年投与の二重盲検ランダム化比較試験[8]であるが，中間解析の段階でレトロゾール群がDFSでHR：0.58と有意な改善があり，試験が早期終了になった．特にリンパ節転移陽性の患者群ではOSについても有意な改善がみられた．NSABP B-33試験はタモキシフェン5年終了後にエキセメスタン5年服用群とプラセボ服用群の比較試験であったが，MA.17試験の結果を受け，エントリーが半数の段階で試験が終了した．エキセメスタン群でDFSやRFSが有意に延長したが，OSには差を認めなかった．

- 複数の試験の結果で，タモキシフェンを5年間服用終了した閉経後患者において，アロマターゼ阻害薬を3〜5年間延長することがDFSの延長につながることが示されている．

- 2016年のASCOでMA.17Rの結果が発表された[9]．レトロゾール5年服用した閉経後患者において，レトロゾールあるいはプラセボをさらに5年間投与する二重盲検ランダム化比較試験

であった．結果はレトロゾール群がDFSでHR 0.66（P=0.01）と有意な改善を認めたが，OSには差を認めなかった．

▶ さらに，アロマターゼ阻害薬を5年以上延長して服用することの是非を検討した他の試験が米国（NSABP B-42試験）とわが国（N-SAS BC-05試験）で行われ，既に症例の集積が終了し結果が待たれる．

▶ MA17.Rの結果が出ても，NCCNのガイドラインには未だ変更がない[10]．ひとつの試験結果のみでガイドラインが大きく変わることは時期尚早であり，上記2つの結果待ちの状態である．

至適投与期間

▶ 以上から，現時点での術後内分泌療法の至適投与期間は閉経状況によって左右されるが次のように要約される（**表2, 3**）[11]．

▶ **閉経前**
- 5年間のタモキシフェン投与が標準である．LH-RHアゴニストを併用する場合は2〜3年使用する．タモキシフェンを5年終了後，5年間のタモキシフェン延長を考慮してもよい．
- タモキシフェン5年終了時に閉経が確認できた場合にはアロマターゼ阻害薬にスイッチしてさらに最大5年間投与を考慮する．

表2　術後内分泌療法の至適投与期間

臨床背景	選　択	タモキシフェンの投与推奨期間	AIの推奨期間	内分泌療法の推奨合計期間
術後内分泌療法を開始する場合（手術や化学療法を終了後）	AI	N/A	5年	5年
	タモキシフェン→AI	2〜3年	2〜3年	5年
タモキシフェン投与中の場合	タモキシフェン→AI	2〜3年	2〜3年	5年
AI投与中の場合	AI→タモキシフェン	2〜3年	2〜3年	5年
タモキシフェン5年投与終了後	タモキシフェン→AI	5年	3〜5年	8〜10年
閉経前または閉経期	タモキシフェン	5〜10年	NR	5〜10年

AI：アロマターゼ阻害薬

（ASCO Guideline 2010 より改変）

表3　閉経状況と前治療による内分泌療法の選択

閉経後	無月経	閉経前
・AIに対して禁忌，不耐性，またはAIを使えない場合にはタモキシフェンを継続する ・5年間のAI投与終了後タモキシフェンを開始する ・5年を超えてAIを継続投与を勧めるデータはない ・**中止または中断**	・タモキシフェンの後にAIを投与する ・卵巣機能残存の場合にはタモキシフェンを継続する ・**中止または中断**	・タモキシフェンを継続する ・**中止または中断**

（文献 11）より引用）

- いずれの場合にも延長することのベネフィットとリスクを十分に相談のうえ決定する．

▶閉経後

- 5年間のアロマターゼ阻害薬投与，2～3年タモキシフェン投与後にアロマターゼ阻害薬にスイッチして計5年間投与が標準治療であり至適投与期間である．アロマターゼ阻害薬が投与不可の場合，タモキシフェンの5年間投与もオプションになる．
- アロマターゼ阻害薬5年間終了した場合，タモキシフェンにスイッチしてさらに5年間服用することを考慮してもよいが，延長することのベネフィットとリスクを十分に相談のうえ行うことが望ましい．
- アロマターゼ阻害薬を5年間を超えて服用することは，サポートするデータはいまだ不十分である．アロマターゼ阻害薬の長期服用に伴う骨塩量の低下などのリスクも十分考慮の上，延長投与も考慮してもよい．

（穂積康夫）

参考文献

1) Early Breast Cancer Trialists' Collaborative Group (EBCTCG), et al: Relevanve of breast cancer hormone receptors and other factors to the efficacy of adjuvant tamoxifen: patient-level meta-analysis of randomised trials. Lancet, 378 (9793): 771-784, 2011.
2) Davies C, et al : Long-term effects of continuing adjuvant tamoxifen to 10 years versus stopping at 5 years after diagnosis of oestrogen receptor-positive breast cancer: ATLAS, a randomised trial. Lancet, 381 (9869): 805-816, 2013.
3) The aTTom Collaborative Group. aTTom: Long-term effects of continuing adjuvant tamoxifen to 10 years versus stopping at 5 years in 6,953 women with early breast cancer. J Clin Oncol. 31 2013.
4) Dowsett M, et al : Meta-analysis of breast cancer outcomes in adjuvant trials of aromatase inhibitors versus tamoxifen. J Clin Oncol, 28 (3): 509-518, 2010.
5) Coombes RC, et al : Survival and safety of exemestane versus tamoxifen after 2-3 years' tamoxifen treatment (Intergroup Exemestane Study): a randomised controlled trial. Lancet, 369 (9561): 559-570, 2007.
6) Aihara T, et al : Phase Ⅲ randomized adjuvant study of tamoxifen alone versus sequential tamoxifen and anastrozole in Japanese postmenopausal women with hormone-responsive breast cancer: N-SAS BC03 study. Breast Cancer Res Treat, 121 (2): 379-387, 2010.
7) van de Velde CJH, et al : Adjuvant tamoxifen and exemestane in early breast cancer (TEAM): a randomised phase 3 trial. Lancet, 377 (9762): 321-331, 2011.
8) Goss PE, et al : A Randomized trial of letrozole in postmenopausal women after five years of tamoxifen therapy for early-stage breast cancer. N Engl J Med, 349 (19): 1793-1802, 2003.
9) Goss PE, et al : Extending Aromatase-Inhibitor Adjuvant Therapy to 10 Years. N Engl J Med. 375(3):209-219, 2016.
10) https://www.nccn.org/professionals/physician_gls/pdf/breast.pdf
11) Partridge AH : ASCO 2013 Abst #5 Discussion.

■ 術後内分泌療法

5 効果予測因子

- ▶ 術後内分泌療法は，エストロゲン受容体（estrogen receptor；ER）陽性早期乳癌の術後薬物療法の第1選択として行われる．

- ▶ 内分泌療法はERを標的とする治療であり，乳癌組織におけるERの発現が内分泌療法の効果予測因子であり大前提である．

- ▶ 一方，各内分泌療法薬（タモキシフェンやアロマターゼ阻害薬など）の効果は，ERの発現のような癌細胞の生物学的特性だけではなく，宿主要因も関与する．

- ▶ 術後内分泌療法の効果予測因子としては，内分泌療法の効果予測因子と各内分泌療法薬特有の効果予測因子が存在する．

- ▶ 術後内分泌療法の効果の指標は「予後」となるため，これまで報告されている効果予測因子のほとんどはER陽性乳癌の予後予測因子となっている．

- ▶ 本項では，ER陽性乳癌の予後予測因子，内分泌療法の効果予測因子について因子ごとに概説し，各内分泌療法薬特有の効果予測因子についての現在の知見も述べる．

生物学的因子

1. ホルモン受容体：ER，プロゲステロン受容体：PgR

- ▶ 乳癌組織におけるホルモン受容体（ER，progesterone receptor；PgR）の発現は，IHC法により評価する．

- ▶ 2010年のASCO/CAP（米国臨床腫瘍学会/米国病理医会）のガイドラインでは，癌細胞の核に少なくとも1%の染色陽性細胞がある場合ER/PgR陽性と判定することが推奨されている[1]．また，ER陰性乳癌への内分泌療法の有効性は認めないことが明記されている．

- ▶ ER/PgRの発現量（陽性細胞率）は症例によりさまざまな分布を示し，0〜100%まで連続的に存在する．

- ▶ ER陽性乳癌術後のタモキシフェンの予後改善効果を示すEBCTCGのメタアナリシスによると，ER陽性乳癌においてタモキシフェン5年投与はER，PgRの発現量にかかわらず再発抑制効果を示し，コントロール（内服なし）に比べて再発率が4割，死亡率が3割低下した[2]．

▶ **エストロゲン受容体（ER）**
- Allredらは術後内分泌療法を行った症例の予後を解析し，ERの発現量が高いほど予後良好であり，Allred Score 3以上（陽性細胞率1%以上）で術後内分泌療法の予後改善効果があることを報告した[3]．
- 閉経後の術後内分泌療法の臨床試験（ATAC試験とBIG 1-98試験）において，アロマターゼ阻害薬群，タモキシフェン群ともにERの陽性細胞率が高いほど予後良好であり[4]，ERの陽性細胞率1%をカットオフとした場合，陽性例で有意に予後良好で，内分泌療法の効果が期待できる[5]と報告された．
- 現在，乳癌組織のERの発現量は術後内分泌療法の奏効性や予後に関与すると考えられている．

▶ **プロゲステロン受容体（PgR）**
- 閉経後の術後内分泌療法の臨床試験（ATAC試験とBIG 1-98試験）において，アロマターゼ阻害薬群，タモキシフェン群ともにPgRの陽性細胞率が高いほど予後良好であり[4]，陽性細胞率1%をカットオフとした場合，陽性例で有意に予後良好であった[5]．また，PgR発現量にかかわらずレトロゾール群がタモキシフェン群より予後良好であった[5]．
- 現在，乳癌組織のPgRの発現量は，閉経後ER陽性乳癌の予後因子と考えられている．

2. human epidermal growth factor receptor 2（HER2）

▶ 閉経後の術後内分泌療法の臨床試験（ATAC試験とBIG 1-98試験）において，アロマターゼ阻害薬群，タモキシフェン群ともにHER2陰性例が予後良好であり，HER2発現にかかわらずアロマターゼ阻害薬群が予後良好であった[4,6]．

3. Ki-67

▶ Ki-67はG0期以外のすべての細胞周期において核内に発現しているタンパクで，増殖の指標である．

▶ 通常，IHC法にて陽性細胞率（labeling index）を評価する．

▶ Ki-67 labeling indexは，Grade（組織学的Gradeまたは核Grade）の，特に核分裂像（mitotic counts）と相関する．

▶ 閉経後の術後内分泌療法の臨床試験（BIG 1-98試験）において，Ki-67低発現群はKi-67高発現群に比べて有意に予後良好であり，Ki-67高発現群においてはレトロゾール群がタモキシフェン群に比べて有意に予後良好であった[7]．

▶ 閉経後の術後内分泌療法の臨床試験（ATAC試験）において，IHC4 Score（ER，PgR，HER2，Ki-67）はER陽性乳癌の予後予測因子であった[8]．

▶ 2007年，2008年のメタアナリシスではKi-67は乳癌の予後因子であることが示されている[9,10]．

▶ リンパ節転移陽性乳癌の術後化学療法の臨床試験（BCIRG 001試験とPACS 01試験）の後ろ向き研究において，ER陽性乳癌のうちKi-67高発現群は，アンスラサイクリン系薬剤にタキサン系薬剤を追加することにより，アンスラサイクリン系薬剤のみの群より予後が改善した[11, 12]．

▶ 現在，乳癌組織のKi-67高発現は，ER陽性乳癌における早期（5年以内）再発の予後予測因子であると考えられている[13]．一方，術後薬物療法において，化学療法の上乗せ効果予測としてのKi-67のエビデンスは十分でないとされている．

▶ Ki-67の評価方法，カットオフなどについては現在，いまだ標準化されていない[14]．

4. 多遺伝子アッセイ

▶ Oncotype DX® （RS）
- 乳癌組織（パラフィンブロック）を用いて21遺伝子のmRNA発現を評価し，再発スコア（21-gene recurrence score；RS）を算出する[15]．ER陽性乳癌を対象としたレトロスペクティブ研究で高リスクと判定された場合は，タモキシフェンに化学療法（CMF療法）を追加することにより予後の改善が得られた．
- 乳癌診療ガイドラインでは，「Oncotype DX®はホルモン受容体陽性早期乳癌（閉経前はリンパ節転移陰性）の予後予測因子として，また術後化学療法の効果予測因子として勧められる」として推奨グレードBとなっている[14]．
- ER陽性乳癌におけるOncotype DX®を用いた前向き試験として，リンパ節転移陰性症例を対象としたTAILORx試験，リンパ節転移陽性（1～3個）症例を対象としたRxPONDER（SWOG S1007）試験が進行中である．最近，TAILORx試験の結果として，RS 0から10で内分泌療法単独となった1,626人（15.9％）の5年の無再発率は98.7％であったことが報告された[16]．

▶ MammaPrint® （70-gene signature）
- 凍結乳癌組織を用いて70遺伝子のmRNA発現を評価する．ER，HER2状況は問わず，再発の有無をもとに25,000遺伝子のなかから抽出された70遺伝子による予後予測ツールである[17]．
- 当初は凍結組織のみであったが，現在はホルマリン固定検体も利用可能となった．
- 観察研究（RASTER研究）では427人のリンパ節転移陰性症例が登録され，Adjuvant! OnlineにMammaPrint®を加えることで5年遠隔無再発リスク評価が改善したことが報告された[18]．
- 現在，MammaPrint®を用いたランダム化比較試験であるMicroarray In Node-negative Disease may Avoid Chemotherapy Trial（MINDACT）が，早期乳癌症例6,000例を対象に進行中である．

▶ その他の多遺伝子アッセイ
（PAM50，Curebest 95GC Breast, Breast Cancer Index, Endopredict）
- いずれも予後予測因子として開発されている．薬物療法の効果予測因子としてのデータは不十分である[14, 19]．

5. *PIK3CA*遺伝子変異

▶PIK3CAは，phosphoinositide-3 kinase（PI3K）のcatalytic subunit p110αである．*PIK3CA*遺伝子変異はER陽性乳癌の約4割に認められる．

▶閉経後の術後内分泌療法の臨床試験（TEAM試験）において，*PIK3CA*遺伝子変異は術後内分泌療法の選択（タモキシフェンかエキセメスタンか）には有用ではなかったが，*PIK3CA*遺伝子変異を認めた症例は，遺伝子変異のない症例に比べて有意に5年遠隔再発率が低かった[20]．

宿主要因

1. タモキシフェンの効果と*CYP2D6*遺伝子多型

▶*CYP2D6*（チトクロムP450）はタモキシフェンを活性体のエンドキシフェンに変換する酵素である．CYP2D6阻害薬のパロキセチン（抗うつ薬）をタモキシフェンと併用すると，血漿中のエンドキシフェン濃度が低くなりタモキシフェンの効果が期待できない可能性がある．

▶CYP2D6*4のホモタイプ（*4/*4）は血漿中のエンドキシフェン濃度が低いことが報告され，このタイプの患者（欧米人の5〜10％）はタモキシフェンの効果が期待できない可能性がある．術後タモキシフェン5年投与を行った欧米の臨床試験の患者において，CYP2D6*4のホモタイプは予後不良であった[21]．

▶閉経後の術後内分泌療法の臨床試験（ATAC試験とBIG1-98試験）における最近の報告では，いずれの臨床試験においてもタモキシフェン群において*CYP2D6*遺伝子多型と予後に相関はみられなかった[22,23]．

▶アジア人のCYP2D6*4ホモタイプは1％未満と報告されているが，*10のホモタイプ（*CYP2D6*の活性がやや低下する）は15〜20％に存在する．日本人における*CYP2D6*遺伝子多型の検討では，術後タモキシフェン投与例において*CYP2D6*10*遺伝子多型による予後の差はないと報告されている[24,25]．

2. 内分泌療法関連副作用と予後

▶閉経後の術後内分泌療法の臨床試験（ATAC試験とTEAM試験）において，内分泌療法関連副作用（関節症状，ホットフラッシュ，寝汗など）の出現と再発率をみたところ，いずれの臨床試験においても症状があった群はなかった群に比べて再発率が低かった[26,27]．

▶アロマターゼ阻害薬に伴う筋骨格系の副作用（関節痛，筋肉痛など）に関連する遺伝子多型を同定する研究が行われ，一塩基多型（SNPs；rs11849538）が同定された[28]．同定したSNPs（rs11849538）は*TCL1A*遺伝子のプロモーター領域に存在し，ERの結合部位を生じる．アロマターゼ阻害薬による筋骨格系の副作用が強い女性には，バリアントタイプをもつ人

が多かった．

▶ 一方，閉経後の術後内分泌療法（アナストロゾールとエキセメスタンの比較）の臨床試験（MA27試験）においては，内分泌療法関連の副作用（筋骨格系，血管運動性）と予後との関連は認めなかった[29]．

3. body mass index（BMI）と予後

▶ 閉経後の欧米人女性において，血清エストロゲン濃度はBMIと正相関する．

▶ 閉経後の術後内分泌療法の臨床試験（ATAC試験）において，肥満（BMI>35）女性はBMI<23の女性に比べて再発率が高かった．また，BMI>30の女性ではタモキシフェン群とアナストロゾール群で再発率に差を認めなかった[30]．

▶ 閉経前の術後内分泌療法の臨床試験（ABCSG-12試験；ゴセレリン/タモキシフェン±ゾレドロン酸 vs. ゴセレリン/アナストロゾール±ゾレドロン酸）において，BMI≧25以上の人はアナストロゾール群がタモキシフェン群より予後不良であった[31]．

まとめ

▶ ER陽性乳癌の予後はこの30年間で明らかに改善した[32]．これは再発予防目的として行う術後内分泌療法を中心とした薬物療法の進歩によると考えられている．

▶ しかしながら，特に腋窩リンパ節転移陽性症例は術後5年以降の再発リスクも高く，いかにこのような晩期再発症例の予後を改善するかが課題の1つである．

▶ そのために，より長期の内分泌療法や適切な内分泌療法薬の選択のほか，現在行っている内分泌療法や化学療法とは作用機序の異なる新たな薬物療法の開発が進められている．

（山下啓子）

参考文献

1) Hammond ME, et al : American Society of Clinical Oncology/College of American Pathologists guideline recommendations for immunohistochemical testing of estrogen and progesterone receptors in breast cancer. J Clin Oncol, 28 (16): 2784-2795, 2010.
2) Davies C, et al : Relevance of breast cancer hormone receptors and other factors to the efficacy of adjuvant tamoxifen: patient-level meta-analysis of randomised trials. Lancet, 378 (9793): 771-784, 2011.
3) Harvey JM, et al : Estrogen receptor status by immunohistochemistry is superior to the ligand-binding assay for predicting response to adjuvant endocrine therapy in breast cancer. J Clin Oncol, 17 (5): 1474-1481, 1999.
4) Dowsett M, et al : Relationship between quantitative estrogen and progesterone receptor expression and human epidermal growth factor receptor 2 (HER-2) status with recurrence in the Arimidex, Tamoxifen, Alone or in Combination trial. J Clin Oncol, 26 (9): 1059-1065, 2008.
5) Viale G, et al : Prognostic and predictive value of centrally reviewed expression of estrogen and progesterone receptors in a randomized trial comparing letrozole and tamoxifen adjuvant therapy for postmenopausal early breast cancer: BIG 1-98. J Clin Oncol, 25 (25): 3846-3852, 2007.
6) Rasmussen BB, et al : Adjuvant letrozole versus tamoxifen according to centrally-assessed ERBB2 status for postmenopausal women with endocrine-responsive early breast cancer: supplementary results from the BIG 1-98 randomised trial. Lancet Oncol, 9 (1): 23-28, 2008.

7) Viale G, et al : Prognostic and predictive value of centrally reviewed Ki-67 labeling index in postmenopausal women with endocrine-responsive breast cancer: results from Breast International Group Trial 1-98 comparing adjuvant tamoxifen with letrozole. J Clin Oncol, 26 (34): 5569-5575, 2008.
8) Cuzick J, et al : Prognostic value of a combined estrogen receptor, progesterone receptor, Ki-67, and human epidermal growth factor receptor 2 immunohistochemical score and comparison with the Genomic Health recurrence score in early breast cancer. J Clin Oncol, 29 (32): 4273-4278, 2011.
9) de Azambuja E, et al : Ki-67 as prognostic marker in early breast cancer: a meta-analysis of published studies involving 12,155 patients. Br J Cancer, 96 (10): 1504-1513, 2007.
10) Stuart-Harris R, et al : Proliferation markers and survival in early breast cancer: a systematic review and meta-analysis of 85 studies in 32,825 patients. Breast, 17 (4): 323-334, 2008.
11) Hugh J, et al : Breast cancer subtypes and response to docetaxel in node-positive breast cancer: use of an immunohistochemical definition in the BCIRG 001 trial. J Clin Oncol, 27 (8): 1168-1176, 2009.
12) Penault-Llorca F, et al : Ki67 expression and docetaxel efficacy in patients with estrogen receptor-positive breast cancer. J Clin Oncol, 27 (17): 2809-2815, 2009.
13) Yamashita H, et al : Clinicopathological factors predicting early and late distant recurrence in estrogen receptor-positive, HER2-negative breast cancer. Breast Cancer, 2015 (online).
14) 日本乳癌学会編：科学的根拠に基づく乳癌診療ガイドライン①治療編　2015 年版．金原出版，東京，2015．
15) Paik S, et al : A multigene assay to predict recurrence of tamoxifen-treated, node-negative breast cancer. N Engl J Med, 351 (27): 2817-2826, 2004.
16) Sparano JA, et al : Prospective Validation of a 21-Gene Expression Assay in Breast Cancer. N Engl J Med, 373 (21): 2005-2014, 2015.
17) van de Vijver MJ, et al : A gene-expression signature as a predictor of survival in breast cancer. N Engl J Med, 347 (25): 1999-2009, 2002.
18) Drukker CA, et al : A prospective evaluation of a breast cancer prognosis signature in the observational RASTER study. Int J Cancer, 133 (4): 929-936, 2013.
19) Coates AS, et al : Tailoring therapies – improving the management of early breast cancer: St Gallen International Expert Consensus in the primary therapy of early breast cancer 2015. Ann Oncol, 26 (8):1533-1546, 2015.
20) Sabine VS, et al : Mutational analysis of PI3K/AKT signaling pathway in tamoxifen exemestane adjuvant multinational pathology study. J Clin Oncol. 32 (27): 2951-2958, 2014.
21) Goetz MP, et al : Pharmacogenetics of tamoxifen biotransformation is associated with clinical outcomes of efficacy and hot flashes. J Clin Oncol, 23 (36): 9312-9318, 2005.
22) Regan MM, et al : CYP2D6 genotype and tamoxifen response in postmenopausal women with endocrine-responsive breast cancer: the breast international group 1-98 trial. J Natl Cancer Inst, 104 (6): 441-451, 2012.
23) Rae JM, et al : CYP2D6 and UGT2B7 genotype and risk of recurrence in tamoxifen-treated breast cancer patients. J Natl Cancer Inst, 104 (6): 452-460, 2012.
24) Okishiro M, et al : Genetic polymorphisms of CYP2D6 10 and CYP2C19 2, 3 are not associated with prognosis, endometrial thickness, or bone mineral density in Japanese breast cancer patients treated with adjuvant tamoxifen. Cancer, 115 (5): 952-961, 2009.
25) Toyama T, et al : No association between CYP2D6*10 genotype and survival of node-negative Japanese breast cancer patients receiving adjuvant tamoxifen treatment. Jpn J Clin Oncol, 39 (10): 651-656, 2009.
26) Cuzick J, et al : Treatment-emergent endocrine symptoms and the risk of breast cancer recurrence: a retrospective analysis of the ATAC trial. Lancet Oncol, 9 (12): 1143-1148, 2008.
27) Fontein DB, et al : Specific adverse events predict survival benefit in patients treated with tamoxifen or aromatase inhibitors: An international tamoxifen exemestane adjuvant multinational trial analysis. J Clin Oncol, 31 (18): 2257-2264, 2013.
28) Ingle JN, et al : Genome-wide associations and functional genomic studies of musculoskeletal adverse events in women receiving aromatase inhibitors. J Clin Oncol, 28 (31): 4674-4682, 2010.
29) Stearns V, et al : Treatment-associated musculoskeletal and vasomotor symptoms and relapse-free survival in the NCIC CTG MA.27 adjuvant breast cancer aromatase inhibitor trial. J Clin Oncol, 33 (3): 265-271, 2015.
30) Sestak I, et al : Effect of body mass index on recurrences in tamoxifen and anastrozole treated women: an exploratory analysis from the ATAC trial. J Clin Oncol, 28 (21) : 3411-3415, 2010.
31) Pfeiler G, et al : Impact of body mass index on the efficacy of endocrine therapy in premenopausal patients with breast cancer: an analysis of the prospective ABCSG-12 trial. J Clin Oncol, 29 (19): 2653-2659, 2011.
32) Yamashita H, et al : Estrogen receptor-positive breast cancer in Japanese women: trends in incidence, characteristics, and prognosis. Ann Oncol, 22 (6): 1318-1325, 2011.

■ 転移・再発乳癌に対する薬物療法

薬物療法選択の考え方
Hortobagyiのアルゴリズム

▶ 転移乳癌（進行乳癌および術後に遠隔再発をきたした乳癌）は，根治が困難と考えられ，局所治療ではなく全身治療（薬物治療）が治療の中心と位置づけられる．

▶ 転移乳癌に対しては，治療目標，病状や病勢（生命を脅かす状況か否か），効果予測因子（特に，ホルモン受容体とHuman epidermal growth factor receptor 2［HER2］），術前・術後治療を含む前治療の内容とその効果・副作用，患者の価値観などを考慮して，患者にとって最適な治療方針を選択していくことが重要である．

「Hortobagyiのアルゴリズム」

▶ 生命を脅かす状況でない限り，ホルモン受容体陽性乳癌には内分泌療法を先行させるというアルゴリズムがある（図1）[1]．

▶ このアルゴリズムは，1998年のNew England Journal of Medicine誌に掲載された，MDアンダーソンがんセンターのGabriel N. Hortobagyiの総説[1]の中で紹介されているもので，日本では，「Hortobagyiのアルゴリズム」と呼ばれ，広く知られている．

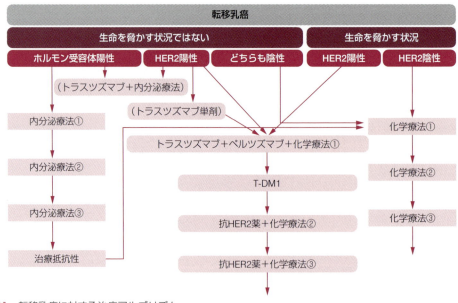

図1　転移乳癌に対する治療アルゴリズム

（虎の門病院臨床腫瘍科作成）

▶ オリジナルのアルゴリズムでは，転移乳癌について，まず，転移部位や病気の拡がり，ホルモン受容体，再発までの期間（disease-free interval），年齢，閉経状況などを評価することを求めている．

▶ ホルモン受容体陽性，かつ，生命を脅かす状況でない場合（特に，無症状であるか，高齢である場合）には，内分泌療法から治療を開始すべきとされている．

▶ 一方，ホルモン受容体陰性，または，生命を脅かす状況である場合には，化学療法から治療を開始すべきとされている．

▶ 内分泌療法から開始した場合，一次内分泌療法が奏効しなければ，化学療法に移行し，奏効した後に病勢が再増悪したときには，二次内分泌療法に移行する．

▶ 二次以降の内分泌療法についても同様で，内分泌療法が奏効した場合は，内分泌療法を継続し，奏効しなければ化学療法に移行するというのが，基本的な考え方である．

▶ ホルモン受容体陽性であれば，生命を脅かす状況でない限り，化学療法ではなく内分泌療法から開始するというのが，このアルゴリズムの根幹をなす考え方である．

▶ ただし，この考え方は，化学療法と内分泌療法とを比較した臨床試験に基づくものではない．

▶ Hortobagyiの総説には，転移乳癌に対する一次内分泌療法の奏効率が20〜35％，二次内分泌療法の奏効率が10〜20％であり，一つの内分泌療法に奏効した症例では，病勢増悪後に別の内分泌療法に切り替えた場合にも奏効しやすく，3〜4種類の内分泌療法を使っていくことで，数年間，高いquality of life（QOL）を保ちながら病勢が安定している症例があると記載されている[1]．

▶ なお，同じ総説で，一次化学療法としてのFAC療法の奏効率は，50〜80％と記載されている[1]．

▶ 奏効率だけを考えれば，化学療法の方が優れているようにもみえるが，実際には，この「Hortobagyiのアルゴリズム」が広く受け入れられ，多くの症例で，内分泌療法が先行して行われている．

▶ 内分泌療法先行が妥当と考えられる理由は，下記のとおりである．
①化学療法よりも副作用が軽い．
②化学療法よりも腫瘍縮小効果は小さい（奏効率は低い）かもしれないが，病勢安定（stable disease）はそれなりに期待できる．
③内分泌療法で長期間病勢安定を維持できる症例があり，そういう症例に対しては，内分泌療法を先行して行う方が，ベネフィットが高いと考えられる．
④実際に内分泌療法をしてみないと③に該当する症例であるかどうかはわからないが，内分泌療法を試す余裕がある（仮に内分泌療法が奏効しなかったとしても，そのあとで化学療法を開始すればよいと考えられる）のであれば，試す価値が高い．
⑤化学療法を先行させてしまうと，③に該当する症例を見落とし，内分泌療法で病勢安定を

- ▶「生命を脅かす状況」の定義は，必ずしも明確ではないが，内分泌療法を試す余裕がない（内分泌療法が奏効しなければ，急速な病勢増悪によって化学療法を行う機会も逸してしまう）ような，切羽詰まった状況であることが想定される．

- ▶具体的には，重要臓器（肺・肝・脳）への転移があり，「臓器機能障害や自覚症状がある」，または，「病勢増悪のスピードが速い」状態が，「生命を脅かす状況」に該当すると考えられる．

- ▶切羽詰まっていないのであれば，「まずは内分泌療法を試す」というのが，「Hortobagyiのアルゴリズム」の一番のメッセージである．

「穏やかな治療」vs.「強力な治療」

- ▶「Hortobagyiのアルゴリズム」は，1998年に発表されたものであり，現在の乳癌の治療方針を検討するうえで欠かせない存在になっているHER2については，考慮されていない．

- ▶虎の門病院臨床腫瘍科では，「Hortobagyiのアルゴリズム」を，HER2の状況も加味して改変し，日常診療に用いている（図1）．

- ▶「内分泌療法から開始すべきか，化学療法から開始すべきか」だけでなく，「穏やかな治療から行うべきか，強力な治療から行うべきか」という構図のクリニカルクエスチョンには，さまざまな場面で遭遇する．

- ▶例えば，次のようなクリニカルクエスチョンがある．
  ① **穏やかな内分泌療法 vs. 強力な内分泌療法**：内分泌療法の選択として，比較的穏やかな従来の内分泌療法から行っていくべきか，フルベストラントや，エキセメスタン＋エベロリムスなど最近有効性が示された方法を早めに用いるべきか．
  ② **抗HER2薬単独 vs. 化学療法併用**：HER2陽性ホルモン受容体陰性転移乳癌に対して，抗HER2薬単独療法から開始することは許容されるか，最初から化学療法を併用すべきか．
  ③ **抗HER2薬＋内分泌療法 vs. 抗HER2薬＋化学療法**：HER2陽性ホルモン受容体陽性転移乳癌に対して，抗HER2薬と内分泌療法の併用から開始すべきか，抗HER2薬と化学療法の併用から開始すべきか．
  ④ **アントラサイクリン/タキサン vs. その他の抗癌薬**：化学療法は，アントラサイクリン系薬剤，または，タキサン系薬剤から開始すべきか，それ以外の抗癌薬から開始することは許容されるか．
  ⑤ **単剤 vs. 同時併用**：化学療法は，キードラッグを同時併用（アントラサイクリン系薬剤/タキサン系薬剤，ドセタキセル/カペシタビン，パクリタキセル/ゲムシタビンなど）すべきか，単剤治療を順次行っていくべきか．

1. 穏やかな内分泌療法 vs. 強力な内分泌療法

- ▶閉経後のホルモン受容体陽性転移乳癌に対する内分泌療法の選択肢は増えてきているが，

その投与順については，数多くのクリニカルクエスチョンが残されている．

▶フルベストラント500mgの筋肉注射の有効性が示されている[2]が，臀部への5mL×2本の筋肉注射をいやがる患者も多い．

▶非ステロイド系アロマターゼ阻害薬治療中に再発または増悪をきたしたホルモン受容体陽性転移乳癌を対象にエキセメスタンにmTOR阻害薬のエベロリムスを上乗せする意義をみた第Ⅲ相試験（BOLERO-2試験）では，エベロリムス併用によるPFSの有意な改善が示された[3]．

▶エベロリムスには，口腔粘膜炎や間質性肺炎などの毒性もあり，これを併用すると，「穏やかな内分泌療法」とは言い切れない印象がある．ここで，穏やかな内分泌療法のみを継続するか，副作用は強くなるが有効性の高い「内分泌療法＋エベロリムス併用」を選択するかというクリニカルクエスチョンが生じる．

▶エベロリムスの他にも，内分泌療法との併用で新たな分子標的薬の開発が進んでおり，同様のクリニカルクエスチョンが増えてくることが予想される．

▶これまで，「穏やかな内分泌療法」から「強力な化学療法」へ，どのタイミングで移行するかというのが重要なクリニカルクエスチョンであったが，上記のような「強力な内分泌療法」や，後述する「穏やかな化学療法」の登場により，議論は複雑になりつつある．

2. 抗HER2薬単独 vs. 化学療法併用

▶トラスツズマブ単独で治療開始するよりも，化学療法を最初から併用することで長い生存期間を得られることを示唆する臨床試験結果もある[4]が，この試験は，生存期間を評価するために十分な症例数があったとは言えず，結論を導くことはできない．

▶トラスツズマブ単剤で長期間病勢安定を維持できる症例も存在する[5]ことから，生命を脅かす状況ではなく，トラスツズマブ単剤の有効性を試す余裕のある症例に対しては，化学療法を併用せずにトラスツズマブ単剤から開始するのも妥当と考えられる．

▶最近では，トラスツズマブ以外にも，HER2を標的とする分子標的薬（抗HER2薬）の開発が進んでおり，ラパチニブ，ペルツズマブ，トラスツズマブ エムタンシンなどが，HER2陽性転移乳癌に対して承認されている．

▶HER2陽性転移乳癌に対する一次治療として，トラスツズマブ エムタンシン単剤やトラスツズマブ エムタンシン＋ペルツズマブの有効性を評価した第Ⅲ相試験（MARIANNE試験）では，これらの治療法の，トラスツズマブ＋化学療法（タキサン系抗癌薬）に対する優越性は示されなかった[6]．

▶一方，トラスツズマブ＋化学療法（ドセタキセル）に，ペルツズマブを上乗せする意義を評価した第Ⅲ相試験（CLEOPATRA試験）では，ペルツズマブ上乗せで無増悪生存期間（PFS）や全生存期間（OS）の有意な延長が示されており[7]，HER2陽性転移乳癌に対する，

現在の一次治療の標準は，トラスツズマブ＋ペルツルマブ＋化学療法となっている．

▶現時点では，化学療法の併用なしで抗HER2薬だけを用いていればよいとする明確なエビデンスはないが，複数の抗HER2薬の組み合わせなどで抗HER2薬の効果が高まれば，再びそのクリニカルクエスチョンを検討すべき日が来るかもしれない．

3. 抗HER2薬＋内分泌療法 vs. 抗HER2薬＋化学療法

▶内分泌療法にトラスツズマブやラパチニブを上乗せすることの有効性は示されている[8,9]が，トラスツズマブ＋内分泌療法併用や，ラパチニブ＋内分泌療法併用の成績は，抗HER2薬と化学療法の併用で得られる成績に比べると劣る印象がある．

▶前述より，HER2陽性転移乳癌に対する一次治療の標準は，トラスツズマブ＋ペルツルマブ＋化学療法であり，ホルモン受容体陽性でもそれは変わりないが，症例によっては，抗HER2薬＋化学療法に先立って，抗HER2薬＋内分泌療法併用を試みる価値があるかもしれない．

▶HER2陽性ホルモン受容体陽性転移乳癌に対する一次治療として，「抗HER2薬＋内分泌療法併用」と「抗HER2薬＋化学療法併用」を直接比較したランダム化比較試験の報告はほとんどないが，生命を脅かす状況でなければ，「Hortobagyiのアルゴリズム」と同様の考え方を適用し，「トラスツズマブ＋内分泌療法併用」から開始するのも妥当と考えられる．

4. アントラサイクリン/タキサン vs. その他の抗癌薬

▶アントラサイクリン系薬剤とタキサン系薬剤は，乳癌に対する抗癌薬として，長らくキードラッグとされており，いずれかの薬剤を含むレジメンを用いるのが，転移乳癌一次化学療法の基本的考え方である．

▶しかし，「Hortobagyiのアルゴリズム」どおりに「穏やかな内分泌療法」から開始し，内分泌療法が効かなくなって化学療法に移行するという場面を迎えた際に，アントラサイクリン系薬剤やタキサン系薬剤などの「強力な治療」を行うよりは，経口フッ化ピリミジン系薬剤（S-1，カペシタビン）やエリブリンなどの「比較的穏やかな治療」から開始する方が自然だという意見もある．

▶HER2陰性転移乳癌に対する一次治療として，とタキサン系薬剤を比較する第Ⅲ相試験（SELECT-BC試験）が日本で行われ，全生存期間について，S-1のタキサン系抗癌薬に対する非劣性が示された[10]ことから，S-1も一次治療の選択肢の一つとなった．

5. 単剤 vs. 同時併用

▶一次化学療法として，アントラサイクリン系薬剤＋タキサン系薬剤を同時併用するAT群と，アントラサイクリン系薬剤を含むがタキサン系薬剤を含まないA群（アントラサイクリン系薬剤＋シクロホスファミド±5-FU）を比較する8つのランダム化比較試験のメタ解析があり，AT群の方が，奏効率と無増悪生存期間（PFS）で有意に優れていたものの，生存期

間について有意差は認められなかったと報告されている[11].

▶ドセタキセル＋カペシタビン同時併用とゲムシタビン＋パクリタキセル同時併用については，それぞれ，ドセタキセル単剤，パクリタキセル単剤と比較した第Ⅲ相試験で，奏効率，PFSのみでなく，生存期間でも有意に優れる結果が示されている[12,13].

▶ただし，この2試験については，後治療でカペシタビンやゲムシタビンが使用された症例が少なく，同時併用と逐次併用との比較にはなっていないため，逐次併用よりも同時併用の方がよいという根拠にはならない．

▶同時併用と逐次併用の利点を**表1**に示す．同時併用が奏効率やPFSで優れるのは確かであるが，毒性が強いなどの欠点も確実にあるため，同時併用による明らかな生存期間の改善が示されない限り，逐次併用を原則とするのが妥当と思われる．

▶「生命を脅かす状況」であれば，各薬剤の効果を確かめながら逐次投与していく余裕がないと考えられるため，有望な薬剤を確実に使い，腫瘍縮小効果の期待を高めるため，同時併用も検討する．

▶このように，「内分泌療法 vs. 化学療法」以外にも，「穏やかな治療 vs. 強力な治療」のクリニカルクエスチョンは数多く存在し，現在も議論が続いている．

「内分泌療法 vs. 化学療法」の効果予測因子

▶「内分泌療法か化学療法か」というのは，「Hortobagyiのアルゴリズム」の出発点であり，現在まで解決せずに続いている歴史的なクリニカルクエスチョンである．

▶しかし，転移乳癌の一次治療として，内分泌療法と化学療法を直接比較するランダム化比較試験は，ほとんど行われていない．

▶比較試験が行われにくい理由としては，下記の点が考えられる．

表1 同時併用療法と逐次併用療法の利点

同時併用療法の利点
・奏効率が高い
・無増悪生存期間が長い
・薬剤間の相乗効果があるかもしれない
・有望な薬剤を確実に使える（逐次併用療法では全身状態悪化などで薬剤を使用する機会を逸してしまう可能性がある）

逐次併用療法の利点
・毒性が軽い
・投与が簡便
・各薬剤をフルドーズで使える
・各薬剤の効果判定が可能（効果のない薬剤を続けることを避けられる）
・後治療で2回目の進行をきたすまでの期間は，同時併用療法の無増悪生存期間より長いかもしれない
・現時点では，同時併用療法より生存期間で劣るという明確な根拠はない

①「Hortobagyiのアルゴリズム」の普及で,内分泌療法から開始することが一般的になっており,それで特に問題は生じていない(この場面で化学療法を使うべき積極的な理由が少ない).
②多様な症例が存在するため,症例選択によって試験の結果が大きく左右される可能性(選択バイアス)があり,一般化が難しい(予後のよい症例を対象に行えば内分泌療法優位に傾き,予後の悪い症例を対象に行えば化学療法優位に傾くと考えられる).
③内分泌療法と化学療法で治療の性質が大きく異なるため,患者から,ランダム化比較試験参加の同意を得にくい.

▶「内分泌療法か化学療法か」というのは,重要なクリニカルクエスチョンであるが,今求められているのは,この2つの療法の優劣を決することではなく,個別の患者にとって最善の治療を選択することである.

▶多くの症例において,内分泌療法から開始し,その効果を確かめることに意義があると考えられるが,内分泌療法のベネフィットが乏しいことを予測できるのであれば,内分泌療法は行わず,化学療法を早めに始める方が得策かもしれない.

▶今後目指すべきは,ホルモン受容体陽性転移乳癌症例の中で,「内分泌療法のベネフィットがある症例」と,「内分泌療法のベネフィットが乏しく,化学療法を早めに行うべき症例」とを見分ける効果予測因子の確立であろう.

▶この方向性を検討するうえで参考になるのが,ホルモン受容体陽性早期乳癌に対する術後薬物療法をめぐる議論である.

▶ホルモン受容体陽性早期乳癌の術後薬物療法については,長きにわたって,「内分泌療法のみでよいか,内分泌療法の前に化学療法も行うのがよいか」というクリニカルクエスチョンがあり,今もホットな話題を提供し続けている.

▶術後化学療法の必要性を判断する指標として,エストロゲン受容体(ER),プロゲステロン受容体(PgR),HER2,Ki-67などのバイオマーカー,病理学的グレード,病気の進行度(腫瘍径やリンパ節転移個数)などがある.

▶ホルモン受容体陽性乳癌は,内分泌療法感受性が高く,予後良好な「Luminal A」タイプと,内分泌療法のベネフィットが比較的小さい「Luminal B」タイプに分けられ,「Luminal B」タイプでは,術後化学療法の必要性が高いと考えられている.

▶また,ホルモン受容体陽性早期乳癌における化学療法の適否を判断するツールとして,腫瘍細胞の遺伝子発現プロファイルを検査する方法もいくつか開発されている.

▶「Oncotype DX®」は,その代表的なもので,21遺伝子の発現プロファイルから,recurrence score(RS)を算出し,それによって,予後,および,化学療法の感受性を予測する.

▶早期乳癌において,「内分泌療法」か「化学療法 → 内分泌療法」かの判断に用いているバイオマーカーやツールを,転移乳癌において,「内分泌療法から開始」か「化学療法から開

始」の判断に用いることはできないだろうか．

▶ Ⅳ期乳癌，または，原発巣手術後3ヵ月以内に遠隔転移が判明した症例を対象に，原発巣手術の意義をみたTBCRC 013試験では，薬物療法施行前の原発巣組織を用いて，Oncotype DX®の解析が行われ，ER陽性かつHER2陰性の乳癌症例において，recurrence score（RS）が高いほどtime to progressionや生存期間が短い傾向がみられた[14]．この傾向は，内分泌療法から開始した症例で顕著であったが，化学療法から開始した症例で傾向は認められず，転移乳癌においても，RSが高い症例では，内分泌療法よりも化学療法のベネフィットが高いことが示唆された．

▶ 今後，内分泌療法と化学療法の使い分けにつながるようなバイオマーカーの探索は，ますます重要になると思われる．

まとめ

▶「生命を脅かす状況かどうか」と「ホルモン受容体が陽性か陰性か」だけを根拠に，内分泌療法と化学療法を使い分けた「Hortobagyiのアルゴリズム」の時代を乗り越え，今後は，より精度の高い効果予測因子に基づく個別化医療の時代へと進化していく必要がある．

▶「Hortobagyiのアルゴリズム」を進化させ，新しい形に書き換えるのが，これからのわれわれの仕事である．

（高野利実）

参考文献

1) Hortobagyi GN : Treatment of breast cancer. N Engl J Med, 339: 974-984, 1998.
2) AstraZeneca's Faslodex met primary endpoint in first-line treatment of advanced breaset cancer (press release). May 27, 2016 https://www.astrazeneca.com/media-centre.html
3) Baselga J, et al: Everolimus in postmenopausal hormone-receptor-positive advanced breast cancer. N Engl J Med, 366:520-529, 2012.
4) Inoue K, et al : Randomized phase Ⅲ trial of trastuzumab monotherapy followed by trastuzumab plus docetaxel versus trastuzumab plus docetaxel as first-line therapy in patients with HER2-positive metastatic breast cancer: the JO17360 Trial Group. Breast Cancer Res Treat, 119: 127-136, 2010.
5) Vogel CL, et al : Efficacy and safety of trastuzumab as a single agent in first-line treatment of HER2-overexpressing metastatic breast cancer. J Clin Oncol, 20: 719-726, 2002.
6) Ellis PA, et al: Phase Ⅲ, randomized study of trastuzumab emtansine (T-DM1) ± pertuzumab (P) vs trastuzumab + taxane (HT) for first-line treatment of HER2-positive MBC: Primary results from the MARIANNE study. J Clin Oncol, 33 (suppl; abstr 507), 2015.
7) Baselga J, et al: Pertuzumab plus trastuzumab plus docetaxel for metastatic breast cancer. N Engl J Med, 366:109-119, 2012.
8) Kaufman B, et al: Trastuzumab plus anastrozole versus anastrozole alone for the treatment of postmenopausal women with human epidermal growth factor receptor 2-positive, hormone receptor-positive metastatic breast cancer: results from the randomized phase Ⅲ TAnDEM study. J Clin Oncol, 27: 5529-5537, 2009.
9) Johnston S, et al: Lapatinib combined with letrozole versus letrozole and placebo as first-line therapy for postmenopausal hormone receptor-positive metastatic breast cancer. J Clin Oncol, 27:5538-5546, 2009.
10) Takashima T, et al: Taxanes versus S-1 as the first-line chemotherapy for metastatic breast cancer (SELECT BC): an open-label, non-inferiority, randomised phase 3 trial. Lancet Oncol, 17:90-98, 2016.
11) Piccart-Gebhart MJ, et al : Taxanes alone or in combination with anthracyclines as first-line therapy of patients with metastatic breast cancer. J Clin Oncol, 26: 1980-1986, 2008.
12) O'Shaughnessy J, et al : Superior Survival With Capecitabine Plus Docetaxel Combination Therapy in Anthracycline-Pretreated Patients With Advanced Breast Cancer: Phase Ⅲ Trial Results. J Clin Oncol, 20: 2812-2823, 2002.
13) Albain KS, et al : Gemcitabine plus Paclitaxel versus Paclitaxel monotherapy in patients with metastatic breast cancer and prior anthracycline treatment. J Clin Oncol, 26: 3950-3957, 2008.
14) King TA, et al : Prognostic impact of the 21-gene recurrence score in patients with stage IV breast cancer: TBCRC 013. J Clin Oncol, 34: 2359-2365, 2016.

■転移・再発乳癌に対する薬物療法

2 ホルモン受容体陽性転移・再発乳癌に対する内分泌療法のエビデンス

転移・再発乳癌における内分泌療法の適応

- 適応は原発巣もしくは再発巣でエストロゲン受容体（estrogen receptor；ER）がわずかでも発現していること．

- より効果が期待できる状況は，ERが高発現していること，HER2が陰性であること，無病再発期間（DFI）あるいは増悪までの期間が長いこと，先行の内分泌療法に反応したこと，転移病巣が生命予後に関わらない状況であることなどである．さらに，閉経後患者では閉経前患者に比べ，使用できる内分泌療法薬が多く，長期間の逐次内分泌療法も可能である．閉経後の内分泌療法では単剤を順次逐次的に投与することが基本であり，化学療法と併用することは原則的に避けるべきである[1]．

閉経前転移・再発乳癌に対する内分泌療法の種類と適応

- **LH-RHアゴニスト**：閉経前女性の主なエストロゲン産生源は卵巣（卵胞）であり，ゴセレリン，リュープロレリンなどのLH-RHアゴニストは下垂体のLH-RH受容体を枯渇させることでゴナドトロピン分泌を抑制し，卵巣機能抑制（ovarian function suppression；OFS）をきたす．

- 外科的あるいは放射線照射による卵巣機能廃絶（ovarian ablation；OA）もある．

- **SERM**：タモキシフェン，トレミフェンなどのSERM（選択的エストロゲン受容体機能調節薬）は転写共役因子との相互作用でERに対してアンタゴニストとして働くが，臓器によってはアゴニストとして作用する場合もある．タモキシフェンは閉経前後を問わず用いられる．

閉経前転移乳癌に対する一次内分泌療法（表1）

- タモキシフェンと外科的あるいは放射線照射によるOAでは，両群間に有意差を認めず，LH-RHアゴニスト単独とLH-RHアゴニスト＋タモキシフェン併用とを比較したメタ解析[2]では，奏効率（response rate：RR）は併用療法群が単独群に比し有意に優れていた．有害事象については両群間に有意差を認めなかった．

- LH-RHアゴニスト単独，タモキシフェン単独およびその両者併用とのランダム化比較試験（RCT）[3]では，RRは各群間に有意差はなかったものの，無増悪生存期間（PFS）および全生存期間（OS）では併用群が各単独療法に比べ有意に優れていた．

- これらから，一次治療としてはLH-RHアゴニスト＋タモキシフェンの使用が勧められる．

表1 閉経前転移乳癌に対する一次内分泌療法の比較試験

著者，誌名，発表年	デザイン	群	患者数	RR	P	CBR	P	TTP/PFS	P	OS	P
Crump et al, Breast Cancer Res and Treat, 1997	メタ解析	TAM	109	22.9%	0.94	―	―	TAM＞OFS	0.32	TAM＞OFS	0.72
		OFS	111	22.5%							
Klijn et al, J Clin Oncol, 2001	メタ解析	LH-RHa	256	29.7%	0.03	―	―	5.4M	0.003	2.5y	0.02
		TAM＋LH-RHa	250	38.8%				8.7M		2.9y	
Klijn et al, J Natl Cancer Inst, 2000	第Ⅲ相	LH-RHa	54	32%	0.11	62%	0.007	6.3M	0.03	2.5y	0.01
		TAM	54	28%		44%		5.6M		2.9y	
		TAM＋LH-RHa	53	48%		75%		9.7M		3.7y	
Taylor et al, J Clin Oncol, 1998	第Ⅲ相	卵巣摘除術	67	27%	n.s.	―	―	4M	n.s.	33M	n.s.
		LH-RHa	69	31%				6M		37M	
Martoni et al, Oncology, 1991	第Ⅱ相	卵巣摘除術	18	33%	0.17	―	―	―	―	―	―
		MPA	22	55%							

RR：奏効率，CBR：臨床的有用率，TTP：病勢進行までの期間，PFS：無増悪生存期間，OS：全生存期間，OFS：卵巣機能抑制，LH-RHa：LH-RHアゴニスト，TAM：タモキシフェン，y：年，M：月，n.s.：有意差なし

閉経前転移乳癌に対する二次以降の内分泌療法

▶一次治療にタモキシフェンのみを使用した例では，二次治療はOFS単独またはOFS＋タモキシフェンであり，一次治療にOFS単独を行った場合はOFS＋タモキシフェンが勧められる．

▶OFS＋タモキシフェンを一次治療として用いた後の二次治療におけるLH-RHアゴニスト＋アロマターゼ阻害薬（AI）の有効性も報告されており[4]，オプションの1つと考えられる．また，科学的根拠に基づく乳癌診療ガイドライン2015年版[5]では，OFSに閉経後に用いる内分泌療法薬の使用が認められている．ただし，閉経前患者へのLH-RHアゴニストへのAIあるいはフルベストラントの使用はわが国の保険診療では適用外とみなされる場合がある．

▶酢酸メドロキシプロゲステロン（MPA）については，前述のように二次治療以降での使用が勧められる．MPAは満月様顔貌，血栓症や体重増加などの有害事象があり，サルベージ的な使用とならざるを得ない．

閉経後転移乳癌に対する内分泌療法の種類

▶閉経後のエストロゲンは，副腎で産生されるアンドロゲンが末梢脂肪組織あるいは腫瘍組織内でアロマターゼによりエストロゲンに転換されることで供給される．第三世代AIであるアナストロゾール，レトロゾール，エキセメスタンはアロマターゼ活性を強力に抑制する．

▶SERMであるタモキシフェンおよびトレミフェンも汎用されている．

▶フルベストラントは2011年から使用可能となった．フルベストラントはERの二量体化を阻止し，ERそのものの分解を促進することから，SERMのようなアゴニスト作用はなく，選択的ER機能抑制物質（selective ER down-regulator；SERD）と呼ばれている[6]．

▶ また，ホルモン付加療法としてのMPA，エストロゲンも複数回の内分泌療法施行例は使用可能である．

閉経後転移乳癌に対する一次内分泌療法（表2）

▶ 閉経後転移乳癌を対象とした一次内分泌療法のメタ解析[7]（25試験，n＝8,054）では，AIは標準的内分泌療法薬に比べOSを改善した（HR：0.87，95%CI：0.82-0.93，$P<0.001$）．

▶ **ILBCG試験**：タモキシフェンとレトロゾールの比較試験[8]中でクロスオーバー試験がなされ，レトロゾールを先行使用する方がタモキシフェン先行に比べ，20ヵ月目までの早期死亡が少なく，また，化学療法へ移行するまでの期間やPS低下までの期間の延長が得られている．

▶ 第三世代AI同士の比較であるエキセメスタンとアナストロゾールの比較試験[9]ではRR，TTP，OSに有意差はなかった．

▶ 一次治療としてタモキシフェンとフルベストラント250mgを比較した第Ⅲ相試験[10]（n＝587）では，CBR（臨床的有用率）についてはタモキシフェンが勝っていたが，RR，TTP，OSには両群間に有意差はなかった．

▶ **FIRST試験**：フルベストラントには用量依存的に効果が得られるため，フルベストラント500mgとアナストロゾールのランダム化比較第Ⅱ相試験[11]（n＝205）が行われ，RR，CBRは両群間で同等であったが，フルベストラントはTTPを有意に延長した（HR：0.63，95%CI：0.39-1.00，$P=0.0496$）．さらに，プロトコル改訂後に検討されたOSについてもフルベストラントはアナストロゾールに比較し延長した（HR：0.70，95%CI：0.50-0.98，$P=0.04$）と報告されている[12]．しかしながら，現時点ではフルベストラントの一次治療における有

表2 閉経後転移乳癌の一次内分泌療法におけるタモキシフェンとの比較試験

試験名・発表年	デザイン	群	患者数	RR(%)	P	CBR(%)	P	TTP/PFS(month)	P	OS(month)	P
North Aerican J Clin Oncol, 2000	第Ⅲ相	ANA	171	22.1	n.s.	59.1	0.0098	11.1	0.005	40.4	n.s.
		TA	182	17.0		45.6		5.6		38.5	
TARGET J Clin Oncol, 2000	第Ⅲ相	ANA	340	32.9	n.s.	56.2	n.s.	8.2	n.s.	38.5	n.s.
		TA	328	32.6		55.5		8.3		40.9	
ILBCG J Clin Oncol, 2003	第Ⅲ相	LET	453	32	0.0002	50	0.0004	9.4	<0.0001	34	n.s
		TA	454	21		38		6.0		30	
EORTC10951 J Clin Oncol, 2008	第Ⅲ相	EXE	182	46	0.005	N.A.	n.s.	9.9	n.s.	37.2	n.s.
		TA	189	31		N.A.		5.8		43.3	
Study 25 J Clin Oncol, 2004	第Ⅲ相	FUL250	313	31.6	n.s.	54.3	0.026	6.8	0.088	36.9	0.12
		TAM	274	33.9		62.0		8.3		38.7	
FIRST J Clin Oncol, 2009	第Ⅱ相	FUL500	102	36.0	n.s.	72.5	n.s.	N.R.	0.0496	N.A.	
		ANA	103	35.5		67.0		12.5		N.A.	

ANA：アナストロゾール，TAM：タモキシフェン，LET：レトロゾール，EXE：エキセメスタン，FUL：フルベストラント，M：月，n.s.：有意差なし，N.A.：データなし，N.R.：経過観察中の死亡例が半数以下であり，OSの中央値が得られない状態，TTP：病勢進行までの期間，OS：全生存期間．

TARGET：Tamoxifen or Arimidex Randomized Group Efficacy and Tolerability Study, ILBCG：International Letrozole Breast Cancer Group, EORTC：European Organization for Research and Treatment of Cancer, FIRST：Fulvestrant First-Line Study Comparing Endocrine Treatements

効性，安全性のエビデンスはタモキシフェンやAIに比べ少ない．

- 以上から，現時点では閉経後内分泌療法の一次治療としてはAIが第1選択である．第3世代AIのうちどの薬が一次治療に最も適しているかについての結論は得られていない．

タモキシフェン耐性閉経後転移乳癌に対する二次内分泌療法（表3）

- **タモキシフェン耐性**：一次治療がタモキシフェンである場合の二次治療については，酢酸メゲステロール（megestrol acetate；MA）とAIとのランダム化比較試験が数多く報告されている．AIはMAと比し同等以上の治療効果を有し，有害事象の面でも優れていた．標準的内分泌療法とAIとのメタ解析[7]では，二次治療以降においてもAIは標準的内分泌療法よりもOSを有意に延長させた．

- AI同士の比較では，アナストロゾールとレトロゾールを比較したランダム化試験[13]（n＝713）では，レトロゾールがアナストロゾールよりRRで優れていたが，CBR，TTP，OSは両群間に有意差は認められなかった．タモキシフェン耐性後の二次治療薬としてどのAIが最適であるかは不明である．

- タモキシフェン耐性の二次治療としてのフルベストラント250mgとアナストロゾールとの比較[10]では，抗腫瘍効果について両群間に有意差はなかった．

AI耐性閉経後転移乳癌に対する二次内分泌療法（表4）

- 現状では，術後内分泌療法や転移・再発の一次治療の多くにAIが使用されており，AI後の二次治療に適した薬の選択は最も重要な課題の一つである．逐次内分泌療法の候補としてはフルベストラント，未使用のAI，SERMが挙げられる（表4）．

表3 タモキシフェン耐性閉経後転移乳癌における二次内分泌療法

著者・発表年	デザイン	群	患者数	RR（%）	P	CBR（%）	P	TTP（month）	P	OS（month）	P
Buzdar et al, Cancer, 1998	第Ⅲ相試験	ANA	263	12.6	n.s.	42.2	n.s.	4.8	n.s.	26.7	0.025
		MA	253	12.2		40.3		4.6		22.5	
Dombernowsky et al, J Clin Oncol, 2001	第Ⅲ相試験	LET	174	23.6	0.04	35	n.s.	5.6	n.s.	25.3	n.s.
		MA	189	16.4		32		5.5		21.5	
Buzdar et al, J Clin Oncol, 2001	第Ⅲ相試験	LET	198	16	n.s.	26.6	n.s.	3.2	n.s.	28.6	n.s.
		MA	201	15		23.5		3.4		26.2	
Kaufman et al, J Clin Oncol, 2000	第Ⅲ相試験	EXE	366	15.0	n.s.	37.4	n.s.	4.7	0.042	N.R.	0.039
		MA	403	12.4		34.6		3.8		28.7	
Forward et al, Br J Cancer, 2004	第Ⅲ相試験	LET	356	19.1	0.013	27.0	n.s.	5.7	n.s.	22.0	n.s.
		ANA	357	12.3		23.0		5.1		20.3	
Robertson et al, Cancer, 2003	第Ⅲ相試験	FUL 250	428	19.2	n.s.	43.5	n.s.	5.5	n.s.	27.4	n.s.
		ANA	423	16.5		40.9		4.1		27.7	

ANA：アナストロゾール，MA：megestrol acetate，LET：レトロゾール，EXE：エキセメスタン，FUL：フルベストラント，M：月，n.s.：有意差なし，TTP：病勢進行までの期間，OS：全生存期間

表4 閉経後アロマターゼ阻害薬耐性乳癌における二次治療としての内分泌療法の効果

報告者,雑誌,発行年(試験名)	デザイン	症例数	RR (%)	P	CBR (%)	P	PFS (months)	P	OS (months)	P
Chia et al, J Clin Oncol, 2008 (EFECT)	nsAI→EXE	342	6.7	0.736	31.5	0.853	3.7	0.653	9.8	n.s.
	nsAI→FUL LD	351	7.4		32.2		3.7		13.5	
Baselga, N Engl J Med, 2012 (Bolero-2)	nsAI→EXE	239	0.4	<0.001	18.0	<0.001	2.8	<0.001	—	
	nsAI→EXE+ RAD001	449	9.5		33.4		6.9		—	
Di Leo, J Clin Oncol, 2010 (CONFIRM)	AI (42.5%)→FUL250	374	10.2	n.s.	39.6	n.s.	5.5	0.006	22.8	0.091
	AI (42.5%)→FUL500	362	9.1		45.6		6.5		25.1	
Yamamoto et al, BMC Cancer, 2013 (Hi-FAIRex)	nsAI→EXE	45	2.2	0.083	26.7	0.14	3.7	0.045	21.9	0.22
	nsAI→TOR120	46	10.8		41.3		7.3		32.3	

nsAI:non-steroidal aromatase inhibitor,EXE:エキセメスタン,FUL LD:フルベストラント loading dose (d1, d14)

- **EFECT試験**[14]:非ステロイド性AI(アナストロゾールもしくはレトロゾール)投与後の転移乳癌に対して,ステロイド性AIであるエキセメスタンとフルベストラント250mgを比較したランダム化第Ⅲ相試験(n=693)では,RR,CBR,TTPともに両群間に差はなかった.

- **HI-FAIRex試験**[15]:非ステロイド性AIの耐性例にトレミフェン120mgとエキセメスタンと比較したランダム化第Ⅱ相試験(n=91)では,トレミフェンがPFSでやや勝っている傾向にあった.抗AI抵抗性の二次治療は異なる構造のAIより,タモキシフェンやトレミフェンなどのSERMも二次治療として有用である可能性が示唆された.

- **CONFIRM試験**[16]:内分泌療法既治療例(AIが約40%,SERMが60%)を対象にしたフルベストラント250mgと500mgとの第Ⅲ相試験(n=736)では,RRには両群に有意差はなかったが,PFSではフルベストラント500が勝っていた(HR:0.80, 95%CI:0.68-0.94, P=0.006).

- これらの結果から,一次治療としてSERMが用いられている場合には,AIおよびフルベストラントが,一次治療としてAIが用いられている場合は,フルベストラント,SERM,他の作用機序のAIが二次内分泌療法薬の候補となる.これらの投与順についてはさらなる検討が必要であり,フルベストラントの後治療の詳細なデータが望まれる.

閉経後転移乳癌に対する三次治療以降の適応

- 三次治療以降においても,それまでの過程からホルモン感受性が保たれていると判断できれば,内分泌療法を変更し継続する.使用する薬剤としては,未使用のAI,SERM,フルベストラント,MPA,エチニルエストラジオール(ethinylestradiol;EE2)などを使用するが,直前の治療とは作用機序の異なる薬剤を用いるべきであるが,逆に一度用いた薬剤を再び用いることも考慮するべきである.

Complete estrogen blockade

- AIとSERMの併用は,SERMの持つ弱いアゴニスト効果により否定的であるとされたが,AIとSERDであるフルベストラントの併用はエストロゲン経路を完全に遮断し,AI単独より有効性が高いと考えられる.

▶ **FACT試験**[17]：一次治療としてアナストロゾールへのフルベストラントの追加効果を検討した試験（n=512）では，PFS，OSにおいて併用の優位性はみられなかった．

▶ **SWOG0226試験**[18]：FACT試験と同じデザインである本試験では，PFS（HR：0.80, 13.5ヵ月 vs. 15.0ヵ月，$P=0.0070$），OS（HR：0.81, 41.3ヵ月 vs. 47.7ヵ月，$P=0.049$）と有意にフルベストラントとの併用が勝っていた．本試験にはタモキシフェンの既治療例が多く含まれていたことが，FACT試験の結果と異なった一因と考察されている．

▶ **SoFEA試験**[19]：非ステロイド性AIに抵抗性となった二次治療として，フルベストラント単独，フルベストラント＋アナストロゾール，エキセメスタンの3群を比較した本試験では，フルベストラント＋アナストロゾール vs. フルベストラントにおいてもフルベストラント vs. エキセメスタンにおいてもPFSに差は認められなかった．ただし，これらの試験は，フルベストラントは高用量ではなかった．AIとSERDの併用法の是非についてはさらなる検討が必要である．

AI後のエストロゲン療法

▶ かつては内分泌療法の1つとしてエストロゲン大量療法が行われており，タモキシフェンとの比較試験では効果の同等性が報告されたが，深部静脈血栓症や子宮内膜癌発生の副作用のため，近年では使用されないことが多かった．

▶ EllisらはAI耐性転移・再発乳癌に対してエストラジオール30mgと6mgとの第Ⅱ相比較試験[20]を行い，CBRがそれぞれ28%，29%と両群間で有効性では差がなく，高用量群で有害事象が有意に多くみられたとした．

▶ Iwaseらは長期間の内分泌療法治療歴を持ち，直前にAIを用いた症例の検討[21]では50%の奏効率を得られており，くり返した内分泌療法後に再燃した転移乳癌に対する治療のオプションの一つとなり得る．投与直後に発生する悪心・嘔吐，全身倦怠感，子宮頸部腫大による不正性器出血，深部静脈血栓症などの有害事象に注意するべきである．以上から，ホルモン付加療法については，長期にわたり内分泌療法がくり返し施行された症例が対象となる．

転移乳癌に対する内分泌療法と分子標的薬の併用

▶ **genomic action**：エストロゲンはERと結合し，二量体となって標的遺伝子のプロモーターにあるエストロゲン結合配列に結合し，ERの転写を促す．

▶ **non-genomic action**：PI3K/AKT系あるいはMAPK系などの細胞シグナルはER特定の部位のセリンのリン酸化をきたし，ERのリガンド非依存性の転写活性を引き起こす．

▶ この2つのactionはクロストークしており，両者のシグナル伝達経路を遮断することにより，腫瘍縮小や持続期間に相乗・相加的効果が期待されている（**図1**）．現在ではmTOR，PI3K，IGF-1R，Srcなどをターゲットとした分子標的治療と内分泌療法の併用の臨床試験が進行中である．

HER1/2 inhibitor

▶ ER陽性かつHER2陽性の転移乳癌に対しても，生命の危険がない状態で，急激に進行している状況でなければ，内分泌療法のみから開始する．内分泌療法抵抗性となった場合，腫瘍縮小により症状緩和を得たい場合などは化学療法と抗HER2療法の併用を行う必要があるが，そうでない場合には，内分泌療法と抗HER2療法の組み合わせも行い得る．

▶ **TAnDEM試験**[22]：ER陽性HER2陽性転移乳癌を対象として，アナストロゾール＋トラスツズマブの併用とアナストロゾール単剤とを比較した試験である．RR（20% vs. 7%，$P=0.018$），CBR（28% vs. 43%，$P=0.026$），PFS（2.4ヵ月 vs. 4.8ヵ月，$P=0.016$）と有意に併用群で良好であった．クロスオーバーを認めていることもあり，OSは両群間に有意差はなかった．

▶ **EGF30008試験**[23]：ラパチニブはHER1/HER2のチロシンキナーゼのリン酸化を阻害する薬剤であり，レトロゾールにラパチニブの上乗せ効果を検証した本試験では，HER2陽性例では，OSには差がなかったものの，RR（15% vs. 28%，$P=0.021$），CBR（29% vs. 48%，$P=0.003$），PFS（3ヵ月 vs. 8.2ヵ月，$P=0.019$）と有意に併用群で良好であった．

▶ これらの結果から，内分泌療法に抗HER2療法を加えることにより治療効果は改善しているものの生命予後には大きな差はないこと，抗HER2療法単独との直接比較がないことも知っておくべきである．

・現状ではHER2陽性乳癌にはOSの改善が証明されている抗HER2療法と化学療法の併用が

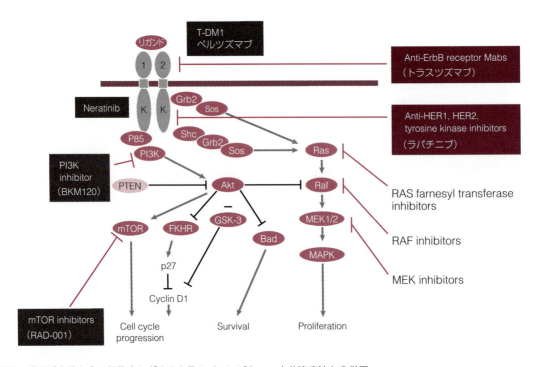

図1　膜型受容体からの細胞内シグナルとそのインヒビター；内分泌療法との併用

第一選択である．しかしながら，緩徐な進行を示し，癌に伴う症状がないホルモン受容体陽性/HER2陽性乳癌症例では内分泌療法単独あるいは抗HER2療法と内分泌療法の併用を行ってもよい．

mTOR阻害薬

- mTORはAktの下流にあるセリン・スレオニンキナーゼであり，細胞の生存や増殖に深く関与している．mTOR阻害薬であるエベロリムスは経口薬であり，腎細胞癌，膵神経内分泌腫瘍ではすでに臨床応用されている．

- **TAMRAD試験**[24]：AI抵抗性の後治療としてタモキシフェンとエベロリムス併用とタモキシフェン単独とのランダム化比較第Ⅱ相試験（n＝111では，タモキシフェン単独群に比し併用群は，CBR（42.1％ vs. 61.1％，$P＝0.045$），TTP（4.5ヵ月 vs. 8.6ヵ月，HR：0.53，95％CI：0.35-0.81，$P＝0.0026$）およびOS（HR：0.32，95％CI：0.15-0.68，$P＝0.0019$）を有意に改善した．

- **BOLERO-2試験**[25]：非ステロイド性AIに抵抗性となった閉経後乳癌における，エキセメスタン＋エベロリムス併用とエキセメスタン単独とのランダム化二重盲検下比較第Ⅲ相試験（n＝724）．
- 有害事象に関しては，併用群はエキセメスタン単独に比べGrade3の口内炎（＜1％ 2 vs. 8％），倦怠感（1％ vs. 4％），下痢，非感染性肺臓炎（0％ vs. 3％）が多く，有害事象による中止が多い（3％ vs. 8％）．
- エキセメスタン単剤に対して，優れた効果が得られたが，OSの有意な改善がないこと，対照としたエキセメスタンの効果が十分でない可能性があること，明らかな効果予測因子のないこと，現在までの薬物療法では経験しなかった有害事象があることなど，留意すべき点がある．
- 日常診療ではBOLERO-2試験の参加基準（非ステロイドAI耐性乳癌の二次治療以降）に該当する場合エキセメスタンにエベロリムスを併用することが可能である．

PI3K阻害薬

- 図1のようにPI3K/mTOR経路の活性化はホルモン受容体陽性乳癌の内分泌抵抗性に深く関与している．PI3K阻害薬投与によりER発現は亢進し，その転写活性が増すことが知られている．ERとPI3K経路の両者をブロックすることはホルモン耐性乳癌の一つの治療法となることが期待されている．

- **BELLE-2試験**[26]：AIに抵抗性となった閉経後乳癌においてフルベストラント＋プラセボ（FP）とフルベストラント＋buparlisib（PI3K阻害薬）（FB）とのランダム化二重盲検下第Ⅲ相試験（n＝1,147）の結果が報告された．FB群はFP群に比し，PFS（FP 5.0ヵ月 vs. FB 7.4ヵ月，HR：0.78，95％CI：0.67-0.89，$P＜0.001$）を有意に改善した．しかしながら，FB群ではGrade3以上の肝逸脱酵素の上昇，高血糖，皮疹，不安，うつが多く，buparlisibの投与中止や減量などが多く忍容性に課題がある．しかしながらctDNAを用いた検討では，*PIK3CA*遺伝子変異がある症例では，buparlisibの有効性が高いことが示されており，患者

選択の一助となる可能性がある．

CDK4/6 inhibitor

▶ CDK4/6（cyclin-dependent kinase 4/6）はcyclinD1と協調してRBをリン酸化し，転写因子であるE2Fを遊離させ，細胞回転をG0G1からS期へと移行させる細胞周期関連タンパクである．これらのCDK4/6およびCyclinD1の活性化は内分泌療法抵抗性に関与しており，この経路を阻害することは内分泌療法抵抗性乳癌の治療法の一つとして注目されている．CDK4/6阻害薬にはpalbociclib，abemaciclib，LEE011などがある．

▶ **PALOMA-1試験**[27]：閉経後ER陽性HER2陰性転移乳癌に対する一次治療としてレトロゾールとレトロゾール＋palbociclibを比較したランダム化第Ⅱ相試験（n=165）である．palbociclibを追加することにより有意にPFSを延長した（レトロゾール単独 10.2ヵ月，併用群20.2ヵ月，HR：0.488，95%CI：0.319-0.748）．しかしながらOSの延長は現時点で認められていない．有害事象ではpalbociclib群で有意にGrade3以上の好中球減少が増加するが発熱性好中球減少症の発症はなかった．

▶ **PALOMA-3試験**[28]：閉経後ER陽性HER2陰性転移乳癌で内分泌療法中に進行した症例に対する二次以降の治療としてフルベストラント＋プラセボ（FPL）とフルベストラント＋palbociclib（FPC）とのランダム化二重盲検下第Ⅲ相試験（n＝521）である．palbociclibを追加することにより有意にPFSを延長した（FPL 3.8ヵ月，FPC 9.2ヵ月，HR：0.422，95%CI：0.318-0.560）．OSについては未報告である．有害事象ではPALOMA-1と同様にpalbociclib群で有意にGrade3以上の血液毒性が多かったが，palbociclibの忍容性はよかった．
・現在，palbociclibは，米国ではPALOMA-1の結果を受けてFDAで迅速承認され使用可能である．

▶ 転移・再発乳癌におけるすべてのエビデンスを構築することは容易ではない．腫瘍のもつ性質（バイオロジー），進行速度（プロセス），進展の程度に加え，個々の患者の希望，合併症，そして経済的，社会的，家庭的状態，を考慮に入れ，全人的な観点に立って治療を選択することが重要である．

（岩瀬弘敬／山本　豊）

参考文献

1) Iwase H : Current topics and perspectives on the use of aromatase inhibitors in the treatment of breast cancer. Breast Cancer, 15: 278-290, 2008.
2) Klijn JG, et al : Combined tamoxifen and luteinizing hormone-releasing hormone (LHRH) agonist versus LHRH agonist alone in premenopausal advanced breast cancer: a meta-analysis of four randomized trials. J Clin Oncol, 19 (2): 343-353, 2001.
3) Klijn JG, et al : Combined treatment with buserelin and tamoxifen in premenopausal metastatic breast cancer: a randomized study. J Natl Cancer Inst. 92(11):903-911, 2000.
4) Nishimura R, et al : Efficacy of goserelin plus anastrozole in premenopausal women with advanced or recurrent breast cancer refractory to an LH-RH analogue with tamoxifen: Results of the JMTO BC08-01 phase Ⅱ trial. Oncol Rep, 29 (5): 1707-1713, 2013
5) 日本乳癌学会編：科学的根拠に基づく乳癌診療ガイドライン①治療編 2015 年版．金原出版社，pp70-72, 2015.
6) 岩瀬弘敬：乳癌ホルモン療法の新たな選択肢 −フルベストラントの特徴とその位置づけ−．乳癌の臨床，26 (6): 669-681, 2011.
7) Mauri D, et al : Survival with aromatase inhibitors and inactivators versus standard hormonal therapy in advanced breast cancer: Meta-analysis. J Natl Cancer Inst, 98: 1285-1291, 2006.
8) Mouridsen H, et al : Phase Ⅲ study of letrozole versus tamoxifen as first-line therapy of advanced breast cancer in postmenopausal women:analysis of survival and update of efficacy from the international letrozole breast cancer group. J Clin Oncol, 22: 2101-2109, 2003.
9) Campos SM et al: A comparative study of exemestane versus anastrozole in patients with postmenopausal breast cancer with visceral metastases. Clin Breast Cancer. 9(1):39-44, 2009.
10) Robertson JF, et al : Fulvestrant versus anastrozole for the treatment of advanced breast carcinoma in postmenopausal women: a prospective combined analysis of two multicenter trials. Cancer, 98 (2): 229-238, 2003.
11) Robertson JF, et al : Activity of fulvestrant 500 mg versus anastrozole 1 mg as first-line treatment for advanced breast cancer: results from the FIRST study. J Clin Oncol, 27 (27): 4530-4535, 2009.
12) Robertson JF, et al : Fulvestrant 500 mg Versus Anastrozole 1 mg for the First-Line Treatment of Advanced Breast Cancer: Overall Survival Analysis From the Phase Ⅱ 'First' Study. San Antonio Breast Cancer Symposium 2014 #S6-04.
13) Rose C, et al: An open randomised trial of second-line endocrine therapy in advanced breast cancer. comparison of the aromatase inhibitors letrozole and anastrozole. Eur J Cancer. 39(16):2318-2327, 2003.
14) Chia S, et al : Double-blind, randomized placebo controlled trial of fulvestrant compared with exemestane after prior nonsteroidal aromatase inhibitor therapy in postmenopausal women with hormone receptor-positive, advanced breast cancer: results from EFECT. J Clin Oncol, 26: 1664-1670, 2008.
15) Yamamoto Y, et al : Randomized controlled trial of toremifene 120 mg compared with exemestane 25 mg after prior treatment with a non-steroidal aromatase inhibitor in postmenopausal women with hormone receptor-positive metastatic breast cancer. BMC Cancer, 13 (1): 239, 2013.
16) Di Leo A, et al : Results of the CONFIRM phase Ⅲ trial comparing fulvestrant 250 mg with fulvestrant 500 mg in postmenopausal women with estrogen receptor-positive advanced breast cancer. J Clin Oncol, 28 (30): 4594-4600, 2010.
17) Bergh J, et al : FACT: an open-label randomized phase Ⅲ study of fulvestrant and anastrozole in combination compared with anastrozole alone as first-line therapy for patients with receptor-positive postmenopausal breast cancer. J Clin Oncol, 30 (16): 1919-1925, 2012.
18) Mehta RS, et al : Combination anastrozole and fulvestrant in metastatic breast cancer. N Engl J Med, 367 (5): 435-444, 2012.
19) Johnston SR, et al : Fulvestrant plus anastrozole or placebo versus exemestane alone after progression on non-steroidal aromatase inhibitors in postmenopausal patients with hormone-receptor-positive locally advanced or metastatic breast cancer (SoFEA): a composite, multicentre, phase 3 randomised trial. Lancet Oncol, 14(10):989-998, 2013.
20) Ellis MJ, et al : Lower-dose vs high-dose oral estradiol therapy of hormone receptor-positive, aromatase inhibitor-resistant advanced breast cancer: a phase 2 randomized study. JAMA, 302 (7): 774-780, 2009.
21) Iwase H, et al : Ethinylestradiol is beneficial for postmenopausal patients with heavily pre-treated metastatic breast cancer after prior aromatase inhibitor treatment; a prospective study. Br J Camcer, 109(6):1537-1542,2013.
22) Kaufman B, et al : Trastuzumab plus anastrozole versus Anastrozole Alone for the Treatment of Postmenopausal Women With Human Epidermal Growth Factor Receptor 2-Positive, Hormone Receptor-Positive Metastatic Breast Cancer: Results From the Randomized Phase Ⅲ TAnDEM Study. J Clin Oncol, 27 (33): 5529-5537, 2009.
23) Johnston SR, et al : Lapatinib combined With letrozole versus letrozole and placebo as first-line therapy for postmenopausal hormone receptor–positive metastatic breast cancer. J Clin Oncol, 27: 5538-5546, 2009.
24) Bachelot T, et al : Randomized phase Ⅱ trial of everolimus in combination with tamoxifen in patients with hormone receptor-positive, human epidermal growth factor receptor 2-negative metastatic breast cancer with prior exposure to aromatase inhibitors: a GINECO study. J Clin Oncol, 30 (22): 2718-2724, 2012.
25) Yardley DA, et al : Everolimus plus exemestane in postmenopausal patients with HR (+) breast cancer : BOLERO-2 final progression-free survival analysis. Adv Ther. 30 (10): 870-884, 2013.
26) Baselga J et al: BELLE-2: Phase Ⅲ , randomized, placebo-controlled study of buparlisib with fulvestrant in postmenopausal women with HR+/HER2-advanced breast cancer progressing on or after an aromatase inhibitor. San Antonio Breast Cancer Symposium 2015 #S6-01.
27) Finn RS, et al: The cyclin-dependent kinase 4/6 inhibitor palbociclib in combination with letrozole versus letrozole alone as first-line treatment of oestrogen receptor-positive, HER2-negative, advanced breast cancer (PALOMA-1/TRIO-18): a randomised phase 2 study. Lancet Oncol, 16:25-35,2015.
28) Turner N, et al : A double blind phase Ⅲ trial of fulvestrant with or without palbociclib in pre-and post-menopausal women with hormone receptor-positive, HER2-negative metastatic breast cancer that progressed on prior endocrine therapy (PALOMA3 Study). Annual Meeting of American Society of Clinical Oncology, 2015. #LBA502.

■ 転移・再発乳癌に対する薬物療法

3 ホルモン受容体陽性転移・再発乳癌に対する化学療法の役割

- ▶ 術後薬物療法を厳選，実施しても2割以上の原発乳癌患者は全身性転移を生じ，その多くを失わざるを得ない．しかし他癌腫に比較し，再発後も薬剤高感受性と選択肢の多さから長期生存と比較的良好なQOLが得られるのが再発乳癌治療の1つの特徴である．

- ▶ 現在臨床で投与可能な薬剤の多くは，intrinsic subtypeの概念以前に確立されたものも多く，All comer試験での治療効果から樹立されてきた．そのため，サブ解析でさえそれぞれのサブタイプごとでの効果予測は十分なデータがないことが多い．

- ▶ 臨床的に入手可能な情報は患者の年齢，社会背景はもとより，無再発生存期間，先行治療の種類，治療効果，再発後の病勢といった臨床的因子が重要であり，その分析から可及的に治療効果を予想，薬剤選択に反映する努力を惜しむべきではない．

- ▶ ホルモン受容体陽性乳癌はHER2陽性と陰性に大きく分けられるが，再発治療では前者はほとんど抗HER2治療が優先されることが多いためHER2陽性乳癌の項での解説に委ね，ホルモン感受性HER2陰性の転移・再発乳癌の化学療法と分子標的治療について現状で可能なレジメンについて解説する．

治療選択の考え方

- ▶ 多くの臨床試験の結果は，レジメン・薬剤間の優劣や一定状況下に予想される奏効率などは明らかにしたが，実際の臨床の現場では患者個々の腫瘍の性格に加え，前治療歴や先行治療の効果など，さまざまな因子が複合的に影響し合うため，一律な選択は非常に困難である．

- ▶ 著名な治療選択の指針がHortobagyiあるいはそれをmodifyしたPiccartのアルゴリズムである[1,2]（図1）．ホルモン感受性，HER2発現，さらにlife-threateningな状況にあるからか，大きな治療の流れを内分泌療法と殺細胞性抗癌薬あるいは抗HER2治療の選択を示唆している．

- ▶ このアルゴリズムは3点の特筆すべき点がある．1つ目は再発治療の限界を明らかにしたことであり，残念ながら再発患者の多くは治癒しないため，抗癌薬による治癒を狙ったintensiveな治療を優先せず，逐次内分泌療法を先行・継続し，無効となった時点で化学療法を選択する方針を明確に示した点である．いまだ内分泌療法と化学療法の併用される臨床的状況があると聞こえてくるが，内分泌療法単独により病状安定に持ち込めるclinical benefit rateは抗癌薬単独と遜色ない一方，副作用は比較的軽微であることを改めて理解すべきである．

第II章 乳癌薬物療法の実際

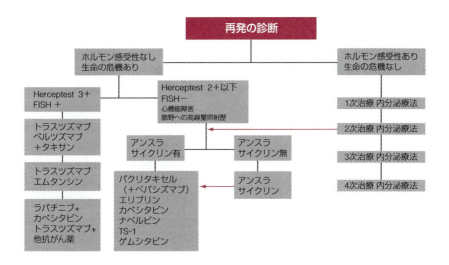

図1 治療アルゴリズム

(文献1, 2)より一部改変)

▶ 2つ目は患者の状態を表す因子としてlife-threateningな状況を治療選択の重要な因子として明示したことで，個々の医療者にlife-threateningな状況を意識・定義させた点である．発表当初は肺や肝臓に1つでも転移がある場合life-threateningと判断していたが，治療の進歩，切れ味のよい薬剤の登場とともに，その数やボリュームが小さく侵襲性が乏しいnon-life-threateningな状況下では内分泌療法の適応を示唆した点である．腫瘍の圧排や浸潤による生命にかかわる肝障害や呼吸苦を除けば，life-threateningな状況の判断には医療者の治療技術，宿主としての患者背景，社会的因子など複合的であり，一元的な定義が困難であることが改めてわかる．

▶ 3つ目はホルモン感受性と，殺細胞性抗癌薬あるいは抗HER2治療の薬剤感受性の差を暗に示していたことである．再発治療の試験のサブ解析や術前薬物療法のサブタイプごとの治療効果は，大まかにホルモン感受性乳癌の殺細胞性抗癌薬耐性・低感受性と，ホルモン低感受性乳癌すなわちHER2陽性あるいはトリプルネガティブ乳癌の抗癌薬高感受性の傾向を示すが，サブタイプの概念確立前であったにもかかわらずそれを予言したようにみえる．

薬剤選択の実際

▶ 再発乳癌においてもアンスラサイクリンまたはタキサン系薬剤，S-1の優先的投与は乳癌学会診療ガイドラインでも推奨されているが，前者2剤を使った場合のほうがOS（全生存期間）で勝るという解析結果に基づく[3,4]．一方で再発腫瘍の化学療法への曝露と化学療法への曝露という意味で術前後，再発後にかかわらずアンスラサイクリン，タキサン系薬剤耐性腫瘍を同等と扱うことで以降の治療が理解しやすいメリットがある．S-1は日本発信のエビデンスとしてタキサン系薬剤とのOSにおける比劣勢試験で確立された治療法でありQOLがよく，化学療法への移行がスムーズというメリットがある[5,6]．

▶ 一方でNCCNガイドラインでは患者のADLが維持できている状況下では3レジメン，ECOG performance status 2まで化学療法を推奨なくされているが薬剤選択に制限はなく，ESMO

も特にレジメンは指摘せず，逆にレジメンの固定による患者の状態や要望に合った治療ができなくなることを懸念している[7,8]．アンスラサイクリンまたはタキサン系薬剤先行を推奨するわが国と諸外国の考えの違いには留意が必要かもしれない．

▶表1[9~33]に臨床的な治療効果の指標であるアンスラサイクリンあるいはアンスラサイクリン/タキサン既治療における各々の薬剤の奏効率と無増悪期間をまとめた．かつてはアンスラサイクリン，あるいは一部タキサン治療後に，多くは第Ⅱ相試験での結果により承認，確立された背景を把握する必要がある．

▶アンスラサイクリン系薬剤の既治療歴では奏効率は30～60％程度とばらつきが大きく，対象患者のサブタイプのばらつき，腫瘍本来の薬剤の感受性に依存するところが大きいと思われる．一方，アンスラサイクリン/タキサン既治療歴があると，どの薬剤を用いても奏効率が25％以下になることが多いため，腫瘍の多剤耐性化後に治療が困難となる由縁である．

▶再発乳癌治療では併用療法より単剤療法が推奨される[34]．再発初期で患者の状態が比較的のよい状況で，さらに腫瘍の進行の程度が急速でまさに生命にかかわるlife-threateningな場合のみ併用療法を選択する場合もあるが，それ以外は明らかな無増悪期間（PFS）やOSの有意性が明らかでない，さらに副作用も重積しやすいことから極力選択すべきではない．

▶表2ではそれら薬剤を作用機序別に表示し直している．これからもわかるようにわれわれがHER2陰性の転移・再発乳癌で投与可能な殺細胞性薬剤は，①DNA障害系（抗菌薬系含む），

表1　各薬剤の効果のまとめ

		パクリタキセル	ドセタキセル	ドセタキセル/カペシタビン	nab-パクリタキセル	カペシタビン	ナベルビン	ゲムシタビン	エリブリン
一次治療あるいはAnthra後	奏効率(%)	22-56	32-58	42	33-74	36-58	36-50	14-37	
	奏効期間(月)	3.6-8.9	5.7-8.9	6.1	5.4-12.9	3-8.6	4.2-9	5.1-8.1	
	文献	7～10	10, 11	12	13, 14	16	19～21	23～25	
Anthra Taxane後	奏効率(%)				14-16	20-24.3	20.8	0-8.1	13
	奏効期間(月)				3-3.5	3-5.2	2.8	3.1-4	3.7
	文献				15	17, 18	22	26, 27	28
Anthra Taxane Cape後	奏効率(%)								9.3
	奏効期間(月)								2.6
	文献								29

＊Anthra：アンスラサイクリン系薬　　Taxane：パクリタキセル，ドセタキセル　　Cape：カペシタビン

（文献9～33）より作成）

表2　作用機序による分類

DNA障害系	抗チュブリン系	代謝拮抗系	アルキル化系	その他
アンスラサイクリン系（CPT-11）	パクリタキセル ドセタキセル nab-パクリタキセル ビノレルビン エリブリン	カペシタビン TS-1 ゲムシタビン	エンドキサン	ベバシズマブ

②抗チュブリン系，③代謝拮抗系，④アルキル化系，⑤分子標的薬を含むそのほかに分類される．最近エリブリンが承認されたように抗チュブリン系薬剤が増えている傾向がわかる．

▶それぞれ交差耐性に関しては*in vitro*のデータがいくつか示されているが，結果的にはlate lineであるほど効果が低下してくる傾向は否めない．術後薬物療法から転移・再発治療までを一連の逐次療法と考えると，作用機序の異なる薬剤で多面的に腫瘍の細胞増殖・生存を制御することが有利と考えられるが，思いのほかDNA障害系の薬剤が少ないことに気がつく．カルボプラチン（条件付き公知申請）やイリノテカンも保険適用上投与可能な薬剤であるが，適正な対象および投与方法，時期が不明であるため標準とはいえない．

▶新規タキサン系薬剤やタキサンとベバシズマブ併用療法の試験で，術後化学療法としての投与から1年以上経過した場合試験に登録可能であるため，再チャレンジの有用性が示されている．限られた薬剤のなかで，忍容性に優れ習熟したタキサンが再投与できることは重要なオプションである．

薬剤の副作用プロファイル

▶治療の順番に関して検討したトライアルはほとんどないため，アンスラサイクリン/タキサンの先行は原理的に推奨されるものの，それ以降の薬剤選択には薬剤感受性，薬剤間の交差耐性を含め推奨に値するデータはほとんどかった．近年アンスラサイクリン/タキサンの既治療進行再発患者に対するエリブリンの有効性を検証された．EMBRACE試験でTPC（Treatment of Physician Choice）に対して統計学的に有意にOSを延長する結果，，301試験でカペシタビンに対して優越性は証明されなかったが同等のOS，PFSを示した．現行の治療薬レパートリーのなかで行われた試験と理解でき，術前後にアンスラサイクリン/タキサンが，あるいは再発後に治療された状況での薬剤選択に大きなインパクトを与えた．

▶QOLを意識するとadvanced care planningにも含まれる自分らしい時間の過ごし方には脱毛の有無も重要な因子である．脱毛に関してはどの時期に，前後の治療の影響も考慮した治療プランが必要である．その様な意味で再乳癌一次治療としての日本発信の臨床試験「SELECT-BC試験」により確立されたTS-1は，タキサンと比較し全生存期間に差がない上に内分泌療法から化学療法へと脱毛なくスムースに移行可能な選択肢として重要である．乳癌学会診療ガイドラインでも推奨レベルBとされ，QOLを低下させず[35]生活スタイルに強く影響を及ぼす脱毛を望まない患者にとっては福音と言えよう．

▶効果予測因子が不確定な現状では，臨床的効果よりも必発といえる副作用の発現の予想と知識の共有，およびその管理が非常に重要な治療選択の要因となる．転移・再発乳癌に用いられる薬剤に特化した現実的な副作用を以下にまとめた．

▶**アンスラサイクリン系薬剤**：長期毒性である二次癌への配慮は最低限理解しながらも，脱毛，心毒性と嘔気といったと特徴的な副作用に注意が必要である．心毒性に関しては蓄積性であり総投与量が重要な因子であるため（5％の心不全発症：ドキソルビシン450mg/m^2，エピルビシン935mg/m^2 [36]），術後治療を含めた総投与量の把握が必要である．その点では治

療効果が維持できている場合でも治療を中止せざるをえない場合もあることを患者とともに理解しておく治療プランが重要である．嘔気に関しては効果とのバランスで減量する場合も考慮しつつ，適切な制吐薬の投与（ステロイドの適正量投与，アプレピタント，5-HT_3受容体阻害薬）の予防的投与を忘れてはいけない．これら支持療法の副作用として吃逆，便秘などが多いため観察，適切な支持療法が重要である．

▶ **タキサンを含む抗チュブリン系薬剤**：nab-パクリタキセルやエリブリンの登場により，より治療経験が増えている分野である．副作用として末梢神経障害，浮腫，手足症候群・皮膚障害，爪の変化，ビノレルビン以外は脱毛が多く観察される．効果も高く忍容性も悪くないことから長期間の治療になりやすいため，特にタキサンとの逐次投与での末梢神経障害の悪化には配慮が必要である．家事をすることの多い女性には爪の変化も配慮が必要で，frozen gloveの有用性が示されておりお勧めしたい[37]．

▶ **代謝拮抗薬**：脱毛がない分QOLが維持されることが多いが，手足症候群，倦怠感，消化器症状が散見される．経口剤であることも多いため内服のアドヒアランスと休薬の判断には副作用の理解・患者教育が重要である．患者日誌での内服の確認と副作用の記載・評価が有効と考えられる．手足症候群には保湿とステロイド軟膏ビタミンB_6が有効である[38]．

▶ **分子標的薬（ベバシズマブ）**：出血，高血圧，タンパク尿が三大副作用であるが，他の癌腫のような穿孔や大出血などの重篤な副作用の報告は皆無である[39]．しかし鼻出血も頻回である場合患者の苦痛は増すため，耳鼻科への紹介，出血点の焼灼もオプションである．受診時バイタルサインのチェックでの血圧測定，毎月1回程度の採尿でのタンパク尿のチェックが推奨される．高血圧にはARB，Ca拮抗薬が有効であり，タンパク尿は休薬で多くが改善する．

▶ 再発後の治療期間の延長は，患者にはその時間の有効性，言い換えれば治療によって得られる時間の質が評価される時代になったといえる．お決まりの副作用の聴取だけでなく，軽微であっても日常のQOLにかかわる副作用の有無，程度に関して詳細な情報収集が必要であるし，可及的な支持療法の強化でのその軽減に配慮すべきである．

転移・再発治療における効果予測因子

▶ 再発乳癌での臨床的に有用な効果予測因子の候補として，①再発乳癌の臨床試験のサブ解析でのバイオマーカーや生物学的特性に依存した効果の違い，②術前化学療法でのpCR率などから探ってみることは可能かもしれない．

▶ 実際はHER2の，①抗HER2治療とともに併用する薬剤の感受性増強[40]，②TopoⅡ$α$増幅を由縁とするアンスラサイクリン系薬剤高感受性[41]以外は殺細胞性抗癌薬の効果予測因子は存在しないといってよい．

▶ 本項の対象である再発ホルモン陽性乳癌ではアンスラサイクリン/タキサンに対する低感受性が考慮されるが，これはpCRからの乳房/微小転移での腫瘍の消失をエンドポイントとした考え方であり，腫瘍縮小効果が求められ，すでに内分泌療法が終了あるいは使用できな

い状況においては，それ以降の化学療法を順次効果を観察しながら使うことが常である．故にホルモン感受性は実臨床において実用的な効果予測因子にはならない．

▶ 最近では原発巣-転移巣間でのER/PgR/HER2などのバイオマーカーの変化が報告されているため，現状では原発巣の情報は何よりも有用な生物学的情報である一方，限界もあることも事実である[42] (図2)．最近，内分泌療法に対する感受性予測ではあるが，リキッドバイオプシーによるNon-cell DNA（ncDNA）の有用性が報告されている．漸次変化し得る腫瘍のキャラクターを適時モニタリングできるようになることは次世代バイオマーカーとして期待される．

分子標的治療による新展開

▶ 今まで1方向性で前向きの再チャレンジがほとんどなかった再発治療のアルゴリズムにおいて，新規タキサンであるnab-パクリタキセルあるいはベバシズマブ/パクリタキセル療法の第Ⅱ，Ⅲ相試験では，術後タキサンの投与例に対し1年以上の無再発期間がある場合，同種のタキサンでの再チャレンジの効果が証明されている[11, 15～17] (表1)．

▶ 卵巣癌のように6ヵ月の無再発期間があれば薬剤を再投与することが標準であるがんもあるなか，乳癌では使用可能薬剤が豊富であること，その状況で適切な試験デザインがなかったことから今まではデータのない分野であったが，1つのオプションとして理解が必要である．

▶ ベバシズマブ/パクリタキセル療法は追試でもOSに有意差が観察されなかったことから米国FDAは承認を取り消した．一方，同時期にわが国では国内第Ⅱ相試験の結果を受け承認され，現在も使用可能である．試験のプライマリーエンドポイントは達成されたもののOSに差がないことは，転移・再発乳癌の治療として大きな問題である．しかし前述のように過去に承認された転移・再発乳癌の薬剤の多くはOSの有意差を示していない歴史を考慮すると現在の立ち位置は「適切な時期と患者を選んで投与する」であるだろう．

▶ 乳癌学会ガイドラインでも今年から推奨グレードはC2からC1に変更されており，前向きな

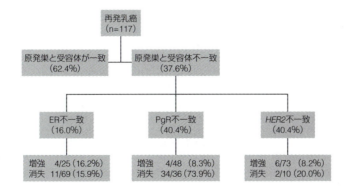

図2　原発巣と転移巣のER，PgR，HER2発現の変化

（文献20）より引用）

解釈ともとれる[41]．本項のようなホルモン感受性患者の場合は内分泌療法中あるいは終了時の大きなtumor burdenで有症状であること，さらには急激な増殖のテンポの変化によりlife-threateningな状況に近い状況が想定される．

▶ベバシズマブ併用による副作用として出血・創傷治癒遅延，高血圧，タンパク尿と今までの乳癌治療では経験しなかった副作用があることを差し引いても，高い奏効率，長い奏効期間の利益が上回るように患者選択することで，有効な1つのオプションとして選択可能であるだろう．

まとめ

▶intrinsic subtypeの出現は既存の再発治療の薬剤に対してより高い効果予測や個別化治療を求めたが，試験が実施された当時の試験のコンセプト，バイオマーカー検出のクオリティ，検出系の限界がそれを阻んでいる．

▶ホルモン感受性転移・再発乳癌の化学療法をうまく管理するには適切な時期に適切なレジメンを選択し，その効果と副作用を注意深く観察していく以外術はない．本項でのポイントとして，①内分泌療法が使えるうちは十分に効果を発揮させ，life-threateningな状況などで速やかに化学療法に移行する，②基本的にアンスラサイクリン，タキサン系，TS-1薬剤治療の先行，③三次治療以降の薬剤は病状を観察しながら順次単剤で投与，進行まで副作用を管理し継続，④急激な病状の悪化，腫瘍量の増大でベバシズマブを含む併用療法を選択，⑤十分に副作用を把握し，よりよいQOL維持と生活支援が重要であると考える．目新しい解説ではなかったが診療の一助となれば幸いである．

（柏葉匡寛）

参考文献

1) Hortobagyi GN : Treatment of breast cancer. N Engl J Med, 339 (14): 974-984, 1998.
2) Piccart MJ : Proc ASCO Educational Book; 1999.
3) Fossati AH, et al : Cytotoxic and hormonal treatment for metastatic breast cancer: a systematic review of published randomized trials involving 31,510 women. J Clin Oncol, 16 (10): 3439-3460, 1998.
4) Ghersi D, et al : A systematic review of taxane-containing regimens for metastatic breast cancer. Br J Cancer, 93 (3): 293-301, 2005.
5) Cortes J, et al. Eribulin monotherapy versus treatment of physician's choice in patients with metastatic breast cancer (EMBRACE): a phase 3 open-label randomised study. Lancet, 377(9769):914-923, 2011.
6) Kaufman PA, et al : Phase III open-label randomized study of eribulin mesylate versus capecitabine in patients with locally advanced or metastatic breast cancer previously treated with an anthracycline and a taxane. J Clin Oncol, 33(6):594-601, 2015.
7) NCCN Clinical Practice Guidelines in Oncology, Breast Cancer,ver3, 2013.
8) Cardoso F, et al : Locally recurrent or metastatic breast cancer: ESMO Clinical Practice Guidelines for diagnosis, treatment and follow-up. Ann Oncol, 23 Suppl 7: vii11-9, 2012.
9) Carrick S, et al : Single agent versus combination chemotherapy for metastatic breast cancer. Cochrane Database Syst Rev, 2009.
10) Bishop F, et al : Paclitaxel as first-line treatment for metastatic breast cancer. The Taxol Investigational Trials Group, Australia and New Zealand. Oncology, 11: 19-23, 1997.
11) Holmes FA, et al : Phase II trial of taxol, an active drug in the treatment of metastatic breast cancer. J Natl Cancer Inst, 83 (24): 1797-1805, 1991.
12) Miller K, et al : Paclitaxel plus bevacizumab versus paclitaxel alone for metastatic breast cancer. N Engl J Med, 357 (26): 2666-2676, 2007.
13) Jones SE, et al : Randomized phase III study of docetaxel compared with paclitaxel in metastatic breast cancer. J Clin Oncol, 23 (24): 5542-5551, 2005.
14) Trudeau ME, et al : Docetaxel (Taxotere): an overview of first-line monotherapy. Semin Oncol, 22 (6 Suppl 13): 17-21, 1995.
15) O'Shaughnessy J, et al : Superior survival with capecitabine plus docetaxel combination therapy in anthracycline-pretreated patients with advanced breast cancer: phase III trial results. J Clin Oncol, 20 (12): 2812-2823, 2002.
16) Gradishar WJ, et al : Phase III trial of nanoparticle albumin-bound paclitaxel compared with polyethylated castor oil-based paclitaxel in

women with breast cancer. J Clin Oncol, 23 (31): 7794-7803, 2005.
17) Blum JL, et al : Phase II study of weekly albumin-bound paclitaxel for patients with metastatic breast cancer heavily pretreated with taxanes. Clin Breast Cancer, 7 (11): 850-856, 2007.
18) Miller K, et al : Paclitaxel plus bevacizumab versus paclitaxel alone for metastatic breast cancer. N Engl J Med, 357 (26): 2666-2676, 2007.
19) Gradishar WJ, et al : Significantly longer progression-free survival with nab-paclitaxel compared with docetaxel as first-line therapy for metastatic breast cancer. J Clin Oncol, 27 (22): 3611-3619, 2009.
20) Blum JL, et al : Phase II study of weekly albumin-bound paclitaxel for patients with metastatic breast cancer heavily pretreated with taxanes. Clin Breast Cancer, 7 (11): 850-856, 2007.
21) Gelmon K, et al : The role of capecitabine in first-line treatment for patients with metastatic breast cancer. Oncologist, 11 (Suppl 1): 42-51, 2006.
22) Pallis AG, et al : A multicenter randomized phase III trial of vinorelbine/gemcitabine doublet versus capecitabine monotherapy in anthracycline-and taxane-pretreated women with metastatic breast cancer. Ann Oncol, 23 (5): 1164-1169, 2012.
23) Seidman AD : Single-agent capecitabine, a reference treatment for taxane-pretreated metastatic breast cancer? Oncologist, 7 Suppl 6: 20-28, 2002.
24) Fumoleau P, et al : Phase II trial of weekly intravenous vinorelbine in first-line advanced breast cancer chemotherapy. J Clin Oncol, 11 (7): 1245-1252, 1993.
25) Gasparini G, et al : Vinorelbine is an active antiproliferative agent in pretreated advanced breast cancer patients: a phase II study. J Clin Oncol, 12 (10): 2094-2101, 1994.
26) Garcia-Conde J, et al : Phase II trial of weekly IV vinorelbine in first-line advanced breast cancer chemotherapy. Ann Oncol, 5 (9): 854-857, 1994.
27) Seo HY, et al : Phase II study of vinorelbine monotherapy in anthracycline and taxane pre-treated metastatic breast cancer. Invest New Drugs, 29 (2): 360-365, 2011.
28) Possinger K, et al : Phase II study of gemcitabine as first-line chemotherapy in patients with advanced or metastatic breast cancer. Anticancer Drugs, 10 (2): 155-162, 1999.
29) Blackstein M, et al : Gemcitabine as first-line therapy in patients with metastatic breast cancer: a phase II trial. Oncology, 62 (1): 2-8, 2002.
30) Spielmann M, et al : Single-agent gemcitabine is active in previously treated metastatic breast cancer. Oncology, 60 (4): 303-307, 2001.
31) Smorenburg CH, et al : Phase II study of weekly gemcitabine in patients with metastatic breast cancer relapsing or failing both an anthracycline and a taxane. Breast Cancer Res Treat, 66 (1): 83-87, 2001.
32) Suzuki Y, et al : Phase II study of gemcitabine monotherapy as a salvage treatment for Japanese metastatic breast cancer patients after anthracycline and taxane treatment. Jpn J Clin Oncol, 39 (11): 699-706, 2009.
33) Cortes J, et al : Eribulin monotherapy versus treatment of physician's choice in patients with metastatic breast cancer (EMBRACE): a phase 3 open-label randomised study. Lancet, 12; 377 (9769): 914-923, 2011.
34) Cortes J, et al : Phase II study of the halichondrin B analog eribulin mesylate in patients with locally advanced or metastatic breast cancer previously treated with an anthracycline, a taxane, and capecitabine. J Clin Oncol, 28 (25): 3922-3928, 2010.
35) Shiroiwa T, et al : Long-term health status as measured by EQ-5D among patients with metastatic breast cancer: comparison of first-line oral S-1 and taxane therapies in the randomized phase III SELECT BC trial. Qual Life Res, 2016 Aug 12. [Epub ahead of print]
36) Keefe DL : Anthracycline-induced cardiomyopathy. Semin Oncol. 28 (Suppl): 2-7, 2001.
37) Scotté F, et al : Multicenter study of a frozen glove to prevent docetaxel-induced onycholysis and cutaneous toxicity of the hand. J Clin Oncol, 23 (19): 4424-4429, 2005.
38) Yoshimoto N, et al : Impact of prophylactic pyridoxine on occurrence of hand-foot syndrome in patients receiving capecitabine for advanced or metastatic breast cancer. Breast Cancer, 17(4):298-302, 2010.
39) Aogi K, et al : First-line bevacizumab in combination with weekly paclitaxel for metastatic breast cancer: efficacy and safety results from a large, open-label, single-arm Japanese study. Breast Cancer Res Treat, 129 (3): 829-838, 2011.
40) Slamon DJ, et al : Use of chemotherapy plus a monoclonal antibody against HER2 for metastatic breast cancer that overexpresses HER2. N Engl J Med, 15; 344 (11): 783-792, 2001.
41) Slamon D, et al : Phase III randomized trail comparing doxorubicin and cyclophosphamide followed by docetaxel (ACT) with doxorubicin and cyclophosphamide followed by docetaxel and trastuzumab (ACTH) with Docetaxel, carboplatin and trastuzumab (TCH) in Her2/neu positive early breast cancer patients, 32nd SABCS 2009, Cancer Res, Suppl 24: 62, 2009.
42) Amir E1, Miller N, Geddie W,et al. Prospective study evaluating the impact of tissue confirmation of metastatic disease in patients with breast cancer. J Clin Oncol. 2012 Feb 20;30(6):587-92.
43) 日本乳癌学会 編：科学的根拠に基づく乳癌診療ガイドライン①治療編 2015 版 金原出版 , 東京 , 2015.

■ 転移・再発乳癌に対する薬物療法

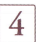 ホルモン受容体陰性転移・再発乳癌に対する治療戦略

転移・再発乳癌への治療方針の構築

▶ 転移・再発乳癌は現在さまざまな治療選択肢がある．しかしながら，現時点ではごく一部の例外症例を除いて治癒は困難である．生存期間の延長とQOLの改善を考慮した治療方針の構築が必要である．

▶ 全身薬物療法の治療選択は，内分泌治療が可能か，抗HER2療法が可能か，をまず判断する．その後使用する細胞傷害性薬剤を考えることになる（図1）．

▶ ホルモン受容体（hormone receptor；HR）陰性転移・再発乳癌の薬物治療に関しては，化学療法が必須ということになる．周術期に使用した化学療法レジメンを参考にしながら，一次治療なのか二次治療以降なのかを考慮して，使用するレジメンを決定する（表1）．

ホルモン受容体陰性HER2陰性転移・再発症例一次治療薬の選択

▶ 一次化学療法レジメンの選択に関しては，高齢で予備能がない場合を除いては，30〜60％の治療効果が期待できるのでアンスラサイクリンまたはタキサンを選択するのが一般的である．

▶ アンスラサイクリンとタキサンの比較に関しては，奏効率や無増悪生存期間（PFS）では若干アンスラサイクリンが高いが，統計学的有意差はない[1]．

▶ 再発後の一次治療レジメンの選択には術前・術後に使用した化学療法に影響される．アジュ

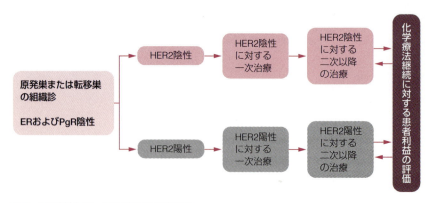

図1　ER陰性転移・再発乳癌の治療指針

表1　ER陰性転移・再発乳癌に対する主な治療レジメン

ER陰性HER2陰性に対する治療レジメン	ER陰性HER2陽性に対する治療レジメン
・FAC療法（5-FU/ドキソルビシン，シクロホスファミド） ・AC療法（ドキソルビシン/シクロホスファミド） ・FEC療法（5-FU/エピルビシン/シクロホスファミド） ・EC療法（エピルビシン/シクロホスファミド） ・パクリタキセル（weekly） ・ドセタキセル（triweekly） ・Nab-パクリタキセル ・TS-1 ・カペシタビン ・エリブリン ・ビノレルビン ・ベバシズマブ/パクリタキセル ・ゲムシタビン/パクリタキセル ・カペシタビン/ドセタキセル ・カルボプラチン or シスプラチン/タキサン	・トラスツズマブ/ペルツズマブ/タキサン ・T-DM1 ・トラスツズマブ/パクリタキセル ・トラスツズマブ/ドセタキセル ・トラスツズマブ/ビノレルビン ・トラスツズマブ/カルボプラチン/ドセタキセル ・ラパチニブ/カペシタビン ・ラパチニブ/トラスツズマブ ・トラスツズマブ/カペシタビン ・トラスツズマブ/ゲムシタビン ・トラスツズマブ/エリブリン

バントとしてアンスラサイクリンが投与されていた場合，タキサンが選択されることが多い．ただしタキサンがアジュバントに使用されていても，再発後の一次治療としてタキサンを選択することも可能である．

▶わが国で592人が参加したタキサンとTS-1のランダム化第Ⅲ相試験（SELECT BC試験）が施行され，TS-1がタキサンに対してOSの非劣性が証明された（HR：1.05，95％CI：0.86 − 1.27）．QOL調査ではTS-1がタキサンに比較して優れていた（図2）[2]．

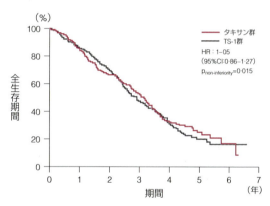

図2　SELECT BC試験（全生存期間）

（文献2）より引用）

▶一次治療の効果があった場合の継続期間であるが，2,269人が参加した11のランダム化比較試験（RCT）のメタアナリシスによると，短期間で終了するレジメンと比較すると長期間の治療がOS（全生存率）を改善していた（HR：0.91，95％CI：0.84 − 0.99，$P=0.046$）[3]．

▶韓国で行われた臨床研究では，パクリタキセル/ゲムシタビン併用療法6サイクルでPDとならなかった症例をランダム化し，投与を中止する群とPDとなるまで投与を継続する群を比較すると，継続群のOSが改善されていた（HR：0.65，95％CI：0.42 − 0.99，$P=0.047$）[4]．

▶一定の治療効果があれば6ヵ月以上治療を継続し，アンスラサイクリンは累積毒性に注意し，副作用管理が容易であれば増悪がみられるまで治療を継続してもよい．

ホルモン受容体陰性HER2陰性転移・再発症例一次治療不応後の戦略

- 一次化学療法で不応性となった場合の薬剤の治療戦略は，確かなエビデンスは少ない．

- エリブリンはアンスラサイクリンおよびタキサン既治療の転移・再発乳癌に対して，主治医が選択する治療（TPC）とのランダム化第Ⅲ相試験を行った（EMBRACE）．主要評価項目のOSはエリブリンが優っていた（HR：0.81，95％CI：0.66－0.99，$P=0.041$）[5]．

- フッ化ピリミジン系の経口抗癌薬であるカペシタビンは，アンスラサイクリン/タキサン不応後も28％の奏効が認められた[6]．

- TS-1はアンスラサイクリンおよびタキサン治療後の症例では，臨床的有用性が20％であったが，カペシタビンとの交差耐性が認められた[7]．

- その他にもビノレルビン，ゲムシタビン，イリノテカン，CMF療法（シクロホスファミド/メトトレキサート/5-FU）などが保険診療として使用可能である．

プラチナ製剤

- シスプラチンやカルボプラチンなどのプラチナ製剤は，細胞内に入るとDNAと鎖間架橋を形成しDNA合成を阻害する．なお投与量に関しては，腎障害が問題となるため，乳癌のほかの薬剤のように体表面積当たりで決定するのではなくAUCによって決定される．

- トリプルネガティブ乳癌TNBCの一部はbasal likeタイプと呼ばれ，*BRCA*遺伝子の胚細胞変異を認める遺伝性乳癌卵巣癌症候群と共通な生物学的特性を持つことがある．BRCAは相同組換え機構にかかわっているため，このようなタイプにはDNA障害型の化学療法に高い感受性を持つ可能性が理論的には示唆される．

- 1,377人が参加した13の臨床試験のメタアナリシスでプラチナ製剤は，ほかの薬剤と比較して生存率（HR：1.00，95％CI：0.88－1.15，$P=0.96$）やTTP（HR：1.06，95％CI：0.95－1.19，$P=0.31$）に明らかな差を認めなかった[8]．

- TNBCを対象として，カルボプラチンとドセタキセルを比較した第Ⅲ相試験（TNT試験）では，奏効率に両者の差はなかったが，*BRCA1/2*胚細胞遺伝子変異のある症例では，カルボプラチンの奏効率が明らかに高かった（68.0％ vs. 33.3％）[9]．

- TNT試験の結果からは*BRCA1/2*の胚細胞変異のない症例ではドセタキセルの効果がカルボプラチンの効果よりも高かったことや腎毒性や悪心・嘔吐など毒性はプラチナ製剤群が明らかに不良であることから，たとえTNBCであったとしても，現時点では一次治療としては，プラチナ製剤の使用を臨床試験以外で推奨されない．

- 一塩基切断修復にかかわるPARP阻害薬（poly ADP-ribose polymerase inhibitor）とプラチナ製剤の併用に関しては一時高い期待が寄せられたが，有効性を否定するデータも出現

し，今後の検証が待たれる[10, 11]．

細胞傷害性薬剤の併用

▶効果が確認されている化学療法レジメンにさらに薬剤を追加することで生存率をさらに改善させることができるのではないかという考えがある．

▶多くの化学療法薬は急勾配の用量－効果曲線を示すことから，濃厚な治療が奏効率を上昇させ治療期間や生存率も延長する可能性を示している．

▶薬物の同時併用は治療を濃厚にする1つの方法である．

▶Carrickらが2005年に発表し，2009年にアップデートされたCochrane Libraryのシステマティックレビューでは，9,742人が参加した43の臨床試験を検討すると，55％が一次治療としてこの研究に参加していた．併用療法は単剤治療に比較して，奏効率（HR：1.29，95％CI：1.14－1.45，$P<0.0001$），PFS（HR：0.78，95％CI：0.74－0.82，$P<0.00001$）を示し，OS（HR：0.88，95％CI：0.83－0.93，$P<0.00001$）も良好な結果であった[12]．

▶しかしながら，併用療法の有効性に関しては，臨床的な多様性により結果が異なることと，毒性は明らかに増加していた．この研究の欠点は，クロスオーバーについては考慮されていないこと，単剤の治療薬として，イホスファミドやエトポシドなど現在の転移・再発乳癌の標準治療とはいえない薬剤が含まれていたことから，併用療法が単剤治療に比較して有用であるとは結論できない．

▶Buttersらは，少なくとも2剤以上の細胞傷害性薬剤が含まれているレジメン（たとえばCAF療法など）に，さらに薬剤を追加するメリットがあるのかどうかをレビューした．2,674人が参加した17の臨床研究のメタアナリシスでは，奏効率（HR：1.21，95％CI：1.01－1.44，$P=0.04$）の改善を示したが，PFS（HR：0.93，95％CI：0.81－1.07，$P=0.31$）やOS（HR：0.96，95％CI：0.87－1.07，$P=0.47$）の延長は認められなかった[13]．

▶ESO（European School of Oncology）-MBC Task Forceは，転移・再発乳癌の一次化学療法においては，単剤療法も併用療法もどちらも妥当な選択肢である．ただし，進行が緩徐な多くの転移・再発乳癌には単剤治療を適応されると考えられる．しかしながら，ホルモン受容体陰性転移・再発乳癌は急速に進行する症例も多く，**表2**に示した因子を考慮に入れ，単剤治療にすべきか併用療法を行うべきか考える必要があると提言した[14]．

ベバシズマブとの併用

▶酸素および栄養の供給などの面から，癌の浸潤および転移形成に血管新生は必須の条件となっている．癌およびその周辺組織からvascular endothelial growth factor（VEGF）が産生され，その受容体を介するシグナルが血管新生促進と新生された血管の維持に非常に重要な役割を果たしている．ベバシズマブはVEGF-Aに対するヒト化モノクローナル抗体であるが，VEGFがVEGF受容体に結合するのを阻害することによって，血管新生を抑制する．

表2 併用化学療法選択にかかわる因子（ESO-MBC Task Force）

患者側因子	腫瘍側因子
・閉経状況 ・年齢と合併症 ・パフォーマンス ステータス ・前治療の有害事象 ・社会的・心理的背景 ・患者の希望 ・保険診療の状況	・ER状況 ・HER2状況 ・無病生存期間（DFI） ・前治療の反応性 ・腫瘍の進展状況 ・腫瘍増殖のスピード ・急速な症状コントロールの必要性

（文献14）より引用）

大腸癌や非小細胞肺癌などに化学療法との併用で臨床学的治療効果が報告されている．

▶ 乳癌でHER2陰性再発乳癌の一次治療としてE2100試験が行われ，パクリタキセルとベバシズマブの併用とパクリタキセル単独との比較が行われ，プライマリーエンドポイントのPFSが，ベバシズマブ併用群において有意に延長していた（HR：0.48，95％CI：0.39-0.61)[15]．

▶ この研究にはER陽性症例が約60％，ER陰性症例が約40％参加されていたが，統計学的有意差はないもののER陰性群でパクリタキセル/ベバシズマブの併用効果がER陽性群よりも高い傾向にあった．

▶ ベバシズマブの併用の治療効果を検証した臨床試験の2,447人のデータを集積したのメタアナリシスの結果は，PFSの延長効果（HR：0.64，95％CI：0.57-0.71）を認めたが，OSの延長効果（HR：0.97，95％CI：0.86-1.08）は認められなかった[16]．

ホルモン受容体陰性HER2陽性転移・再発症例一次治療薬の選択

▶ 1990年代前半のHER2のヒト型モノクローナル抗体であるトラスツズマブの出現により，HER2陽性乳癌の自然史は劇的な変化を遂げ，予後不良であったHER2陽性乳癌が，HER2陰性乳癌よりもむしろ予後良好と考えられるようになった．

▶ HER2陽性の転移・再発乳癌に対しては，抗HER2療法薬と化学療法の併用が基本となるが，わが国で現在使用可能な抗HER2療法薬はトラスツズマブ，ラパチニブとペルツズマブであるが，化学療法併用の一次治療としてのラパチニブはトラスツズマブに比較して有効性が証明されていないため，化学療法との併用はトラスツズマブを選択する．

▶ トラスツズマブと併用する化学療法のレジメンとして，豊富なエビデンスのあるのはタキサンである．一次治療でのトラスツズマブとタキサンの併用はタキサン単独と比較して病状増悪までの期間が大幅に延長していた（HR：0.38，95％CI：0.27-0.53，$P<0.001$），別の研究ではOSにも明らかな差が認められた（31.2m vs. 22.7m，$P=0.0325$)[17,18]．

▶ ペルツズマブはHER2のホモダイマーまたはヘテロダイマーの形成を阻害する．808人が参加されたトラスツズマブとドセタキセルの併用とトラスツズマブ，ドセタキセルにさらにペルツズマブを加えた療法とを比較するランダム化第Ⅲ相試験（CLEOPATRA試験）で，PFS（HR：0.68，95％CI：0.58-0.80，$P<0.001$）およびOS（HR：0.68，95％CI：0.56-0.84，

$P<0.001$）ともにペルツズマブ併用群の有用性が認められた[19, 20]．ペルツズマブ併用群の全生存期間の中央値は56.5ヵ月であり，非併用群と比較して15.7ヵ月の生存期間の延長が認められた．この結果よりHER2陽性転移・再発乳癌の一次治療としてはトラスツズマブ，ペルツズマブ，ドセタキセル併用療法が標準療法としての位置づけになった．

ホルモン受容体陰性HER2陽性転移・再発症例一次治療不応後の戦略

- 一次治療不応後の治療戦略としては，抗HER2療法を継続する意義があるのかが問題である．

- トラスツズマブ既治療の転移・再発乳癌に対して，トラスツズマブを継続したまま化学療法薬をカペシタビンに変更した群とカペシタビン単剤とを比較すると，トラスツズマブを継続群の無増悪期間（TTP）が良好であった（HR：0.69，95%CI：0.48−0.97，$P=0.0338$)[21]．

- 一方トラスツズマブ既治療の転移・再発乳癌に対して，ラパチニブにカペシタビンを併用した群とカペシタビン単剤を比較すると，ラパチニブ＋カペシタビン併用群のTTPが延長していた（HR：0.57，95%CI：0.43−0.77，$P=0.00013$)[22]．

- 以上のことからトラスツズマブ投与により病勢が進行しても，抗HER2療法の継続は勧められる．

- 新規の抗HER2療法薬としてトラスツズマブに微小管重合阻害薬を複合させたT-DM1（トラスツズマブ エムタンシン）が開発された．トラスツズマブ＋タキサン既治療の転移・再発乳癌をT-DM1群とラパチニブ＋カペシタビン群とPFSを比較する991人が参加したランダム化第III相試験（EMILIA試験）では，T-DM1群のPFSが有意に良好であった（HR：0.65，95%CI 0.55−0.77，$P<0.001$)[23]．血小板減少以外の毒性が低かったことから，二次以降の治療としてはT-DM1がまず第一に推奨される．

- 三次以降の治療におけるエビデンスは少ないが，T-DM1既治療の場合は，これ以外の抗HER2薬（トラスツズマブ，ラパチニブ）を含むレジメンを選択する．ペルツズマブ再投与の有効性に関しては，わが国で現在臨床試験（PRECIOUS試験）が行われている．

heterogeneity

- 転移・再発乳癌の治療戦略は生物学的特性により決定することには異論がない．その特性の確認は通常原発巣の情報に基づき検討される．

- 近年原発巣と転移巣の生物学的特性が違う可能性が指摘されており，Amirらは原発巣と転移巣の療法の生検が可能であった121症例中，80%が分析可能であり，ER，PR，HER2のステータスに変化があったのはそれぞれ，16%，40%，10%であったと報告した[24]．

- 両者の生物学的特性が異なる場合，現時点ではどちらの特性を重視すべきかについては明らかではない．しかしながら，原発巣がホルモン受容体陰性もしくはHER2が陰性でありこれらが転移巣で陽転化している場合は，内分泌療法や抗HER2療法が使用できる可能性を探

るべきである．

緩和治療

- ▶転移・再発乳癌の治療を考える場合，ある時期に転移・再発治療が終了し緩和ケアに移行するというわけではなく，治療の初期から緩和ケアの実施は必要である[25]（**図3**）．

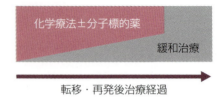

図3　緩和治療

- ▶ただし，ホルモン受容体陰性の転移・再発乳癌の薬物療法は化学療法が中心になることから，複数レジメンを使用した後には，新たなレジメンの施行が症状緩和や生存期間の延長につながらないことがある．患者本人およびその家族のQOLを考えた場合，化学療法を行わないという選択が必要になる時期が生じる．

- ▶この時期を特定することが転移・再発乳癌の治療を行う場合最も重要であるが，正確な時期を特定する指標は簡単ではない．癌の症状による苦痛，化学療法による副作用，患者の希望，家族の思いなどを統合し，必要があれば何度も話し合う．一度化学療法を中止する決定をしたとしても，患者が希望すれば再度話し合い化学療法を再開するという選択肢を完全に閉ざすべきではないと考える．

（高橋將人）

参考文献

1) Piccart-Gebhart MJ, et al : Taxanes alone or in combination with anthracyclines as first-line therapy of patients with metastatic breast cancer. J Clin Oncol, 26: 1980-1986, 2008.
2) Takashima T, et al : Taxanes versus S-1 as the first-line chemotherapy for metastatic breast cancer (SELECT BC): an open-label, non-inferiority, randomised phase 3 trial. Lancet Oncol, Jan; 17(1): 90-98, 2016.
3) Gennari A, et al : Duration of chemotherapy for metastatic breast cancer: a systematic review and meta-analysis of randomized clinical trials. J Clin Oncol, 29: 2144-2149, 2011.
4) Park YH, et al : Phase Ⅲ, Multicenter, Randomized Trial of Maintenance Chemotherapy Versus Observation in Patients With Metastatic Breast Cancer After Achieving Disease Control With Six Cycles of Gemcitabine Plus Paclitaxel As First-Line Chemotherapy: KCSG-BR07-02. J Clin Oncol, 31: 1732-1739, 2013.
5) Cortes J, et al : Eribulin monotherapy versus treatment of physician's choice in patients with metastatic breast cancer (EMBRACE): a phase 3 open-label randomised study. Lancet, 377: 914-923, 2011.
6) Fumoleau P, et al : Multicentre, phase II study evaluating capecitabine monotherapy in patients with anthracycline- and taxane-pretreated metastatic breast cancer. Eur J Cancer, 40: 536-542, 2004.
7) Ito Y, et al : Efficacy of S-1 in heavily pretreated patients with metastatic breast cancer: cross-resistance to capecitabine. Breast Cancer, 16: 126-131, 2009.
8) Carrick S, et al : Platinum containing regimens for metastatic breast cancer. Cochrane Database Syst Rev, CD003374, 2004.
9) Tutt A, et al : AACR-SABCS abstract S3-01, 2014.
10) O'Shaughnessy J, et al : Iniparib plus chemotherapy in metastatic triple-negative breast cancer. N Engl J Med, 364: 205-214, 2011.
11) O'Shaughnessy J, et al: Phase Ⅲ study of iniparib plus gemcitabine and carboplatin versus gemcitabine and carboplatin in patients with metastatic triple-negative breast cancer. J Clin Oncol. 32(34):3840-3847, 2014.
12) Carrick S, et al : Single agent versus combination chemotherapy for metastatic breast cancer. Cochrane Database Syst Rev, CD003372, 2009.
13) Butters DJ, et al : Addition of drug/s to a chemotherapy regimen for metastatic breast cancer. Cochrane Database Syst Rev, CD003368, 2010.
14) Cardoso F, et al : International guidelines for management of metastatic breast cancer: combination vs sequential single-agent chemotherapy. J Natl Cancer Inst, 101: 1174-1181, 2009.
15) Gray R, et al : Independent review of E2100: a phase Ⅲ trial of bevacizumab plus paclitaxel versus paclitaxel in women with metastatic breast cancer. J Clin Oncol, 27: 4966-4972, 2009.

16) Miles DW, et al : First-line bevacizumab in combination with chemotherapy for HER2-negative metastatic breast cancer: pooled and subgroup analyses of data from 2447 patients. Ann Oncol, 24(11):2773-2780, 2013.
17) Slamon DJ, et al : Use of chemotherapy plus a monoclonal antibody against HER2 for metastatic breast cancer that overexpresses HER2. N Engl J Med, 344: 783-792, 2001.
18) Marty M, et al : Randomized phase II trial of the efficacy and safety of trastuzumab combined with docetaxel in patients with human epidermal growth factor receptor 2-positive metastatic breast cancer administered as first-line treatment: the M77001 study group. J Clin Oncol, 23: 4265-4274, 2005.
19) Baselga J, et al : Pertuzumab plus trastuzumab plus docetaxel for metastatic breast cancer. N Engl J Med, 366: 109-119, 2012.
20) Swain SM, et al : Pertuzumab, trastuzumab, and docetaxel in HER2-positive metastatic breast cancer. N Engl J Med, 372(8):724-734, 2015.
21) von Minckwitz G, et al : Trastuzumab beyond progression in human epidermal growth factor receptor 2-positive advanced breast cancer: a german breast group 26/breast international group 03-05 study. J Clin Oncol, 27: 1999-2006, 2009.
22) Cameron D, et al : A phase III randomized comparison of lapatinib plus capecitabine versus capecitabine alone in women with advanced breast cancer that has progressed on trastuzumab: updated efficacy and biomarker analyses. Breast Cancer Res Treat, 112: 533-543, 2008.
23) Verma S, Miles D, et al : Trastuzumab emtansine for HER2-positive advanced breast cancer. N Engl J Med, 367: 1783-1791, 2012.
24) Amir E, et al : Prospective study evaluating the impact of tissue confirmation of metastatic disease in patients with breast cancer. J Clin Oncol, 30: 587-592, 2012.
25) National Comprehensive Cancer Network : Cancer-related fatigue. Clinical practice guidelines in oncology. J Natl Compr Canc Netw, 1: 308-331, 2003.

■ 転移・再発乳癌に対する薬物療法

5 経口FU薬
臨床試験と実際の投与方法・支持療法

経口FU薬の作用機序

▶ ウラシルはRNAを構成している4種類の塩基のうちのひとつであり、ピリミジン核を基本骨格とする塩基性物質である。ウラシルの5位水素を原子の大きさの似たフッ素に置き換えた物質、つまりフルオロウラシル（5-FU）が1957年に合成され、基礎および臨床研究が進み抗悪性腫瘍薬としての評価を確立させた。

▶ 5-FUの抗腫瘍効果は、①5-FUからサルベージ経路によって合成されるFdUMP（fluorodeoxyuridine monophosphate）が、TS（thymidylate synthase）に結合しDNA合成を阻害する、②5-FUが腫瘍細胞内でリン酸化を受けFUTP（fluorouridine triphosphate）となり、ウラシルがRNAの構成因子となっていく過程と同様の過程を経て、癌細胞がFUTPをRNAに取り込みRNAの機能を障害する、以上の代謝物を介した2つの経路により発揮される（図1）[1]。

▶ 5-FUの抗腫瘍効果は5-FUと腫瘍細胞との接触時間に依存することが基礎的研究で明らかに

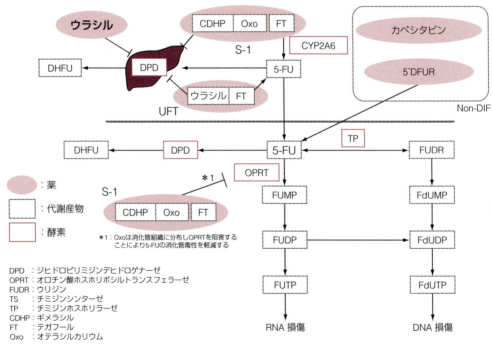

図1 経口FU薬の抗腫瘍効果メカニズム

（文献1）より改変）

されており，生体内に入った5-FUは肝のDPD（dihydropyrimidine dehydrogenase）によって速やかに代謝され，活性を失い尿中および呼気中に排泄される．

▶ 5-FUをプロドラッグ化などの改良を施し，より強い効果にしたのがドキシフルリジン（フルツロン®），UFT（ユーエフティ®），TS-1（ティーエスワン®），カペシタビン（ゼローダ®）という今日乳癌領域で広く使われている経口FU薬である．

▶ 経口FU薬はその薬剤特性から大きく2つに分けることができる．1つは5-FUの代謝酵素であるDPDの阻害薬が配合された薬剤であり，いわゆるDIF（DPD inhibitory fluoropyrimidine）というカテゴリーに分類されるUFTとTS-1である．もう1つはDPD阻害薬が含まれておらず，腫瘍での5-FU濃度を上昇させるコンセプトで生まれた薬剤であるドキシフルリジンとカペシタビンである（Non-DIF）．

Non-DIF

1. ドキシフルリジン

▶ ドキシフルリジンは正常組織に比べ腫瘍組織に高発現しているTP（thymidine phosphorylase）によって5-FUに変換される．腫瘍内での5-FU濃度を上昇させるとともに，副作用を軽減するコンセプトで生まれた薬剤である．TPは正常組織にも分布するために，用量制限毒性となる下痢や骨髄抑制が臨床上問題となった．

▶ 1980年代に転移乳癌に対して国内多施設共同試験が実施され，有効性が報告された．以降現在も使用されている薬剤であるが，今後はよりエビデンスレベルの高いカペシタビン，TS-1の使用頻度が増えるにつれ，ドキシフルリジンの使用機会は徐々に減ることが予想される．

2. カペシタビン

▶ カペシタビンはドキシフルリジンの腫瘍選択性に5-FU濃度を上昇させるというコンセプトを保ったまま，腸管や骨髄に存在しない酵素を利用することにより腸管毒性と骨髄毒性の回避を試みた薬剤である．カペシタビンは，肝臓でCE（carboxylesterase）によりドキシフルリジンの前駆体である5'-DFCRに代謝される．次に主として肝臓や腫瘍組織に存在するCD（cytidine deaminase）によりドキシフルリジン（5'-DFUR）に変換される．さらに，腫瘍組織に高レベルで存在するTPにより活性体である5-FUに変換され，抗腫瘍効果を発揮する（図1）．

▶ カペシタビンはわが国において開発された薬剤であり，世界100ヵ国以上で承認され，世界的に広く使用されている．

▶ 55歳以上の進行・転移再発乳癌患者に対して一次治療としての（1年以内の術後薬物療法歴のある患者も除外）カペシタビン単剤療法とCMF療法の無作為比較試験において，カペシタビン単剤療法は奏効率30％（95％CI：19-43％），OS（全生存期間）の中央値が19.6ヵ月に対してCMF療法は奏効率16％（95％CI：5-33％），OSの中央値が17.2ヵ月であり，有意差はなかったもののカペシタビン療法はCMF療法より優れる傾向であった．

▶ アンスラサイクリン系，タキサン既治療の転移乳癌患者に対するカペシタビン単剤療法の効果をみたメタアナリシスにおいて，奏効率20%，SD率43%という結果であった．

▶ アンスラサイクリン系薬剤およびタキサン系薬剤無効であった進行・転移再発乳癌患者を対象としてエリブリンをカペシタビンと比較した第Ⅲ相ランダム比較化試験（301試験）の結果は，無増悪生存期間（PFS）（HR：1.08, 95%CI：0.93-1.25, $P=0.305$），OS（HR：0.88, 95%CI：0.77-1.00, $P=0.056$）であり，カペシタビン単剤療法に対してエリブリン単剤療法がPFSに差はないものの，OSを若干延長する傾向を認めた．

▶ タキサン系薬剤との併用によりカペシタビンの活性化酵素であるTPの腫瘍内濃度を上昇させることが示唆されている．

▶ アンスラサイクリン系薬剤既治療進行乳癌に対してカペシタビン/ドセタキセル併用療法（XT療法）とドセタキセル単剤療法を比較した第Ⅲ相試験によれば，奏効率（42% vs. 30%, $P=0.006$），無増悪期間（TTP）（6.1ヵ月 vs. 4.2ヵ月, $P=0.0001$），さらにOSにおいてXT療法が勝るという結果であった（HR：0.775, $P=0.0126$）．ただし本試験においてはドセタキセル群でPD後にカペシタビンが投与されたのは17%の症例であり，解釈に注意が必要である．

▶ 同様にアンスラサイクリン系薬剤既治療進行乳癌に対してXT療法とドセタキセル/ゲムシタビン併用療法（GT療法）を比較した第Ⅲ相試験によれば，PFS（HR：1.20, 95%CI：0.96-1.50, $P=0.121$），OS（19.29ヵ月 vs. 21.45ヵ月, $P=0.983$）ともにXT療法とGT療法の間に有意差は認められなかった．一方，Grade3以上の非血液毒性（下痢，粘膜炎，手足症候群）はカペシタビン群に有意に多かった（GT群：13%, XT群：27%, $P=0.02$）．

▶ 転移HER2陽性乳癌の二次治療以降でのトラスツズマブ/カペシタビン併用療法の検討ではTTPの中央値は8ヵ月，OSの中央値は24ヵ月であり，clinical benefit rate（CR＋PR＋24週以上のSD継続）は70%と良好な治療成績であった．また，二次治療で使用した場合と三次治療以降で使用した場合での治療成績に差は認められなかった．本試験では全症例がアンスラサイクリン系レジメンおよびタキサンもしくはビノレルビン既治療歴のある患者を対象としていることを考慮すると，標準治療後の二次治療以降におけるトラスツズマブとカペシタビンの有効性が示唆された．

▶ 転移HER2陽性乳癌のトラスツズマブ不応例に対して二次治療としてカペシタビンにラパチニブを併用することによるTTPの延長が示されている．（HR：0.49, 95%CI：0.34-0.71, $P<0.001$）HER2陽性脳転移症例に対する放射線照射前のラパチニブ/カペシタビン療法の有用性をみた第Ⅱ相試験では，脳病変に対するCNS奏効率（ステロイドの増量，神経学的所見の増悪，中枢神経病変以外の増悪がない状態での脳病変50%以上の腫瘍体積減少）が67%と良好な結果が報告されている．

▶ 転移HER2陽性乳癌症例を対象に，主要評価項目を初回再発部位としての脳転移の頻度としたカペシタビン/ラパチニブ vs. カペシタビン/トラスツズマブの有効性を比較したCEREBEL試験ではトラスツズマブ治療歴の有無での層別化解析においてトラスツズマブ

- 既治療歴のある患者群においてはラパチニブ併用群とトラスツズマブ併用群の両群にPFSおよびOSに有意な差はなかった〔PFS（HR：1.13，95％CI：0.85-1.50），OS（HR：1.18，95％CI：0.76-1.83）〕．一方トラスツズマブ治療歴のない患者群においてはPFSでラパチニブ併用群が有意に劣る結果であり，OSに関してもラパチニブ併用群はトラスツズマブ併用群に対して劣る傾向であった．〔PFS（HR：1.70，95％CI：1.15-2.50），OS（HR：1.70，95％CI：0.94-2.96）ただしOSは中央値未到達〕．

- HER2陰性転移乳癌に対して，VEGF阻害薬であるベバシズマブとカペシタビンの併用療法はカペシタビン単剤群と比較しPFSおよび奏効率を有意に改善したがOSには影響しなかった．

- ドキシフルリジン，カペシタビンおよびシクロホスファミド治療歴がなく，二次治療以内の日本人HER2陰性転移・再発乳癌症例に対して，シクロホスファミド内服との併用（XC療法）の効果・安全性を検証した第Ⅱ相試験において，clinical benefit rate 57.8%，PFSの中央値は12.3ヵ月（95％CI：8.9-18.9）であった．ただし本試験に登録された患者のなかで，転移再発に対するアンスラサイクリン系薬剤およびタキサン治療歴のある患者は約20%程度であったことを結果の解釈において考慮するべきである．

- 転移乳癌82症例を対象とした，海外におけるカペシタビン単剤（X）療法とXC法とのランダム比較試験において，後者でPFS延長（X群 3.1ヵ月 vs. XC群 6.9ヵ月，$P=0.44$）を認めたが，統計学的に有意差はなかった．OSに関しても両者に有意な差（X群 12.8ヵ月 vs. XC群 13.2ヵ月，$P=0.44$）は認めなかった．

DIF

1. UFT

- UFTは5-FUのプロドラッグであるテガフールと，単独では抗腫瘍効果をもたないピリミジン塩基であるウラシルを，1：4のモル比で配合した薬剤である．ウラシルにはDPDによる5-FUの分解を阻害し，5-FU濃度を高く維持する作用がある．

- 化学療法治療歴のない症例5例を含む転移乳癌34例を対象とした国内第Ⅱ相試験において奏効率26.5%（9/34例）であった．

- UFTは術後化学療法のエビデンスがある経口FU薬のひとつである．

- 術後療法としてUFTおよびタモキシフェンの効果を検討したACETBC4次試験では，UFTの追加によりOSの改善が認められ，UFTの予後改善効果が示唆された（UFT，タモキシフェンともに投与期間は2年間）[2]．

- 術後化学療法にCMF療法（シクロホスファミド/メトトレキサート/5-FU）6サイクル投与する群とUFT2年間投与する群を比較した腋窩リンパ節転移陰性・再発ハイリスク乳癌患者対象のNSAS-BC01試験と腋窩リンパ節転移陽性乳癌患者対象のCUBC試験の統合解析ではエストロゲン受容体（estrogen receptor；ER）陰性症例に比べ，ER陽性症例において

UFT群の無再発生存率がCMF群に比べて良好である傾向が認められた[3]．

▶ UFTを用いた検討では，FTの分解代謝産物であるγ-butyrolactone（GBL），γ-hydroxybutyrate（GHB）が腫瘍誘導性，あるいはvascular endothelial growth factor（VEGF）誘導性の血管新生に対する阻害効果を有することが報告されている．

▶ このメトロノミック化学療法としての側面により，腫瘍細胞抑制し，血管新生も抑制するとされている．

2. TS-1

▶ UFTによる用量依存性消化管毒性を克服するために開発されたのが，同じDIFであるTS-1である．TS-1はテガフール（FT），ギメラシル（CDHP），およびオテラシルカリウム（Oxo）の3成分を配合した製剤である．UFTに配合されているウラシルよりも強力なDPD阻害薬であるCDHPを配合している．また，Oxoは経口投与により主として消化管組織に分布してオロテートホスホリボシルトランスフェラーゼ（OPRT）を選択的に阻害し，5-FUからFUMPへの活性化を選択的に抑制する．その結果，UFTと比較して5-FUの血中濃度を高く維持するとともに消化管毒性を軽減するようにデザインされている（図1）．

▶ 一次治療までの転移乳癌症例に対しての第Ⅱ相試験において，TS-1単剤療法は奏効率41.7％，OS中央値は872日と良好な結果が得られた．Grade3以上の有害事象は主に骨髄抑制であり，好中球減少は8.6％に認められた．なお，本試験においてアンスラサイクリン系含有レジメンでの化学療法後半年以内の再発を認めた症例は含まれているが，タキサン系薬剤既治療歴のある患者は含まれていない．

▶ タキサン既治療歴の転移乳癌に対する第Ⅱ相試験では奏効率21.8％，TTP131日であった．なかでもアンスラサイクリン系薬剤治療歴のない群においては奏効率26.7％であり，治療歴のある群でも20.0％の奏効率が得られた．Grade3以上の有害事象として下痢が5.5％に認められ，蓄積性の消化器毒性に注意が必要であることが示唆された．

▶ カペシタビン耐性乳癌に対するTS-1の有効性も報告されており，奏効率27.8％，SD率25％であり，カペシタビン無効例に対しても選択肢となりうる可能性が示されている[4]．

▶ TS-1構成成分であるギメラシルは腎排泄型であるため，腎機能障害の程度に応じてGrade3以上の有害事象発現率が増加することが報告されている．腎機能低下患者においては投与量の調節が必要であり，まず体表面積（BSA）から初回基準量を決定し，クレアチニンクリアランスが60mL/分未満であれば一段階減量して初回投与量とする[5]．

▶ BSAが1.5m^{2}以上1.75m^{2}未満の患者群と1.75m^{2}以上の患者群に，いずれも120mg/日を投与したときの薬物血中濃度比較を行った報告によると，1.75m^{2}以上の患者において有意に血中5-FUおよびCDHPが減少する結果であったことからBSAが1.75m^{2}以上の患者においては予測よりも効果が低くなる可能性が示唆されている．1クール目における臨床検査異常値（血液検査，肝・腎機能検査）および消化器症状が発現せず，安全性に問題ないと判断した場合は添

付文書に則り1段階増量を考慮する（最大150mg/日，増量は初回基準量から1段階のみ可能）．

- 転移乳癌患者におけるTS-1投与による，末梢循環内皮細胞（circulating endothelial cell；CEC），GBL，VEGFの変化を検証した研究によるとTS-1投与により血中5-FUおよびGBLは増加し，VEGFは減少，CECは約3ヵ月抑制される結果であった．CECは抗血管新生治療の効果予測因子となり得ることが示唆されておりCECが抑制されることはTS-1の抗血管新生作用を期待させる結果であった．

経口FU薬の効果予測および副作用予測

- 経口FU薬の薬理学的特徴から，効果予測および副作用予測のバイオマーカー研究が盛んに行われている．特に前述のような作用機序から関連代謝酵素であるTS，DPD，TPなどの基礎的・臨床的な研究が多数報告されている．また，多段階の酵素反応を経て抗腫瘍効果を発揮するために，人種差や地域差にも視点を置く必要がある．

- TSはDNAを合成する重要な酵素であり，阻害されることにより抗腫瘍効果を発揮する．TSをコードする遺伝子*TYMS*の遺伝子多型，あるいは腫瘍におけるTS発現が，経口FU薬の治療効果や有害事象と関連することが示唆されている．

- 5-FU単剤療法を行った683人の前向き観察研究において，*TS*遺伝子の多型を有する患者ではGrade3以上の下痢の発生頻度が高かったと報告されている．

- DPDは5-FUの分解酵素である．

- 体内DPD活性は尿中ウラシルを測定することにより予測可能とされ，5-FU系抗癌薬の効果および有害事象予測に有効であると[1]する報告もある．また末梢血単核球中のDPD活性が肝臓におけるDPD活性のサロゲートとなることも示唆されている．

1. カペシタビン

- カペシタビンはTPを介して選択的に組織内で5-FUを生成し，抗腫瘍効果を発揮するため，腫瘍組織中のTP発現量とカペシタビンに対する感受性との相関が報告されている．

- 切除不能大腸癌に対するカペシタビン/CPT-11療法の第Ⅱ相試験における腫瘍細胞のTP，DPD，TSの発現と治療効果の関連の報告によると，TP陽性群はTP陰性群に比べOSが有意に良好な結果であった〔原発巣：TP陽性 vs. TP陰性（28.2ヵ月 vs. 14.9ヵ月，$P=0.045$）転移巣：TP陽性 vs. TP陰性（26.6ヵ月 vs. 9.8ヵ月，$P=0.045$）〕．

- 大腸癌の術後化学療法としてのカペシタビンと5-FU/LV（ロイコボリン®）静脈投与を比較したX-ACT試験の事後解析において，カペシタビンによる手足症候群（hand-foot syndrome；HFS）を認めた患者群は，認めなかった群と比べてDFSおよびOSが延長する傾向を認めた．この結果より皮膚障害がカペシタビンの効果予測因子となりうる可能性が示唆されている[6]．

▶ 日本人の転移・再発乳癌に対する一次治療としての低用量カペシタビンの効果を検証した第Ⅱ相試験の探索研究において，HFSの出現と効果の関連性が認められた．HFSを認めた患者群は認めなかった群に比べ有意にclinical benefit rateが優れていた（65％ vs. 9.1％ $P=0.0068$）．

2. TS-1

▶ TS-1およびUFTの構成成分であるFTは5-FUのプロドラッグで肝臓のCYP2A6よって代謝される．CYP2A6の発現は個人差があり（タンパク量で600倍），特定の遺伝子多型と5-FU血中濃度との関係が報告されている．特にアジア人において遺伝子多型が多いと報告されており，日本人においては20％にCYP2A6の遺伝子多型が認められると報告されている[7]．

▶ TS-1投与に伴う好中球減少は効果予測因子となることが示唆されている．進行胃癌に対するTS-1単剤療法の前向き試験において，好中球減少を認めた患者群は認めなかった患者群と比べ有意にOSが延長した（Grade1 HR：0.74, $P=0.0330$, Grade2 HR：0.55, $P<0.001$, Grade3/4 HR：0.62, $P=0.0037$）．

▶ 海外における進行胃癌に対するTS-1の第Ⅰ相試験においてTS-1の推奨用量は$50mg/m^2$と日本における推奨用量である$80mg/m^2$を大きく下回る結果であり，主な用量制限毒性は疲労，下痢およびそれに伴う脱水であった．さらに，進行胃癌または食道胃接合部癌に対するシスプラチン/TS-1のシスプラチン/5-FU静注に対する優越性を検証する第Ⅲ相多施設共同ランダム比較試験（FLAGS試験）のサブセット解析においてTS-1群におけるGrade3以上好中球減少のリスクは人種によって6.3～27.3％とばらつきが認められた．以上2つの臨床試験の結果によりTS-1の副作用発現に地域および人種差があることが示唆されている．

経口FU薬の有害事象と支持療法

▶ 経口FU薬の主なGrade3以上の有害事象はHFS，下痢，悪心などの非血液毒性であり，患者のQOLを著しく低下させる可能性があるため早期からの適切なマネジメントが求められる．

1. ドキシフルリジン

▶ ドキシフルリジンの有害事象は消化器症状が主体であり，国内第Ⅱ相試験の結果より下痢の発現が26.3％と高く，悪心・嘔吐が13.2％，食欲不振が11.9％と続く．

2. カペシタビン

▶ カペシタビン治療に際してもっとも注意するべき有害事象はHFSである．

▶ カペシタビンによるHFSの初期症状は「しびれ」や「ぴりぴり」などの感覚異常で始まることが多いが，視覚的には異常を認めないことがしばしばである．

▶ 多くの症例で投与開始から9週間以内に発症する．特に女性，高齢者，腎機能障害を有する

患者にGrade2以上のHFSを認めることが多いとされる[8]．

▶HFSが治療継続に影響を及ぼさないように，内服開始前に物理・熱刺激・直射日光の回避や皮膚の保護，二次感染の予防に関して十分な指導を行う．

▶Grade2以上のHFSを認めた場合には，適切な対処を施行するとともに減量・中止規定に則った投与調整を行うことで，カペシタビンの効果を損なうことなく継続することができる（p.406）[9]．

3. UFT

▶国内第Ⅱ相試験の結果によるとUFTの主な有害事象は食欲不振（32.5％），悪心・嘔吐（32.5％），色素沈着（22.5％），全身倦怠感（12.5％），肝酵素上昇（12.5％），下痢（7.5％）であった．ほとんどの有害事象は内服開始から1年以内に出現し，重篤な副作用として肝障害および嗅覚脱失が報告されている．Grade3以上の肝障害は投与開始後31〜153日目（中央値：57日）に発現し，対照的に嗅覚脱失は30〜407日目（中央値：166日）に発現していた．

▶UFTの投与中に肝障害を認め，ウイルス性肝炎，アルコール性肝障害，自己免疫性肝炎などが除外できれば薬剤性肝障害の可能性を考える．重症例では速やかに中止し肝庇護を行う．

▶薬剤性嗅覚障害は嗅覚障害の1.8％程度であり，嗅覚の減退，脱失を来し，味覚障害を合併することも多い．UFT投薬中に嗅覚障害が出現した場合，慢性副鼻腔炎，アレルギー性鼻炎，感冒，外傷，中枢性など他の嗅覚障害を来す疾患を除外する必要がある．

4. TS-1

▶これまでの臨床試験におけるTS-1の有害事象発現率は単独投与で89.3％（671例/751例）であり，継続的に投与するためにはいかにGrade2以上にならないように，またGrade2以上の有害事象が出現したときにいかに適切に対処するかが肝要である．

▶下痢は発現頻度6.2％程度であるが，TS-1の用量制限毒性であり，マネジメントが重要な副作用のひとつである．TS-1による下痢は投与後1〜4週目までに出現することが多く，重篤な脱水症状となった症例も報告されている．下痢のマネジメントについては別項に委ねる（p.365参照）．

▶TS-1投与時に標準的には予防的制吐薬の服用は必要ないとされている．しかし，悪心・嘔吐は患者のQOLを著しく下げ，また下痢と併発する場合は入院加療を必要とすることがあり注意が必要である．TS-1による悪心・嘔吐は投与後比較的早期に出現することがほとんどである．

▶流涙は，角膜障害による涙液分泌亢進や涙道障害による涙液排出低下が原因で出現する．角膜障害の原因として，フルオロウラシルは細胞分裂の盛んな細胞においてDNA，RNAの合成障害を引き起こすため，涙液中に分泌されたフルオロウラシルが，活発に分裂している角膜上皮細胞や輪部の角膜上皮幹細胞を障害することで発症すると考えられている．ま

た，涙道障害の原因として，フルオロウラシルを含んだ涙液が涙道を通過することで涙道粘膜の炎症，涙道扁平上皮の肥厚と間質の線維化を来し，その結果涙道狭窄・閉塞が生じると考えられるが，完全には解明されていない．

▶ TS-1に起因する角膜障害はほとんどが可逆性で，適切な休薬にて改善することが多い．

進行中の臨床試験

1. JBCRG-04試験

▶ JBCRG-04試験（CREATE-X試験）は術前化学療法，原発巣手術を施行後，病理学的に癌細胞の残存が確認された乳癌症例を対象に，術後化学療法としてのカペシタビン単独療法の有効性，安全性を，カペシタビン無加療を対照として検討した試験である[2]．

▶ 解析対象の885症例のうち2/3が日本から，1/3が韓国から登録され，1：1割付ランダム比較試験として行われた．

▶ プライマリーエンドポイントであるDFSおよびセカンダリーエンドポイントであるOSにおいてカペシタビン群の有効性が示された（DFS HR；0.70，95％CI；0.53-0.93，OS HR；0.60，95％CI；0.40-0.92）．

▶ カペシタビン投与群におけるGrade3以上の有害事象は好中球減少症が6.6％，下痢が3.0％，HFSが10.9％であった．

▶ 今後のカペシタビン上乗せ効果予測に関するトランスレーショナル研究をもって，よりカペシタビン投与が有効な対象が絞られるであろう．

2. FinXX試験

▶ FinXX試験は原発性乳癌に対して術後化学療法としてのアンスラサイクリン/タキサン療法にカペシタビンの上乗せ効果を検証した試験である（ASCO2016 annual meeting）．

▶ 解析対象は1,495症例で，1：1割付ランダム比較試験として行われた．対象群はドセタキセル80mg/m^2を3サイクル，CEF75療法を3サイクルの計6サイクル（T＋CEF群）．比較群はドセタキセル60mg/m^2＋カペシタビン1,800mg/日を3サイクル，CE75を3サイクル＋カペシタビン1,800mg/日を3サイクル（TX＋CEX群）．

▶ プライマリーエンドポイントであるDFSおよびセカンダリーエンドポイントであるOS双方においてもTX-CEX群の有効性は示すことはできなかった（DFS HR：0.88 95％CI：0.71-1.08 P＝0.225，OS HR：0.84 95％CI：0.66-1.07 P＝0.150）．

▶ サブグループ解析では，トリプルネガティブ群（n＝202）においてDFS，OS双方でカペシタビン上乗せ群における有効性が示された（DFS HR：0.54 95％CI：0.31-0.92，P＝0.023，

OS HR：0.55，95％CI：0.31-0.96，$P=0.037$）．

▶ トリプルネガティブ群が202例と少ないことおよび，カペシタビンの有害事象による継続困難症例が24％と高頻度であることが問題ではあるが，原発性乳癌に対する全身療法としてのカペシタビンの有効性を示唆する結果となった．

3. SELECT BC試験

▶ SELECT BC試験は遠隔転移を有する進行・転移乳癌の一次療法としてのTS-1の有効性を評価した，タキサン系薬剤とTS-1のランダム化比較試験である．

▶ 主要評価項目であるOSはTS-1単独投与群で35.0ヵ月，タキサン群が37.2ヵ月であり，TS-1単独群のタキサン群に対する非劣性が証明された（HR；1.05，95％CI；0.86-1.27，non-inferiority test，$P=0.015$）．

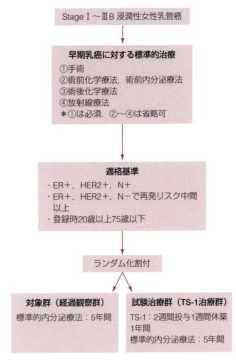

図2　進行中のTS-1臨床試験〔POTENT試験（早期乳癌）〕

▶ 本試験により進行・転移乳癌におけるTS-1のフロントラインでの有効性が証明された．効果副次評価項目であるQOLの結果はまだであるが，良好なQOLを検証できれば，進行・転移乳癌治療本来の目的と矛盾しない治療が実現すると思われる．

4. POTENT試験

▶ POTENT試験はER陽性かつHER2陰性の原発性乳癌を対象とし，標準的な術後内分泌療法単独に比べて，標準的な内分泌療法とTS-1を併用することにより，再発抑制効果が高まることを検証するランダム化比較試験である．

▶ 固形癌における術後化学療法としてのTS-1の有用性は，胃癌（ACTS-GC試験）および膵癌（JASPAC-01試験）に対する大規模比較試験によりその効果が証明されている **(図2)**．

（河口浩介／石黒　洋）

参考文献
1) Daniel B, et al：5-Fluorouracil: mechanisms of action and clinical strategies. Nature Reviews Cancer, 3: 330-338, 2003.
2) Noguchi S, et al：Postoperative adjuvant therapy with tamoxifen, tegafur plus uracil, or both in women with node-negative breast cancer: a pooled analysis of six randomized controlled trials. J Clin Oncol, 23(10): 2172-2184, 2005.
3) Ohashi Y, et al：Efficacy of oral tegafur-uracil (UFT) as adjuvant therapy as compared with classical cyclophosphamide, methotrexate,

and 5-fluorouracil (CMF) in early breast cancer: a pooled analysis of two randomized controlled trials (N.SAS-BC 01 trial and CUBC trial). Breast Cancer Res Treat, 119(3): 633-641, 2010.
4) ティーエスワン®. 医薬品インタビューフォーム. 2013 年 6 月改訂 (改訂第 20 版).
5) Yamamoto D, et al : Efficacy of S-1 in patients with capecitabine-resistant breast cancer-Japan Breast Cancer Research Network (JBCRN) 04-1 trial. Anticancer Res, 30(9): 3827-3831, 2010.
6) Twelves C, et al : Capecitabine versus 5-fluorouracil/folinic acid as adjuvant therapy for stage III colon cancer: final results from the X-ACT trial with analysis by age and preliminary evidence of a pharmacodynamic marker of efficacy. Ann Oncol, 23(5): 1190-1197, 2012.
7) Shimada T, et al : Ethnic-related differences in coumarin 7-hydroxylation activities catalyzed by cytochrome P4502A6 in liver microsomes of Japanese and Caucasian populations. Xenobiotica, 26(4): 395-403, 1996.
8) 厚生労働省：重篤副作用疾患別対応マニュアル 手足症候群, 2010.
9) Scheithauer W, et al : Oral capecitabine as an alternative to i.v. 5-fluorouracil-based adjuvant therapy for colon cancer: safety results of a randomized, phase III trial. Annals of oncology : official journal of the European Society for Medical Oncology / ESMO. 14(12):1735-1743, 2003.
10) Sharma S, et al : Histoid leprosy with ENL reaction. Indian Journal of Dermatology, Venereology and Leprology. 2002;68(6):342-343, 2002.

■ 転移・再発乳癌に対する薬物療法

ビノレルビン
臨床試験と実際の投与方法・支持療法

- ビノレルビン（vinorelbine）はキョウチクトウ科のニチニチソウの成分から半合成されたvinca alkaloid誘導体で，単剤あるいはタキサン系薬剤などとの併用によって，臨床的にも高い有効性が示されている．

- ビノレルビンは細胞が分裂する際に必要な細胞構成成分の一つである微小管に作用して抗腫瘍効果を示す．すなわち，微小管の構成タンパクであるチュブリンの重合を阻害することによって細胞周期をG1期に留め，細胞分裂を妨げるとされている．微小管は構成するチュブリンの重合と脱重合をくり返し，常に動的平衡状態にある．

- ビノレルビンはチュブリンの重合を阻害し，脱重合を促進する薬剤であり，同じ微小管阻害薬でも重合を促進して脱重合阻害するタキサンや，重合のみ阻害し脱重合には影響しないエリブリンとは作用機序は違っている．このような従来の抗癌薬とは異なる作用機序の点からも，特にアンスラサイクリンやタキサンに耐性となった再発乳癌の治療薬として，効果が期待されている．また副作用が比較的軽微であり，特に三次以降の化学療法において，単剤あるいは他の薬剤（分子標的薬や細胞傷害性薬剤）との併用で重要な役割を果たしている．

単剤としてのビノレルビン

- 一次治療としてのビノレルビン単剤のデータは少ない．第Ⅱ相試験の多くのデータはアンスラサイクリン既治療例またはアンスラサイクリンとタキサンの既治療例でのデータとなる．第Ⅱ，Ⅲ相試験における奏効率は13〜36％，奏効期間は2.4〜6ヵ月と報告されている（**表1**）．

表1　単剤としてのビノレルビンの効果

報告者	N	Phase	前治療	治療	全奏効率	奏効期間（月）	全生存期間（月）
Zelek	40	Ⅱ	A, T	VNR	25%	NR	6
Toi	50	Ⅱ	A, T	VNR	20%	3.8 (TTP)	NR
Jara-Sanches	47	Ⅱ	A, T	VNR	19%	2.4 (TTP)	7.7
Papaldo	33	Ⅱ	A, T	VNR	27%	6	22
Seo	26	Ⅱ	A, T	VNR	19%	3.7	10.4
Martin	126	Ⅲ (R)	A, T	VNR	26%	4	16.4
	126			VNR＋Gem	36%	6	15.9
Debled	53	retro	なし	Cape.	NR	NR	15.1
	20			VNR	NR	NR	7.2
Pajk	23	Ⅱ	A, T	Cape.	9%	2.8	9.3
	24			VNR	13%	2.6	11.0

A：アンスラサイクリン，T：タキサン，VNR：ビノレルビン，Gem：ゲムシタビン，Cape.：カペシタビン
TTP：無増悪期間，NR：not related

- 現在再発乳癌に対する一次・二次化学療法にはアンスラサイクリンまたはタキサンがまず推奨されるため，ビノレルビンはアンスラサイクリン，タキサン既治療例においてカペシタビン，エリブリン次いで有力な薬剤と考えられる．

HER2陽性乳癌に対するビノレルビン

1. トラスツズマブとの併用

- HER2陽性乳癌に対して，トラスツズマブ/ビノレルビン併用療法は忍容性に優れ，効果の高いレジメンの1つと考えられる．BursteinらはHER2陽性再発乳癌54例に対する一次化学療法として，トラスツズマブとビノレルビンの併用療法により，奏効率68％，病勢進行までの期間が5.6％であることに加えて，38％の患者では1年以上病勢進行がみられなかったと報告した[1]．

- Bursteinらは，また，HER2陽性進行再発乳癌に対する一次化学療法としてトラスツズマブとビノレルビンの毎週投与と，トラスツズマブとドセタキセルまたはパクリタキセルの毎週投与とを比較したランダム化第Ⅱ相試験（TRAVIOTA試験）において，ビノレルビンはトラスツズマブ/タキサン併用療法と比較して遜色のない結果であることを報告した[2]．ただ，本試験は当初250例予定であったが，81例をエントリーしたのみで終了した．

- 同様にHER2陽性進行再発乳癌に対する一次化学療法としてトラスツズマブとビノレルビン，トラスツズマブとドセタキセルを比較した第Ⅲ相試験であるHENTANA試験（Andersonら）では，トラスツズマブ/ビノレルビンとトラスツズマブ/ドセタキセルの効果に差は認められなかったが，ビノレルビン群では有意に有害事象の発生が少ない結果であった[3]．ほかに，タキサン/プラチナ製剤との併用療法などの臨床試験が行われている．

2. mTOR阻害薬（エベロリムス）との併用

- HER2陽性乳癌において，トラスツズマブ耐性の機序はいくつか示されている．なかでも，PI3K/Akt/mTOR経路の活性化は重要とされる．トラスツズマブ耐性症例に対して，mTOR阻害薬（エベロリムス）との併用がトラスツズマブの感受性の回復に有用である可能性がある．

- BOLERO-3試験は，タキサン治療歴のあるHER2陽性，トラスツズマブ抵抗性，進行乳癌患者を対象に，エベロリムスの追加投与によるトラスツズマブ感受性回復を評価することを目的に行われたプラセボ対照無作為化二重盲検第Ⅲ相試験である．2012年5月までに569例が登録され，ビノレルビン/トラスツズマブにエベロリムスかプラセボを追加した群に割付けられた[4]．観察期間中央値20.2ヵ月で，主要評価項目である無増悪生存期間はエベロリムス群で7ヵ月，プラセボ群で5.8ヵ月と1.2ヵ月の延長がみられた（HR：0.78，$P=0.0067$）．現在HER2陽性進行再発乳癌に対して推奨される一次治療はドセタキセル/トラスツズマブ/ペルツズマブの併用で，一次治療にて進行後はトラスツズマブ エムタンシン（T-DM1）が強く推奨されているが，ビノレルビン/トラスツズマブ/エベロリムスもラパチニブを含んだレジメンとともにそれ以降のラインで使用を考慮してもよいレジメンであると考えられる．

分子標的薬との併用−代表的な臨床試験

1. TRAVIOTA試験（HER2陽性乳癌）

▶HER2陽性転移性乳癌に対して，一次化学療法としてのトラスツズマブ/タキサンとトラスツズマブ/ビノレルビンのランダム比較試験
- 予定症例数250　エントリー81
- 投与方法
  トラスツズマブ：初回4mg/kg，2回目以降2mg/kg　毎週投与
  ビノレルビン：25mg/m^2　毎週投与
  パクリタキセル：80mg/m^{2}の毎週投与
  ドセタキセル：35mg/m^2　day1, 8, 15投与，22休
- プライマリーエンドポイント：奏効率
- セカンダリーエンドポイント：TTP，TTF，有害事象
- 結果：奏効率（**表2**）

（注）2例はトラスツズマブとパクリタキセルとカルボプラチンの3剤併用

2. HERNATA試験（HER2陽性乳癌）

▶HER2陽性転移性乳癌または手術不能乳癌に対して，一次化学療法としてのトラスツズマブ/ドセタキセルとトラスツズマブ/ビノレルビンのランダム化比較試験
- エントリー症例数284
- 投与方法
  トラスツズマブ：初回8mg/kg，2回目以降6mg/kg　3週ごと投与
  ビノレルビン：30〜35mg/m^2　day1, 8（3週ごと）
  ドセタキセル：100mg/m^2　3週ごと投与
- プライマリーエンドポイント：TTP
- セカンダリーエンドポイント：OS，TTF，有害事象
- 結果：
  TTP　12.4ヵ月（ドセタキセル群），15.3ヵ月（ビノレルビン群）　$P=0.67$
  生存期間中央値　35.7ヵ月（ドセタキセル群），38.8ヵ月（ビノレルビン群）　$P=0.98$
  TTF　5.6ヵ月（ドセタキセル群），7.7ヵ月（ビノレルビン群）　$P<0.001$（**図1**）

▶Grade3/4の有害事象はドセタキセル群で有意に多かった．主な有害事象は発熱性好中球減少症（ドセタキセル群36.0％，ビノレルビン群10.1％），白血球減少症（40.3％，21.0％），感染症（25.1％，13.0％），発熱（4.3％，0％），末梢神経障害（30.9％，3.6％），爪の変化（7.9％，0.7％），浮腫（6.5％，0％）であった．

3. BOLERO-3試験（HER2陽性乳癌）

▶タキサン治療歴のあるHER2陽性，トラスツズマブ抵抗性，進行乳癌に対してトラスツズマブ/ビノレルビン/エベロリムスとトラスツズマブ/ビノレルビン/プラセボのランダム化比較試験
- トラスツズマブ抵抗性の定義：トラスツズマブを含んだ補助療法中または補助療法終了後

表2 TRAVIOTA試験 効果

効果	トラスツズマブ+ビノレルビン (n=41)		トラスツズマブ+タキサン (n=40)	
	No	%	No	%
最良効果				
CR	5	12	2	5
PR	16	39	14	35
SD	7	17	7	18
PD	0	0	10	25
評価できず	13	31	7	18

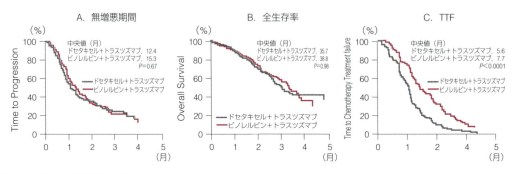

図1 HERNATA試験 結果

(文献3)より引用)

12ヵ月以内の再発, 進行再発に対するトラスツズマブを含んだ一次治療開始後4週間以内の病勢の進行

- エントリー症例数569
- 投与方法
  トラスツズマブ (2mg/kg) +ビノレルビン (25mg/m^2) day1, 8, 15
  エベロリムス (5mg/日) 毎日内服
- プライマリーエンドポイント:TTP (intention to treat)
- セカンダリーエンドポイント:OS, 奏効率, クリニカルベネフィット率, 安全性
- **結果**:エベロリムス群 (n=284) とプラセボ群 (n=285) にランダムに割付け
- PFS中央値はエベロリムス群, プラセボ群でそれぞれ7.00ヵ月 (95%CI:6.74〜8.18), 5.78ヵ月 (95%CI:5.49-6.90), HRは0.78 (95%CI:0.65-0.95, $P=0.0067$) **(図2)**

- Grade3/4の有害事象:好中球減少症 (エベロリムス群73%, プラセボ群62%), 白血球減少症 (38%, 29%), 発熱性好中球減少症 (16%, 4%) 疲労感 (12%, 4%) などであった.
- 重篤な有害事象は, エベロリムス群117例 (42%), プラセボ群55例 (20%).
- **結論**:エベロリムスの追加投与は, タキサン治療歴のあるHER2陽性, トラスツズマブ抵抗性, 進行乳癌患者のPFSを有意に延長した. しかしながら, その適応は, 有害事象も考慮して決定すべきである.

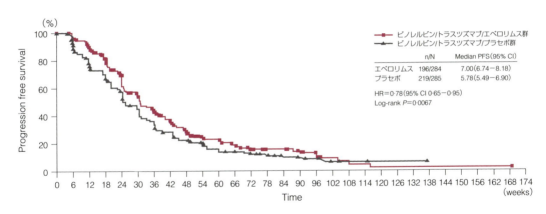

図2 BOLERO-3試験 結果
エベロリムス群とプラセボ群のProgression free survival（PFS）を示す．
エベロリムス群で，有意にPFSを延長させた（P=0.0067）．

（文献4）より引用）

その他の薬剤との併用療法（HER2陰性または陽性）

▶進行再発乳癌に対する細胞傷害性薬剤投与の原則は単剤投与であるため，分子標的薬以外との併用の適応は限られている．しかしながら，ビノレルビンは多くの薬剤との併用療法の報告があり，反応性の悪い症例では選択肢となり得る．

1. カペシタビンとの併用（表3）

▶ビノレルビンとカペシタビンの併用の試験は多数報告されている．両薬剤は副作用のプロファイルが異なるため忍容性に優れた併用法である．また，基礎的実験ではビノレルビンはDPD（dihydro pyrimidine dehydrogenase）活性およびTS（thymidylate synthase）活性を促進するため，相乗効果が期待できる組み合わせである．

▶HER2陰性またはHER2発現を規定しない進行再発乳癌に対する単アーム第Ⅱ相試験において，一次化学療法としてのビノレルビンとカペシタビンの併用療法は，奏効率77％，病

表3 ビノレルビンとカペシタビンの併用療法

報告者	N	Phase	前治療	全奏効率	奏効期間（月）	全生存期間（月）
Elghazaly	45	Ⅱ	1st	64%	9	NR
Ghosn	40	Ⅱ	1st	55%	12.3	35.8
Ghosn	30	Ⅱ	1st	70%	10	34
Kohler	30	Ⅱ	1st，HER（−）	77%	NR	NR
Hess	70	Ⅱ	1st，65歳以上	43%	4.3	NR
Stuart	58	Ⅱ	A	43%	NR	NR
Lorusso	38	Ⅱ	A and/or T	37%	6.8	11.3
Xu	77	Ⅱ	2nd	47%	6	NR
Ahn	44	Ⅱ	A，T	50%	5.3	17
Zhang	60	RⅡ	A，T	60%	7.2	23.5

A：アンスラサイクリン，T：タキサン，NR：not related

勢進行までの5～8ヵ月生存期間中央値5～8ヵ月，生存期間中央値21～34ヵ月と報告されている．また，二次治療以降では奏効率33～50％，病勢進行までの中央値5～8ヵ月，生存期間中央値11～27ヵ月と報告されている．Zhangらは，アンスラサイクリン，タキサン既治療の進行再発乳癌に対して，ビノレルビンとカペシタビンの併用と順次投与の比較試験を行った[5]．併用群の奏効率は60％，Clinical benefit rateは83.3％であったのに対し，順次投与群では40.0％，56.7％（ビノレルビンで33.3％，46.7％，カペシタビンで7.7％，30.8％）と併用群がまさったが，無増悪期間は7.2ヵ月と7.1ヵ月，全生存期間が23.5ヵ月と21.2ヵ月といずれも有意差はなかった．血液毒性は併用群で多かった．この結果からビノレルビンとカペシタビンの順次投与は比較的病勢が安定している進行再発乳癌の一次化学療法をして考慮できるレジメンであるとしている．

▶ また，HER2陽性乳癌に対しては，ビノレルビンとカペシタビンとトラスツズマブの併用療法が報告されている．Chanらはトラスツズマブ，カペシタビンおよび経口ビノレルビンの3剤併用レジメンで，奏効率77％，完全奏効率18％という結果を報告した．Tanらは，HER2陽性進行再発乳癌47例に対する一次または二次化学療法の第Ⅱ相試験（N0337）において，奏効率67％，完全奏効率11％，生存期間中央値28.5ヵ月であったと報告した[6]．

2. ゲムシタビンとの併用

▶ アンスラサイクリンとタキサン既治療例に対して，カペシタビン単剤投与とビノレルビン/ゲムシタビンの併用療法を比較した第Ⅲ相試験において，ビノレルビンとゲムシタビンの病勢進行までの期間は5.4ヵ月，生存期間中央値は20.4ヵ月，奏効率は28.4％でいずれもカペシタビン単剤療法と同等であった．いずれのオプションも選択可であるものの，経口薬の単剤治療の簡便性からカペシタビンが勧められると報告された．アンスラサイクリン既治療例に対してビノレルビン/ゲムシタビン，ゲムシタビン/シスプラチン，ゲムシタビン/カペシタビンを比較した第Ⅱ相試験では奏効率はそれぞれ39.9％，47.7％，34.7％であった．Grade3/4の血液毒性はビノレルビンゲムシタビンの併用療法で高かった．

3. ベバシズマブとの併用

▶ HER2陽性乳癌に対して，トラスツズマブ/ビノレルビン/ベバシズマブの併用療法の第Ⅱ相試験（一次治療22例，二次治療7例）の報告では，治療開始から1年の時点で無増悪生存率が一次治療で36％，二次治療で29％，無増悪期間中央値がそれぞれ9.9ヵ月と7.8ヵ月，奏効率が73％と71％であった．奏効率が高かったものの，Grade3/4の有害事象が予想よりも高く，試験は中止された．

ビノレビン投与の実際

▶単剤投与
25mg/m^2　day 1, 8　3週ごと投与

▶トラスツズマブとの併用
ビノレルビン　25mg/m^2　day 1, 8　3週ごと投与

トラスツズマブ　初回8mg/kg，2回目以降6mg/m^2　3週ごと投与　または
　　　　　　　　初回4mg/m^2，2回目以降2mg/m^2　毎週投与

ビノレルビンの有害作用とその対策

▶ ビノレルビンはASCOのガイドラインでも嘔気・嘔吐が少ない（0〜13%）とされる薬剤であり，また脱毛が少ない薬剤である．dose limitting toxcityは骨髄抑制である．単剤投与におけるGrade3/4の有害事象の頻度を**表4**に示す．Grade1/2を合わせると，倦怠感や無力症は約70%の患者に出現するが，一般に軽微である．ほかに，神経毒性や便秘は注意すべき有害事象である．またビノレルビンはvesicant drugに分類され，少量の血管外漏出でも重篤な皮膚障害を起こし得るため，投与に際しては注意が必要である．以下に代表的な有害事象とその対策を記す．

- **好中球減少症**：好中球減少は3〜4週後でも起こることがある．患者状態が良好で発熱がなければ特に処置は不要であるが，投与日における白血球や好中球の確認は毎回行う方が望ましい．day1においても回復遅延がみられることはしばしばであるためである．
- **倦怠感・無力症**：特に対処はないが，病状の進行による症状ではないかと患者が不安に陥らないよう説明は必要であろう．病状が許せば減量や休薬も選択肢になると思われる．
- **便秘**：ビノレルビンは便秘の起こる薬剤であるから，当初より緩下剤や通常の下剤の処方を考慮する．
- **血管外漏出**：ビノレルビン投与に際しては，血管外漏出に十分注意して，よい静脈路を確保することが重要である．化学療法歴が長期にわたる場合は，よい静脈路の確保も困難である場合がしばしばあるためポート留置も積極的に考慮すべきである．万が一血管外漏出が疑われたときは，vesicant drugの血管外漏出の一般的な処置と同様，直ちにビノレルビンの投与を中止し，漏出が疑われる範囲よりも広範囲に生食・ステロイドの注入を行う．

▶ **肝機能障害時の用量調節**

- 他の多くの薬剤と同様に，ビノレルビンも肝機能障害時は注意が必要である．ビノレルビンなどビンカアルカロイドは，主として肝チトクロムP450（CYP3A4）が代謝に関与する．肝機能の指標としては血清AST，ALT，ALP，T-Bilなどの値を参照して判断する．わが国の添付文書には，肝障害のある場合は慎重投与とのみ記載されており，具体的な減量基準は示されていないが，FDAの薬剤情報では（http://www.drugs.com/pro/vinorelbine.html）T-Bil値に基づき，**表5**のような減量基準が示されている．

表4　ビノレルビンのGrade3/4 有害事象発現頻度

	有害事象	発現頻度
血液毒性	好中球減少症	44〜74%
	発熱性好中球減少症	6〜12%
	白血球減少症	46〜75%
	貧血	5〜14%
非血液毒性	脱毛	0〜19%
	倦怠感・無力症	3〜17%
	嘔気・嘔吐	0〜13%
	便秘	2〜14%

表5 肝機能障害時のビノレルビン開始量

総ビリルビン濃度（mg/dL）	ビノレルビン開始量
≦2.0	100%
2.1～3.0	50%
＞3.0	25%

（文献7）より引用）

まとめ

▶ ビノレルビンは比較的有害事象が軽度で奏効率の高い薬剤である．

▶ 特にトラスツズマブとの併用療法で高い奏効率を示し，HER2陽性進行再発乳癌に対して，トラスツズマブ/タキサンと同程度の有効性を示すデータがある．

▶ ビノレルビンは単剤あるいは併用（特にカペシタビンやトラスツズマブとの併用）で有効な薬剤である．

▶ タキサン既治療，トラスツズマブ耐性のHER2陽性進行再発乳癌に対して，トラスツズマブおよびmTOR阻害薬との併用で有効であり，今後HER2耐性乳癌に対する選択肢として考慮できる．

▶ 主な有害事象は骨髄毒性，倦怠感・無力症，便秘などである．

（菰池佳史）

参考文献

1) Burstein H, et al : Trastuzumab and Vinorelbine as First-Line Therapy for HER2-Overexpressing Metastatic Breast Cancer: Multicenter Phase II Trial With Clinical Outcomes, Analysis of Serum Tumor Markers as Predictive Factors, and Cardiac Surveillance Algorithm. J Clin Oncol, 21:2889-2895, 2003.
2) Burstein H, et al : Trastuzumab Plus Vinorelbine or Taxane Chemotherapy for HER2-overexpressing Metastatic Breast Cancer: The Trastuzumab and Vinorelbine or Taxane Study. Cancer, 110:965-972, 2007.
3) Andersson M, et al : Phase III Randomized Study Comparing Docetaxel Plus Trastuzumab With Vinorelbine Plus Trastuzumab As First-Line Therapy of Metastatic or Locally Advanced Human Epidermal Growth Factor Receptor 2-Positive Breast Cancer: The HERNATA Study. J Clin Oncol, 29:264-271, 2011.
4) André F, et al : Everolimus for women with trastuzumab-resistant, HER2-positive, advanced breast cancer (BOLERO-3): a randomised, double-blind, placebo-controlled phase 3 trial. Lancet Oncol, 15(6):580-91, 2014.
5) Zhang J, et al : Vinorelbine and capecitabine in anthracycline- and/or taxanepretreated metastatic breast cancer: sequential or combinational. Cancer Chemother Pharmacol, 71:103-113, 2013.
6) Tan WW, et al : Phase II Interventional Study (N0337) of Capecitabine in Combination With Vinorelbine and Trastuzumab for First- or Second-Line Treatment of HER2-Positive Metastatic Breast Cancer: A North Central Cancer Treatment Group Trial. Clinical Breast Cancer, 12: 81-86, 2012.
7) http://www.drugs.com/pro/vinorelbine.html

■ 転移・再発乳癌に対する薬物療法

7 ゲムシタビン
臨床試験と実際の投与方法・支持療法

- ゲムシタビン（gemcitabine）は代謝拮抗薬であり，わが国では，まず非小細胞肺癌で適応症を取得した薬剤であり，デオキシシチジンの糖鎖の2'位の水素をフッ素に置換したヌクレオシド誘導体で構成されている (図1).

- 幅広い抗腫瘍スペクトラムを有し，類似構造をもつシタラビン（Ara-c）とは異なる作用機序と代謝特性を有している薬剤である．

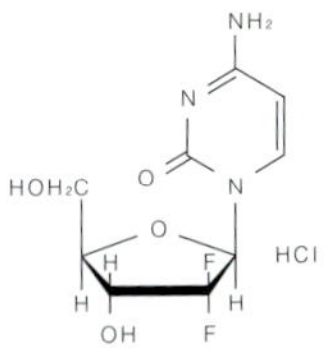

図1 ゲムシタビンの構造式

作用機序[1〜6]・代謝・排泄

- **作用機能**：ゲムシタビンは，細胞内で代謝されて二リン酸化物，三リン酸化物の活性型ヌクレオチドとなり，これらが，直接的，間接的にDNA合成を阻害することにより殺細胞効果を示す．直接的には，三リン酸化物がデオキシシチジン三リン酸と競合しながらDNA鎖に取り込まれた後，DNAポリメラーゼによりアポトーシスを誘導する．一方，二リン酸化物は，リボヌクレオチドレダクターゼを抑制することにより，細胞内のデオキシシチジン三リン酸の濃度を低下させるため，間接的にDNA合成阻害が増強される．

- **代謝**：血漿クリアランスが非常に大きく，未変化体の消失半減期は，男性よりも女性で長いが，いずれも1時間以内と速やかであった．

- **排泄**：尿中排泄が主で，ゲムシタビン1,000mg/m^{2}を単回点滴静注した場合，投与後7日間で尿・糞中から92〜98%が，そのうち99%が尿中に排泄された．

ゲムシタビンの特徴と使用法

- ゲムシタビンは30分の点滴静注にて使用する．保険適用は手術不能または再発乳癌である．手術不能または再発乳癌の場合，1回1,250mg/m^{2}を30分かけて点滴静注し，週1回投与を2週連続し，3週目は休薬する．これを1コースとして投与をくり返す．なお，患者の状態により適宜減量する．

ゲムシタビンの効果

1. 海外第Ⅲ相試験[8]

- 海外においてパクリタキセル単剤療法とゲムシタビンとパクリタキセル併用療法を比較し

た切除不能，局所再発または転移乳癌に対する第Ⅲ相試験が実施され，この試験の結果に基づいて，米国では，アンスラサイクリンを含む化学療法歴を有する転移乳癌患者に対して2004年5月に米国FDAのpriority reviewにて承認された．

▶切除不能・局所再発または転移乳癌患者529例．

a 併用療法群

▶**ゲムシタビン**：21日を1コースとしてday1とday8に1,250mg/m^{2}を静脈内に30分かけて投与する．

▶**パクリタキセル**：21日を1コースとしてday1のゲムシタビン投与前に175mg/m^{2}を静脈内に3時間かけて投与する．

b 単剤投与群

▶**パクリタキセル**：21日を1コースとしてday1に175mg/m^{2}を静脈内に3時間かけて投与する**(図2)**．
・生存期間の中央値は，併用群18.6ヵ月，単独群15.8ヵ月．
・生存に関する投与群間の比較では，12〜30ヵ月までの間で併用療法が統計学的に有意な生存率の改善を認めた **(図3)**．

2. 国内臨床試験[9]

▶**わが国でのパクリタキセルとの併用療法**
・**対象**：「アンスラサイクリン系抗癌薬」による術前術後化学療法後の転移・再発乳癌患者62例（ステップ1と2で実施．海外と同じ投与方法のステップ2は56例）

▶56例の前治療としてアンスラサイクリンのみ使用していた31例で奏効率PR8例の25.8％，アンスラサイクリンとタキサンを使用していた25例のうちPR17例の68.0％全体で44.6％であった．抗腫瘍効果を示す**(表1)**．

副作用とその対策[10〜15]

▶ゲムシタビンの用量規制因子は，骨髄抑制である．単剤時の発現時期は，概ね白血球減少が投与から2〜3週間で最低値となり回復までに約1週間を有する．

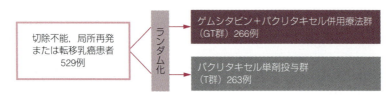

図2　海外第Ⅲ相試験のデザイン

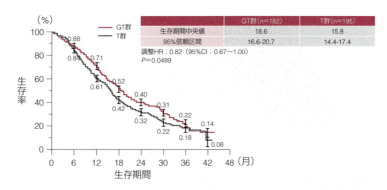

図3　海外第Ⅲ相試験結果（生存期間）

表1　国内第Ⅱ相試験の効果（海外と同じ投与方法の56例）

抗腫瘍効果		評価対象症例数	抗腫瘍効果						奏効例数	奏効率（%）
			CR	PR	Long SD	SD	PD	NE		
肝転移	有	20	0	10	0	4	6	0	10	50.0
	無	36	0	15	3	10	5	3	15	41.7
骨転移	有	24	0	12	0	5	5	2	12	50.0
	無	32	0	13	3	9	6	1	13	40.6
肺転移	有	29	0	14	1	6	6	2	14	48.3
	無	27	0	11	2	8	5	1	11	40.7
ホルモン受容体	有	38	0	18	3	10	4	3	18	47.4
	無	18	0	7	0	4	7	0	7	38.9
triple negative	有	14	0	5	0	4	5	0	5	35.7
	無	42	0	20	3	10	6	3	20	47.6
HER2/neu	0	19	0	10	0	6	3	0	10	52.6
	1＋	22	0	11	2	6	3	0	11	50.0
	2＋	1	0	0	0	0	0	1	0	0.0
	3＋	9	0	2	1	0	4	2	2	22.2
	不明	5	0	2	0	2	1	0	2	40.0

▶2コース以降は投与当日の好中球数1,500/μL，血小板板数100,000/μL未満であれば回復するまで投与を延期する．状況に応じてG-CSFの投与を検討する．

▶肝機能低下の投与量について減量規定は確立されていない．ビリルビン値が高い患者（1.6〜7mg/dL）では初回投与量を800mg/m²で開始し，忍容可能であれば投与量を増量すると報告がある．

▶腎機能低下の投与量について減量規定は確立されていない．血清クレアチニン値と毒性発現に関連性ありとの報告がある．

▶間質性肺炎については，1%程度との報告があるが，息苦しさ，空咳などに注意し，診断によってステロイドパルス療法を行う．

▶投与部位の刺激症状として血管痛は1％前後である．太い血管を確保することや，投与前，投与中血管を温めるなどの処置が推奨されてもいる．最近，学会などの発表や文献などによると，溶解液を5％ブドウ糖液に変更すると改善するとの報告がある．

▶悪心・嘔吐については，WHOの分類においても軽度に分類されるものの，治療継続にも影響を及ぼすためステロイド投与を行う．

▶発熱，倦怠感が現れることがある．

ゲムシタビンの位置づけ[15]

▶NCCNガイドライン（2015年第3版浸潤性乳癌）において再発または転移乳癌のための望ましい化学療法レジメンが望ましい単剤として記載がある．また，再発または転移乳癌のための望ましい化学療法レジメンで望ましい併用化学療法としてGT療法（パクリタキセル/ゲムシタビン）の記載がある．

ゲムシタビンの可能性

▶GT療法は，内臓転移，急激に進行する症例について使用できる可能性がある．

▶単剤療法は，緩徐に進行する症例について，効果および症状の緩和目的で使用できる可能性がある．

実際の投与法

▶以下に当院での具体的スケジュールを示す（図4，5）．

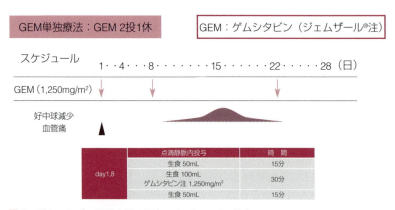

図4　ゲムシタビン単独療法の投与スケジュール（例）

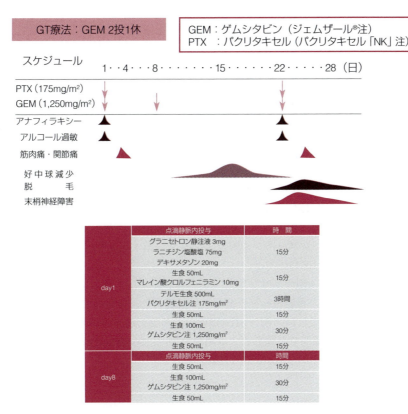

図5 ゲムシタビン＋パクリタキセル療法の投与スケジュール（例）

（相良吉昭）

参考文献

1) Hertel L W, et al : Evaluation of the antitumor activity ofgemcitabine (2', 2'-difluoro-2'-deoxycytidine). CancerResearch, 50: 4417-4422, 1990.
2) Huang, P, et al : Action of 2', 2'-difluorodeoxycytidine on DNAsynthesis. CancerResearch. 51: 6110-6117, 1991.
3) Gandhi, V, et al : Purine and Pyrimidine Metabolism in Man Ⅶ , PartA, 125, 1991.
4) Huang, P, et al : Induction of apoptosis by gemcitabine. Seminars in Oncology. 22 (4): 19-25, 1995.
5) Heinemann V, et al : Inhibition of ribonucleotide reduction in CCRF-CEM cells by 2', 2'-difluorodeoxycytidine. Molecular Phamacology, 38: 567-572, 1990.
6) Shewach, D.S, et al : Nucleotide specificity of human deoxycytidine kinase. Molecular Phamacology, 42: 518-524, 1992.
7) ジェムザール®インタビューフォーム，2013 年 10 月（第 11 版）
8) Albain, K.S, et al : Gemcitabine PlusPaclitaxel Versus Paclitaxel Monotherapy in Patients With MetastaticBreast Cancer and Prior Anthracycline Treatment. Journal of Clinical Oncology, 26 (24): 3950-3957, 2008.
9) Aogi Kenjiro, et al : The efficacy and safety of gemcitabine plus paclitaxel combination first-line therapy for Japanese patients with metastatic breast cancer including triple-negative phenotype. Cancer Chemotherapy and Pharmacology, 67: 1007-1015, 2011.
10) 国内第Ⅱ相試験（アントラサイクリン系抗癌剤による術前・術後補助化学療法後の転移・再発乳癌）
11) ジェムザール®適正使用ガイド，2013 年 10 月作成
12) ジェムザール®添付文書，2013 年 10 月改訂（第 15 版）
13) Venook AP, et al : Phase I and Pharmacokinetic Trial of Gemcitabine in Patients With Hepatic or Renal Dysfunction: Cancer and Leukemia Group B 9565. J Clin Oncol, 18(14): 2780-2787, 2000.
14) 樋野光生ほか：塩酸ゲムシタビン投与中に起こる血管痛の評価とその対策．日本病院薬剤師会雑誌，44 (5): 801-803, 2008.
15) NCCN ガイドライン（2015 年 第 3 版 浸潤性乳癌）

■ 転移・再発乳癌に対する薬物療法

8 カルボプラチン
臨床試験と実際の投与方法・支持療法

作用機序

▶ プラチナ製剤は，プラチナ原子を中心に有する薬物で，シスプラチンは2つのアンモニア分子と塩素イオンが結合した平面四角形の構造をとる（図1）．

▶ カルボプラチンは，シスプラチンの配位子のうち塩素イオンをcyclobutanedicarboxylateに置換した構造である（図1）．

・プラチナ製剤は，DNA鎖のプリン塩基（グアニンおよびアデニン）と結合し，架橋形成することにより，DNAの複製・転写を抑制し，抗腫瘍効果を発揮する．

・DNAに対する架橋形成には，同一DNA鎖の中で架橋形成する鎖内架橋（intrastrand cross-link）と，2本のDNA鎖間で架橋形成する鎖間架橋（interstrand cross-link）がある．プラチナ製剤による架橋形成の約90%は鎖内架橋である．

投与方法および注意点

▶ シスプラチンの一部は尿細管から吸収されるが，カルボプラチンは尿細管からほとんど分泌されず，再吸収を受けないため，クリアランスは線形性を示し，糸球体濾過量に大きく影響を受ける．したがってカルボプラチンの投与量は，腎機能に基づいたAUCで決定される．

▶ 目標とするAUC（通常AUCは5〜7で設定される）と，糸球体濾過量（GFR）を用いて投与量が算出され，Calvert式が広く用いられる．

・Calvert式：〔投与量（mg/body）〕＝ 目標AUC値 × （GFR＋25）
　※GFRは，Cockcroft-Gaultの式が汎用されているが，人種などの違いが考慮されていないことから，日本人に適用することの是非については議論のあるところである．

▶ 投与量の上限

・上記のごとく，GFRの算出に汎用されるCockcroft-Gault式は，血清クレアチニン（sCr）の値を用いるが，sCrは高齢者など，筋肉量が低下している場合，実際よりも高いGFR値とな

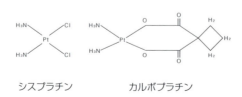

シスプラチン　　　　カルボプラチン

図1　プラチナ製剤の構造式

り，結果としてカルボプラチンの投与量が過剰となる可能性がある．
- わが国において汎用されているsCrの測定法は酵素法であり，還元性物質により負の誤差が生じることがある．一方，FDAでは同位体希釈質量分析法（IDMS）によるsCrの測定を推奨している．
- FDAおよびGOG（婦人科腫瘍学会）では，計算式により求められたGFRの値は125mL/分を上限とし，それを超える値が算出された場合は，125mL/分でカルボプラチン投与量を計算することを推奨している．さらに，GOGは，sCrが0.7mg/dL未満の患者の場合，0.7mg/dLを使用してGFRを算出することを臨床試験の規定で定めている場合が多い．

▶ プラチナ製剤投与後にタキサン系抗癌薬を投与すると，タキサン系抗癌薬の排泄が遅延することで毒性が増強される．そのため，タキサン系薬剤との併用においては，必ずタキサン系薬剤投与後にプラチナ製剤投与を行う必要がある．

毒 性

▶ シスプラチンは尿細管障害を主体とした腎障害を軽減するために，大量輸液が必要となる．また，悪心・嘔吐も高度であり，NK_1受容体拮抗薬をはじめとした積極的な制吐剤の予防投与が必要となる．

▶ カルボプラチンは通常の使用量において，シスプラチンと比較して腎毒性，悪心・嘔吐および神経毒性は軽度である．ASCOガイドラインにおいて，カルボプラチンの悪心・嘔吐のリスクは，moderate（シスプラチンはhigh）に分類される．

▶ カルボプラチンは，骨髄毒性が用量制限毒性となる．血小板減少が投与後2週前後で出現し，血小板減少に数日遅れて白血球減少が出現する．

肝・腎機能障害時の減量規定

▶ カルボプラチンは腎排泄型の抗癌薬であり，肝機能での減量規定は設けられていない．また，上記のようにGFR値で用量が決定されているため，他の抗癌薬のようにGFRに応じた減量規定は設けられていない．参考のために，添付文書および主要な臨床試験における規定を以下に記載する．
- 日本の添付文書：減量規定の具体的な記載なし．
- FDAの添付文書：単剤の承認用量である360mg/m^2，4週ごとで投与する場合，Ccr 41～59mL/分で250mg/m^{2}への減量，Ccr 16～50mL/分で200mg/m^{2}への減量，15mL/分以下で投与中止を推奨．AUCを用いて計算した投与法における腎機能障害での中止規定について具体的記載なし．
- BCIRG006試験における規定：Ccr 50mL/分以上で通常投与量のAUC 6で投与，Ccr 31～49mL/分でAUC 5に減量，Ccr 30mL/分以下で投与延期．

転移性乳癌における臨床試験

1. 第Ⅱ相試験

▶転移性乳癌に対するカルボプラチン単剤の効果を検討した第Ⅱ相試験結果より，奏効率の平均は，未治療例および既治療例において，それぞれ，32%および6%であった**（表1）**[1]．

2. 第Ⅲ相試験（表2）

▶**パクリタキセル/エピルビシン（EPI群）vs. パクリタキセル/カルボプラチン（CBDCA群）**[2]
・転移・再発乳癌に対する化学療法無治療例，もしくは，術後化学療法終了12ヵ月以上経過した後の再発例に対し，パクリタキセル 175mg/m^2＋エピルビシン 80mg/m^2（3週間ごと，6コース），もしくは，パクリタキセル 175mg/m^2＋カルボプラチン AUC6（3週ごと，6コース）が投与された．症例数設定のための主要評価項目は，20ヵ月時点での生存率が用いられた．
・EPI群およびCBDCA群にそれぞれ，163例および164例が割付けられた．フォローアップ期間中央値23.5ヵ月時点において，生存期間に有意な差は認めず（EPI群およびCBDCA群それぞれ中央値で，22.4ヵ月および27.8ヵ月，$P=0.25$），Time to treatment failure（TTF）中央値にて有意にCBDCA群で良好な結果であった（EPI群およびCBDCA群それぞれ中央値で，8.1ヵ月および10.8ヵ月，$P=0.04$）．

▶**トラスツズマブ/パクリタキセル/カルボプラチン（TPC群）vs. トラスツズマブ/パクリタキセル（TP単独群）**[3]
・HER2陽性転移・再発乳癌に対する化学療法無治療例，もしくは，タキサン系以外の術前・術後化学療法後に再発した症例に対し，パクリタキセル 175mg/m^2＋カルボプラチン AUC6＋トラスツズマブ（3週ごと），もしくは，パクリタキセル 175mg/m^2＋トラスツズマブ（3週ごと）が腫瘍の増悪または継続不能なイベントが出現するまで継続投与された．主要評価項目は全奏効率（ORR）で，副次評価項目は無増悪生存期間（PFS）および全生存期間（OS）とされた．
・TPC群およびTP群の両群にそれぞれ98例が登録された．TPC群およびTP群において，

表1 転移乳癌に対するカルボプラチン単剤の効果

		用法・用量	奏効数/総数	奏効率（%）
未治療転移乳癌	Carmo-Pereira et al. (1989)	400mg/m^2，4週ごと	2/4	50
	Martin et al. (1992)	400mg/m^2，4週ごと	12/34	35
	O'Brien et al. (1993)	AUC 7，4週ごと	9/37	33
	Kolaric and Vukas (1991)	400mg/m^2，3週ごと	4/20	20
	計		27/85	32
既治療転移乳癌	Carmo-Pereira et al. (1989)	400mg/m^2，4週ごと	3/19	16
	O'Brien et al. (1993)	AUC 7，4週ごと	1/13	8
	Vermoken et al. (1993)	450mg/m^2，5週ごと	1/30	3
	Booth et al. (1985)	280〜320mg/m^2，4週ごと	0/14	0
	Martin et al. (1991)	280〜320mg/m^2，4週ごと	0/14	0
	計		5/90	6

（文献1）より改変）

表2 カルボプラチンを用いた主要なランダム化比較試験

	相	対象ライン	対象組織型	レジメン	奏効率	生存期間
Alba et al. (2012)[7]	II相	術前	Basal-like	EC followed by DTX	70% pCR 30%	
				EC followed by DC	77% pCR 35%	
Ando et al. (2014)[8]	II相	術前	HER2陰性	wPTX followed by FEC	81.3% pCR 17.6%	
				TC followed by FEC	84.1% pCR 31.8%*	
Minckwitz et al (2014)[9]	II相	術前	TNBC and HER2陽性	non-pegylated liposomal doxorubicin＋PTX ＋/－ (lapatinib＋trastuzumab)	89.4% pCR 36.9%	
				上記＋CBDCA	89.8% pCR 43.7%	
Sikov et al (2015)[10]	II相	術前	TNBC	wPTX ＋/－ Bev followed by ddAC	pCR 46%	
				上記＋CBDCA	pCR 60%*	
Slamon et al (2011)[6]	III相	術後	HER2陽性	AC followed by PTX＋Tmab		5年DFS 84% 5年OS 92%
				TCH		5年DFS 81% 5年OS 91%
Carey et al. (2012)[18]	II相	転移	TNBC	Cetu	6%	TTP 1.4ヵ月
				Cetu＋CBDA	17%	TTP 2.1ヵ月
Fountzilas et al. (2004)[2]	III相	転移	乳癌全般	PTX＋EPI	47%	OS 22.4ヵ月 TTP 8.1ヵ月
				TC	40%	OS 27.8ヵ月 TTP 10.8ヵ月*
Robert et al (2006)[3]	III相	転移	HER2陽性	PTX＋Tmab	36%	PFS 7.1ヵ月
				PTX＋CBDCA＋Tmab	52%*	PFS 10.7ヵ月*
Fountzilas et al. (2009)[4]	III相	転移	乳癌全般	TC	38%	OS 29.9ヵ月
				DTX＋GEM	46%	OS 26.9ヵ月
				wPTX	49%	OS 41.0ヵ月*
Valero et al (2011)[5]	III相	転移	HER2陽性	DTX＋Tmab	72%	TTP 11.1ヵ月 OS 37.1ヵ月
				DTX＋CBDCA＋Tmab	72%	TTP 10.4ヵ月 OS 37.4ヵ月

＊：有意差あり，DFS: disease free survival、OS: overall survival，PFS: progression free survival，TTP: time to progression
AC: ドキソルビシン/シクロホスファミド，Bev: ベバシズマブ，CBDCA: カルボプラチン，Cetu: セツキシマブ，ddAC: ドースデンスドースデンス ドキソルビシン/シクロホスファミド，DC: ドセタキセル/カルボプラチン，DTX: ドセタキセル，EC: エピルビシン/シクロホスファミド，EPI: エピルビシン，FEC: フルオロウラシル/エピルビシン/シクロホスファミド，GEM: ゲムシタビン，TC: パクリタキセル/カルボプラチン，TCH: パクリタキセル/カルボプラチン/トラスツズマブ，Tmab: トラスツズマブ，TNBC: トリプルネガティブ乳癌，wPTX: パクリタキセル

ORRはそれぞれ52％および36％（$P=0.04$），PFS中央値はそれぞれ10.7ヵ月および7.1ヵ月（HR:0.66, $P=0.03$），OS中央値はそれぞれ35.7ヵ月および32.2ヵ月（HR:0.9, $P=0.76$）であった．

▶ パクリタキセル/カルボプラチン（TC群）vs. ドセタキセル/ゲムシタビン（GDoc群）vs. パクリタキセル毎週投与（Pw群）[4]
・転移・再発乳癌に対する無治療例，もしくは，術後化学療法終了後1年を超えての再発症例に対し，パクリタキセル 175mg/m^2/カルボプラチン AUC6（3週ごと，6コース），ドセタ

キセル75mg/m², day 8/ゲムシタビン 1,000mg/m², day 1, 8（3週ごと, 6コース），もしくは，パクリタキセル 80mg/m²（毎週, 12コース）が投与された．HER2陽性患者に対してはトラスツズマブが併用された．主要評価項目はOSで，副次評価項目はTTP, ORR, 重篤な有害事象，および, QOLであった．

- TC群，CDoc群およびPw群に，それぞれ136例，144例および136例が割付けられた．TC群，CDoc群およびPw群において，OS中央値はそれぞれ29.9ヵ月，26.9ヵ月および41.0ヵ月（$P=0.037$），TTP中央値はそれぞれ11.5ヵ月，10.4ヵ月および11.4ヵ月，ORRはそれぞれ38%，46%および49%（$P=0.20$）であった．

▶ **ドセタキセル/トラスツズマブ（TH群）vs. ドセタキセル/カルボプラチン/トラスツズマブ（TCH群）**[5]

- HER2陽性転移・再発乳癌に対する化学療法無治療例，術前・術後化学療法としてタキサン系抗癌薬またはトラスツズマブ投与終了から6ヵ月以上後の再発例，もしくは，術前・術後化学療法としてタキサン系抗癌薬およびトラスツズマブ併用療法終了から12ヵ月以上後の再発例に対し，ドセタキセル100mg/m², day 1/トラスツズマブ day 1, 8, 15（3週ごと），もしくは，ドセタキセル 75mg/m², day 1/カルボプラチン AUC6, day1/トラスツズマブ day 1, 8, 15（3週ごと）の8コース投与後にトラスツズマブ単剤を3週ごと投与するという方法で，疾患の進行または継続不能な毒性が出現するまで継続投与された．主要評価項目はTTPで，副次評価項目はORR, OSとされた．
- TH群およびTCH群に，それぞれ131例および132例が割付けられた．TH群およびTCH群において，TTP中央値はそれぞれ11.07ヵ月および10.35ヵ月（HR：0.914, 95%CI：0.694 – 1.203），OS中央値はそれぞれ37.1ヵ月および37.4ヵ月（HR：1.015, 95%CI：0.759 – 1.358）で，ORRはともに72%であり，いずれも有意差を認めなかった．

術後化学療法における臨床試験

▶ **BCIRG006試験**[6]

- HER2陽性で，腋窩リンパ節陰性かつ再発高リスク（以下のいずれかの条件を満たす：腫瘍径＞2cm, ERかつPgR陰性，組織Gradeまたは核Gradeのいずれかが2または3，35歳未満），または，腋窩リンパ節転移陽性の，T1-3乳癌が対象とされた．
- 登録された患者は以下の3つのグループに割付けられた．①AC-T群：ドキソルビシン 60mg/m²/シクロホスファミド 600mg/m², 3週ごと，4コース後に，ドセタキセル 100mg/m², 3週ごと，4コース，② AC-TH群：ドキソルビシン 60mg/m²＋シクロホスファミド 600mg/m², 3週ごと，4コース後に，ドセタキセル 100mg/m², 3週ごと，4コース，および，トラスツズマブをドセタキセルと併用で開始し，1年間投与，③ TCH群：ドセタキセル 75mg/m²/カルボプラチンAUC 6, 3週ごと，6コース，および，トラスツズマブを併用で開始し，1年間投与．トラスツズマブは抗癌薬治療中は毎週投与（初回4mg/kg, 2回目以降2mg/kg）で，その後3週ごとに6mg/kgを計1年間とされた．
- 主要評価項目は無病生存期間（DFS）とされ，副次評価項目はOS, 安全性および心毒性とされた．
- AC-T群，AC-TH群およびTCH群にそれぞれ，1,073例，1,074例および1,075例が割付けられた．リンパ節転移陰性例およびホルモン受容体陽性例は各群ともに30%弱および54%であった．
- AC-T群，AC-TH群およびTCH群における，5年DFS率はそれぞれ75%，84%（AC-T群に対

するHR：0.64, P<0.001）および81％（AC-T群に対するHR：0.75, P=0.04）であり，5年生存率はそれぞれ87％，92％（AC-T群に対するHR：0.63, P<0.001）および91％（AC-T群に対するHR：0.77, P=0.04）であった**（図2）**.
- AC-TH群およびTCH群において，DFSおよびOSともに有意差は認めなかった（統計学的に，両群の差を検出するのに十分な検出力を持った設定はなされていない）．

術前化学療法における臨床試験

- ▶ 乳癌術前化学療法におけるカルボプラチンを用いたランダム化比較試験がトリプルネガティブ乳癌（TNBC）を中心に実施されている．

▶ Basal type乳癌に対するエピルビシン/シクロホスファミド→ドセタキセル（EC-D）vs. エピルビシン/シクロホスファミド→ドセタキセル/カルボプラチン（EC-DC）[7]

- Basal type乳癌（ER陰性/PgR陰性/HER2陰性およびCK5/6陰性，EGFR陽性）に対するEC療法（エピルビシン90mg/m^2，シクロホスファミド600mg/m^2，4コース）後の，D（ドセタキセル100mg/m^2，4コース：ED-D）とDC（ドセタキセル75mg/m^2/カルボプラチンAUC6，4コース：EC-DC）を比較したランダム化比較第Ⅱ相試験で，主要評価項目は病理学的完全寛解率（pCR率）とされた．
- EC-D群に46例，EC-DC群に48例が登録された．EC-D群およびEC-DC群のpCR率はそれぞれ，16/46例（35％）および14/48例（30％）であり，ORRはそれぞれ70％および77％であり，有意差を認めなかった．

▶ HER2陰性乳癌に対するパクリタキセル（wPTX）→フルオロウラシル/エピルビシン/シクロホスファミド（FEC）vs. カルボプラチン/パクリタキセル（TC）→FEC療法[8]

- StageⅡおよびⅢAのHER2陰性乳癌に対し，wPTX（パクリタキセル 80mg/m^2，毎週，12回）後にFEC療法（5-FU 500mg/m^2＋エピルビシン 100mg/m^2＋シクロホスファミド500mg/m^2，3週ごと，4コース）を行う群（P-FEC群）とTC（パクリタキセル 80mg/m^2, day 1, 8, 15/カルボプラチンAUC 5，3週ごと，4コース）を行う群（TC-FEC群）を比較したランダ

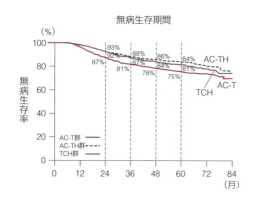
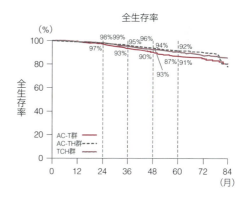

図2　BCIRG006結果
AC-T：ドキソルビシン/シクロホスファミド＋ドキソルビシン
AC-TH：ドキソルビシン/シクロホスファミド＋トラスツズマブ/ドキソルビシン
TCH：ドセタキセル/カルボプラチン/トラスツズマブ

ム化比較第Ⅱ相試験であり，主要評価項目はpCR率とされた．
- P-FEC群に92例，TC-FEC群に89例が登録された．P-FEC群およびTC-FEC群のpCR率はそれぞれ，17.6%および31.8%であり，TNBCのみにおいてもそれぞれ26.3%および61.2%と有意にTC-FEC群で良好であった．

▶ TNBCもしくはHER2陽性乳癌に対するCBDCAの上乗せ効果[9]
- StageⅡおよびⅢのHER2陽性乳癌もしくはTNBCに対し，リポソームルドキソルビシン（20mg/m^2，毎週）+パクリタキセル（80mg/m^2，毎週）を対照群として，カルボプラチン（AUC 1.5，毎週）を上乗せする群（CBDCA群）を比較したランダム化比較第Ⅱ相試験であり，主要評価項目はpCR率とされた．いずれの群においてもHER2陽性の場合はトラスツズマブおよびラパチニブが，TNBCの場合はベバシズマブが併用された．
- 対照群に299例，CBDCA群に296例が登録された．対照群およびCBDCA群のpCR率について，全体集団においてそれぞれ，36.9%および43.7%であり，TNBCのみにおいても，36.9%および53.2%とCBDCA群で有意に良好であった．

▶ TNBCに対するCBDCAおよび/またはベバシズマブの上乗せ効果[10]
- StageⅡおよびⅢのTNBCに対し，パクリタキセル（80mg/m^2，毎週，12回）後にddAC（ドキソルビシン 60mg/m^2+シクロホスファミド 600mg/m^2，2週ごと，4コース）を行う群を対象群として，ベバシズマブ（10mg/kg，2週ごと，9回）および/またはCBDCA（AUC 6，3週ごと，4回）の上乗せ効果を検討した2×2のランダム化比較第Ⅱ相試験であり，主要評価項目は乳房原発のみのpCR達成率，副次評価項目は乳房原発および腋窩リンパ節双方のpCR達成率とされた．
- 443例が登録され，乳房pCR率は，ベバシズマブ併用により48% → 59%，カルボプラチン併用により44% → 60%といずれも有意に上乗せ効果が認められた．さらに，カルボプラチン併用群のみにおいて，乳房および腋窩pCR率が41% → 54%と上乗せ効果が認められた．

▶ サブタイプなどによるプラチナ製剤の治療効果の違い
- TNBCに対するプラチナ製剤の良好な治療効果が報告されている．転移・再発乳癌において前治療を有さない場合のシスプラチン単剤の奏効率は42〜54%，前治療を有する場合は0〜9%とする報告があり[11]，上述のように術前化学療法において多く報告されている．
- 近年，BRCA遺伝子変異を有する頻度がTNBCにおいて高いことが明らかとなり，BRCA遺伝子変異により遺伝子修復機能異常を有する患者におけるプラチナ製剤の高い奏効が期待され，検討がなされている．

▶ 術前治療におけるサブタイプ別カルボプラチン/ドセタキセルの治療効果の違い[12]
- T2-4の乳癌患者に対し，カルボプラチンAUC6+ドセタキセル75mg/m^2，3週ごと，4コースが術前に投与された．HER2陽性例に対するトラスツズマブの術前・術後投与については，ランダム化割付けが行われた．主要評価項目は臨床的奏効およびpCRおよび有害事象とされた．
- 73例において当該治療が行われ，71例で手術が施行された．臨床的完全奏効率は33/73例（45.2%）であり，pCR率は19/71例（26.8%）であった．pCRとなった19例のうち，TNBC，HER2陽性およびホルモン陽性/HER2陰性はそれぞれ，6例，7例および6例で，pCR率はそれぞれ，6/11例（54.6%），7/29例（24.1%）および6/31例（19.4%）であり，有意にTNBC

群でpCR率が高かった．

▶ ***BRCA*遺伝子変異を有する乳癌患者の術前治療におけるシスプラチンの効果**[13]
- *BRCA1*遺伝子変異を有する乳癌患者10人（治療前原発巣サイズ中央値 2.5cm，腋窩リンパ節転移陽性3人）に対し，シスプラチン 75mg/m^2，3週ごと，4コース後に手術施行．pCR率は9/10例（90%）であった．

▶ **TNBCまたは*BRCA1/2*変異を有する乳癌患者におけるカルボプラチン（CBDCA）とドセタキセル（DTX）の効果の比較（TNT試験）**[14]
- TNBCもしくは*BRCA*遺伝子変異を有する転移・再発もしくは局所進行乳癌患者に対し，CBDCA AUC6，3週ごと，6コース，または，DTX 100mg/m^2，3週ごと，6コースが行われた．主要評価項目は全奏効率（ORR）とされた．
- 376例登録され，CBDCA群およびDTX群それぞれ188例ずつ割付けられた．*BRCA*変異を有する患者は43例であった．
- 登録患者全体でのCBDCA群およびDTX群において，ORRは31.4%および35.6%，PFS中央値は3.1ヵ月および4.5ヵ月，OS中央値は12.4ヵ月および12.3ヵ月といずれも有意差は認めなかった．
- *BRCA*遺伝子変異を有する43例において，ORRはCBDCA群およびDTX群でそれぞれ，68.0%および33.3%と有意差が認められた（*P*=0.03）．一方，変異を有しない273例では有意差は認めなかった．CBDCA群の中で，BRCA変異を有する患者および有さない患者において，PFS中央値は6.8ヵ月および3.1ヵ月と有意に変異を有する患者で良好な結果であり，DTX群では有意差は認められなかった（4.8ヵ月および4.6ヵ月）．

PARP阻害薬とカルボプラチン

▶ プラチナ製剤はDNAの複製・転写を抑制することにより抗腫瘍効果を発揮する．一方で，DNAの修復に重要な役割を果たしている因子としてPoly（adenosine diphosphate-ribose）polymerase 1（PARP1）があり，その作用を阻害するPARP阻害薬をプラチナ製剤と併用することにより抗腫瘍効果の増強が期待され，臨床試験が行われている．

▶ TNBC患者を対象として，PARP阻害薬であるiniparibとゲムシタビン/カルボプラチンの併用療法の臨床試験が行われた．
- ランダム化第Ⅱ相試験において，ゲムシタビン/カルボプラチン単独群およびiniparib併用群でそれぞれ，全奏効率で32%および52%（*P*=0.02），PFS中央値で3.6ヵ月および5.9ヵ月（HR：0.59，*P*=0.01）と，良好な結果であった[15]．
- しかしながら，上記と同様のデザインで行われた比較第Ⅲ相試験において，主要評価項目であるPFSおよびOSで統計学的有意差が認められなかった[16]．
- 上記第Ⅲ相試験で有効性が検出できなかった要因について種々検討され，対象患者の絞り込みや試験デザインなどが要因としてあげられているが，iniparibがolaparibやveliparibと比較してPARP活性を阻害しないことが*in vitro*で示され，そのことが重要な要因であると考えられている．

▶ その他，CBDCAとの併用により開発が行われているPARP阻害薬としてveliparibがある．

- I-SPY2試験の一つとして行われた，71例の乳癌患者（38例がTNBC）を対象とした術前化学療法としてのパクリタキセルに対するvelipalibおよびCBDCAの上乗せ効果をみた試験において，対象群（標準的術前化学療法）のpCR割合が26%であったのに対し，veliparib群のpCR割合は52%と良好な結果であった[17]．この結果よりTNBCに対する300例の第Ⅲ相試験による成功確立が92%であることが算出され，現在第Ⅲ相試験が進行中である．

実際の投与方法

▶ 術後補助療法としてのTCH療法の具体的投与方法の一例を表3に示す．

表3　TCH療法の実際の投与方法

	薬品名	投与量	点滴時間・速度
①	ハーセプチン®注（60，150mg）	8mg/kg（2回目以降6mg/kg）	90分（2回目以降30分）
	ハーセプチン®添付生食 250mL	250mL	
②	デキサメタゾン注 6.6mg/2mL	16.5mg（5mL）	15分
	1mg グラニセトロン®注	1mg	
	生食 50mL	50mL	
③	タキソテール®注（20，80mg）	75mg/m²	1時間
	タキソテール®用溶解液	1V	
	5% ブドウ糖 250mL	250mL	
④	カルボプラチン注（50，150，450mg）	AUC 6	30分
	生食 250mL	250mL	
⑤	生食 50mL	50mL	15分で

まとめ

▶ 術後化学療法としてのTCH療法は，選択肢の一つになり得る．

▶ 術前化学療法においてTNBCに対するCBDCAの有用性が示唆されており，PARP阻害薬との併用試験が進行中である．

▶ BRCA遺伝子変異を有する転移・再発乳癌においてCBDCAの優位性を示す臨床試験結果が示され，CBDCA使用が適する集団の特定が期待される．

（山本春風）

参考文献

1) Decatris, M, et al: Platinum-based chemotherapy in metastatic breast cancer: current status. Cancer Treatment Reviews, 30(1): 53-81, 2004.
2) Fountzilas, G, et al: Paclitaxel and epirubicin versus paclitaxel and carboplatin as first-line chemotherapy in patients with advanced breast cancer: a phase III study conducted by the Hellenic Cooperative Oncology Group. Ann Oncol, 15(10): 1517-1526, 2004.
3) Robert, N, et al: Randomized phase III study of trastuzumab, paclitaxel, and carboplatin compared with trastuzumab and paclitaxel in women with HER-2-overexpressing metastatic breast cancer. J Clin Oncol, 24(18): 2786-2792, 2006.
4) Fountzilas, G, et al: A randomized phase III study comparing three anthracycline-free taxane-based regimens, as first line chemotherapy,

in metastatic breast cancer: a Hellenic Cooperative Oncology Group study. Breast Cancer Res Treat, 115(1): 87-99, 2009.
5) Valero, V, et al: Multicenter phase III randomized trial comparing docetaxel and trastuzumab with docetaxel, carboplatin, and trastuzumab as first-line chemotherapy for patients with HER2-gene-amplified metastatic breast cancer (BCIRG 007 study): two highly active therapeutic regimens. J Clin Oncol, 29(2): 149-156, 2011.
6) Slamon, D, et al: Adjuvant trastuzumab in HER2-positive breast cancer. N Engl J Med, 365(14): 1273-1283, 2011.
7) Alba, E, et al: A randomized phase II trial of platinum salts in basal-like breast cancer patients in the neoadjuvant setting. Results from the GEICAM/2006-03, multicenter study. Breast Cancer Res Treat, 136(2): 487-493, 2012.
8) Ando, M, et al: Randomized phase II study of weekly paclitaxel with and without carboplatin followed by cyclophosphamide/epirubicin/5-fluorouracil as neoadjuvant chemotherapy for stage Ⅱ/ⅢA breast cancer without HER2 overexpression. Breast Cancer Res Treat, 145(2): 401-409, 2014.
9) von Minckwitz, G, et al: Neoadjuvant carboplatin in patients with triple-negative and HER2-positive early breast cancer (GeparSixto; GBG 66): a randomised phase 2 trial. Lancet Oncol, 15(7): 747-756, 2014.
10) Sikov, W.M, et al: Impact of the addition of carboplatin and/or bevacizumab to neoadjuvant once-per-week paclitaxel followed by dose-dense doxorubicin and cyclophosphamide on pathologic complete response rates in stage Ⅱ to Ⅲ triple-negative breast cancer: CALGB 40603 (Alliance). J Clin Oncol, 33(1): 13-21, 2015.
11) Isakoff, SJ: Triple-negative breast cancer: role of specific chemotherapy agents. Cancer J, 16(1): 53-61, 2010.
12) Chang, H.R, et al: Differential response of triple-negative breast cancer to a docetaxel and carboplatin-based neoadjuvant treatment. Cancer, 116(18): 4227-4237, 2010.
13) Byrski, T, et al: Response to neoadjuvant therapy with cisplatin in BRCA1-positive breast cancer patients. Breast Cancer Res Treat, 115(2): 359-363, 2009.
14) Tutt A, et al: San Antonio Breast Cancer Syposium, 2014.
15) O'Shaughnessy, J, et al: Iniparib plus chemotherapy in metastatic triple-negative breast cancer. N Engl J Med, 364(3): 205-214, 2011.
16) O'Shaughnessy, J, et al: Phase Ⅲ study of iniparib plus gemcitabine and carboplatin versus gemcitabine and carboplatin in patients with metastatic triple-negative breast cancer. J Clin Oncol, 32(34): 3840-3847, 2014.
17) Printz, C: I-SPY2 trial yields first results on combination therapy for triple-negative breast cancer. Cancer, 120(6): 773, 2014.
18) Carey, L.A, et al: TBCRC 001: randomized phase Ⅱ study of cetuximab in combination with carboplatin in stage Ⅳ triple-negative breast cancer. J Clin Oncol, 30(21): 2615-2623, 2012.

■ 転移・再発乳癌に対する薬物療法

9 エリブリン
臨床試験と実際の投与方法・支持療法

tubulin-targeting drugsとしてのエリブリン

▶ アンスラサイクリン系薬剤と並び，乳癌薬物療法で重要な位置を占めるtubulin-targeting drugsの新規薬剤として，エリブリンメシル酸塩（eribulin mesylate；ハラヴェン®，以下エリブリン）がある．

▶ エリブリンは海綿動物Halichondria okadaiから単離されたハリコンドリンBから，近年進歩した全合成技術により合成された誘導体である．

▶ エリブリンの作用機序は，従来のチューブリン作用薬剤とは異なり，チューブリン重合を伸長端で阻害することで，G2/M期において細胞分裂を停止させ，アポトーシスによる細胞死を誘導することによると考えられている（図1）[1]．

▶ 現在，新たな作用機序の探求がすすめられており，従来のtubulin-targeting drugsにはない機序が示される可能性もある．腫瘍血管におけるre-modeling作用もその一つである[2]．

エリブリンのエビデンス

▶ エリブリンの第Ⅰ相試験にはNCI-5730試験[3]，101試験[4]，102試験[5]がある．

▶ NCI-5730試験では，28日間を1サイクルとし，1，8，15日目にエリブリンを急速静注した．

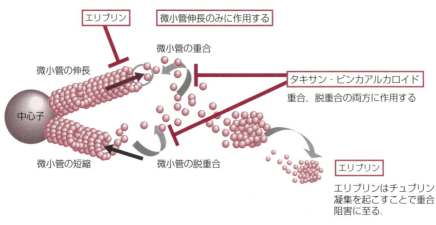

図1　エリブリンの作用機序

（文献1）より引用）

他の第Ⅰ相試験と合わせて，用量規制毒性は，発熱性好中球減少症，好中球減少症，疲労であったが，すべて回復した．推奨用量は1.4mg/m^{2}とされた．

▶ わが国でも第Ⅰ相試験（105試験）[6]が行われ，海外と同じ1.4mg/m^{2}が推奨用量とされた．

▶ 第Ⅱ相試験として，アンスラサイクリン，タキサン既治療再発乳癌症例を対象にした201試験[7]がある．当初28日間を1サイクル，1，8，15日目にエリブリンを1.4mg/m^{2}投与するスケジュールであったが，血液毒性のため15日目投与をスキップすることが多く，効果も変わらず，21日間を1サイクル，1，8日目に1.4mg/m^{2}投与するスケジュールに変更された．以下の臨床試験はすべてこのスケジュールで投与された．主なGrade3/4の副作用は好中球減少症，末梢神経障害，疲労であった．

▶ アンスラサイクリン，タキサン，カペシタビン治療歴を有する進行・再発乳癌患者299例を対象にした第Ⅱ相試験[8]でも，全奏効率（overall response rate；ORR）9.3％，臨床的有用率（Clinical Benefit Rate；CBR）17.1％で，有害事象はコントロール可能であった．

▶ わが国のアンスラサイクリンおよびタキサン治療歴を有する進行または再発乳癌患者84例を対象に行われた第Ⅱ相試験（221試験）[9]では，客観的奏効率は21.3％（95％CI 12.9－31.8％），臨床的有用率27.5％（同18.1－38.6％），PFS中央値3.7ヵ月（同2.0－4.4ヵ月，0.3－14.8ヵ月，打ち切り例含む），OS中央値は11.1ヵ月（同7.9－15.8ヵ月，1.0－25.9ヵ月），1年生存率は44.5％（同33.4－55.0％）などであった．主なGrade3/4の副作用は好中球減少症95.1％，発熱性好中球減少症13.6％で，すべてコントロール可能であった**（表1）**．

▶ 第Ⅲ相試験としてEMBRACE（Eisai Metastatic Breast Cancer Study Assessing Physician's Choice Versus Eribulin）試験（305試験）がある[10]**（図2）**．アンスラサイクリンおよびタキサンを含む，2から5レジメンまでの治療歴（2レジメン以上は再発に対するもの）を有する進行・再発乳癌患者762例を対象に行われた．対照群は主治医選択治療（treatment of physician's choice；TPC）群として設定され，ビノレルビン，ゲムシタビン，カペシタビンなどの化学療法が投与された．

▶ プライマリーエンドポイントはOS，セカンダリーエンドポイントはPFS，ORR，安全性であった．ITT（intention to treat）解析で，1年生存割合/1年生存期間中央値はエリブリン群

表1　国内第Ⅱ相試験における血液毒性

血液およびリンパ系	合計（％）	Grade 3/4（％）
発熱性好中球減少症	11（13.6）	11（13.6）
白血球減少症	80（98.8）	60（74.1）
リンパ球減少症	44（54.3）	10（12.3）
好中球減少症	80（98.8）	77（95.1）
貧血/ヘモグロビン減少	32（39.5）	0（0）
血小板減少症	9（11.1）	0（0）

（n=81）

（文献9）より引用）

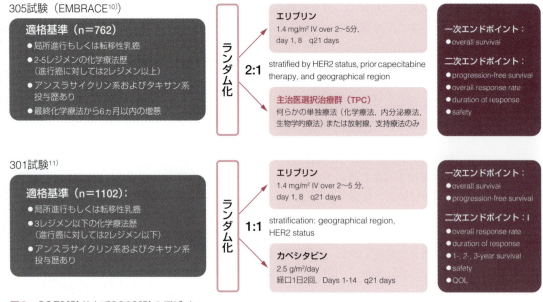

図2 305試験および301試験のデザイン
HER2：human epidermal growth factor receptor 2

（文献10, 11）より作成）

（508例）：53.9%/13.12ヵ月，TPC群（254例）：43.7% /10.65ヵ月，HR：0.81，95%CI：0.66-0.99，$P=0.041$と，有意にエリブリン群の予後が良好であった **(図3)**．

▶ PFSは研究者評価では，エリブリン群はTPC群に比べ，それぞれ中央値3.6ヵ月，2.2ヵ月，HR：0.76（95%CI：0.64，0.90），$P=0.002$と有意であったが，独立評価では有意差は認められなかった〔HR：0.87（95%CI：0.71，1.05），$P=0.14$〕．ORRは，研究者評価（エリブリン群 vs. TPC群：13.2% vs. 7.5%，$P=0.028$），独立評価（同：12.2% vs. 4.7%，$P=0.002$）ともに有意であった．

▶ 有害事象として，Grade3/4の好中球減少症，発熱性好中球減少症，末梢神経障害があげられたが両群間で差は認められなかった．

▶ 305試験では，治療歴の多い症例に対するエリブリンの有用性を，OSにおいて示した点で意義深い．

▶ アンスラサイクリンおよびタキサンを含む前治療歴を有する進行・再発乳癌患者1,102例を対象にして，エリブリンとカペシタビンを直接比較した第Ⅲ相の301試験がある[11] **(図2)**．

▶ プライマリーエンドポイントはOSとPFS，セカンダリーエンドポイントはORR，奏効期間，安全性などであった．エリブリンはカペシタビンに対しOSを延長する傾向を示したが，統計学的有意差は認めなかった〔エリブリン群（554例）OS中央値：15.9ヵ月，カペシタビン群（548例）OS中央値：14.5ヵ月，HR：0.88，95%CI：0.77-1.00，$P=0.056$〕**(図4)**．また独立評価でのPFSには両群間で差は認めなかった（エリブリン群PFS中央値：4.1ヵ月，

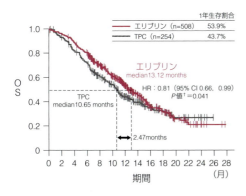

図3 305試験におけるOS

（文献10）より引用）

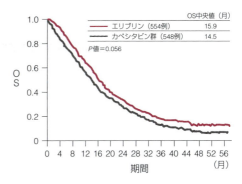

図4 301試験におけるOS

（文献11）より引用）

カペシタビン群PFS中央値：4.2ヵ月，HR：1.08，95％CI：0.93−1.25，$P=0.30$，図3）．

- 301試験ではHER2陰性の患者集団（755人）において，OS中央値はエリブリン群で15.9ヵ月，カペシタビン投与群で13.5ヵ月（HR：0.84，95％CI：0.72−0.98，$P=0.03$），トリプルネガティブ乳癌患者（284人）では，OS中央値がエリブリン群で14.4ヵ月，カペシタビン投与群で9.4ヵ月（HR：0.70，95％CI：0.55−0.91，$P=0.006$）となったが，HER2陰性/ホルモン受容体陽性では2群間に有意差は認められなかった．

- これらはサブグループ解析結果であるが，今後再発乳癌のフェノタイプ分類に基づく治療に用いられる薬剤を考えるうえで参考になる．

- 本試験での有害事象（発現率20％以上）は，好中球減少（エリブリン群 vs. カペシタビン群：54.2％ vs. 15.9％），手足症候群（同：0.2％ vs. 45.1％），脱毛症（同：34.6％ vs. 4.0％），白血球減少（同：31.4％ vs. 10.4％），下痢（同：14.3％ vs. 28.8％），悪心（同：22.2％ vs. 24.4％）であった．

- 米国では305試験の結果から，アンスラサイクリン系およびタキサン系薬剤による2レジメン以上の前治療歴のある局所進行性・転移乳癌が適応だが，欧州医薬品庁（European Medicines Agency；EMA）は301試験の結果を受けて，0〜1レジメンの前治療歴を有する早期再発患者にも適応拡大された．

- わが国では「手術不能または再発乳癌」の適応で2011年4月に承認された．

- HER2陽性乳癌に対する再発一次治療におけるトラスツズマブとエリブリンの併用療法についても，71.2％というORRが報告された（208試験）[12]．

- 今後，国内も含め種々行われている臨床試験により，転移乳癌に対するエリブリンの適切な使用ラインの明確化（再発一次もしくは二次治療ライン），分子標的薬や他の化学療法薬剤との併用療法，術前および術後補助療法における意義が確立されるであろう．

エリブリンの実際の投与と支持療法

- エリブリンは薬物による副作用が従来の薬剤と比べ軽減され，投与方法が簡便になっている．

- 臨床試験においてプレメディの規定が設けられておらず，実臨床でもプレメディなしでの投与も行われている．

- 実際の投与法は，臨床試験で行われた方法と同じで，21日間1サイクル，1，8日目に1.4mg/m^{2}静注投与（2〜5分）で投与される．

- 骨髄抑制としては，国内221試験では，主なGrade3/4の副作用は好中球減少症95.1％，発熱性好中球減少症13.6％であった．また305試験でも，Grade3/4の好中球減少症，発熱性好中球減少症があげられたが，TPC群との群間差は認められなかった．

- 白血球減少は221試験においては，8〜15日目にかけて出現していたが，次サイクル開始時には投与可能なレベルまで回復することが多かった（図5）．各患者において白血球の減少パターンを十分経過観察することが重要である．

- 発熱性好中球減少症に対しては従来通りG-CSF，抗菌薬の対症的投与を行う．

- 国内221試験において，悪心は全Gradeで42.0％，Grade3/4で1.2％，嘔吐は全Grade14.8％，Grade3/4は0％であった．

- 悪心・嘔吐に関してはわが国の制吐薬適正使用ガイドラインでエリブリンはlow emetic risk（催吐頻度10〜30％）に分類されている[13]．

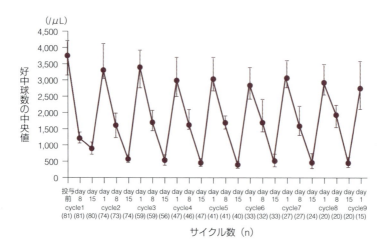

図5 国内第Ⅱ相試験における好中球減少パターン

（エーザイ資料）

▶221試験において，末梢神経障害の頻度は全Gradeで21.0％，Grade3/4で3.7％とされており[9]，前治療による末梢神経障害を増悪させることはなかった．

▶また血管炎もほとんどなく短時間投与が可能であった．

▶投与に際しては，添付文書に従った投与が望まれる[14]．各サイクル第1日目，第8日目の投与開始基準として，①好中球1,000/mm^{3}以上，②血小板75,000/mm^{3}以上，③非血液学的毒性Grade2以下，のうち一つでも満たさないときは投与を延期する．第1日目では，前サイクルで①7日間を超える好中球減少（500/mm^{3}未満），②発熱または感染を伴う好中球減少（1,000/mm^{3}未満），③血小板減少（25,000/mm^{3}未満），④輸血を要する血小板減少（50,000/mm^{3}未満），⑤Grade3以上の非血液毒性，⑥副作用などで2週目に休薬，が起きた場合減量投与する．第8日目で投与延期後1週以内に投与開始基準を満たした場合，減量して投与する．満たさない場合は休薬する．減量は1.4mg/m^2→1.1mg/m^2→0.7mg/m^{2}と減量し，さらなる減量が必要な場合は中止となる．

▶Child-Pugh分類AまたはBの肝機能障害を持つ患者は1.1もしくは0.7mg/m^{2}が推奨されるとする報告もある[15]．エリブリンは肝臓で代謝されるため，肝機能障害がある場合はAUCが増加する傾向があり，減量を考慮する．腎機能障害がある場合もAUCが増加する傾向があるとされ，慎重に投与する．

▶エリブリンは薬剤による副作用が従来の薬剤と比べ軽減され，投与方法が簡便になっている．また有害事象も比較的軽微であるため，臨床効果もさることながら，臨床的有用性の高さからも，本薬剤にかかる期待は大きい．

（青儀健二郎）

参考文献

1) Jordan MA, et al: The primary antimitotic mechanism of action of the synthetic halichondrin E7389 is suppression of microtubule growth. Mol Cancer Ther, 4: 1086-1095, 2005.
2) Matsui J, et al: Eribulin caused re-modeling of tumor vasculature altering gene expression profiling in angiogenesis and Epithelial Mesenchymal Transition (EMT) signaling pathway of host cells within human breast cancer cell (BCC) xenografts in nude mice. AACR 2013, Abstract#1413.
3) Eribulin Mesylate in Pediatric Cancers Briefing Document October 25, 2010
 www.fda.gov/downloads/AdvisoryCommittees/CommitteesMeetingMaterials/Drugs/OncoogicDrugsAdvisoryCommittee/UCM234840.pdf
4) Goel S, et al: A phase I study of eribulin mesylate (E7389), a mechanistically novel inhibitor of microtubule dynamics, in patients with advanced solid malignancies. Clin Cancer Res, 15: 4207-4212, 2009.
5) Tan AR, et al: Phase I study of eribulin mesylate administered once every 21 days in patients with advanced solid tumors. Clin Cancer Res, 15: 4213-4219, 2009.
6) Minami H, et al: A phase I study of eribulin mesylate (E7389) in patients with refractory cancers. 20th EORTC-NCI-AACR Symposium 2008：Abstract 446.
7) Vahdat LT, et al: Phase Ⅱ study of eribulin mesylate, a halichondrin B analog, in patients with metastatic breast cancer previously treated with an anthracycline and a taxane. J Clin Oncol, 27: 2954-2961, 2009.
8) Cortes J, et al: Phase Ⅱ study of the halichondrin B analog eribulin mesylate in patients with locally advanced or metastatic breast cancer previously treated with an anthracycline, a taxane, and capecitabine. J Clin Oncol, 28: 3922-3928, 2010.
9) Aogi K, et al: A phase Ⅱ study of eribulin in Japanese patients with heavily pretreated metastatic breast cancer. Ann Oncol, 23:1441-1448, 2012.
10) Cortes J, et al: Eribulin monotherapy versus treatment of physician's choice in patients with metastatic breast cancer (EMBRACE): a phase 3 open-label randomised study. Lancet, 377: 914-923, 2011.
11) Kaufman PA, et al: Phase Ⅲ open-label randomized study of eribulin mesylate versus capecitabine in patients with locally advanced or metastatic breast cancer previously treated with an anthracycline and a taxane. J Clin Oncol, 33: 594-601, 2015.
12) Wilks S, et al: Phase 2, multicenter, single-arm study of eribulin mesylate with trastuzumab as first-line therapy for locally recurrent or metastatic HER2-positive breast cancer. Clin Breast Cancer, 14: 405-412, 2014.
13) 日本癌治療学会編：制吐薬適正使用ガイドライン 第2版．p28，金原出版，東京，2015.
14) エリブリン添付文書．database.japic.or.jp/pdf/newPINS/00059691.pdf
15) Devriese LA, et al: Pharmacokinetics of eribulin mesylate in patients with solid tumors and hepatic impairment. Cancer Chemother Pharmacol, 70: 823-832, 2012.

■ 転移・再発乳癌に対する薬物療法

10 アブラキサン®
臨床試験と実際の投与方法・支持療法

薬物送達システムDrug-Delivery System（DDS）としてのアルブミン懸濁型パクリタキセル（nab-paclitaxel）

▶アルブミン懸濁型（ナノ粒子アルブミン結合）パクリタキセル（nanoparticle albumin-bound paclitaxel；nab-paclitaxel；アブラキサン®；nab-PTX）はヒト血清アルブミンにパクリタキセル（PTX）を結合させた，平均130nmにナノ粒子化された抗癌薬である．アルブミン受容体（gp60）/caveolin-1（CAB1）経路を利用し，腫瘍内PTX濃度を上昇されるよう合成された（図1）[1]．nab-PTXは，ヒト血清アルブミンに結合された製剤のため，従来の溶媒含有PTX（添加物としてポリオキシエチレンヒマシ油およびエタノールを使用しているPTX製剤）に必須であった，過敏症を予防するためのステロイド薬や抗ヒスタミン剤の前

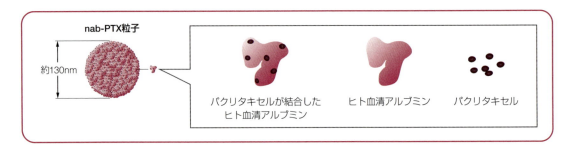

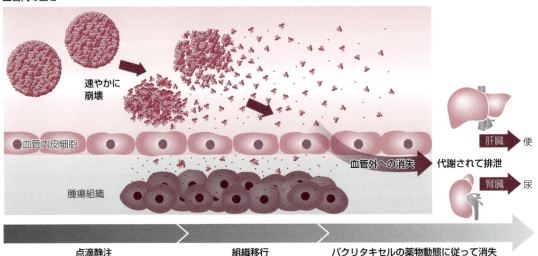

図1 nab-PTXの構造と体内動態

投与が不要になった．結果，点滴時間の短縮などの利便性が得られるとともに，有効性や毒性の軽減も検証されている．

▶従来の溶媒含有PTXでは溶媒であるポリオキシエチレンヒマシ油（クレモフォールEL）が過敏症の原因や末梢神経障害を増悪させると考えられていたため，これらの副作用を軽減するため，開発された薬剤である[2]．

▶「併用化学療法不応の転移性乳癌あるいは術後化学療法6ヵ月以内の再発例」で承認されており，現在は進行非小細胞肺癌や進行・再発胃癌，治癒切除不能な膵癌についても適応が承認されている．

▶用法・用量は260mg/m^2，3週ごとのA法，100mg/m^2，1週ごとのB法，およびゲムシタビン（GEM）との併用で125mg/m^{2}を3週連続で投与し，4週目は休薬するC法があるが，乳癌ではA法で承認を受けている．

アルブミン懸濁型パクリタキセルのエビデンス

1. 転移性乳癌に対するnab-PTX単剤のエビデンス

▶nab-PTX単剤の3週ごとレジメンの第Ⅰ相試験（DM97-123試験）では，20人の固形癌患者を対象とした用量決定試験においてLevel 3（375mg/m^2）で用量制限毒性（DLT）であるGrade3の末梢性感覚ニューロパチーが出現したため，Level 2（300mg/m^2）が最大耐用量（MTD）とされた．この際，薬物動態に関しては，C$_{max}$およびAUCは，毒性の発現頻度と関連していたと報告されている[3]．わが国で行われた第Ⅰ相試験（J-100試験）では，Level 1～3（200～300mg/m^2）のうち，いずれのレベルでもDLTには至らなかったが，耐薬性および末梢性感覚ニューロパチーの発現頻度から推奨用量（RD）は260mg/m^{2}とされた[4]．

▶一方，毎週投与（4週ごと）の第Ⅰ相試験（J0101試験）では，30人の固形癌を対象として，RDはLevel 2の100mg/m^{2}となった．3週ごとのレジメンと同様，末梢性感覚ニューロパチーにより減量が必要となった．また，承認された用法・用量ではないが，転移性乳癌の初回治療としては忍容性試験とした（n＝6）．Level 4の150mg/m^{2}でも忍容性を確認することができた[5]．

▶固形癌を対象とした第Ⅰ相の試験を受け，PTXは乳癌のキードラッグであるため，nab-PTXも同様に第Ⅱ相試験での治療開発が進んできた．初回化学療法を含めた35人を対象とした第Ⅱ相試験（CA002-0試験）では，nab-PTX 300mg/m^{2}を3週ごとに投与としたレジメンでは，奏効率が48％であり，初回化学療法では64％と良好であった．治療歴がある場合，二次治療では20％，三次治療では22％と奏効率が減少していた．Grade3/4の毒性としては，好中球数減少が51％，発熱性好中球減少症5％，末梢性感覚ニューロパチー11％であった[6]．既治療例を対象とした第Ⅱ相試験（CA002-0LD試験）では，70人の転移再発乳癌を対象とし，nab-PTX 175mg/m^{2}で奏効率が39.5％であった．アンスラサイクリン既治療例で36.4％，未治療例では42.9％であった．無増悪生存期間（PFS）については，23.3週間と良好な傾向にあった[7]．

- タキサン耐性（既治療）の転移再発乳癌患者を対象としたnab-PTX毎週投与の第Ⅱ相試験（CA013試験）では，nab-PTX 100もしくは125mg/m^2（day 1，8，15，4週ごと）の治療効果を探索的に研究した．この結果，100mg/m^{2}群（n＝106）では奏効率14％であったのに対し，125mg/m^{2}群では16％とほぼ同等であった．毒性に関しては，125mg/m^{2}ではGrade3以上の好中球数減少症や末梢性感覚ニューロパチーの発現頻度が高い傾向にあり，安全性を含め，100mg/m^{2}の方が良好な傾向と考えられた[8]．

- 転移再発性乳癌に対して，溶媒含有PTX単剤（175mg/m^2，3毎週投与，n＝225）に対するnab-PTX単剤（260mg/m^2，3毎週投与，n＝229）の効果を検討した国際共同のランダム化比較第Ⅲ相試験（CA012-0試験，図2）では，主要評価項目である奏効率において，nab-PTX療法は溶媒含有PTX療法に対し，奏効率が有意に改善し（24％ vs. 11％；$P＜0.001$），副次評価項目のPFSについても23.0週間 vs. 16.6週間（HR；0.724，$P＝0.002$）と良好な傾向を示した．また，Grade3以上の好中球数減少についても，34％ vs. 53％と軽い傾向にあった．ただし，末梢性感覚ニューロパチーについては，Grade3以上が10％ vs. 2％とnab-PTX群で若干増悪傾向であった（表1）[9]．

- CA024試験では，転移再発乳癌を対象とした，初回化学療法におけるnab-PTXの300mg/m^{2}の3週ごと投与群（n＝76，A群），100mg/m^{2}の毎週投与群（n＝76，B群），150mg/m^{2}の毎週投与群（n＝74，C群），ドセタキセル100mg/m^{2}の3週ごと投与群（n＝76，D群）のランダム化第Ⅱ相試験では，主要評価項目の奏効率は46％ vs. 63％ vs. 74％ vs. 39％とnab-TX毎週投与群（B群，C群）が良好な傾向にあった．PFSでは，10.0ヵ月 vs. 7.5ヵ月 vs. 14.6ヵ月 vs. 7.8ヵ月とnab-PTX 150mg/m^{2}のC群が最も良好であった．特に，ドセタキセルに対しては，HR：0.568であり，有望な結果であった．好中球数減少はドセタキセル群でGrade3以上が94％であったのに対し，nab-PTX群は最も高用量のC群で44％であった．末梢性感覚ニューロパチーについては，Grade3以上のものでドセタキセル群が12％であったのに対し，nab-PTXのA～C群では8～17％であった（$P＝0.083$）．このため，承認された用量ではないものの，nab-PTXの毎週投与は効果・忍容性は良好であり，150mg/m^{2}の毎週

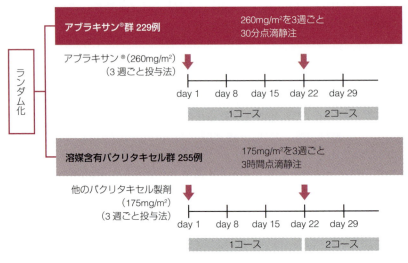

図2　CA012-0試験の試験デザイン

表1 国際第Ⅲ相試験におけるnab-PTXとPTXの有害事象の比較

	nab-PTX群（%）(n=229)		PTX製剤群（%）(n=225)	
	全体	Grade3以上	全体	Grade3以上
好中球	181（80）	77（34）	183（82）	118（53）
白血球	162（72）	15（7）	176（79）	25（11）
血小板	27（12）	1（<1）	33（15）	2（<1）
ヘモグロビン	105（46）	3（1）	96（43）	1（<1）
疲労	89（39）	14（6）	73（32）	4（2）
発熱	26（11）	2（<1）	17（8）	1（<1）
脱毛	207（90）	0（0）	211（94）	0（0）
顔面の発作性潮紅	6（3）	0（0）	30（13）	0（0）
悪心	67（29）	6（3）	46（20）	1（<1）
下痢	57（25）	1（<1）	29（13）	2（<1）
嘔吐	37（16）	5（2）	19（8）	2（<1）
口内炎/咽頭炎	34（15）	4（2）	28（12）	1（<1）
好中球数が不明な感染	35（15）	8（3）	31（14）	4（2）
神経障害-知覚性	163（71）	24（10）	124（55）	5（2）
関節痛	73（32）	14（6）	69（31）	7（3）
筋痛	61（27）	16（7）	67（30）	3（1）
その他の四肢痛	26（11）	2（<1）	18（8）	1（<1）

（文献7）より引用）

投与法は初回化学療法として検討した4群の中では有効性が高かったと結論を付けた[10]．全生存期間（OS）については，その後アップデートされた結果では，A群：B群：C群：D群で，27.7ヵ月：26.2ヵ月：33.8ヵ月：22.6ヵ月と同様にnab-PTX 150mg/m^{2}の毎週投与群で最も良好であったため，比較第Ⅲ相試験での検証が期待された[11]．

2. 転移性乳癌に対するnab-PTX併用

▶ **併用療法**：転移再発乳癌に対する一次治療として，72人を対象にnab-PTX 125mg/m^2（day 1, 8, 15, 4週ごと）とHER2陽性患者ついてはトラスツズマブ2mg/kg（初回4mg/kg）毎週投与）を併用した第Ⅱ相試験（ABX006試験）が実施された．評価可能患者64人のうち，ハーセプチン併用群（n=21）で52.4%，nab-PTX単剤群（n=42）で38.1%の奏効率であった．PFSについては併用群で18.7ヵ月，単剤群で12.8ヵ月，OSでは併用群で36.8ヵ月，単剤群で27.3ヵ月であった[12]．この結果，nab-PTXの毎週投与は転移再発乳癌に対して安全かつ有効であり，HER2陽性患者へのトラスツズマブの追加は有効であると考えられた．

▶ 治癒切除不能な膵癌同様，ゲムシタビン（GEM）との併用でも探索的な研究がされている．転移再発乳癌患者に対し，初回化学療法としてnab-PTX＋GEM併用療法の第Ⅱ相試験（N0531試験）では，対象患者50人に対し，GEM 1,000mg/m^2（day 1, 8, 3週ごと）＋nab-PTX 125mg/m^2（day 1, 8, 3週ごと）を併用した試験では，奏効率が50%，PFS 7.9ヵ月と良好な傾向にあった．毒性については，Grade3以上の好中球数減少が54%，血小板数減少が12%で発現した．末梢性感覚ニューロパチーについては，6%のみにとどまった[13]．

- カペシタビンとの併用では，転移再発乳癌に対する第Ⅱ相試験では，nab-PTX 125mg/m^2（day 1，8，3週ごと）+カペシタビン 1,650mg/m^2（day 1～15，3週ごと）を50人に実施した．奏効率は61%と良好で，PFS 10.6ヵ月，OS 19.9ヵ月となっていた．毒性に関しても，Grade3以上の毒性は，10%以下で好中球数減少，疲労，手足症候群，粘膜炎，皮疹，疼痛がみられたのみであった．末梢性感覚ニューロパチーは1人で認められた[14]．

- 化学療法既治療のHER2陽性転移再発乳癌に対し，60人でnab-PTX/ラパチニブ併用療法の臨床第Ⅱ相試験では，nab-PTX 100mg/m^2（day 1，8，15，4週ごと，6コースまで）+ラパチニブ 1,250mg/日（連日，6コース以降は単剤）併用療法の安全性を検討した．しかし，この試験では，最初に治療を受けた5人中5人でGrade3の毒性（4人で好中球数減少症，1人で発熱性好中球減少症と下痢）が発現したため，その後はプロトコルを変更し，ラパチニブの投与量を1,000mg/m^{2}に減量した．主要評価項目である奏効率は53%，副次的評価項目のPFS 39.7週間であった[15]．

- また，nab-PTX 100mg/m^2（day 1，8，15，4週ごと）/カルボプラチン（AUC 2，day 1，8，15，4週ごと）/トラスツズマブ（2mg/kg，毎週投与．初回は4mg/kg）を併用した，32例の化学療法未治療HER2陽性乳癌を対象とした第Ⅱ相試験（CA016試験）も実施された．この試験では，初回の3例でnab-PTX 75mg/m^{2}としていたが，Grade3以上の重篤な有害事象が出現しなかったため，nab-PTX 100mg/m^{2}へ用量を漸増した．また，13例中4例でカルボプラチンに対する過敏反応が発現したため，カルボプラチン（AUC 6，day 1，4週ごと）とプロトコルを変更した．奏効率は63%であり，PFSは16.6ヵ月であった．Grade3以上の血液毒性は，好中球数減少が50%，白血球減少が47%でみられたものの，貧血，血小板数減少はそれぞれ6%と3%であった．末梢性感覚ニューロパチーは3%，疲労が16%であったものの，概ね良好な治療成績と考えられた[16]．

- 血管新生阻害薬であるベバシズマブとの併用では，3週ごと，2週ごとおよび毎週投与でのnab-PTX+ベバシズマブ併用療法のランダム化第Ⅱ相試験（CA023試験）が実施されている．この試験では，HER2陰性乳癌208人を対象とし，nab-PTX 260mg/m^2+ベバシズマブ15mg/mgを3週ごと（A群，n=76），nab-PTX 260mg/m^2+ベバシズマブ10mg/mg+ペグフィルグラスチムもしくはフィルグラスチム併用を2週ごと（B群，n=55）および，nab-PTX 130mg/m^2/毎週+ベバシズマブ10mg/mgを2週ごと（C群，n=81）のレジメンを比較した．その結果，奏効率がA群で45%，B群で31%，C群で46%とA群とC群では有意差を認めなかった（n=0.664）．OSに関しても，A群で21.3ヵ月，B群で19.0ヵ月，C群で23.7ヵ月といずれも有意差を認めなかった（P=0.65）．毒性については，好中球減少症，貧血，関節痛，下痢，爪の変化でC群で発現割合が高い傾向にあった．しかし，Grade3以上の末梢性感覚ニューロパチーの発現割合はいずれの群でも33～56%と高い割合で出現した（P=0.407）．末梢性感覚ニューロパチーによる治療中止例は，A群で19%，B群で43%，C群で27%がみられた．nab-PTX毎週投与のC群で治療成績が良好な傾向にあるものの，末梢性感覚ニューロパチーによる治療中止例がみられたため，3週連続投与後に1週休薬のレジメンも検討されると考えられた[17]．その他，未治療のHER2陰性の転移性乳癌患者を対象とし，GEM 1,500mg/m^2（day 1，15，4週ごと）+nab-PTX 150mg/m^2（day 1，15，4週ごと）+ベバシズマブ10mg/kg（day 1，15，4週ごと）の併用療法の安全性を探索した第Ⅱ試験（ABX074試験）では，奏効率75.9%，病勢制御割合93.1%であった．PFSは10.4ヵ月と有望な結果であり，

第Ⅲ相試験での検証が期待された[17].

▶ トリプルネガティブの転移再発性乳癌（TNBC）では，初回治療としてnab-PTX 100mg/m^2（day 1, 8, 15, 4週ごと）＋カルボプラチン（AUC 2, day 1, 8, 15, 4週ごと）＋ベバシズマブ（10mg/kg, day 1, 15, 4週ごと）を併用し，34例を対象として第Ⅱ相試験を実施した．奏効割合は85.4％と高く，無増悪生存期間は9.2ヵ月であった．毒性に関しても，Grade3以上の血小板数減少症が18％，好中球数減少症が53％で認められたが，非血液毒性では高血圧，疲労，末梢性感覚ニューロパチーがそれぞれ2人までに認められたのみで忍容性が良好であった[18].

▶ 65歳以上の患者に絞ったCA012試験とCA024試験のpost hocの統合解析では，少数の解析ではあったものの，初回化学療法では，溶媒含有PTX群（n＝10）の奏効割合30％，PFS 3.4ヵ月であったのに対し，nab-PTX群（n＝14）では奏効割合50％，PFS 6.7ヵ月（HR：0.223, $P＝0.014$）とnab-PTXで良好な傾向にあった[19].

3. その他：根治手術可能な乳癌に対する周術期の化学療法

a 術前化学療法のエビデンス

▶ 術前化学療法のエビデンスは，いくつかの第Ⅱ相試験がある．66人の局所進行乳癌を対象に，nab-PTX 100mg/m^2を12コース行い，その後，2〜3週間後よりFEC療法（5-FU 500mg/m^2＋エピルビシン100mg/m^2（トラスツズマブ併用なし）もしくは75mg/m^2（トラスツズマブ併用あり）＋シクロホスファミド500mg/m^2）を3週ごと，4コース逐次投与を行った第Ⅱ相試験（NSABP FB-AX-003）では，病理学的完全奏効（pCR）割合は17％であった．忍容性は良好であり，2年無増悪生存期間が81％，2年生存割合は95％であった[20]．また，術前にGEM 2000mg/m^2＋エピルビシン50mg/m^2＋nab-PTX 175mg/m^2＋翌日，ペグフィルグラスチム6mgをそれぞれ2週ごとに投与し，6コース実施し，術後，さらにGEM 2,000mg/m^2＋nab-PTX 220mg/m^2＋翌日，ペグフィルグラスチム6mgを4コース実施するdose denseレジメンの第Ⅱ相試験（ABX002試験）のデータ（n＝116）では，pCR割合は20％であった．PFSは35ヵ月，3年生存割合が48％，OSは未到達であった．3年生存割合は86％であり，毒性もGrade3/4の発現割合については軽度であった．このため，忍容性があり，既存の治療と類似すると考えられた[21]．HER2陰性乳癌に対しては，StageⅡおよびⅢの33人を対象とし，nab-PTX 100mg/m^2（day 1, 8, 15, 4週ごと）＋カルボプラチン（AUC 2, day 1, 8, 15, 4週ごと）＋ベバシズマブ（10mg/kg, day 1, 8, 4週ごと）を5コース実施した第Ⅱ相試験では，ER陽性/PR陽性ではpCR割合が0％であったものの，TNBCでは50％であった．毒性については，Grade3/4の好中球数減少が70％，疲労が21％でみられたものの，Grade3の血小板数減少や貧血，高血圧，末梢性感覚ニューロパチーや創離開が1ないしは2人で認められたのみであった[22].

▶ その他，アンスラサイクリン逐次投与のレジメンでは，54名のT1c-3N0-2M0を対象とし，nab-PTX 260mg/m^2＋シクロホスファミド600mg/m^2を3週ごと，4コース実施し，その後，FEC療法（5-FU 500mg/m^2＋エピルビシン100mg/m^2＋シクロホスファミド500mg/m^2）を3週ごと，4コース逐次投与を行うレジメンの第Ⅱ相試験では，pCR割合が37％であった．

Grade3/4の血液毒性は好中球数減少が30％までに認められたものの，その他，末梢性感覚ニューロパチーや疲労などは少数に留まり，忍容性の高いレジメンと考えられた[23]．

▶ HER2陽性乳癌を対象とし，分子標的薬を併用する試験については，StageⅠ～ⅢのHER2陽性乳癌30人を対象とし，nab-PTX 260mg/m²を3週ごと，ラパチニブ1,000mg/日連日投与を実施し，奏効率は82.8％，pCR割合は17.9％であった．Grade3以上の毒性は1人，下痢が5人にみられたのみで，左室駆出率（LVEF）の有意な低下はなく，アンスラサイクリン系を含まないレジメンの選択肢となり得ると考えられた[24]．

▶ また，StageⅡA～ⅢCのHER2陽性乳癌28人を対象とし，nab-PTX 100mg/m²（day 1，8，15，4週ごと）＋カルボプラチン（AUC 6，4週ごと）＋トラスツズマブ（2mg/kg，day 1，8，15，22，4週ごと，初回4mg/kg）＋ベバシズマブ（5mg/kg，day 1，8，15，22，4週ごと）を6コース実施し，術後，トラスツズマブ（6mg/kg，3週ごと）＋ベバシズマブ（15mg/kg，3週ごと）を54週間実施する第Ⅱ相試験（ABX037試験）では，評価が可能だった26人で奏効率が96％，pCR割合が54％であり，Grade3/4の好中球数減少が40％，高血圧および高血糖が11％でも認め，Grade3の血小板数減少，創離開，左駆出率低下，疼痛が1人で認められたのみであった[25]．アンスラサイクリン系を併用しない術前化学療法はその他，トラスツズマブ2mg/kgを毎週投与（初回は4mg/kg）を併用し，nab-PTX 260mg/m² 2週ごと，4コースからVNR 25mg/m²毎週投与，12週間の逐次投与とする，HER2陽性乳癌27人を対象とした第Ⅱ相試験もある．この試験では27人を対象とし，奏効率が100％，pCR割合が48.1％であった．ER陽性/PR陽性（n＝11）では，pCR割合が18.2％であったのに対し，ERおよびPR陰性（n＝16）では68.8％と良好な傾向にあった．pCRに基づいた無病生存期間（DFS）に有意差を認めなかった（$P=0.73$）．毒性については，Grade3/4の血液毒性が25％までに認められたものの，非血液毒性は軽度であった[26]．一方，わが国で実施されたアンスラサイクリン基軸化学療法から逐次nab-PTX＋トラスツズマブ併用療法の第Ⅱ相試験も行われた．45人のStageⅠ～ⅢAのHER2陽性乳癌を対象とし，FEC療法（5-FU 500mg/m²/エピルビシン100mg/m²/シクロホスホミド500mg/m²，3週ごと）もしくはEC療法（エピルビシン90mg/m²/シクロホスファミド600mg/m²，3週ごと）を4コース実施し，その後，トラスツズマブ6mg/kgを毎週投与（初回は8mg/kg）＋nab-PTX 260mg/m²を3週ごとに4コース逐次投与するレジメンで，pCR割合はER陽性例（n＝28）で36％，ER陰性例（n＝17）で71％であった．この試験でも，Grade3/4の血液毒性がnab-PTX投与時に好中球数減少が11％，発熱性好中球減少症および血小板減少症が2％で出現し，非血液毒性は筋肉痛，関節痛および末梢性感覚ニューロパチーが7～9％で出現したのみで忍容性は良好と考えられた[27]．

▶ 検証的試験としては，1,200人を対象とし，nab-PTXと溶媒含有PTXを比較した第Ⅲ相試験（GBG69試験）では，溶媒含有PTX 80mg/m²毎週投与12コース行い，引き続きエピルビシン90mg/m²＋シクロホスファミド600mg/m²を3週ごと，4コース行い，手術を受ける標準治療群と溶媒含有PTXをnab-PTX 150mg/m²毎週投与とした試験治療群を比較した．この治療レジメンでは，HER2陽性の場合は，トラスツズマブ8mg/kg＋ペルツズマブ840mgを初回用量とし，その後，3週おきにトラスツズマブ6mg/kg＋ペルツズマブ420mg投与とした．その結果，主要評価項目であるpCR割合は標準治療群で29％，試験治療群で39％と試験治療群で良好な傾向にあった（オッズ比1.53，$P=0.001$）．しかし，治療完遂割合は，標準治療群で86.3％，試験治療群で79.0％であり（$P<0.001$），毒性が増強する傾向にあった．

しかし，Grade3/4の血液毒性には有意差はなく，また，非血液毒性ではGrade3/4の末梢性感覚ニューロパチーが試験治療群で優位に増えており（$P<0.001$），治療中断の原因となっていた．また，この試験では，効果予測因子として，SPARC（Secreted Protein, Acidic, Rich in Cysteines：オステオネクチン）陰性群，HER2陰性乳癌，TNBCで試験治療のpCR割合が良好な傾向にあった．さらに追加の長期追跡データにより，pCRの改善が意味のある延命効果につながるかを確認する必要がある．

▶ 肺癌では，nab-PTXの効果予測因子として，肺腫瘍間質の線維芽細胞由来のSPARCが候補となっている[28]．しかし，乳癌では後方視的解析でも腫瘍におけるSPARC発現とnab-PTXの有効性は関連しないと報告されている[29]．

b 早期乳癌に対する術後化学療法のエビデンス

▶ 早期乳癌に対する術後化学療法のエビデンスについては，開発途中のためいずれも第Ⅱ相試験に留まる．dose dense AC療法後のdose dense nab-PTXの安全性試験（パイロット試験）では，30人を対象として，アドリアマイシン60mg/m^2＋シクロホスファミド 600mg/m^2，2週ごとを4コース実施し，その後，nab-PTX 260mg/m^2，2週ごとを4コース行い，nab-PTX 4コース完遂割合が93％，nab-PTXの減量は31％であった．減量理由はGrade2, 3の末梢性感覚ニューロパチーが24％であった．nab-PTXの投与延期は31％であった．このため，忍容性は高く，毒性プロファイルは管理可能と考えられた[30]．

▶ また，nab-PTX＋シクロホスファミド（HER2陽性の場合はトラスツズマブ併用）の安全性試験では，nab-PTX 100mg/m^2，毎週投与＋シクロホスファミド600mg/m^2，3週ごとを4コース実施し，98％で治療を完遂することができた．Grade3以上の非血液毒性はほとんどなく，忍容性の高いレジメンと考えられた[31]．いずれも探索的な試験の結果であり，今後の治療開発が望まれる．

4. その他：nab-PTX療法誘発の末梢神経障害の管理

▶ 化学療法誘発性末梢神経障害のために効果的な予防的管理を検討した前向き臨床試験が行われた．nab-PTX 260mg/m^2，3週ごとを実施した乳癌患者14人を対象とし，7人は試験治療群としてストッキング，スリーブによる圧迫療法および牛車腎気丸，メコバラミン，ラフチジンなどの薬物療法を用い（3S群），7人はコントロール群として割付けされた．nab-PTX療法1コース後の末梢神経障害は3S群で1人，コントロール群で5人の結果であり，nab-PTXの平均投与量は3S群で77.1mg/m^2/週に対しコントロール群は64.7mg/m^2/週と有意差を認めた（$P=0.017$）．以上より末梢性感覚ニューロパチーの発生および重症化をコントロールする3S治療は，乳癌患者への推奨用量投与の補助となるだろうと結論づけられた．

▶ Grade3以上の高度な末梢神経障害〔高度の症状がある：身の回りの日常生活動作の制限（CTCAE ver. 4.0-JCOG）〕が発現した場合，Grade1（症状がない；深部腱反射の低下または知覚異常（CTCAE ver. 4.0-JCOG）〕に回復するまで投与を延期し，次のコースからは減量を考慮する．

5. 実際の投与方法

- 生理食塩水50mLフラッシュ（5分）　→　アブラキサン®260mg/m^2＋生理食塩水（1バイアル当たり20mLで溶解）（30分）　→　生理食塩水50mLフラッシュ（5分）

- day 1に上記スケジュールで3週ごとに投与する．

6. 臓器障害を有する患者に対する投与

- **腎機能障害**：腎障害時の減量基準は存在しない．腎障害のある肺癌患者でCBDCAとの併用の安全性を検証した試験では，CBDCA AUC6 day1，アブラキサン®100mg/m^2 day 1, 8, 15で投与され，day1，day15で血漿中のパクリタキセルの薬物動態は類似していた[32]（Clin Lung Cancer, 2015；16：112）．腎機能障害にない患者に投与したときの薬物動態と同一であった．

- **肝機能障害**：アブラキサン®は主に肝臓で代謝される．肝機能障害を有する薬物動態試験では，ビリルビンの上昇に伴い血中濃度が上昇することが知られており，有害事象が強く出る可能性があるため，減量を検討する．

7. まとめ

- nab-PTXは溶媒含有PTXと比較して，海外の比較第Ⅲ相試験の結果，より高い奏効率と無増悪期間の延長を示し，わが国では転移性乳癌に対して260mg/m^2，3週ごとレジメンの投与方法が承認されている．

- 溶媒含有PTXと比較し，血液毒性は軽度であったものの，末梢神経障害の毒性が多かった．

- アレルギーなどにより溶媒含有PTXが使用できない患者に対しては，nab-PTXは選択肢の一つになる．

（大熊ひとみ／田村研治）

参考文献

1) Desai N, et al : Increased antitumor activity, intratumor paclitaxel concentrations, and endothelial cell transport of cremophor-free, albumin-bound paclitaxel, ABI-007, compared with cremophor-based paclitaxel. Clin Cancer Res, 12: 1317-1324, 2006.
2) Cavaletti G, et al : Distribution of paclitaxel within the nervous system of the rat after repeated intravenous administration. Neurotoxicology, 21: 389-393, 2000.
3) Ibrahim NK, et al : Phase I and pharmacokinetic study of ABI-007, a Cremophor-free, protein-stabilized, nanoparticle formulation of paclitaxel. Clin Cancer Res, 8: 1038-1044, 2002.
4) Yamada K, et al : Phase I and pharmacokinetic study of ABI-007, albumin-bound paclitaxel, administered every 3 weeks in Japanese patients with solid tumors. Jpn J Clin Oncol, 40: 404-411, 2010.
5) Ando M, et al : Phase I and pharmacokinetic study of nab-paclitaxel, nanoparticle albumin-bound paclitaxel, administered weekly to Japanese patients with solid tumors and metastatic breast cancer. Cancer Chemother Pharmacol, 69: 457-465, 2012.
6) Ibrahim NK, et al : Multicenter phase Ⅱ trial of ABI-007, an albumin-bound paclitaxel, in women with metastatic breast cancer. J Clin Oncol, 23: 6019-6026, 2005.

7) 承認申請時資料, 研究報告書 NO.352, 2009.
8) Blum JL, et al : Phase II study of weekly albumin-bound paclitaxel for patients with metastatic breast cancer heavily pretreated with taxanes. Clin Breast Cancer, 7: 850-856, 2007.
9) Gradishar WJ, et al : Phase III trial of nanoparticle albumin-bound paclitaxel compared with polyethylated castor oil-based paclitaxel in women with breast cancer. J Clin Oncol, 23: 7794-7803, 2005.
10) Gradishar WJ, et al : Significantly longer progression-free survival with nab-paclitaxel compared with docetaxel as first-line therapy for metastatic breast cancer. J Clin Oncol, 27: 3611-3619, 2009.
11) Gradishar WJ, et al : Phase II trial of nab-paclitaxel compared with docetaxel as first-line chemotherapy in patients with metastatic breast cancer: final analysis of overall survival. Clin Breast Cancer, 12: 313-321, 2012.
12) Mirtsching B, et al : A phase II study of weekly nanoparticle albumin-bound paclitaxel with or without trastuzumab in metastatic breast cancer. Clin Breast Cancer, 11: 121-128, 2011.
13) Roy V, et al : Phase II trial of weekly nab (nanoparticle albumin-bound)-paclitaxel (nab-paclitaxel) (Abraxane) in combination with gemcitabine in patients with metastatic breast cancer (N0531). Ann Oncol, 20: 449-453, 2009.
14) Schwartzberg LS, et al : Phase II multicenter trial of albumin-bound paclitaxel and capecitabine in first-line treatment of patients with metastatic breast cancer. Clin Breast Cancer, 12: 87-93, 2012.
15) Yardley DA, et al : Phase II study evaluating lapatinib in combination with nab-paclitaxel in HER2-overexpressing metastatic breast cancer patients who have received no more than one prior chemotherapeutic regimen. Breast Cancer Res Treat, 137: 457-464, 2013.
16) Conlin AK, et al : Phase II trial of weekly nanoparticle albumin-bound paclitaxel with carboplatin and trastuzumab as first-line therapy for women with HER2-overexpressing metastatic breast cancer. Clin Breast Cancer, 10: 281-287, 2010.
17) Seidman AD, et al : Randomized phase II trial of weekly vs. every 2 weeks vs. every 3 weeks nanoparticle albumin-bound paclitaxel with bevacizumab as first-line chemotherapy for metastatic breast cancer. Clin Breast Cancer, 13: 239-246 e231, 2013.
18) Hamilton E, et al : Nab-paclitaxel/bevacizumab/carboplatin chemotherapy in first-line triple negative metastatic breast cancer. Clin Breast Cancer, 13: 416-420, 2013.
19) Aapro M, et al : Weekly nab-paclitaxel is safe and effective in ≥ 65 years old patients with metastatic breast cancer: a post-hoc analysis. Breast, 20: 468-474, 2011.
20) Robidoux A, et al : A phase II neoadjuvant trial of sequential nanoparticle albumin-bound paclitaxel followed by 5-fluorouracil/epirubicin/cyclophosphamide in locally advanced breast cancer. Clin Breast Cancer, 10: 81-86, 2010.
21) Yardley DA, et al : A phase II trial of dose-dense neoadjuvant gemcitabine, epirubicin, and albumin-bound paclitaxel with pegfilgrastim in the treatment of patients with locally advanced breast cancer. Clin Breast Cancer, 10: 367-372, 2010.
22) Mrozek E, et al : Phase II trial of neoadjuvant weekly nanoparticle albumin-bound paclitaxel, carboplatin, and biweekly bevacizumab therapy in women with clinical stage II or III HER2-negative breast cancer. Clin Breast Cancer, 14: 228-234, 2014.
23) Shigematsu H, et al : The efficacy and safety of preoperative chemotherapy with triweekly abraxane and cyclophosphamide followed by 5-Fluorouracil, epirubicin, and cyclophosphamide therapy for resectable breast cancer: a multicenter clinical trial. Clin Breast Cancer, 15: 110-116, 2015.
24) Kaklamani VG, et al : Pilot neoadjuvant trial in HER2 positive breast cancer with combination of nab-paclitaxel and lapatinib. Breast Cancer Res Treat, 132: 833-842, 2012.
25) Yardley DA, et al : Phase II study of neoadjuvant weekly nab-paclitaxel and carboplatin, with bevacizumab and trastuzumab, as treatment for women with locally advanced HER2+ breast cancer. Clin Breast Cancer, 11: 297-305, 2011.
26) Zelnak AB, et al : High pathologic complete response in Her2-positive, early-stage breast cancer to a novel nonanthracycline neoadjuvant chemotherapy. Clin Breast Cancer, 15: 31-36, 2015.
27) Tanaka S, et al : Phase II Study of Neoadjuvant Anthracycline-Based Regimens Combined With Nanoparticle Albumin-Bound Paclitaxel and Trastuzumab for Human Epidermal Growth Factor Receptor 2-Positive Operable Breast Cancer. Clin Breast Cancer, 15: 191-196, 2015.
28) Shao H, et al : Improved response to nab-paclitaxel compared with cremophor-solubilized paclitaxel is independent of secreted protein acidic and rich in cysteine expression in non-small cell lung cancer. J Thorac Oncol, 6: 998-1005, 2011.
29) Schneeweiss A, et al : Efficacy of nab-paclitaxel does not seem to be associated with SPARC expression in metastatic breast cancer. Anticancer Res, 34: 6609-6615, 2014.
30) Robert N, et al : Adjuvant dose-dense doxorubicin plus cyclophosphamide followed by dose-dense nab-paclitaxel is safe in women with early-stage breast cancer: a pilot study. Breast Cancer Res Treat, 125: 115-120, 2011.
31) Yardley D, et al : A pilot study of adjuvant nanoparticle albumin-bound (nab) paclitaxel and cyclophosphamide, with trastuzumab in HER2-positive patients, in the treatment of early-stage breast cancer. Breast Cancer Res Treat, 123: 471-475, 2010.
32) Langer CJ1, et al : Weekly nab-paclitaxel in combination with carboplatin as first-line therapy in patients with advanced non-small-cell lung cancer : analysis of safety and efficacy in patients with renal impairment. Clin Lung Cancer, 16(2):112-120, 2015.

■ 転移・再発乳癌に対する薬物療法

11 ベバシズマブ
臨床試験と実際の投与方法・支持療法

▶ ベバシズマブは手術不能または再発乳癌において2011年9月に国内で承認された血管内皮細胞増殖因子（VEGF）に対するモノクローナル抗体薬である．大腸癌，卵巣癌，肺癌などでも承認されており，固形癌治療における重要な治療薬として世界中で使用されている．VEGFのうちVEGF-Aに特異的に結合し，これがVEGFR-1, 2に結合することを阻害することで，腫瘍血管新生を阻害し，腫瘍増殖を抑制する．また，腫瘍内血管透過性を正常化することにより腫瘍内圧を低下させ抗癌薬の効果を増強すると考えられている．

▶ 近年，進行乳癌におけるベバシズマブの適切な使用を目指して複数の試験が報告されている．ここではその用途別に臨床試験を紹介し，また，毒性に関するいくつかの注意点を紹介する．

ベバシズマブのbeyond progression diseaseにおける有用性

▶ **TANIA試験**（第Ⅲ相試験）[1]：一次治療で化学療法/ベバシズマブに不応性となった患者における二次治療での他の化学療法/ベバシズマブ vs. 他の化学療法単剤を比較した試験．一次評価項目は無増悪生存期間（PFS）で，二次評価項目で全生存期間（OS），奏効率や安全性を比較する．
・HER2陰性転移・再発乳癌患者494例に対して化学療法/ベバシズマブ施行後のベバシズマブの上乗せ効果を調べた試験．
・ベバシズマブ併用群でPFSの延長が示された（6.3ヵ月 vs. 4.2ヵ月，HR：0.75，$P=0.0068$）．
・beyond PDでのベバシズマブの継続に意義のある可能性が示されたが，OSに与える影響は明らかではない．実臨床におけるベバシズマブは現時点で推奨されない．

Switch maintenanceにおけるベバシズマブの有用性

▶ **IMELDA試験**（第Ⅲ相試験）[2]：ドセタキセル/ベバシズマブによる一次治療後でのベバシズマブ/カペシタビン vs. ベバシズマブ単剤によるメンテナンス治療の比較．
・HER2陰性転移性乳癌患者でドセタキセル/ベバシズマブ治療によりSD以上の効果が得られた284例に対してメンテナンス治療の比較を行っている．
・カペシタビン/ベバシズマブ群でPFSおよびOSの延長が示された（PFS 11.9ヵ月 vs. 4.3ヵ月，HR：0.38，$P<0.0001$，OS 39.0ヵ月 vs. 23.7ヵ月，HR：0.43，$P=0.0003$）．
・ベバシズマブ/カペシタビンによる維持療法の効果が示された．しかしこの試験ではカペシタビンでの維持療法単独群がなく，ベバシズマブ/カペシタビンがカペシタビン単独療法と比較してどれほど優れるかについては証明されていない．

ベバシズマブが有効な患者選択のためのバイオマーカースタディー

▶ **MERiDiAN試験**（第Ⅲ相試験）[3]：血漿VEGF-A（pVEGF-A）を層別化に用いたパクリタキセル/ベバシズマブ vs. パクリタキセル/プラセボの比較.

- HER2陰性転移・再発乳癌患者471人に対して試験群のPFSの優越性および，pVEGF-A高値群のサブグループ解析でのPFSの優越性をみた試験.
- 全体，あるいはpVEGF-A高値群のサブセット，どちらの解析でもPFSの延長は示された（ITT群11.0ヵ月 vs. 8.8ヵ月，HR：0.68，$P=0.0007$，pVEGF高値群9.6ヵ月 vs. 7.3ヵ月，HR：0.64，$P=0.0038$）.
- pVEGF-A値がPFSに与える影響は小さく（$P=0.4619$），効果予測因子としての有用性を示唆する結果とはならなかったが，全体としてE2100の再現性がとれた試験として意義があると考えられた（図1）.
- 大腸癌や肺癌などの他癌種を含め，ベバシズマブが有効な患者を選択するためにpVEGF-Aは有用でないと考えられる.

内分泌治療へのベバシズマブ追加効果

▶ **LEA試験**（第Ⅲ相試験）[4]：閉経後ホルモン陽性乳癌の一次治療における内分泌療法/ベバシズマブ vs. 内分泌療法/プラセボを比較した試験.

- 閉経後のHER2陰性ホルモン陽性転移・再発乳癌患者380人を対象としてレトロゾール（2.5mg）もしくはフルベストラント（250mg）にベバシズマブ（15mg/kg，q3w）を上乗せすることでホルモン耐性化を阻害できるかを検証した.
- ベバシズマブ併用群でPFSの延長はみられたものの，有意差には至らなかった（プラセボ群13.8ヵ月 vs. ベバシズマブ群18.4ヵ月，HR：0.83，$P=0.14$）．またOSについても有意差を示すことはできなかった（42ヵ月 vs. 41ヵ月，HR：1.18，$P=0.469$）.

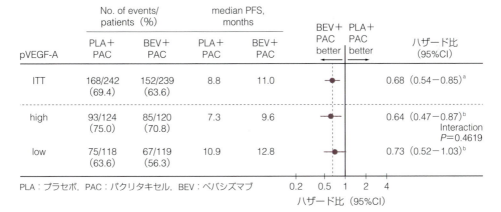

図1　MERiDiAN試験：ベースラインpVEGF-AレベルによるPFS
　a：術後化学療法，ER/PgR status，ベースラインpVEGF-Aを用いて層別化
　b：術後化学療法，ER/PgR statusを用いて層別化

ベバシズマブ併用下での5-FUの有効性を検討

- ▶ **TOURANDOT試験**（第Ⅲ相試験）[5]：一次治療としてのパクリタキセル/ベバシズマブ vs. カペシタビン/ベバシズマブ.
- ・HER2陰性転移・再発乳癌患者564人に対してカペシタビン/ベバシズマブのOSにおける非劣勢をみた試験.
- ・OSはパクリタキセル群30.2ヵ月に対してカペシタビン群26.1ヵ月（HR：1.02，$P=0.070$）と，カペシタビンの非劣勢が示された.
- ・ベバシズマブの上乗せ効果をみた試験ではない.
- ・この試験では，サブグループ解析において閉経前の患者およびBody Surface Area（BSA）$\geq 1.8m^2$の患者でパクリタキセル/ベバシズマブの方が優れている可能性が示された.

肝・腎機能等障害時の減量規定

- ▶ 現在添付文書上は肝障害減量規定，腎障害減量規定についてのコメントはない．また，これまでの臨床試験においてベバシズマブの減量を規定したものはなく基本的にはベバシズマブに伴う毒性が出現した際には休薬・中止による調整を行う.

- ▶ 1％未満の頻度でBUN増加，血中クレアチニン増加の報告，5％以上または頻度不明の有害事象として肝機能異常の報告があり，添付文書上では出現時には適切な処置を行うこととされている[6].

その他注意を要する主な副作用とその減量基準

＊Grade分類はCTCAE ver.3.0に準じる

1. 高血圧

- ▶ 国内での第Ⅱ相臨床試験（JO19901試験）での発現頻度[8].
- ・高血圧は全Gradeで62例（51.7％）に生じており，Grade3以上の高血圧は20例（60.7％）に出現した.
- ・**休薬・中止基準**：Grade3（2種類以上の降圧薬または以前より集中的な治療を必要とする）：血圧がコントロール可能になるまで休薬（1ヵ月以上コントロール不良の場合は中止）．Grade4〔生命を脅かす（例：高血圧性クリーゼ）〕：投与中止，以後再投与はしない.

2. タンパク尿

- ▶ 国内での第Ⅱ相臨床試験（JO19901試験）での発現頻度[8].
- ・タンパク尿は全Gradeで71例（59.2％）に生じたが，Grade3以上のタンパク尿の発現は認められなかった.
- ・**休薬・中止基準**：Grade2（2+〜3+または1.0〜3.5g/24hr）・Grade3（4+または＞3.5g/24hr）：Grade1以下に回復するまで休薬（ただし，Grade2であっても24時間蓄尿による定量検査を実施し，タンパク尿が2g/24hr以下であれば投与可能）．Grade4（ネフローゼ症候

3. うっ血性心不全

- ▶ 国内での第Ⅱ相臨床試験（JO19901試験）での発現頻度[8]．
- ・うっ血性心不全は120例中2例（1.7％）に発症し，Grade3以上の心不全は認められなかった．
- ・**休薬・中止基準**：発現例も少なく，明確な休薬・中止基準はないが，各臨床試験では臨床上問題となる心臓血管系疾患を有する患者は除外されていた．

4. 出血

- ▶ 国内での第Ⅱ相臨床試験（JO19901試験）での発現頻度[8]．
- ・出血は120例中95例（79.2％）に出現し，Grade3以上の出血は3例（2.5％）であった．
- ・**休薬・中止基準**：肺出血（喀血）または重度の出血が現れた際はベバシズマブの投与を中止し，再投与は行わない．

5. 血栓塞栓症

- ▶ 国内での第Ⅱ相臨床試験（JO19901試験）での発現頻度[8]．
- ・動脈血栓塞栓症では120例中1例（0.8％）でGrade4の脳梗塞の発現が認められた．静脈血栓塞栓症は120例中5例（4.2％）に発現し，Grade3以上の塞栓症は2例（1.6％）に認められた．
- ・**休薬・中止基準**：異常が認められた場合はベバシズマブの投与を中止する．動脈血栓塞栓症が現れた場合には再投与は行わない．

6. 創傷治癒遅延

- ▶ 国内での第Ⅱ相臨床試験（JO19901試験）での発現頻度[8]．
- ・創傷治癒遅延は120例中6例（5.0％）で認められたが，Grade3以上の創傷治癒遅延は認めていない．
- ・**休薬・中止基準**：創傷治癒遅延による合併症が現れた場合には，創傷が治癒するまでベバシズマブの投与を中止する．

7. 消化管穿孔

- ▶ 国内での第Ⅱ相臨床試験（JO19901試験）での発現頻度[8]．
- ・国内の臨床試験では発現は認めていない．しかし海外のE2100試験の結果では363例中2例（0.6％）にGrade4の消化管穿孔を認めている[10]．
- ・**休薬・中止基準**：消化管穿孔が現れた際には投与を中止し，再投与しない．

8. 瘻孔

- ▶ 国内での第Ⅱ相臨床試験（JO19901試験）での発現頻度[8]．
- ・瘻孔は120例中1例（0.8％）にGrade1の肛門周囲膿瘍の発現が認められた．

表1　E2100試験　中止・休薬基準

事象		中止・休薬基準
治療を要する血栓症		・中止
動脈血栓塞栓症	Grade3以上	・中止
	Grade2	・中止（新規発症，またはベバシズマブ投与により悪化）
中等度または重度の出血；入院，輸血および介入を必要とするもの		・中止
コントロール不能または症候性の高血圧		・中止
タンパク尿（≧＋1）の場合は1度休薬 24時間蓄尿による定性検査を実施	＜0.5g/24hr	・投与可
	≧0.5〜≦2g/24hr	・投与可 ・24時間蓄尿による定性検査を4週ごとに実施
	＞2g/24hr	・≦2g/24hrに改善するまで休薬 ・24時間蓄尿による定性検査を4週ごとに実施
肝機能検査異常	Grade3	・Grade1以下に回復するまで休薬 ・投与再開後，再発が認められた場合は中止
その他の非血液毒性	Grade3以上	・Grade1以下に回復するまで休薬 ・Grade3の事象が3週間を超えて遷延，もしくは再発が認められた場合は中止

有害事象のGradeはE2100試験ではNCI-CTC ver.2.0に準拠

・休薬・中止基準：瘻孔が認められた際には投与は中止，気管食道瘻または重度の瘻孔が現れた際には再投与は行わない．参考までに海外E2100試験における中止・休薬基準を**表1**に示す[9]．

▶進行乳癌における薬物療法の選択には患者の背景やバイオロジーを考慮に入れて総合的に行う必要がある．また，毒性や経済的負担などからくる負の部分にも十分配慮して患者の療養生活を支えてゆきたい．

（渡邉諭美／鶴谷純司）

参考文献

1) von Minckwitz G, et al : Bevacizumab plus chemotherapy versus chemotherapy alone as second-line treatment for patients with HER2-negative locally recurrent or metastatic breast cancer after first-line treatment with bevacizumab plus chemotherapy (TANIA): an open-label, randomised phase 3 trial. Lancet Oncol, 15(11):1269-1278, 2014.
2) Miles DW, et al : Phase III study of bevacizumab plus docetaxel compared with placebo plus docetaxel for the first-line treatment of human epidermal growth factor receptor 2-negative metastatic breast cancer. J Clin Oncol : official journal of the American Society of Clinical Oncology, 28(20):3239-3247, 2010.
3) Gligorov J, et al : Maintenance capecitabine and bevacizumab versus bevacizumab alone after initial first-line bevacizumab and docetaxel for patients with HER2-negative metastatic breast cancer (IMELDA): a randomised, open-label, phase 3 trial, Lancet Oncol, 15(12):1351-1360, 2014.
4) Miles D, et al : 1866 First results from the double-blind pracebo-controlled randomised phase III MERiDiAN trial prospectively evaluating plasma VEGF-A in patients receiving firest-line paclitaxel ± bevacizumab for HER2-negative metastatic breast cancer, EJC (51):287-288, 2015.
5) Martin M, et al : Phase III trial evcaluating the addition of bevacizumab to endocrine therapy as first-line treatment for advanced breast cancer-First efficacy results from the LEA study. SABCS 2012; Abstract S1-7.
6) Zielinski C. C, et al : Final results for overall survival, the primary endpoint of the CECOG TURANDOT prospective randomized trial evaluating bevacizumab-paclitaxel vs bevacizumab-capecitabine for HER2-negative locally recurrent/metastatic breast cancer. Abstract #1800 ECC 2015.
8) アバスチン®点滴静注用100mg/4mL・400mg/16mL 適正使用ガイド（乳癌），2014年6月改訂
9) Aogi K, et al : First-line bevacizumab in combination with weekly paclitaxel for metastatic breast cancer: efficacy and safety results from a large, open-label, single-arm Japanese study. Breast Cancer Res Treat, 129(3):829-838, 2011.
10) Miller K, et al : Paclitaxel plus bevacizumab versus paclitaxel alone for metastatic breast cancer. N Engl J Med, 357(26):2666-76, 2007.

■転移・再発乳癌に対する薬物療法

12 エベロリムス
臨床試験と実際の投与方法・支持療法

▶ mTOR阻害薬であるエベロリムス（アフィニトール®）は，根治切除不能または転移性の腎細胞癌に対しわが国では2010年に承認され，後述するBOLERO-2試験で有意にPFSを延長したことにより，2014年に手術不能または再発乳癌に対しても適応が拡大された．

▶ mTORとは，mammalian target of rapamycinの略で，腫瘍の増殖・成長・血管新生を司る調節因子であり，PI3K-AKTシグナル伝達経路のさらに下流に位置する．エベロリムスはmTORを阻害して細胞増殖を抑制するが **(図1)**，歴史的には臓器移植時の免疫抑制薬として使用されてきた経緯も有する．経口薬で受け入れられやすいという特長を持つ一方，間質性肺炎や口内炎など，治療継続の可否を左右する有害事象を高頻度に呈するため，それらの適切なマネジメントが治療成功の鍵を握るといっても過言ではない．

作用機序

▶ mTORはPI3K-AKT経路という，いわゆる「生存シグナル経路」の下流に位置しており，腫瘍の増殖のみでなく，栄養やアポトーシスの誘導阻害にかかわる．具体的にはcyclinD1を介

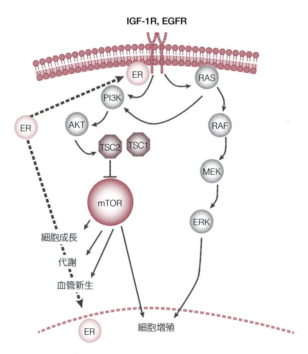

図1　癌のシグナル伝達経路

して細胞周期をG1期からS期に移行させ，さらに細胞膜に存在するGLUT-1の発現を促して解糖系を活性化させてグルコースの取り込みを促進する．また，hypoxia inducible factor-1（HIF-1）の刺激によりVEGF（vascular endothelial growth factor）を産生し，血管新生を誘導する作用を持つ[1]．エベロリムスはこのmTORを阻害する薬剤であり，直接的な腫瘍増殖の抑制と血管新生阻害の2つの作用により，抗腫瘍効果を発揮すると考えられている．

投与方法

▶エベロリムス10mgを1日1回経口投与する．患者の状態によっては5mgに減量して投与する．エビデンスと臨床的意義を考慮すると，現時点ではエキセメスタンまたはタモキシフェンとの併用療法が勧められる．

1. 代謝と併用注意

▶エベロリムスは経口摂取後速やかに吸収され，投与後1〜2時間でCmaxに達し，血中半減期は30時間であった[2]．

▶エベロリムスの主な代謝酵素は小腸や肝に発現するCYP3A4であり，それによってエベロリムスは抗腫瘍活性のない代謝物に変換される．そのため，同様にCYP3A4で代謝される薬剤（アゾール系抗真菌薬，マクロライド系抗菌薬，カルシウム拮抗薬，シクロスポリンなど）やグレープフルーツジュースにより，CYP3A4の抑制または競合がおこり代謝が阻害され，エベロリムスの血中濃度が上昇するおそれがある．反対に，セイヨウオトギリソウ（セント・ジョーンズ・ワート）は代謝酵素を誘導し，代謝が促進されて血中濃度が低下する可能性がある．代謝後は，膜輸送体であるABCトランスポーターにより腸管内や胆汁中に排泄される[3]．

▶エベロリムスの吸収は食事の影響を受けやすく，高脂肪食の摂取後には，血中濃度が低下することが知られているため[4]，食後または空腹時に内服する必要がある．

▶ちなみに，免疫抑制作用により，生ワクチンは疾患発症のおそれがあるため併用は禁忌，インフルエンザワクチンなどの不活化ワクチンは投与しても効果を得られない可能性があるので注意が必要である（適正使用ガイドより）．

2. 減量

▶有害事象により減量を要する場合がある．原則的には，Grade2/3の有害事象を発症した場合は，Grade1になるまで休薬し，状態に応じて5mgまたは10mgで再開することが可能である（後述の有害事象の項を参照のこと）．

副作用と支持療法

▶エベロリムスの治療においては，特に副作用のマネジメントが重要となる．以下特に問題となる有害事象について述べる．

1. 間質性肺炎

▶ BOLERO-2試験において，副作用として報告された間質性肺炎の頻度を表1に示す．そもそも，一般的な薬剤性肺障害がどのような機序で発症するのかは不明な点が多いが，細胞傷害性薬剤によるⅡ型肺胞上皮・気道上皮細胞・血管内皮細胞に対する直接毒性や，免疫細胞の活性化などが考えられている．エベロリムスにおいて特筆すべきはその頻度であり，日本人に限ると，約4人に1人は間質性肺炎を発症している．ゲフィチニブに代表される各種分子標的薬での致死的肺障害の報告，特発性肺線維症の急性増悪の致死性，膠原病からの肺障害の重症度にも海外と差があることなどから，もともとの日本人の肺の脆弱性が一説にあるが，はっきりとはわかっていない[5]．

▶ ただし，エベロリムスの間質性肺炎は，ステロイドによく反応し，予後良好で死亡率が低い．そのため，症状がなく，経過中の画像検査で偶然見つかったような場合は（Grade1），慎重にフォローアップをしながら投与を継続することが可能である．症状を呈するGrade2に悪化した場合は，症状が改善するまで休薬し，必要に応じてステロイド投与を考慮する．日常生活に支障をきたす場合（Grade3）も，投与を中止したうえでステロイドによる治療を考慮する．Grade2/3は，症状が改善したら臨床的な有益性を鑑みて，有益性が危険性を上回ると判断される場合は5mgに減量して再開が可能であるが，Grade4の場合は，再投与は行わない（図2）．ステロイドの投与方法には定まったものはないが，重症例には，ステロイドパルス（メチルプレドニゾロン500～1,000mg/日，3日間）を行い，プレドニゾロン換算で0.5～1.0mg/kg/日で継続し漸減する[5]．

2. 口内炎（表2）

▶ 口内炎も，エベロリムスの治療継続の可否を左右する重要な有害事象の一つである．BOLERO-2試験において，口内炎は57％にみられたが，経口摂取に支障をきたすGrade3は8％に認められた[6]．また，日本人では9割に口内炎を認め，ほぼ必発の有害事象と言える．

▶ 発症時期は投与開始後1ヵ月以内が多く，特に最初の2週間が多いと言われている．支持療法としては，口腔内のうがい，歯磨きによる口腔内の清潔保持などの口腔ケアの指導を行う．

表1　BOLERO-2試験における間質性肺炎の頻度

全症例（n=482，日本人n=71を含む）　例数（％）

副作用	全Grade	Grade1	Grade2	Grade3	Grade4
肺臓炎	72 (14.9)	31 (6.4)	26 (5.4)	15 (3.1)	0
間質性肺疾患	15 (3.1)	6 (1.2)	7 (1.5)	2 (0.4)	0
肺浸潤	3 (0.6)	2 (0.4)	1 (0.2)	0	0
合計	87 (18.0)	36 (7.5)	34 (7.1)	17 (3.5)	0

国内症例（n=71）　例数（％）

副作用	全Grade	Grade1	Grade2	Grade3	Grade4
肺臓炎	19 (26.8)	10 (14.1)	7 (9.9)	2 (2.8)	0
間質性肺疾患	11 (15.5)	6 (8.5)	4 (5.6)	1 (1.4)	0
合計	29 (40.8)	15 (21.1)	11 (15.5)	3 (4.2)	0

（アフィニトール®適正使用ガイドより引用）

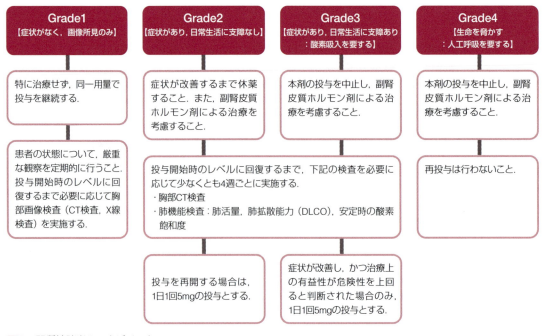

図2　間質性肺炎のマネジメント

（アフィニトール® 適正使用ガイドより引用）

表2　BOLERO-2試験における口内炎の発症頻度

全症例（n＝482，日本人n＝71を含む）　　　　　　　例数（％）

副作用	全Grade	Grade3	Grade4
口内炎	227 (57.5)	38 (7.9)	0
口腔内潰瘍形成	21 (4.4)	2 (0.4)	0
アフタ性口内炎	18 (3.7)	0	0
舌痛	5 (1.0)	0	0
舌炎	4 (0.8)	0	0
口唇潰瘍	4 (0.8)	0	0

国内症例（n＝71）　　　　　　　例数（％）

副作用	全Grade	Grade3	Grade4
口内炎	64 (90.1)	7 (9.9)	0
舌炎	3 (4.2)	0	0
口腔内潰瘍形成	1 (1.4)	0	0
舌痛	1 (1.4)	0	0

（アフィニトール® 適正使用ガイドより引用）

▶口内炎はGrade1であれば，投与継続可能であるが，Grade2以上になったらGrade1以下になるまで休薬する．再開する場合は，Grade2の場合は再度10mgで開始可能であるが，それでも再度Grade2で休薬を必要とする場合や，Grade3で休薬した場合は，次からは5mgに減量して再開する．Grade4の場合は，投与を中止し，以後の再投与は行わない．

3. B型肝炎再活性化と感染症

▶エベロリムスは，免疫抑制剤として使用されていた歴史があり，現在も少量で，臓器移植後の免疫抑制剤（サーティカン®）として使用されている．そのため，エベロリムス治療に当たってはB型肝炎の再活性化（*de novo* B型肝炎）に注意する必要があり，添付文書上も注意喚起が行われている．*de novo* B型肝炎では，各種抗癌薬やステロイド薬が免疫抑制状態を作り出し，そこで増殖したB型肝炎ウィルス（HBV）を，治療終了後の免疫回復期に宿主が排除しようとして強い排除反応が起こり，肝炎が再燃・劇症化すると考えられている．

HBs抗原陽性のウィルスキャリアだけでなく，HBs抗原陰性，HBs/HBc抗体陽性の，B型肝炎既往感染例でも，肝組織中や末梢単核球内に極微量のHBV DNAが存在し続けているといわれており，免疫抑制により再活性化が起こり得る．

▶ de novo B型肝炎は劇症化率が高く，劇症化すると致死的である[7]．厚生労働省の研究班より，de novo B型肝炎対策のガイドラインが示されており[8]，その中で，化学療法に先立ち全例にHBs抗原・HBs抗体・HBc抗体のスクリーニングを行うことを勧めている（p.415，**図1**）．de novo B型肝炎の特徴として，肝酵素の上昇に先立ち，HBV-DNAの増加がみられ，肝炎を発症してからでは，抗ウイルス薬を投与しても間に合わない可能性があるため，HBVのウイルスキャリアは治療開始1〜2週間前から抗ウイルス薬を内服開始し，抗原陰性の既往感染例でも，化学療法終了後少なくとも1年間までは月1度はDNAを測定して，DNAの上昇がみられたらすぐに抗ウイルス薬を投与することを勧めている．抗ウイルス薬は耐性のできにくいエンテカビルの使用を推奨している．

▶ また，B型肝炎だけでなく，帯状疱疹や真菌感染・結核などの日和見感染症にも罹患しやすくなるため，治療中の感染兆候には注意を払う必要がある．

4. その他の副作用

▶ BOLERO-2試験において10％以上に認められた副作用としては，発疹（33.8％），貧血（11.4％），高血糖（10.6％），血小板減少（10.4％），瘙痒症（10.0％）があった．

転移乳癌における臨床試験

1. 単剤での効果（第Ⅱ相試験）

▶ 転移再発乳癌に対する第Ⅱ相試験（n＝49）において，エベロリムス70mg週1回経口投与と，10mg連日経口投与が比較された．その結果，奏効率は週1回投与群で0％，連日投与群は12％であり，これをもとに以後の臨床試験では10mg連日経口投与が行われることになった[9]．

2. BOLERO-2試験

▶ 非ステロイド系AIに抵抗性のホルモン受容体陽性転移再発乳癌を対象に，エキセメスタン単剤または，エキセメスタン/エベロリムス併用群を比較した第Ⅲ相試験である（n＝724）．主要評価項目であるPFSではエキセメスタン単剤3.2ヵ月 vs. エベロリムス併用7.8ヵ月（HR：0.45，95％CI：0.38－0.54，$P<0.0001$）と有意な延長がみられ[6]，これをもとに，ホルモン受容体陽性閉経後乳癌に対しエベロリムスは承認された．しかしながら，副次評価項目であるOSでは有意差は認められなかった（エキセメスタン単剤26.6ヵ月 vs. エベロリムス併用31.0ヵ月，HR：0.89，95％CI：0.73－1.10，$P=0.1426$）[10]．

3. TAMRAD試験

▶ アロマターゼ阻害薬抵抗性の閉経後ホルモン受容体陽性HER2陰性転移・再発乳癌を対象

に，タモキシフェン20mg単剤とエベロリムス10mg併用群を比較した第Ⅱ相試験である（n＝111）．主要評価項目は6ヵ月時点の臨床的有用率（clinical benefit rate）で，タモキシフェン単独群の42.1％に対し，エベロリムス併用群では61.1％と有意に良好であった（$P=0.045$）．副次評価項目であるTTP（time to progression）では，タモキシフェン単剤の中央値が4.5ヵ月，エベロリムス併用で8.6ヵ月とこちらも有意に良好であった（HR；0.53, 95％CI：0.36－0.81, $P=0.0021$）．さらにOSも単剤32.9ヵ月，併用　未到達（HR；0.45（95％CI：0.24－0.81, $P=0.007$）でエベロリムス併用群が有意に優れるという結果が得られた[11]．

4. BOLERO-3試験

▶ HER2陽性転移再発乳癌に対し，トラスツズマブ/ビノレルビン/エベロリムス（5mg）とトラスツズマブ/ビノレルビン/プラセボを比較した第Ⅲ相試験である（n＝569）．全例トラスツズマブに抵抗性で，タキサンの前治療歴を有する．トラスツズマブ耐性とPI3K/Akt/mTOR経路の活性化の関連の可能性が示唆されており[12]，エベロリムスの投与によるトラスツズマブの有効性回復の可能性の検討も含めて試験は計画された．結果は，主要評価項目のPFSにおいて，エベロリムス群がプラセボ群に対し有意に延長を示した（エベロリムス群7.00ヵ月 vs. プラセボ群5.78ヵ月，HR；0.78, 95％CI；0.65－0.95, $P=0.0067$）．しかしながら，有意とはいってもわずか1.2ヵ月の延長であり，血液毒性を筆頭に，全般的にエベロリムス群で有害事象が多く認められ，ビノレルビンの減量も多く，SAEの発生はエベロリムス群で42％，プラセボ群で20％と，エベロリムス群で多い傾向がみられた．PI3Kの変異の有無やPTEN・S6の高低についても検討が行われたが，有意なバイオマーカーはみられなかった[13]．そのため，効果の割には有害事象が強く，他に治療選択肢の多いHER2陽性乳癌では，選択肢の一つとはなり得るものの，現時点では積極的な選択とはなりにくいかもしれない．なお，OSの解析は未発表である．

今後の展望

▶ ホルモン受容体陽性転移再発乳癌の場合，生命を脅かすような転移がない限り，まずは内分泌療法で治療を開始してできる限り長く内分泌療法を継続するという，いわゆるHortobagyiのアルゴリズムがいまだ原則となっている[14]．しかしながら，昨今の分子標的薬の開発の流れのなかで，エベロリムスは内分泌療法との併用の地位を確立し，さらにはCDK4/6阻害薬であるpalbociclibも内分泌療法との併用でPFSを延長して[15,16]，わが国での承認は目前という状況となった（2016年8月現在）．つまり内分泌療法か抗癌薬治療かという選択に，内分泌療法＋分子標的薬という選択肢が加わったわけであるが，分子標的薬といっても有害事象が比較的少ないものからエベロリムスのようにマネジメントの成否が治療継続にかかわるものまでさまざまである．また，SELECT-BC試験においてS-1がタキサンとの比較でOSの非劣性を証明したことにより[17]，ガイドラインでも転移再発乳癌の一次治療として経口5-FUがアンスラサイクリン・タキサンとともに推奨されるようになった．これらによって，Hortobagyiのアルゴリズムが提唱された時代の，「副作用の小さい内分泌療法，副作用の大きい抗癌薬治療」という概念が不明瞭になり，いつ，どの治療を行うかという選択肢がますます多様化してきているといえる．現在，ホルモン受容体陽性，HER2陰性の閉経後転移再発乳癌に対し，エベロリムス/エキセメスタン vs. カペシタビンを比較した第Ⅱ相試験（BOLERO-6）が進行中であり**（図4）**，その結果によっては，内分泌療法＋分子標的薬

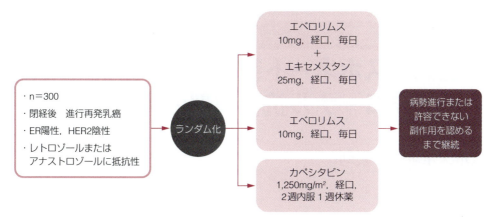

図4 BOLERO-6試験のプロトコル

から抗癌薬治療に移行するタイミングを決定する一助となる可能性があり，興味深く結果を待ちたい．

（小林　心／大野真司）

参考文献

1) Margariti N, et al : "Overcoming breast cancer drug resistance with mTOR inhibitors". Could it be a myth or a real possibility in the short-term future?. Breast Cancer Res Treat, 128(3): 599-606, 2011.
2) O'Donnell A, et al : Phase I pharmacokinetic and pharmacodynamic study of the oral mammalian target of rapamycin inhibitor everolimus in patients with advanced solid tumors. J Clin Oncol, 26(10): 1588-1595, 2008.
3) Kirchner GI, et al : Clinical pharmacokinetics of everolimus. Clin Pharmacokinet, 43(2): 83-95, 2004.
4) Kovarik JM, et al : Effect of food on everolimus absorption: quantification in healthy subjects and a confirmatory screening in patients with renal transplants. Pharmacotherapy, 22(2): 154-159, 2002.
5) 日本呼吸器学会編：薬剤性肺障害の診断・治療の手引き．メディカルレビュー社，2012.
6) Yardley DA, et al: Everolimus plus exemestane in postmenopaulsal patients with HR(+) breast cancer: BOLERO-2 final progression-free survival analysis. Adv Ther, 30(10): 870-884, 2013.
7) Ide Y, et al : Hepatitis B virus reactivation in adjuvant chemotherapy for breast cancer. Breast Cancer, 20(4): 367-370, 2013.
8) 日本肝臓学会編：免疫抑制・化学療法により発症するB型肝炎対策ガイドライン（第2.1版），2015.
9) Ellard S.L, et al : Randomized Phase II Study Comparing Two Schedules of Everolimus in Patients With Recurrent/Metastatic Breast Cancer: NCIC Clinical Trials Group IND.163. J Clin Oncol, 27(27): 4536-4541, 2009.
10) M. Piccart GN, et al : Everolimus plus exemestane for hormone-receptor-positive, human epidermal growth factor receptor-2-negative advanced breast cancer: overall survival results from BOLERO-2˚, An nals of Oncology, 25: 2357-2362, 2014.
11) Bachelot T, et al : Randomized Phase II Trial of Everolimus in Combination With Tamoxifen in Patients With Hormone Receptor-Positive, Human Epidermal Growth Factor Receptor 2-Negative Metastatic Breast Cancer With Prior Exposure to Aromatase Inhibitors: a GINECO Study. J Clin Oncol, 30(22): 2718-2724, 2012.
12) Nagata Y, et al : PTEN activation contributes to tumor inhibition by trastuzumab, and loss of PTEN predicts trastuzumab resistance in patients. Cancer Cell, 6(2): 117-127, 2004.
13) André F, et al : Everolimus for women with trastuzumab-resistant, HER2-positive, advanced breast cancer (BOLERO-3): a randomised, double-blind, placebo-controlled phase 3 trial. Lancet Oncol, 15(6): 580-591, 2014.
14) Hortobagyi G.N : Treatment of breast cancer. N Engl J Med, 339(14): 974-984, 1998.
15) Turner N.C, et al : Palbociclib in Hormone-Receptor-Positive Advanced Breast Cancer. N Engl J Med, 373(3): 209-219, 2015.
16) Finn R.S, et al : The cyclin-dependent kinase 4/6 inhibitor palbociclib in combination with letrozole versus letrozole alone as first-line treatment of oestrogen receptor-positive, HER2-negative, advanced breast cancer (PALOMA-1/TRIO-18): a randomised phase 2 study. Lancet Oncol, 16(1): 25-35, 2015.
17) Takashima T, et al : Taxanes versus S-1 as the first-line chemotherapy for metastatic breast cancer (SELECT BC): an open-label, non-inferiority, randomised phase 3 trial. Lancet Oncol, 17(1): 90-98, 2015.

■ 転移・再発乳癌に対する薬物療法

13 ビスホスホネート製剤，ヒト型抗RANKLモノクローナル抗体製剤の実際

ビスホスホネート製剤

1. 構造と作用機序

- ビスホスホネートは，ピロリン酸のP-O-PがP-C-Pに置換された類似化合物であり，50～70％は骨のハイドロオキシアパタイト（HOA）に蓄積され，残りは体内で代謝されることなく腎から尿中に排泄される．

- 側鎖（R1, R2）は骨への親和性ならびに骨吸収抑制作用にかかわっている．ビスホスホネートにはR1側鎖に窒素を含まない第1世代のエチドロン酸，窒素含む第2世代のパミドロン酸やイバンドロン酸，アミノ基を含む環状構造を有する第3世代のゾレドロン酸があるが，そのなかでもゾレドロン酸は最も強い骨吸収抑制作用を有する．

- 破骨細胞の貪食作用によってHOAに吸着したビスホスホネートは細胞内に取り込まれる．窒素含有ビスホスホネートはメバロン酸代謝経路のファルネシル二リン酸（FPP）合成酵素を阻害する．その結果，下流にあるRas, Rhoなどの低分子GTPタンパク質のプレニル化が阻害され，破骨細胞の機能が喪失する（図1）．

- ビスホスホネートの一連の作用によっては骨転移に伴う骨関連事象（skeletal related event；SRE）の発生頻度や発生までの期間は延長する．また，ビスホスホネートによる骨吸収抑制は高カルシウム血症に対しても治療効果を認める．

- 経口ビスホスホネートの腸管への吸収は5％程度であることから，わが国では骨転移に対し

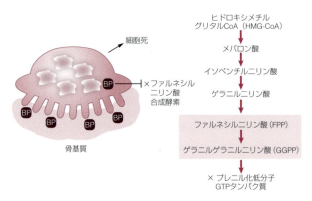

図1 破骨細胞に対するビスホスホネートの作用機序
BP：ビスホスホネート

ては静脈投与製剤であるパミドロン酸とゾレドロン酸が使用される．

2. 臨床試験の成績

- 海外において乳癌骨転移および多発性骨髄腫を対象にゾレドロン酸とパミドロン酸を比較した第Ⅲ相試験[1]では，ゾレドロン酸4～8mg/L投与とパミドロン酸90mg/m^{2}投与が3～4週ごとに2年間行われた．

- 乳癌骨転移について25ヵ月の観察期間においてSRE（高カルシウム血症を除く）の発現率はゾレドロン酸とパミドロン酸とは同等であった（46% vs. 49%）．SREの中で骨病変に対する放射線治療が有意に減少していた（図2）．

- 国内において乳癌骨転移を対象にゾレドロン酸群とプラセボ群を比較した第Ⅲ相試験[2]では，SREを少なくとも1回経験した患者の割合は，ゾレドロン酸投与群29.8%，プラセボ群49.6%（図2）とゾレドロン酸は1年間にSRE発現リスクを39%減少させた（HR；0.61，$P=0.027$）．

- 乳癌を対象にプラセボと静注ビスホスホネートを比較した9つの臨床試験の結果[3]，ゾレドロン酸が最も強いSRE抑制効果を示した（図3）．

- 悪性腫瘍による高カルシウム血症を対象に，ゾレドロン酸4mgとパミドロン酸80mgを比較した第Ⅱ相試験では，血清補正カルシウム値の正常化率はそれぞれ88.4%，69.7%とゾレドロン酸群で有意に高かった（$P<0.001$）．

3. 投与法

- 乳癌骨転移に対して，パミドロン酸として1回90mgを生理食塩液またはブドウ糖注射液（5%）500mLに希釈して2時間以上かけて，ゾレドロン酸として4mgを生理食塩液またはブドウ糖注射液（5%）100mLに希釈して15分以上かけて3～4週間間隔で点滴静脈内投与する．

- ゾレドロン酸では高カルシウム血症の治療に用いる場合を除き，クレアチニンクリアラン

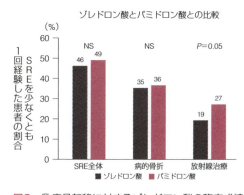
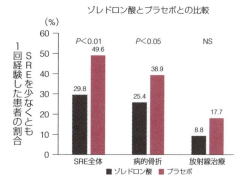

図2　乳癌骨転移に対するゾレドロン酸の臨床成績

（文献1，2）より）

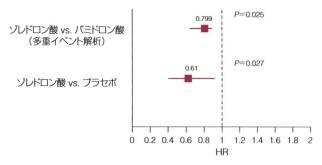

図3 ゾレドロン酸によるSREリスク減少効果

ス＞60mL/分；4mg，50〜60mL/分；3.5mg，40〜49mL/分；3.3mg，30〜39mL/分；3.0mgと腎機能の低下に応じて減量する．

- ビスホスホネート単剤の有効性は示されていないため，内分泌療法や化学療法といった全身療法と併用する．

- 高カルシウム血症に対してゾレドロン酸として4mgを生理食塩液またはブドウ糖注射液（5％）100mLに希釈し，15分以上かけて点滴静脈内投与する．再投与が必要な場合には，少なくとも1週間の投与間隔をおく．

4．有害事象と対策

- 約20％にインフルエンザ様の発熱を認める．通常，初回投与時にのみ認め，2回以降の投与時には認めない．重篤化することはなく，多くの場合に自然軽快するため，とくに治療する必要はない．この発熱は，ビスホスホネートによる$\gamma\delta$型T細胞による活性化によって分泌されるサイトカイン（IFNγ，TNFα）が原因と考えられている．

- 体内で代謝されず腎より直接排泄さるため，腎機能低下をまねく危険性がある．腎への有害事象の発現率は15％程度でその大半はGrade1/2であり，重篤な腎障害をきたす危険は0.5％未満とされている．ただし，腎機能障害患者では，腎機能の低下に応じて投与量を調整する必要がある．

- 低カルシウム血症が投与後4〜10日目ころに出現する可能性があるので，ゾレドロン酸投与前にはでカルシウム値を確認し，必要に応じてカルシウムおよびビタミンDの補給を検討する．

- 顎骨壊死・顎骨骨髄炎の発現頻度は0.8〜1.2％とされ，乳癌骨転移の治療を受けている患者では4.3％との報告もある．発生機序は不明であるが，ビスホスホネート投与中に抜歯や根尖切除などの侵襲的な歯科治療を受けた場合に発症することが多く，口腔内細菌による感染の可能性が指摘されている．

- 確立された治療方法はなく，現時点では予防がきわめて重要であり，ビスホスホネートの

使用前には，必ず歯科医師による口腔内スクリーニングを行い，歯科治療が必要な場合には投与開始前に完了しておく必要がある．

▶ ビスホスホネート投与中の患者に対しては，休薬が顎骨壊死の発生を予防するという明らかな科学的根拠はなく，ビスホスホネートのリスクと治療効果を勘案し，原則的に中止する必要はない[4]．

5. 位置づけと今後の課題

▶ ビスホスホネートは乳癌骨転移において，生存には寄与しないものの，SREを抑制するため，使用が強く勧められる（乳癌診療ガイドライン，薬物療法，CQ23，推奨グレードA）．

▶ 骨転移におけるゾレドロン酸の投与間隔については基本的に3～4週間隔が原則であるが，乳癌骨転移の後の生存期間が長く（24～36ヵ月），化学的にはHOAに10年以上残留しているとの報告もあることから，投与間隔を4週以上に延ばす試みもなされている．

▶ ゾレドロン酸の4週ごと投与と2年目から12週ごと投与を比較したZoom試験では，1年間に1人がSREを発現する比率はそれぞれ0.22（95%CI；0.14-0.29），0.26（95%CI；0.15-0.37）で両者の差0.04（95%CI：-0.09-0.17）の上限値0.17は設定された非劣勢マージン0.19未満であった．

▶ この結果から，少なくとも2年目以降のゾレドロン酸の投与間隔については標準的な4週ごと投与のほかに12週ごと投与も許容されることが示唆された．

▶ ABCSG-12試験（1,803例）では，術後内分泌治療（タモキシフェン/LH-RHアゴニストもしくはアナストロゾール/LH-RHアゴニスト）にゾレドロン酸を6ヵ月ごと3年の投与によってフォローアップ47.8ヵ月の時点での再発リスクは36%低下（HR：0.64，$P<0.01$）していた．一方，死亡リスクは47.8ヵ月，94ヵ月いずれの時点でも低下していなかった．

▶ AZURE試験（3,360例）ではStageⅡ～Ⅲの乳癌患者を対象に，標準的術後療法（一部術前治療）にゾレドロン酸を5年間併用した．その結果，全体では有意な差を認めなかったが，閉経後乳癌に限ると，標準治療にゾレドロン酸を加えることによって全生存率（OS）は有意に向上した（HR：0.71，$P=0.017$）．

▶ EBCTCGの統合解析[5]では，閉経後乳癌（11,767例）において，ビスホスホネートの使用は乳癌再発（RR；0.86，$2P=0.002$），遠隔転移（RR；0.82，$2P=0.0003$），骨転移（RR；0.72，$2P=0.0002$），乳癌死（RR；0.82，$2P=0.002$）いずれにおいても有意に低下していた．

▶ これらビスホスホネートの予後改善効果については，その作用機序に不明な点も多く，原発性乳癌にビスホスホネートを使用することは基本的に勧められていない（乳癌診療ガイドライン，薬物療法，CQ14，推奨グレードC2）．

ヒト型抗RANKLモノクローナル抗体

1. 構造と作用機序

- デノスマブはNF-κB活性化受容体リガンド（receptor activator of NF-κB ligand：RANKL）に対する完全ヒト型IgG2モノクローナル抗体である．

- 造血幹細胞から分化した破骨前駆細胞表面にはRANKが発現しており，骨芽細胞のRANKLからの刺激がRANKを介して前駆細胞に入り，破骨細胞は分化成熟し，骨吸収機能を獲得する．

- デノスマブはRANKLに特異的に結合し，RANKLによる破骨細胞の分化，増殖，安定した機能を阻害する．その結果，破骨細胞による骨吸収が抑制され，骨転移患者におけるSREの発現リスクは低下する（図4）．

- 他の免疫グロブリンと同様，異化によって体内から消失する．投与14日前後で血中濃度は最大となり，半減期はおよそ30日とされる．

2. 臨床試験と効果

- 骨転移を有する進行乳癌患者2,046例（うち日本人患者136例）を対象に，ゾレドロン酸を対照とした無作為化二重盲検多施設共同第Ⅲ相比較試験[6]ではデノスマブ120mgを4週に1回皮下投与もしくはゾレドロン酸4mgを4週に1回静脈内投与された．

- デノスマブ群では初回SRE発現までの期間の中央値に到達せず，ゾレドロン酸群では初回SRE発現までの期間の中央値は26.4ヵ月（806日）であった．初回SREの発現リスクを18％有意に抑制していた（HR；0.82，$P=0.01$，図5）．

- 海外とわが国で行われた3つの第Ⅲ相試験の併合解析[7]では初回SRE発現までの中央値はデノスマブ群27.66ヵ月，ゾレドロン酸群19.4ヵ月で初回SREの発現までの期間は有意に延長

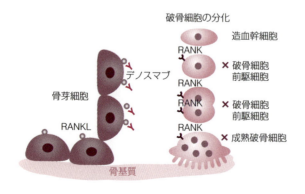

図4 破骨細胞の分化とデノスマブの作用機序

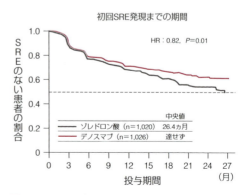

図5 デノスマブの臨床成績

（文献6）より改変）

していた（HR；0.83，$P<0.001$，図6）．

▶初回および初回以降のSRE発現件数は，デノスマブ群1,360件およびゾレドロン酸群1,628件であった．デノスマブはゾレドロン酸に比べ，初回および初回以降のSRE発現リスクを18％有意に抑制していた（HR；0.82，$P<0.001$，図6）．

3. 投与法

▶乳癌骨転移による骨病変に対してデノスマブ120mgを4週ごとに皮下投与する．

▶RANKL阻害薬投与に伴う低カルシウム血症の治療および予防として，カルシウム/天然型ビタミンD/マグネシウム配合剤であるデノタスチュアブル配合剤を1日2錠経口投与する．

▶腎機能障害患者では，ビタミンDの活性化が障害されているため，腎機能障害の程度に応じ，ビタミンDについては活性型ビタミンDを使用するとともに，カルシウムについては投与の必要性を判断し，投与量を適宜調整する．

4. 有害事象と対策

▶ゾレドロン酸にみられるインフルエンザ様の急性反応はほとんど認めない．

▶腎障害を有する場合でも用量調節の必要はないが，腎機能障害患者では，ビタミンDの活性化が障害されているため，腎機能障害の程度に応じ，活性型ビタミンDを使用するとともに，カルシウムについては投与の必要性を判断し，投与量を適宜調整する．

▶低カルシウム血症の頻度は3つの第Ⅲ相臨床試験の統合解析において約9.6％とされ，ゾレドロン酸の5％に比べて高い傾向があり，死亡例も報告されている．

▶低カルシウム血症は比較的早期（初回投与より14日以内）に現れることから，少なくとも

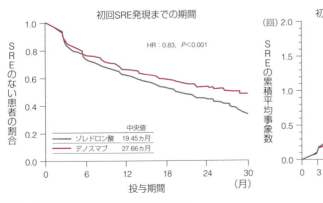
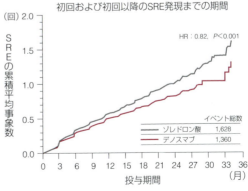

図6　デノスマブの臨床成績（併合解析）

（文献7）より改変）

月1回に血清カルシウム，リンなどの血清値を測定するなど観察を十分に行い，重篤な場合にはカルシウムの点滴投与を併用するなど，適切な処置を速やかに行う必要がる．

- 3つの第Ⅲ相臨床試験の統合解析において，総症例2,841例（うち国内69例）中，顎骨壊死と判定された症例は52例（1.8％，うち国内1例）であった．これはゾレドロン酸の1.3％と同等であり，本剤の投与に際しても歯科医による口腔ケアが，顎骨壊死の予防に重要である．

5. 位置づけと今後の展望

- デノスマブは骨転移巣に限らず骨の全体の広い範囲で破骨細胞の分化増殖を抑制するため，SREのリスク軽減率はビスホスホネートと比べて有意に高く，乳癌骨転移に使用することが強く勧められる（乳癌診療ガイドライン，薬物療法CQ23，推奨グレードA）．

- ゾレドロン酸無効の症例，予後が不良な症例，静脈投与が困難な症例はよい適応である．

- ゾレドロン酸に比べ本剤は腎機能障害のある患者でも減量することなく投与は可能である．しかし重篤な低カルシウム血症の死亡例の報告もあることから，高度の腎障害の場合には，活性型ビタミンDを使用しながら慎重に経過観察する．

- ABCSG-18試験の結果，ホルモン受容体陽性乳癌の術後内分泌療法において，デノスマブ60mgの6ヵ月ごと投与は，アロマターゼ阻害薬における骨塩減少に伴う骨折を50％（$P<0.0001$）予防する[8]だけでなく，予後を改善する可能性[9]も示唆されている．

- 骨の健康状態は閉経後乳癌の予後と関連している可能性があり，アロマターゼ阻害薬の治療後に，骨粗鬆症を合併する場合や骨粗鬆症の危険が高い場合にはビスホスホネートやデノスマブ投与を考慮することが推奨される（乳癌診療ガイドライン，薬物療法，CQ42，推奨グレードB）．

（杉江知治）

参考文献

1) Rosen LS, et al: Long-term efficacy and safety of zoledronic acid compared with pamidronate disodium in the treatment of skeletal complications in patients with advanced multiple myeloma or breast carcinoma: a randomized, double-blind, multicenter, comparative trial. Cancer, 98: 1735-1744, 2003.
2) Kohno N, et al: Zoledronic acid significantly reduces skeletal complications compared with Placebo in Japanese women with bone metastases from breast cancer: a randomized, Placebo-controlled trial. J Clin Oncol, 23: 3314-3321, 2005.
3) Wong MH, et al: Bisphosphonates and other bone agents for breast cancer. Cochrane Database Syst Rev, 2005.
4) Yoneda T, et al: Bisphosphonate-related osteonecrosis of the jaw: position paper from the Allied Task Force Committee of Japanese Society for Bone and Mineral Research, Japan Osteoporosis Society, Japanese Society of Periodontology, Japanese Society for Oral and Maxillofacial Radiology, and Japanese Society of Oral and Maxillofacial Surgeons. J Bone Miner Metab, 28:365-383, 2010.
5) Early Breast Cancer Trialists' Collaborative Group (EBCTCG): Adjuvant bisphosphonate treatment in early breast cancer: meta-analyses of individual patient data from randomized trials. Lancet, 386: 1353-1361, 2015.
6) Stopeck A, et al: Denosumab compared with zoledronic acid for the treatment of bone metastases in patients with advanced breast cancer: a randomized, double-blind study. J Clin Oncol, 28: 5132-5139, 2010.
7) Lipton A, et al: Superiority of denosumab to zoledronic acid for prevention of skeletal-related events: A combined analysis of 3 pivotal, randomised, phase 3 trials. Eur J Cancer, 48:3082-3092, 2012.
8) Gnant M, et al: Adjuvant denosumab in breast cancer (ABCSG-18): a multicenter, randomized, double-blind, placebo-controlled trial. Lancet, 386:433-443, 2015.
9) Gnant M, et al: The impact of adjuvant denosumab on disease-free survival: Results from 3,425 postmenopausal patients of the ABCSG-18 trial. San Antonio Breast Cancer Symposium. 2015.

■ 分子標的治療

1 乳癌に対し適応のある分子標的薬の作用機序

HERファミリーとHER2

1. HERファミリー

▶ ヒト上皮成長因子受容体（human epidermal growth factor receptor；HER）ファミリーはチロシンキナーゼ活性を有する増殖因子受容体であり，そのリガンドや受容体の制御異常は，乳癌をはじめとして多種の癌の病態に関連することが報告されている．

▶ HERファミリーには，HER1（EGFR），HER2，HER3，HER4の4種類があり，腫瘍細胞の増殖，生存，分化に関与している．これらは，いずれも膜貫通型受容体であり，共通した構造として，細胞外領域（extracellular domain；細胞外ドメイン），膜貫通領域，細胞内領域を有し，通常は不活性型の単量体として存在する．

▶ それぞれに対応するリガンドがECDに結合すると，受容体が活性化し，同じ受容体同士でホモ二量体を形成するか，他のHERファミリーとヘテロ二量体を形成することにより，細胞内チロシンキナーゼ活性を介して，シグナル伝達系下流のPI3K/Akt/mTOR経路やRas/Raf/MEK/MAPK経路など，各受容体のキナーゼ領域が相互に自己リン酸化され，細胞内シグナル伝達が促進される（図1）．

2. HER2

▶ HER2（human epidermal growth factor receptor-type2）は，分子量185kDaの膜貫通型受容体であり，HER1（EGFR），HER3，HER4と同じ受容体型チロシンキナーゼファミリーの一つである．

▶ HER2は，発癌や増殖の過程に大きく関与し，さまざまなアダプタータンパク質を介してRas/Raf/MEK/MAPKやPI3K/Akt/mTORなどの下流経路へ増殖因子活性シグナルを伝達し，活性化させることで，癌の特性に重要な要素である，細胞増殖，アポトーシス抵抗性，血管新生，浸潤・転移などが誘導されることが知られている．

▶ HER2には独自に対応するリガンドが存在しないため，生理学的な環境下ではHERファミリーとヘテロ二量体を形成することが必要となるが，HER2が過剰に発現した環境では，リガンド非依存性に活性化し[1]，持続的なシグナル伝達が起こるとされている．

▶ HER2が形成する二量体のうち，HER2/HER3二量体が，細胞増殖能，形質転換能ともに最も高いと考えられている[2〜5]（図2）．

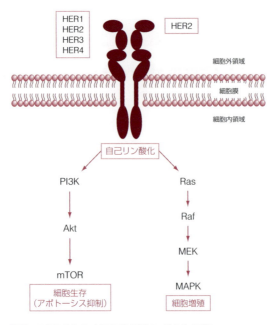

図1　HER2を介する細胞増殖シグナル伝達

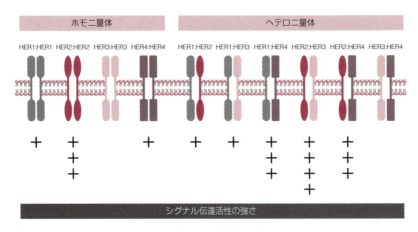

図2　HERファミリー：二量体とシグナル伝達活性の強さ

▶HER3自身はチロシンキナーゼ活性を持たないが，HER2/HER3二量体においては，PI3Kを効率的に活性化する機能を有しているものと考えられている．

▶HER2とHER3を共発現している乳癌細胞株ではリン酸化型Aktの発現が高いことが報告されている[6]．

▶HER2は，乳癌の治療標的として初めて発見されたバイオマーカーである．

トラスツズマブの構造

- トラスツズマブ（ハーセプチン®）は，HER2の細胞外ドメインⅣに対するマウス由来モノクローナル抗体（4D5）の抗原結合部位をヒト免疫グロブリンG（IgG）1の定常部に移植した遺伝子組換え型ヒト化モノクローナル抗体である．

- 95％がヒトIgG1から構成され，マウス由来の抗原結合部位は5％と少ないため，人体ではヒト免疫グロブリンとして認識される．

トラスツズマブの作用機序

- トラスツズマブの作用機序はさまざま提唱されており，主として下記の2つに大別される．
  ①細胞内シグナル伝達が抑制されることにより，直接的に細胞増殖を抑制する作用
  ②免疫反応を介して間接的に細胞を障害する作用：抗体依存性細胞障害（antibody dependent cellular cytotoxicity；ADCC）活性および補体依存性細胞障害（complement dependent cytotoxicity；CDC）活性

1. シグナル伝達阻害による直接的作用

- トラスツズマブは，HER2の細胞外ドメインⅣと特異的に結合し，HER2より下流に存在する細胞内シグナル伝達系を直接的に阻害する．

- 細胞内シグナル伝達にはPI3K/Akt/mTOR，Ras/Raf/MEK/MAPK経路などが複雑に関与するとされる．

- HER2が過剰発現した乳癌細胞ではMAPKの発現が増強し，細胞増殖能を刺激する．また，Aktが活性化されると，細胞の生存（アポトーシスの抑制）や細胞周期回転の加速化が促進される．

- HER2/HER3/PI3K複合体は，HER2陽性乳癌にとって重要な役割を果たしていると考えられており，このHER2/HER3/PI3K複合体を解離させることが，トラスツズマブの作用機序として重要であることが示されている[7,8]．

- PI3Kの活性化を抑制しているPTEN（phosphatase and tensin homolog deleted from chromosome 10）を介したPI3K/Akt/mTOR経路の抑制も作用機序の一つである．

2. ADCC活性による間接的作用

- 主に*in vivo*モデルを用いた研究において，トラスツズマブはADCCやCDCを介して作用することが示唆されている[9]．

- ADCCとは，外来抗原を排除するための免疫機構であり，natural killer（NK）細胞やマクロファージが抗原に結合したIgG抗体のFc部分を認識し，抗原を貪食，溶解をする一連の

作用である.

▶すなわち，HER2陽性乳癌では，抗原であるHER2に，IgG抗体であるトラスツズマブが結合し，NK細胞やマクロファージなどの免疫細胞による腫瘍細胞障害が誘導されることが考えられている.

▶IgG抗体であるトラスツズマブのFc部分の認識は，免疫細胞表面に発現しているFcγ受容体（FcγR）を介して行われる.

▶Fc受容体を欠失させたマウスでは，Fc受容体を発現するマウスに比べて，トラスツズマブによる腫瘍増殖抑制効果が著しく劣ることが報告されており[10]，トラスツズマブがADCC活性を介した作用を有することが支持されている.

トラスツズマブの耐性機序

▶HER2陽性乳癌に対してトラスツズマブを投与した際，臨床ではしばしば耐性化が経験される.

▶それは，HER2が陽性であるにもかかわらずトラスツズマブが無効である自然耐性や，投与開始当初は奏効してもやがて効果が減弱し病勢が進行する獲得耐性である.

▶トラスツズマブの耐性機序（図3）は，さまざま提唱がされている[11]ため，ここでは以下の4つに大別するが，臨床的な意義は必ずしも確立していない.
①HER2へのトラスツズマブの結合が障害される（アクセス障害）
②HER2の下流シグナルが変化する（下流シグナルの異常活性化）

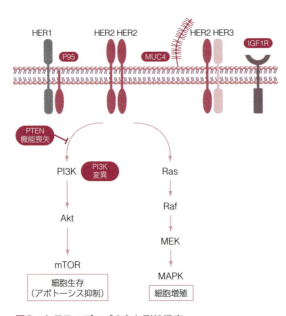

図3　トラスツズマブの主な耐性機序

③腫瘍がHER2の代わりとなるサバイバルシグナル経路の獲得（シグナル代替経路の活性化）
④Fcγ受容体（FcγR）の遺伝子多型

1. HER2へのアクセス障害

▶癌細胞表面に存在するHER2タンパクの細胞外ドメインがタンパク分解酵素によって切離されるとトラスツズマブは結合不可能となり，癌細胞は耐性化する．

▶この細胞外ドメインが欠失したタンパクはp95HER2として検出され[12]，p95HER2が発現した進行再発乳癌は，トラスツズマブに抵抗性を示すことが多いとされている[12,13]．

▶癌細胞表面に存在する膜型ムチンであるMUC4（membrane associated glycoprotein mucin-4）が過剰発現して，トラスツズマブが結合すべきHER2タンパクのエピトープを被覆することでトラスツズマブの結合が阻害された場合も耐性となる[14]．

2. 下流シグナルの異常活性化

▶HER2受容体の下流細胞内シグナルの変化としては，PTENの欠失とPI3K/Akt/mTOR経路の活性化が挙げられる．

▶PTENの機能喪失やPI3Kの遺伝子変異により，PI3K/Akt/mTOR経路が活性化され，HER2シグナルが増加することがある[15]．

▶PTENの機能喪失とPI3Kの遺伝子変異は，HER2陽性乳癌におけるトラスツズマブ耐性の要因となる[16,17]．

▶PI3Kのサブユニットをコードする*PIK3CA*遺伝子の変異はHER2陽性乳癌の23〜33％に検出される[17,18]．

3. HER2シグナル代替経路の活性化

▶HER2シグナルの代替経路として，HER1のホモ二量体やHER1/HER3のヘテロ二量体が形成されたり，インスリン様成長因子-I受容体（insulin-like growth factor-I receptor；IGF-1R）やc-METが過剰発現しPI3K/Akt/mTOR経路が活性化される．

▶IGF-1Rは，HER2と同様にPI3K/Akt/mTORやRas/Raf/MEK/MAPKシグナル伝達系を介するが，その増殖の活性化が耐性化を引き起こす場合がある[19]．

▶肝細胞増殖因子（hepatic growth factor；HGF）の受容体であるc-METも下流にPI3Kを持ち，これら下流シグナルを共有する受容体群は1つの受容体を標的とする治療からの耐性機序となり得ることが考えられている[20]．

▶HER1やHER3のリガンドであるTGF-α，heregulin，EGFなどが増加する場合にもシグナ

リングが増強する．

4. FcγRの遺伝子多型

- IgG抗体であるトラスツズマブのFc部分の認識は，免疫細胞表面に発現しているFcγRを介して行われるが，そのFcγRに遺伝子多型が存在する場合，ADCCが低下し，トラスツズマブの感受性に影響されることが示唆されている．

ラパチニブとその作用機序

- ラパチニブ（タイケルブ®）は，HER1（EGFR）とHER2の両者を標的とし，細胞質内チロシンキナーゼ活性を可逆的に阻害するdual inhibitorである．

- そのため，チロシンキナーゼのATP結合部位に可逆的に結合し，それぞれの受容体のリン酸化および活性化を阻害することにより，下流のシグナル伝達機構を抑制する．

- ラパチニブは *in vitro* でp95HER2タンパク発現乳癌に対する効果が認められ，臨床試験においてもその効果が示唆された[21]．

- ラパチニブはカペシタビンとの併用療法において，トラスツズマブに抵抗性を示したHER2陽性乳癌患者を対象とした第Ⅲ相試験（EGF100151試験）[22]で無増悪生存期間（PFS）がカペシタビン単独群に比して有意に改善したことから，カペシタビンとの併用で承認されている．

- ラパチニブのもう一つの特徴は，小分子化合物（分子量：580kDa）であるため，血液－脳関門を通過するとされ，中枢神経系転移を含めたトラスツズマブ無効例に対してもその抑制効果が期待されている点である．

ペルツズマブとその作用機序

- ペルツズマブ（パージェタ®）は，HER2受容体の細胞外ドメインⅡに結合する完全ヒト化モノクローナル抗体である．

- トラスツズマブがHER2の細胞外ドメインⅣに結合するのに対して，ペルツズマブは細胞外ドメインⅡに結合して，主にHER2/HER3ヘテロ二量体形成を強力に阻害することによってシグナル伝達を抑制する．

- HER二量体形成を阻害し，2つの主要なシグナル伝達経路であるMAPK経路，P13K経路を介するリガンド刺激による細胞内シグナル伝達を遮断し，癌細胞の増殖阻止とアポトーシスを引き起こす[23]．

- トラスツズマブとは異なる細胞外エピトープを認識する[24,25]ため，トラスツズマブとの併用による相乗効果が期待されている．

- トラスツズマブと同様に，ADCCの活性化により抗腫瘍効果を発揮する．

- ペルツズマブは，HER2陽性乳癌患者に対する再発一次治療とした臨床第Ⅲ相試験（CLEOPATRA試験[26, 27]）において，トラスツズマブとドセタキセル（DTX）との併用療法の有効性が示された．

T-DM1とその作用機序

- T-DM1（トラスツズマブ エムタンシン，カドサイラ®）は，トラスツズマブに微小管重合阻害薬maytansine誘導体であるDM1（単剤では毒性が強く開発中止）を安定性の高いリンカー分子で結合させた抗体-薬剤複合体である．

- T-DM1はHER2に結合すると，エンドサイトーシスによって細胞質内に取り込まれ，リソソームによって分解されることで，遊離したエムタンシンが抗腫瘍効果を発揮する．

- 直接DM1を送達できるため，HER2陽性乳癌細胞内への選択性が高まり，正常組織への薬剤曝露を最小限に抑えることが可能である．

- さらに，T-DM1はシグナル伝達阻害作用やADCC活性などトラスツズマブの特性も示す[28]ことから，トラスツズマブ投与後もHER2タンパクの高発現を維持する腫瘍細胞に対して有効であると考えられている．

- T-DM1は，トラスツズマブおよびタキサン系薬剤による治療歴を有するHER2陽性局所進行・転移乳癌患者を対象とした第Ⅲ相オープンラベルランダム化比較試験（EMILIA試験）において，ラパチニブ/カペシタビン併用群に比べて，PFS，OS（全生存期間）ともに有意な改善をもたらした[29]．

血管内皮増殖因子（VEGF）とVEGF受容体

- 腫瘍血管は，正常血管と異なり，癌によって誘導されるため，組織化されずに無秩序な構築を呈する．壁細胞と血管内皮細胞との接着が消失しており，浸潤や転移を起こしやすい構造であることが特徴とされている[30]．

- 血管新生は，癌の特性として重要であり，主に低酸素状態が引き金となり，血管内皮成長因子（vascular endothelial growth factor；VEGF）とその受容体であるVEGF受容体（VEGFR）が，血管内皮細胞の増殖と管腔形成を制御し，腫瘍の増殖に大きな影響をもたらしている．

- また，VEGFが持続的に発現している環境では，腫瘍血管は壁細胞の被覆が不十分な未熟な構築を呈し，血管透過性は亢進している[31]．

- VEGFは，ホモ二量体を形成する分子量約40kDaの糖タンパク質であり，そのリガンドファミリーとして，VEGF-A，B，C，D，E，PlGF（placental growth factor）の6つのリガン

ドが同定されているが，このうち腫瘍血管新生に最も重要な役割を果たすとされているのがVEGF-Aである．

- VEGFRは，EGFRと同様，受容体型チロシンキナーゼに属し，血管内皮細胞上に特異的に発現する膜貫通型受容体であるVEGFR-1，VEGFR-2と，リンパ管内皮細胞上に発現するVEGFR-3の3つのサブクラスが存在する．

- 血管新生促進因子の中心的存在であるVEGF-Aは，VEGFRのうち，VEGFR-2と結合し，受容体が二量体化することで，その下流にあるプロテインキナーゼC（PKC）を活性化してMAPキナーゼへシグナルを伝達し，血管内皮細胞の増殖・遊走，管腔形成，血管透過性の亢進などの作用を発揮する．

ベバシズマブとその作用機序

- ベバシズマブ（アバスチン®）は，多くの血管新生阻害薬の中で最初に臨床効果が示された，VEGF-Aに対する遺伝子組換え型IgG1ヒト化モノクローナル抗体であり，93%がヒトIgG1由来で，7%がマウス由来である．

- ベバシズマブは，血中のVEGF-Aに特異的に結合し，VEGFRへの結合を阻害し，抗腫瘍効果を発揮するが，単独投与での抗腫瘍効果は十分ではなく，化学療法との併用によって初めて臨床効果が示される．

- VEGFを標的とする治療は，腫瘍血管新生を阻害し，癌によって誘導される血管構築を正常化することで，腫瘍内への血流量が増加され，抗癌薬の到達性が高まる可能性が示唆されている[31]．これがベバシズマブの抗腫瘍効果を発揮する機序の一つと考えられており，現在，実臨床では化学療法との併用投与が行われている．

- 乳癌領域において，ベバシズマブの化学療法に対する上乗せ効果は，HER2陰性の転移・再発乳癌を対象とした第Ⅲ相試験（E2100試験）によって，PFSが有意に改善したことで証明されたことを受け，現在，わが国で承認されているのはベバシズマブとパクリタキセルの併用投与のみである．

（岡村卓穂／德田　裕）

参考文献

1) Lonardo F, et al : The normal erbB-2 product is an atypical receptor like tyrosine kinase with constitutive activity in the absence of ligand. New Biol, 2: 992-1003, 1990.
2) Wallasch C, et al : Heregulin-dependent regulation of HER2/neu oncogenic signaling by heterodimerization with HER3. EMBO J, 14: 4267-4275, 1995.
3) Zhang K, et al : Transformation of NIH 3T3 cells by HER3 or HER4 receptors requires the presence of HER1 or HER2. J. Biol. Chem, 271: 3884-3890, 1996.
4) Pinkas-Kramarski R, et al : The oncogenic ErbB-2/ErbB-3 heterodimer is a surrogate receptor of the epidermal growth factor and betacellulin. Oncogene, 16: 1249-1258, 1998.
5) Alimandi, M, et al : Cooperative signaling of ErbB3 and ErbB2 in neoplastic transformation and human mammary carcinomas. Oncogene, 10: 1813-1821, 1995.

6) Knuefermann C, et al : HER2/PI-3K/Akt activation leads to a multidrug resistance in human breast adenocarcinoma cells. Oncogene, 22: 3205-3212, 2003.
7) Lee-Hoeflich ST, et al : A central role for HER3 in HER2-amplified breast cancer: implications for targeted therapy. Cancer Res, 68: 5878-5887, 2008.
8) Junttila TT, et al : Ligand-independent HER2/HER3/PI3K complex is disrupted by trastuzumab and is effectively inhibited by the PI3K inhibitor GDC-0941. Cancer Cell, 15: 429-440, 2009.
9) Hynes NE, et al : ERBB receptors and cancer: the complexity of targeted inhibitors. Nat. Rev. Cancer, 5: 341-354, 2005.
10) Clynes RA, et al : Inhibitory Fc receptors modulate in vivo cytotoxicity against tumor targets. Nat. Med, 6: 443-446, 2000.
11) Pohlmann P.R, et al : Resistance to Trastuzumab in Breast Cancer. Clin. Cancer Res, 15: 7479-7491, 2009.
12) Liu X, et al : Selective inhibition of ADAM metalloproteases blocks HER-2 extracellular domain (ECD) cleavage and potentiates the anti-tumor effects of trastuzumab. Cancer Biol Ther, 5: 648-656, 2006.
13) Scaltriti M, et al : Expression of p95HER2, a truncated form of the HER2 receptor, and response to anti-HER2 therapies in breast cancer. J Natl Cancer Inst, 99: 628-638, 2007.
14) Nagy P, et al : Decreased accessibility and lack of activation of ErbB2 in JIMT-1, a Herceptin-resistant, MUC4-expressing breast cancer cell line. Cancer Res, 65: 473-482, 2005.
15) Nagata Y, et al : PTEN activation contributes to tumor inhibition by trastuzumab, and loss of PTEN predicts trastuzumab resistance in patients. Cancer Cell, 6: 117-127, 2004.
16) Bern K, et al : A functional genetic approach identifies the PI3K pathway as a major determinant of trastuzumab resistance in breast cancer. Cancer Cell, 12: 395-402, 2007.
17) Stemke-Hale K, et al : An integrative genomic and proteomic analysis of PIK3CA, PTEN, and AKT mutations in breast cancer. Cancer Res, 68: 6084-6091, 2008.
18) Miller TW, et al : Mutations in the phosphatidylinositol 3-kinase pathway: role in tumor progression and therapeutic implications in breast cancer. Breast Cancer Res, 13: 224, 2011.
19) Nahta R, et al : Insulin-like growth factor-I, receptor/ human epidermal growth factor receptor 2 heterodimerization contributes to trastuzumab resistance of breast cancer cells. Cancer Res, 65: 11118-11128, 2005.
20) Shattuck DL, et al : Met receptor contributes to trastuzumab resistance of Her2 overexpressing breast cancer cells. Cancer Res, 68: 1471-1477, 2008.
21) Scaltriti M, et al : Expression of p95HER2, a truncated form of the HER2 receptor, and response to anti-HER2 therapies in breast cancer. J Natl Cancer Inst, 99: 628-638, 2007.
22) Cameron D, et al : A phase III randomized comparison of lapatinib plus capecitabine versus capecitabine alone in women with advanced breast cancer that has progressed on trastuzumab: updated efficacy and biomarker analysis. Breast Cancer Res Treat, 112: 533-543, 2008.
23) Hanahan D, et al : The hallmarks of cancer. Cell, 100: 57-70, 2000.
24) Cho HS, et al : Structure of the extracellular region of HER2 alone and in complex with the Herceptin Fab. Nature, 421: 756-760, 2003.
25) Flanklin MC, et al : Insights into ErbB signaling from the structure of ErbB2-pertuzumab complex. Cancer Cell, 5: 317-328, 2004.
26) Baselga J, et al : Pertuzumab plus trastuzumab plus docetaxel for metastatic breast cancer. N Engl J Med, 366: 109-119, 2012.
27) Swain SM, et al: Pertuzumab, trastuzumab, and docetaxel for HER2-positive metastatic breast cancer (CLEOPATRA study); overall survival results from a randomized, double-blind, placebo-controlled Phase 3 study. Lancet Oncol, 14: 461-471, 2013.
28) LoRusso PM, et al: Trastuzumab emtansine: a unique antibody-drug conjugate in development for human epidermal growth factor receptor 2-positive cancer. Clin Cancer Res, 17: 6437-6447, 2011.
29) Verma S, et al : Trastuzumab emtansine for HER2 positive advanced breast cancer. N Engl J Med, 367: 1783-1791, 2012.
30) McDonald DM, et al : Imaging of angiogenesis: from microscope to clinic. Nat Med, 9: 713-725, 2003.
31) Jain, R K : Normalization of tumor vasculature: an emerging concept in antiangiogenetic therapy. Science, 307: 58-62, 2005.

■ 分子標的治療

2 トラスツズマブ
臨床試験と実際の投与方法

- ヒト上皮増殖因子受容体2型（HER2）に対するヒト化モノクローナル抗体薬．免疫グロブリン（IgG）1型抗体で，可変領域の相補性決定領域がマウス由来（5％）で，その他の領域はヒト化（95％）である．

- **HER2陽性の定義**：免疫組織化学染色（IHC）法にて3＋，または *in situ* hybridization（ISH）法にて陽性の症例．

- 乳癌症例の約20％でHER2陽性と報告されていて，HER2過剰発現は予後不良と考えられてきた．しかし，トラスツズマブの登場により著明な予後の改善が示されている．

トラスツズマブ投与法

- **Tri-weekly法**：初回 8mg/kg（loading dose），2回目以降 6mg/kg（maintenance dose）点滴静注

- **Weekly法**：初回 4mg/kg（loading dose），2回目以降 2mg/kg（maintenance dose）点滴静注
- 初回は90分かけて投与する．初回投与の忍容性に問題なければ2回目以降の投与は30分に短縮可能である．
- トラスツズマブの投与予定日より1週間を超えて空いた場合はloading doseから再開する，と添付文書上の記載がある．

トラスツズマブの主な有害事象

- **Infusion reaction**
- 約20～40％の症例に起こる．
- 通常infusion reactionは初回投与中～投与後24時間以内に発症することが多く，2回目以降の頻度は減少する．
- 多くは軽症であり，重症例は稀で1％未満である．
- **症状**：発熱，悪寒，頭痛が主であり，その他に悪心，嘔吐，皮疹，呼吸困難などがある．重症例では血圧低下やアナフィラキシー様の症状がある．
- **治療**：軽度～中等度では投与速度を緩める．もしくは中断し，適宜解熱鎮痛薬や抗ヒスタミン薬などを投与する．重症例は投与を中断し，適宜酸素吸入，ステロイド投与などを行う．重症例の投与再開，次回以降の投与基準は明確には定められていないため，リスク/ベネフィットを考えながら対応する．レトロスペクティブな検討ではあるが，以前に重症のinfusion reactionを発症したことのある39人に対してトラスツズマブを十分な前投薬下で再

投与したところ，33人（85％）は安全に投与できたという報告がある[1]．

▶ **心毒性**
- 多くは左室駆出率（LVEF）の低下のみであり，症候性心不全に至るのは約1〜2％である．投与中止後は通常，心機能は改善し可逆性だが，約20％は不可逆性ともいわれている[2]．アンスラサイクリンとの併用は高率に心不全が発症するため，臨床試験以外では用いない．
- 投与前に心エコーまたはMUGA法によるLVEF測定，年齢・高血圧などの心血管リスクを評価する．臨床試験の登録条件では，LVEF50％以上を適格としていることが多い．
- 心機能モニタリングに決まったものはなく，いくつかグループがガイドラインを作成している．ESMOのガイドラインでは，術後療法中は投与前，治療開始後3・6・9・12・18ヵ月に測定するよう推奨されている[3]．転移乳癌に対して使用する際は，リスク/ベネフィットを勘案し，症状がなければ定期的な心機能検査は行われない場合がある．LVEFによるトラスツズマブの投与，中止，再開基準の一例を示す（**図1**）．

転移・再発

1. トラスツズマブ＋化学療法

▶ **H0648g試験**[4]
- 一次治療として化学療法単独と，トラスツズマブ＋化学療法併用を比較する第Ⅲ相試験
- **対象**：化学療法未施行のHER2陽性（IHC 2＋または3＋）転移乳癌
- **方法**：①化学療法単独群 vs. ②トラスツズマブ＋化学療法併用群にランダム化．化学療法のレジメンは術後療法として，アンスラサイクリン投与歴がない→AC（ADR/CPM 60/600mg/m^2：q3w）またはEC（EPI/CPM 75/600600mg/m^2：q3w）療法

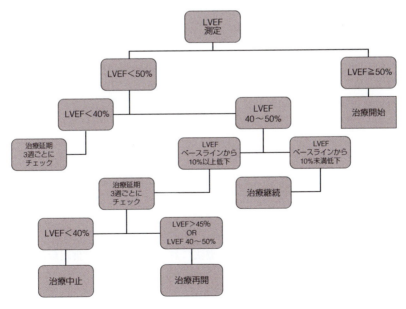

図1　トラスツズマブ治療チャート

（文献3）より引用）

アンスラサイクリン投与歴がある→パクリタキセル（175mg/m²：q3w）
- **結果**：無増悪期間（TTP）中央値①4.6ヵ月 vs. ②7.4ヵ月（HR：0.51，$P<0.001$）
全生存期間（OS）中央値①20.3ヵ月 vs. ②25.1ヵ月（HR：0.80，$P=0.046$）
AC/ECまたはPTXそれぞれのサブグループにおいても併用群で効果が高かった．
心機能不全（症候性/無症候性含む）；アンスラサイクリン/トラスツズマブ併用群27％，アンスラサイクリン単独群8％，パクリタキセル/トラスツズマブ併用群13％，パクリタキセル単独群1％
- **結論**：化学療法にトラスツズマブを追加することにより，TTPのみならずOSも有意に改善させた．

▶ 上記臨床試験より，アンスラサイクリン系抗癌薬とトラスツズマブ併用は心不全が高率に出現するため，日常臨床においては併用すべきではないとされている．しかし，その後に行われたアンスラサイクリンの中でも心毒性が比較的少ないといわれているエピルビシンとトラスツズマブ併用療法の安全性を検討したHERCULES試験では，心不全発症率は〜5％と低かった[5]．

▶ HERNATA試験[6]
- 一次治療として，トラスツズマブ/ビノレルビン併用療法とトラスツズマブ/ドセタキセル併用療法を比較した第Ⅲ相試験．
- **対象**：化学療法未施行のHER2陽性局所進行または転移乳癌
- **方法**：①トラスツズマブ/ビノレルビン併用療法 vs. ②トラスツズマブ/ドセタキセル併用療法
ビノレルビン：30〜35mg/m² day1・8，q3w
ドセタキセル：100mg/m²，q3w
トラスツズマブ：tri-weekly法
- **結果**：TTP中央値①15.3ヵ月 vs. ②12.4ヵ月（HR：0.94，$P=0.67$）
OS中央値①38.8ヵ月 vs. ②35.7ヵ月（HR：1.01，$P=0.98$）
治療成功期間（TTF）中央値①7.7ヵ月 vs. ②5.6ヵ月（HR：0.50，$P<0.0001$）
Grade3/4の発熱性好中球減少症①10.1％ vs. ②36.0％，白血球減少①21.0％ vs. ②40.3％，末梢神経障害①3.6％ vs. ②30.9％，爪の変形①0.7％ vs. ②7.9％，浮腫①0％ vs. ②6.5％．
- **結論**：一次治療においてビノレルビン群はドセタキセル群と同等の効果を示し，より忍容性が高かった．

▶ 試験開始前にはビノレルビン群はドセタキセル群と比較して効果が劣ると考えられていたが，結果的に両者は同等の効果を示した．ビノレルビン群で毒性が少ないことを考慮すると，ビノレルビン/トラスツズマブ併用療法も一次治療として考慮してよい．

▶ NCIC CTG MA. 31試験[7]
- 一次治療におけるトラスツズマブ併用療法に対するラパチニブ併用療法の非劣性を検証したオープンラベル第Ⅲ相試験
  - **対象**：化学療法未施行のHER2陽性転移乳癌
  - **方法**：①トラスツズマブ/タキサン→トラスツズマブ単独 vs. ②ラパチニブ/タキサン→ラパチニブ単独

タキサンは以下のいずれかを用いる．
パクリタキセル 80mg/m² weekly，q4w（3投1休），最大6コースまで
ドセタキセル 75mg/m² q3w，最大8コースまで
トラスツズマブ weekly法もしくは，tri-weekly法
ラパチニブ 1,250mg/日，連日服用
- **結果**：プライマリーエンドポイントである無増悪生存期間（PFS）中央値①9.0ヵ月 vs.②11.3ヵ月（HR：1.37，$P=0.001$）．OSも統計学的に有意ではないが，ラパチニブ併用療法で劣る結果であった．ドセタキセル/ラパチニブ併用療法で発熱性好中球減少症が17.3％に発現し，予防的G-CSF投与が義務づけられた．Grade3以上の皮疹が①0％ vs.②8％，下痢が①1％ vs.②19％であった．
- **結論**：一次治療において，トラスツズマブ併用療法が効果・忍容性ともに優れる．

▶ 一次治療におけるトラスツズマブとラパチニブを直接比較した初めての試験である．ラパチニブはトラスツズマブと比較して効果に劣り，副作用も多かったため，一次治療としてはトラスツズマブ併用化学療法が勧められる．

2. トラスツズマブ beyond PD（progressive disease）

▶ トラスツズマブ耐性と考えられる症例に対して，その後の治療におけるトラスツズマブ継続の意義が検討されている．

▶ **GBG26/BIG03-05試験**[8]
- **対象**：トラスツズマブ投与中に病勢進行を認めたHER2陽性局所進行または転移乳癌
- **方法**：①カペシタビン（2,500mg/m²）単独群 vs.②カペシタビン/トラスツズマブ併用群
- **結果**：プライマリーエンドポイントであるTTP中央値①5.6ヵ月 vs.②8.2ヵ月（HR：0.69，$P=0.0338$）
  奏効率①27％ vs.②48.1％（オッズ比：2.50，$P=0.115$）
  OS中央値①20.4ヵ月 vs.②25.5ヵ月（HR：0.76，$P=0.257$）
- **結論**：トラスツズマブ投与中に病勢進行を認めた乳癌に対して，トラスツズマブ継続投与の意義が示された．

▶ **EGF104900試験**[9]
- **対象**：トラスツズマブを含むレジメンでの治療中に進行を認めたHER2陽性転移乳癌
- **方法**：ラパチニブ（1,500mg/日）単独群 vs. ラパチニブ（1,000mg/日）/トラスツズマブ（weekly法）併用群
  ラパチニブ単独群では，進行時に併用群へクロスオーバーすることが許容されている．
- **結果**：プライマリーエンドポイントであるPFS中央値①8.1週 vs.②12.0週（HR：0.73，$P=0.008$）
- **結論**：トラスツズマブを含むレジメン投与中に病勢進行を認めた場合，ラパチニブ/トラスツズマブ併用はラパチニブ単独よりも有意に優れている．

▶ その後の最終解析では，ラパチニブ単独群の52％がクロスオーバーを行っており，OS中央値①9.5ヵ月 vs.②14.0ヵ月（HR：0.74，$P=0.026$），と報告されている[10]．EGF104900試験

はトラスツズマブ beyond PDだけでなく，異なる抗HER2薬を併用するdual HER2 blockadeの有用性も示している．わが国ではラパチニブ/トラスツズマブ併用は保険適用ではない．

▶ 現段階のエビデンスから，HER2陽性再発・転移乳癌においてトラスツズマブはPD後も継続して投与し，併用する抗癌薬（パクリタキセル/ドセタキセル/ビノレルビン/カペシタビン/エリブリン/ゲムシタビン）を変更して続けていくことがコンセンサスとなっている．

3. 内分泌療法＋トラスツズマブ

▶ **TAnDEM試験**[11]
- 内分泌療法単独に対してトラスツズマブ併用の有効性を検証した初の第Ⅲ相試験
- 対象：閉経後女性のホルモン受容体陽性＋HER2陽性転移乳癌
- 方法：①アナストロゾール（1mg/日）単独群 vs. ②アナストロゾール/トラスツズマブ（weekly法）併用群
- 結果：アナストロゾール単独群でPDとなった70%が併用群にクロスオーバーしている．
  プライマリーエンドポイントであるPFS中央値①2.4ヵ月 vs. ②4.8ヵ月（HR：0.63, $P=0.0016$）
  奏効率①6.8% vs. ②20.3%（$P=0.018$）
  OS中央値①28.5ヵ月 vs. ②23.9ヵ月（$P=0.325$）
  中央判定でホルモン受容体陽性が確認された症例においても，有効性は同様の傾向を示した．
- 結論：内分泌療法にトラスツズマブを併用することの有用性が示された．

▶ 単独群の多くの症例がクロスオーバーしていることが，OSで統計学的な有意差が出ていない一因かもしれない．併用群でも約40%はレスポンスしないケースがあったため，life threateningではなく，比較的緩徐に進行するケースに対して，アロマターゼ阻害薬/トラスツズマブの投与が閉経後転移乳癌の一次治療として検討される．なお，閉経前乳癌におけるタモキシフェン/トラスツズマブの有用性を示したデータはないが，日常臨床においては考慮されることもある．

4. トラスツズマブ単独療法

▶ トラスツズマブ単剤でも約20〜30%の奏効率が得られ，副作用も軽微なため，トラスツズマブ単独療法で開始し，PD後に化学療法を用いるという戦略が検討されている．

▶ **HERTAX試験**[12]
- 一次治療として，トラスツズマブ/ドセタキセル併用療法（T＋D）と，最初はトラスツズマブ単剤で開始しPD後にドセタキセルへスイッチする順次投与（T→D）を比較したランダム化第Ⅱ相試験
- 対象：化学療法未施行のHER2陽性局所進行または転移乳癌
- 方法：①T（weekly法）＋D（$100mg/m^2$：q3w）vs. ②T→D
- 結果：奏効率①79% vs. ②53%（$P=0.016$）
  PFS中央値（T→D群はドセタキセルPD後と定義）①9.4ヵ月 vs. ②9.9ヵ月（$P=0.20$）
  OS中央値①30.5ヵ月 vs. ②19.7ヵ月（$P=0.12$）

T→D群におけるT単独治療期間中の奏効率34％，PFS中央値3.9ヵ月
　　末梢神経障害（Grade3/4）①62％（8％）vs. ②31％（0％）
- **結論**：両群でPFSは同等だった．ただし，OSは統計学的な有意差はないが，順次投与群で短い傾向があった．

▶ **JO17360試験**[13]
- 一次治療として，トラスツズマブ/ドセタキセル併用療法（T/D）と，最初はトラスツズマブ単剤で開始しPD後にT/D併用療法へスイッチする順次投与（T→T/D）を比較した第Ⅲ相試験
- **対象**：化学療法未施行のHER2陽性転移乳癌
- **方法**：①T（weekly法）/D（60mg/m^2：q3w）vs. ②T→T＋D
- **結果**：中間解析でプライマリーエンドポイントであるOSが併用療法で有意に優れていたため，試験は途中で中止となった．
  PFS中央値（T→T/D群はT単剤PD後と定義）①14.6ヵ月 vs. ②3.7ヵ月（HR：4.24, $P<0.01$）
  PFS中央値（T→T/D群はT/D併用PD後と定義）①14.6ヵ月 vs. ②12.4ヵ月（HR：1.35, $P=0.27$）
  死亡率①24.1％ vs. ②11.3％（HR：2.72, $P<0.04$）
- **結論**：併用療法群の方が順次投与群よりもOSにおいて優れた結果であった．

▶ これら2つの試験では，順次投与群におけるトラスツズマブPD後の治療内容が異なっているが，併用療法群と順次投与群でPFSに有意差を認めていない．OSは順次投与群で悪くなる結果であったが，いずれの試験も患者数が100人程度の小規模な試験であり，OSの優劣を正しく判断することはできない．したがって，腫瘍量が少ない，無症状，緩徐進行のHER2陽性乳癌に対してはトラスツズマブ単独療法で開始することも選択肢として考慮してよい．トラスツズマブPD後には，トラスツズマブ beyond PDのデータを考慮すると，JO17360試験と同様にトラスツズマブ併用化学療法を用いることが勧められる．

術後療法

▶ **HERA試験**[14]
- 術後療法としてトラスツズマブ投与の有無を比較した第Ⅲ相試験
- **対象**：HER2陽性乳癌，腋窩リンパ節転移陽性もしくは，腋窩リンパ節転移陰性かつ腫瘍径＞1cm
- **方法**：術前・術後化学療法（レジメンは規定されていない，4コース以上施行）後に，①経過観察 vs. ②トラスツズマブ（tri-weekly）1年間投与 vs. ③トラスツズマブ2年間投与，の3群にランダム化
- **結果**：追跡期間中央値1年の時点で，2年無病生存期間（DFS）①77.4％ vs. ②85.8％（HR：0.54, $P<0.0001$）
- **結論**：術後化学療法にトラスツズマブを追加することにより再発を有意に減少させた．

▶ その後，追跡期間中央値2年の時点でDFS（HR：0.64, $P<0.0001$），OS（HR：0.66, $P=0.0115$）と報告され，DFSのみならずOSでも有意な改善を認めた[15]．追跡期間中央値4年の時点で4年DFS①72.2％ vs. ②78.8％（HR：0.76, $P<0.0001$），4年OS①87.7％ vs. ②89.3％（HR：0.85,

$P=0.11$）と徐々にHRが1に近づいているのは，経過観察群の52％がクロスオーバーを行いトラスツズマブの投与を受けたためである[16]．

▶ **NCCTG N9831/NSABP B-31試験**[17]
- 術後療法としてトラスツズマブ投与の有無を比較した第Ⅲ相試験
- 対象：HER2陽性乳癌，腋窩リンパ節転移陽性もしくは腋窩リンパ節転移陰性で腫瘍径がER陽性and/or PgR陽性では2cm以上，ER陰性andPgR陰性では1cm以上の症例
- 方法：（表1）
パクリタキセル/トラスツズマブの同時併用という同様の試験治療群を持つN9831とB-31試験の合同解析が行われた．
①Group 1＋Group A vs. ②Group 2＋Group Cを比較，Group Bは逐次療法のため除外．
- 結果：追跡期間中央値2年の時点で，4年DFS①67.1％ vs. ②85.3％（HR：0.48，$P<0.0001$），4年OS①86.6％ vs. ②91.4％（HR：0.67，$P=0.015$）
- 結論：AC→Pにトラスツズマブを追加することにより，DFSとOSを有意に改善させた．

▶ その後，追跡期間中央値を4年に延ばしても，同様の傾向を維持していた[18]．追跡期間中央値8年の時点で，①群の約20％がクロスオーバーを行いトラスツズマブが投与されたが，10年DFS①75.2％ vs. ②84.0％（HR：0.63，$P<0.001$），10年OS ①62.2％ vs. ②73.7％（HR：0.60，$P<0.001$）と，統計学的な有意差は保たれていた[19]．

▶ NCCTG N9831試験におけるGroup BとCの比較では，統計学的な有意差はないものの，トラスツズマブは化学療法と同時併用の方が逐次投与よりもDFSがよい傾向であった（80.1％ vs. 84.4％）．Group A, B, Cにおける心臓関連イベント（心不全または心疾患による死亡）の3年累積発生率は0.3％，2.8％，3.3％であり，トラスツズマブ投与により心毒性は増加したが，化学療法との同時併用群と逐次併用群では差はなかった[20]．以上より，術後にトラスツズマブを使用する場合には，アンスラサイクリン系薬剤以外の化学療法と同時併用することが勧められる．

▶ **BCIRG 006試験**[21]
- トラスツズマブ併用非アンスラサイクリンレジメンを検証した唯一の第Ⅲ相試験
- 対象：HER2陽性乳癌，腋窩リンパ節陽性もしくは再発高リスク腋窩リンパ節陰性の症例
- 方法：①ドキソルビシン/シクロホスファミド（AC 60/600mg/m^2, q3w）×4→ドセタキセル（D 100mg/m^2, q3w）×4 vs. ②AC×4→D＋トラスツズマブ（H）×4 vs. ③ドセタキセル（75mg/m^2）/カルボプラチン（AUC 6）/トラスツズマブ（TCH, q3w）×6．H投与群では，化学療法終了後に計1年間となるようにH単独投与する．

表1 NSABP B-31/NCCTG9831試験

NSABP B-31	Group 1	AC×4 → P 3週ごと投与×4 または P 毎週投与×12
	Group 2	AC×4 → P 3週ごと投与×4 または P 毎週投与×12 ＋ T 毎週投与×52
NCCTG N9831	Group A	AC×4 → P 毎週投与×12
	Group B	AC×4 → P 毎週投与×12 → T 毎週投与×52
	Group C	AC×4 → P＋T 毎週投与×12 → T 毎週投与×40

AC：ドキソルビシン/シクロホスファミド，P：パクリタキセル，T：トラスツズマブ

- **結果**：観察期間中央値65ヵ月の時点で，
  5年DFS①75% vs. ②84% vs. ③81%（① vs. ②HR：0.64，$P<0.001$；① vs. ③HR：0.75，$P=0.04$）
  5年OS①87% vs. ②92% vs. ③91%（① vs. ②HR：0.63，$P<0.001$；① vs. ③HR：0.77，$P=0.04$）
  感覚性末梢神経障害①48.6% vs. ②49.7% vs. ③36.0%
  Grade3/4好中球減少①63.3% vs. ②71.5% vs. ③65.9%
  Grade3/4貧血①2.4% vs. ②3.1% vs. ③5.8%
  Grade3/4血小板減少①1.6% vs. ②2.1% vs. ③6.1%
  心不全発症率①0.7% vs. ②2% vs. ③0.4%
- **結論**：トラスツズマブ投与群が非投与群と比較して，DFS・OSにおいて有意に良好であった．②と③に統計学的有意差は認められず，副作用の内容が異なった．

▶ ②と③に有意差はなかったが，この試験は②と③の比較に十分な検出力を持つようにデザインされていないため，解釈には注意が必要である．DFSにおいて3%の差がみられているが，TCH療法は心毒性が軽度のため，アンスラサイクリンの使用が困難な心疾患合併症例には選択肢となり得る．

▶ **US Oncology Researchによる試験**[22]
- 早期HER2陽性乳癌に対するトラスツズマブ併用レジメンの有用性を検討した第Ⅱ相試験
- **対象**：StageⅠ/ⅡのHER2陽性乳癌
- **方法**：ドセタキセル/シクロホスファミド（TC 75/600mg/m^2，q3w）＋トラスツズマブ（H）×4→H（計1年間）
- **結果**：リンパ節転移陰性が約80%，約70%が腫瘍径2cm以下
  追跡期間中央値3年の時点で，3年DFS 96.9%，3年OS 98.7%，リンパ節転移陰性の3年DFS 97.8%，3年OS 98.9%．リンパ節転移陽性の3年DFS 93.5%，3年OS 97.7%
- **結論**：再発リスクの低いHER2陽性乳癌に対してはTC＋H療法も選択肢になり得る．

▶ **APT試験**[23]
- 早期HER2陽性乳癌に対するトラスツズマブ併用レジメンの有用性を検討した第Ⅱ相試験
- **対象**：腫瘍径3cm未満，リンパ節転移陰性のHER2陽性乳癌
- **方法**：パクリタキセル（80mg/m^2，weekly）/トラスツズマブ（weekly）×12→トラスツズマブ（tri-weekly，計1年間）
- **結果**：約90%が腫瘍径2cm以下，0.5cm以下のT1aも約20%含まれる．
  追跡期間中央値4年の時点で，3年DFS 98.7%．遠隔転移再発を起こしたのは406人中2人
- **結論**：腫瘍径が小さくリンパ節転移陰性のHER2陽性乳癌に対してはパクリタキセル/トラスツズマブ療法が選択肢となり得る．

▶ 上記の2つの試験結果より，リンパ節転移陰性のような早期HER2陽性乳癌に対しては，化学療法の期間を3ヵ月に短縮したトラスツズマブ併用療法も考慮される．腫瘍径が1cm未満のT1ab乳癌に対してトラスツズマブ併用化学療法を行うべきか否かは，いまだ議論のあるところであり，ホルモン受容体・GradeなどのHER2以外の再発リスク因子を考慮する必要があるかもしれない[24～26]．

術後トラスツズマブ療法の投与期間

▶PHARE試験[27]
- 術後トラスツズマブ1年間投与に対する6ヵ月間投与の非劣性を検証する非盲検第Ⅲ相試験
- 対象：HER2陽性乳癌，術後化学療法を4コース以上施行
- 方法：①トラスツズマブ投与12ヵ月 vs. ②トラスツズマブ投与6ヵ月
  DFSにおける非劣性マージン1.15に設定
- 結果：2年DFS①93.8% vs. ②91.1%（HR：1.28，95%CI：1.05-1.56，$P=0.29$）
  心臓関連イベント①5.7% vs. ②1.9%（$P<0.0001$）
- 結論：6月投与群で心毒性は軽かったが，非劣性を証明することはできなかった．

▶HERA試験[28]
- 術後トラスツズマブ1年間投与に対する2年間投与の優越性を検証する第Ⅲ相試験
- 対象：HER2陽性乳癌，腋窩リンパ節転移陽性もしくは，腋窩リンパ節転移陰性かつ腫瘍径>1cm
- 方法：術前・術後化学療法（レジメンは規定されていない，4コース以上施行）後に，①経過観察 vs. ②トラスツズマブ1年間投与 vs. ③トラスツズマブ2年間投与，の3群にランダム化
- 結果：追跡期間中央値8年間で，②と③の比較におけるDFS（HR；0.99，$P=0.86$），OS（HR；1.05，$P=0.63$）．
  Grade 3/4有害事象②16.3% vs. ③20.4%
  LVEF低下②4.1% vs. ③7.2%
- 結論：トラスツズマブ2年間投与は1年間投与と比較して優越性を示すことはできなかった．

▶以上の結果より，トラスツズマブの至適投与期間は1年間である．FinHer試験はトラスツズマブ9週間の追加投与が術後化学療法単独と比較して3年DFS 89.3% vs. 77.6%（HR：0.42，$P=0.01$）と，トラスツズマブ1年間投与と遜色のない再発抑制効果を認めた[29]．しかし，他の術後トラスツズマブの臨床試験と比較して患者数が少ない，その後の追跡結果で統計学的有意差が消失したことなどから[30]，現時点ではトラスツズマブ9週間の短期投与は勧められない．9週間 vs. 1年間を比較したSOLD試験が行われており，その結果を待つ必要がある．

ネオアジュバント

▶MDアンダーソンがんセンターにおける試験[31]
- 術前化学療法におけるトラスツズマブの追加効果を検証した第Ⅲ相試験
- 対象：StageⅡ-ⅢAの手術可能なHER2陽性乳癌
- 方法：パクリタキセル（P：225mg/m^2，q3w）→フルオロウラシル/エピルビシン/シクロホスファミド〔FEC：500（day1, 4）/75/500mg/m^2，q3w〕の化学療法に
  ①トラスツズマブ併用あり（weekly計24週），②トラスツズマブ併用なし
- 結果：プライマリーエンドポイントであるpCR率①65.2% vs. ②26%（$P=0.016$），差が歴然としたため早期中止となった．
- 結論：トラスツズマブ追加によりpCR率の大幅な上乗せ効果が示された．

▶その後のフォローアップにより3年DFSは①100%，②85.3%（$P=0.041$）と報告されている．

▶ **NOAH試験**[32]
- 術前化学療法にトラスツズマブ併用の有無を評価した第Ⅲ相試験
- 対象：HER2陽性局所進行乳癌（Stage Ⅲ）
- 方法：ドキソルビシン＋パクリタキセル（AP 60/150mg/m², q3w）→パクリタキセル（P 175mg/m², q3w）→シクロホスファミド/メトトレキサート/フルオロウラシル（CMF療法600/40/600mg/m², day1/8, q4w）の化学療法に
  ①トラスツズマブ併用あり（Tri-weekly, 化学療法終了後は計1年間となるように単独投与），
  ②トラスツズマブ併用なし
- 結果：3年無イベント生存期間（EFS）①71% vs. ②56%（HR：0.59, $P=0.013$）
  pCR率①38% vs. ②19%（$P=0.001$）
- 結論：トラスツズマブ併用はpCR率だけではなく，長期的成績も化学療法単独と比較して改善させた．

▶ その後の追跡結果にて，3年OS①87% vs. ②79%（HR：0.62, $P=0.0114$）と報告されている[33]．統計学的な有意差が得られなかった理由として，患者数235人と小規模な研究であること，化学療法単独群で17%がクロスオーバーを行っていること，などが挙げられる．

▶ その他の研究からもトラスツズマブ併用化学療法により高いpCR率が得られることが判明している[34, 35]．HER2陽性乳癌において，pCRが得られた症例はnon-pCR症例と比較して長期予後が良好である[36, 37]．トラスツズマブと併用する最適なレジメンが何かは明らかでないが，一般的にはアンスラサイクリンとタキサンの順次療法に，タキサンにとトラスツズマブを同時併用するレジメンが広く用いられている．アンスラサイクリン，タキサン順次療法の，アンスラサイクリンとトラスツズマブを併用してもpCR率の向上がみられないことがACOSOG Z1041試験において示されている[38]．

皮下投与の検討

▶ **HannaH試験**[39]
- 術前・術後療法として，トラスツズマブ静注投与に対する皮下注投与の非劣性を検証する非盲検第Ⅲ相試験
- 対象：HER2陽性手術可能，局所進行または炎症性乳癌
- 方法：ドセタキセル（75mg/m², q3w）×4→フルオロウラシル/エピルビシン/シクロホスファミド（FEC：500/75/500mg/m², q3w）×4，の化学療法に
  ①トラスツズマブ初回8mg/kg→2回目以降6mg/kg 3週ごとに静注を併用
  ②トラスツズマブ600mg（固定量）3週ごとに皮下注（投与時間：5分）を併用
  両群ともに，術後はトラスツズマブ単独で計1年間となるように投与する．
  ①に対する②の非劣性を検証する．プライマリーエンドポイントは手術前の血清トラフ濃度（Ctrough）およびpCR率
  非劣性マージンは，Ctrough：幾何平均比（②÷①）の90％信頼区間の下限が0.8以上
  pCR率：両群差95％信頼区間の下限がマイナス12.5％以上
- 結果：Ctrough①51.8μg/mL，②69.0μg/mL，幾何平均比1.33（90％CI：1.24-1.44）
  pCR①40.7%，②45.4%，両群差4・7%（95％CI：－4.0-13.4）
  重篤な有害事象①21% vs. ②12%．感染症が②でやや多かったが，それ以外はほぼ同等で

あった.
- **結論**：周術期治療における, 静注投与に対する皮下注投与の非劣性が示された.

▶ **PrefHer試験**[40]
- トラスツズマブ投与方法として, 静注または皮下注のどちらを患者が好むか（patient preference）を検証する非盲検第Ⅲ相試験.
- **対象**：HER2陽性術後乳癌
- **方法**：クロスオーバー比較試験
  ①静注投与×4コース後に, 皮下注投与×4コース
  ②皮下注投与×4コース後に, 静注投与×4コース
  　静注投与はトラスツズマブ初回8mg/kg→2回目以降6mg/kg 3週ごとに静注, 皮下注投与は600mg（固定量）3週ごとに皮下注（投与時間：5分）.
  　①または②にランダム化し, 治療終了後に面談を行う.
- **結果**：91.5%が皮下注を好み, 6.8%が静注を好んだ.
- **結論**：トラスツズマブ皮下注投与は利便性が高く, 患者から好まれる方法である.

▶ HER2陽性乳癌患者は, 術後に3週ごとのトラスツズマブ点滴を計1年間受けなければならない. 点滴には最低でも30分の時間がかかり, 患者の利便性を高めるため, 皮下注投与が検討されている. トラスツズマブは, 同時に投与するヒト組み換えヒアルロニダーゼにより皮下のヒアルロン酸が一時的に分解され, 皮下から血中への吸収が可能となる. 約5分と短時間で投与できる. HannaH試験の追跡結果が報告され, 有害事象の傾向は変わらず, ランダム化1年後の生存率も同等であった[41]. 投与時間や調剤の簡便性の面で皮下注にメリットがあると考えられるが, 長期フォローアップのデータは不足しており, わが国で承認される目処はたっていない.

▶ リツキシマブ, イマチニブなど分子標的薬が造血器腫瘍に対して有効であることは知られていたが, トラスツズマブは固形腫瘍においても分子標的薬が有効であることを示した歴史的な薬剤である. トラスツズマブの成功は, その後の抗HER2薬の急速な治療開発へと結びつき, 現在はラパチニブ, ペルツズマブ, T-DM1が臨床現場で使用されるようになってきている. しかし, 新たな抗HER2薬が登場した現在でも, トラスツズマブは術前・術後療法の主役であり, 転移乳癌におけるベースの薬剤として使用され, その重要性が低下することはない. また近年, HER2は乳癌以外のさまざまな癌でも過剰発現が認められることが判明し, HER2陽性胃癌に対してトラスツズマブ併用化学療法が標準治療となるなど, その活躍の場を広げている. 今後は, HER2陽性以外のトラスツズマブ効果予測因子の探索, トラスツズマブ抵抗性に対する治療戦略開発などが必要であると考えられる.

（山口　雄／向井博文）

参考文献
1) Cook-Bruns N : Retrospective analysis of the safety of Herceptin immunotherapy in metastatic breast cancer. Oncology, 61 Suppl 2: 58-66, 2001.
2) Boekhout AH, et al : Trastuzumab. Oncologist, 16: 800-810, 2011.
3) Curigliano G, et al : Cardiovascular toxicity induced by chemotherapy, targeted agents and radiotherapy: ESMO Clinical Practice Guidelines. Ann Oncol, 23 Suppl 7: 155-166, 2012.
4) Slamon DJ, et al : Use of chemotherapy plus a monoclonal antibody against HER2 for metastatic breast cancer that overexpresses HER2. N Engl J Med, 344: 783-792, 2001.
5) Untch M, et al : First-line trastuzumab plus epirubicin and cyclophosphamide therapy in patients with human epidermal growth factor receptor 2-positive metastatic breast cancer: cardiac safety and efficacy data from the Herceptin, Cyclophosphamide, and Epirubicin (HERCULES) trial. J Clin Oncol, 28: 1473-1480, 2010.

6) Andersson M, et al : Phase III randomized study comparing docetaxel plus trastuzumab with vinorelbine plus trastuzumab as first-line therapy of metastatic or locally advanced human epidermal growth factor receptor 2-positive breast cancer: the HERNATA study. J Clin Oncol, 29: 264-271, 2011.
7) Gelmon KA, et al : Lapatinib or Trastuzumab Plus Taxane Therapy for Human Epidermal Growth Factor Receptor 2-Positive Advanced Breast Cancer: Final Results of NCIC CTG MA.31. J Clin Oncol, 33: 1574-1583, 2015.
8) von Minckwitz G, et al : Trastuzumab beyond progression in human epidermal growth factor receptor 2-positive advanced breast cancer: a german breast group 26/breast international group 03-05 study. J Clin Oncol, 27: 1999-2006, 2009.
9) Blackwell KL, et al : Randomized study of Lapatinib alone or in combination with trastuzumab in women with ErbB2-positive, trastuzumab-refractory metastatic breast cancer. J Clin Oncol, 28: 1124-1130, 2010.
10) Blackwell KL, et al : Overall survival benefit with lapatinib in combination with trastuzumab for patients with human epidermal growth factor receptor 2-positive metastatic breast cancer: final results from the EGF104900 Study. J Clin Oncol, 30: 2585-2592, 2012.
11) Kaufman B, et al : Trastuzumab plus anastrozole versus anastrozole alone for the treatment of postmenopausal women with human epidermal growth factor receptor 2-positive, hormone receptor-positive metastatic breast cancer: results from the randomized phase III TAnDEM study. J Clin Oncol, 27: 5529-5537, 2009.
12) Hamberg P, et al : Randomized phase II study comparing efficacy and safety of combination-therapy trastuzumab and docetaxel vs. sequential therapy of trastuzumab followed by docetaxel alone at progression as first-line chemotherapy in patients with HER2+ metastatic breast cancer: HERTAX trial. Clin Breast Cancer, 11: 103-113, 2011.
13) Inoue K, et al : Randomized phase III trial of trastuzumab monotherapy followed by trastuzumab plus docetaxel versus trastuzumab plus docetaxel as first-line therapy in patients with HER2-positive metastatic breast cancer: the JO17360 Trial Group. Breast Cancer Res Treat, 119: 127-136, 2010.
14) Piccart-Gebhart MJ, et al : Trastuzumab after adjuvant chemotherapy in HER2-positive breast cancer. N Engl J Med, 353: 1659-1672, 2005.
15) Smith I, et al : 2-year follow-up of trastuzumab after adjuvant chemotherapy in HER2-positive breast cancer: a randomised controlled trial. Lancet, 369: 29-36, 2007.
16) Gianni L, et al : Treatment with trastuzumab for 1 year after adjuvant chemotherapy in patients with HER2-positive early breast cancer: a 4-year follow-up of a randomised controlled trial. Lancet Oncol, 12: 236-244, 2011.
17) Romond EH, et al : Trastuzumab plus adjuvant chemotherapy for operable HER2-positive breast cancer. N Engl J Med, 353: 1673-1684, 2005.
18) Perez EA, et al : Four-year follow-up of trastuzumab plus adjuvant chemotherapy for operable human epidermal growth factor receptor 2-positive breast cancer: joint analysis of data from NCCTG N9831 and NSABP B-31. J Clin Oncol, 29: 3366-3373, 2011.
19) Perez EA, et al : Trastuzumab plus adjuvant chemotherapy for human epidermal growth factor receptor 2-positive breast cancer: planned joint analysis of overall survival from NSABP B-31 and NCCTG N9831. J Clin Oncol, 32: 3744-3752, 2014.
20) Perez EA, et al : Sequential versus concurrent trastuzumab in adjuvant chemotherapy for breast cancer. J Clin Oncol, 29: 4491-4497, 2011.
21) Slamon D, et al : Adjuvant trastuzumab in HER2-positive breast cancer. N Engl J Med, 365: 1273-1283, 2011.
22) Jones SE, et al : Adjuvant docetaxel and cyclophosphamide plus trastuzumab in patients with HER2-amplified early stage breast cancer: a single-group, open-label, phase 2 study. Lancet Oncol, 14: 1121-1128, 2013.
23) Tolaney SM, et al : Adjuvant paclitaxel and trastuzumab for node-negative, HER2-positive breast cancer. N Engl J Med, 372: 134-141, 2015.
24) Gonzalez-Angulo AM, et al : High risk of recurrence for patients with breast cancer who have human epidermal growth factor 2-positive, node-negative tumors 1 cm or smaller. J Clin Oncol, 27: 5700-5706, 2009.
25) Fehrenbacher L, et al : Distant invasive breast cancer recurrence risk in human epidermal growth factor receptor 2-positive T1a and T1b node-negative localized breast cancer diagnosed from 2000 to 2006: a cohort from an integrated health care delivery system. J Clin Oncol, 32: 2151-2158, 2014.
26) Vaz-Luis I, et al : Outcomes by tumor subtype and treatment pattern in women with small, node-negative breast cancer: a multi-institutional study. J Clin Oncol, 32: 2142-.2150, 2014.
27) Pivot X, et al : 6 months versus 12 months of adjuvant trastuzumab for patients with HER2-positive early breast cancer (PHARE) : a randomised phase 3 trial. Lancet Oncol, 14: 741-748, 2013.
28) Goldhirsch A, et al : 2 years versus 1 year of adjuvant trastuzumab for HER2-positive breast cancer (HERA) : an open-label, randomised controlled trial. Lancet, 382: 1021-1028, 2013.
29) Joensuu H, et al : Adjuvant docetaxel or vinorelbine with or without trastuzumab for breast cancer. N Engl J Med, 354: 809-820, 2006.
30) Joensuu H, et al : Fluorouracil, epirubicin, and cyclophosphamide with either docetaxel or vinorelbine, with or without trastuzumab, as adjuvant treatments of breast cancer: final results of the FinHer Trial. J Clin Oncol, 27: 5685-5692, 2009.
31) Buzdar AU, et al : Significantly higher pathologic complete remission rate after neoadjuvant therapy with trastuzumab, paclitaxel, and epirubicin chemotherapy: results of a randomized trial in human epidermal growth factor receptor 2-positive operable breast cancer. J Clin Oncol, 23: 3676-3685, 2005.
32) Gianni L, et al : Neoadjuvant chemotherapy with trastuzumab followed by adjuvant trastuzumab versus neoadjuvant chemotherapy alone, in patients with HER2-positive locally advanced breast cancer (the NOAH trial) : a randomised controlled superiority trial with a parallel HER2-negative cohort. Lancet, 375: 377-384, 2010.
33) Gianni L, et al : Neoadjuvant and adjuvant trastuzumab in patients with HER2-positive locally advanced breast cancer (NOAH) : follow-up of a randomised controlled superiority trial with a parallel HER2-negative cohort. Lancet Oncol, 15: 640-647, 2014.
34) Untch M, et al : Pathologic complete response after neoadjuvant chemotherapy plus trastuzumab predicts favorable survival in human epidermal growth factor receptor 2-overexpressing breast cancer: results from the TECHNO trial of the AGO and GBG study groups. J Clin Oncol, 29: 3351-3357, 2011.
35) Esserman LJ, et al : Pathologic complete response predicts recurrence-free survival more effectively by cancer subset: results from the I-SPY 1 TRIAL--CALGB 150007/150012, ACRIN 6657. J Clin Oncol, 30: 3242-3249, 2012.
36) von Minckwitz G, et al : Definition and impact of pathologic complete response on prognosis after neoadjuvant chemotherapy in various intrinsic breast cancer subtypes. J Clin Oncol, 30: 1796-1804, 2012.
37) Cortazar P, et al : Pathological complete response and long-term clinical benefit in breast cancer: the CTNeoBC pooled analysis. Lancet, 384: 164-172, 2014.
38) Buzdar AU, et al : Fluorouracil, epirubicin, and cyclophosphamide (FEC-75) followed by paclitaxel plus trastuzumab versus paclitaxel plus trastuzumab followed by FEC-75 plus trastuzumab as neoadjuvant treatment for patients with HER2-positive breast cancer (Z1041): a randomised, controlled, phase 3 trial. Lancet Oncol, 14: 1317-1325, 2013.
39) Ismael G, et al : Subcutaneous versus intravenous administration of (neo) adjuvant trastuzumab in patients with HER2-positive, clinical stage I - III breast cancer (HannaH study) : a phase 3, open-label, multicentre, randomised trial. Lancet Oncol, 13: 869-878, 2012.
40) Pivot X, et al : Preference for subcutaneous or intravenous administration of trastuzumab in patients with HER2-positive early breast cancer (PrefHer) : an open-label randomised study. Lancet Oncol, 14: 962-970, 2013.
41) Jackisch C, et al : Subcutaneous versus intravenous formulation of trastuzumab for HER2-positive early breast cancer: updated results from the phase III HannaH study. Ann Oncol, 26: 320-325, 2015.

■ 分子標的治療

3 ラパチニブ
臨床試験と実際の投与方法

- 上皮系癌細胞の増殖機構である上皮成長因子受容体（epidermal growth factor receptor；EGFR）は細胞膜に存在し，HER1（human epidermal growth factor receptor type 1；EGFR），HER2，HER3，HER4の4種類があり，それぞれが二量体を形成し細胞内に増殖シグナルを伝達し細胞増殖する．

- HER1，HER2受容体チロシンキナーゼ阻害薬であるラパチニブ（タイケルブ®）は，主にHER2増殖シグナル経路を阻害することにより癌細胞の増殖を抑制する．

- ラパチニブはカペシタビンとの併用で2009年4月より，HER2過剰発現が確認された手術不能または再発乳癌に対する適応が承認されている．

臨床試験成績

- アンスラサイクリン，タキサン系薬剤，トラスツズマブ治療歴を有するHER2陽性転移乳癌に対して，ラパチニブ（1,250mg/日）/カペシタビン（2,000mg/m^2/日，14日間内服7日間休薬）併用療法（n＝163）とカペシタビン（2,500mg/m^2，14日間内服7日間休薬）単剤療法（n＝161）を比較した第Ⅲ相試験の結果，併用群において奏効率（22％ vs. 14％）が向上し，無増悪生存期間（PFS）が約2倍（HR：0.49，$P<0.001$，8.4 vs. 4.4ヵ月）に有意に延長を認めた[1]．

- HER2陽性転移乳癌の一次治療としてタキサン系薬剤（パクリタキセル80mg/m^{2}毎週またはドセタキセル75mg/m^2 3週間ごと）/ラパチニブ1,250mg/日併用群（n＝318）と，タキサン系薬剤/トラスツズマブ（n＝318）を比較した第Ⅲ相試験の中間解析の結果，PFSはラパチニブ併用群9.0ヵ月，トラスツズマブ併用群13.7ヵ月（HR：1.48，$P=0.003$）と，ラパチニブはトラスツズマブに劣る結果となり試験が中止された[2]．

- タキサン系薬剤，トラスツズマブ既治療のHER2陽性転移乳癌に対してラパチニブ（1,250mg/日，3週間毎日内服，3週間ごと）とカペシタビン（2,000mg/m^2/日を2週間ごと毎日内服後，1週間休薬，3週間ごと）併用療法群と，トラスツズマブ エムタンシン（T-DM1，3.6mg/kg静注，3週間ごと）を1：1にランダム化割付けした第Ⅲ相試験（n＝991）の結果，PFSはカペシタビン/ラパチニブ群6.4ヵ月に対してT-DM1群9.6ヵ月（HR：0.65，$P<0.0001$）と，有意にT-DM1群が優れた[3]．

- ラパチニブ/カペシタビン併用療法はHER2陽性転移乳癌の三次治療以降の位置づけとなる．

- ラパチニブは小分子化合物であるので血液脳関門を通過し，脳転移に対する効果を有する．放射線治療耐性脳転移に対するラパチニブ単剤の第Ⅱ相試験ではPRを7％（19/241）に認め，

カペシタビンとラパチニブの併用試験ではPR 20%（8/40）を認めた[4]．

▶HER2陽性乳癌では全経過中に約30％に脳転移を発症するので，脳転移に対する薬物治療として貴重な薬剤である．

▶ラパチニブ/カペシタビンとトラスツズマブ/カペシタビンを比較する第Ⅲ相試験がわが国で進行中である．

▶早期乳癌に対する術前術後療法の有用性を検証するために，大規模比較試験試験が行われた[5]．ALTTO試験は8,381人のHER2陽性乳癌患者を対象として，トラスツズマブ（8→6mg/kg静注，3週ごと）単独52週間，ラパチニブ単独（1,500mg経口連日）52週間，トラスツズマブ（4→2mg/kg静注，毎週）12週間後ラパチニブ（1,500mg経口連日）34週間，トラスツズマブ（8→6mg/kg静注，3週ごと）＋ラパチニブ（1,000mg経口連日）同時併用52週間の4群を比較した．ラパチニブ単独群は再発が多いため中止され，トラスツズマブ単独群2,097人，トラスツズマブ→ラパチニブ逐次併用群2,091人，トラスツズマブ＋ラパチニブ同時併用群2,093人の3群が比較された．4.49年の観察期間の結果，標準的治療であるトラスツズマブ単独群に比較してトラスツズマブ/ラパチニブ同時併用群の無病生存期間は有意な差を認めなかった（HR：0.84, $P=0.048>0.025$）トラスツズマブ→ラパチニブ逐次併用も有意差を認めなかった（HR：0.96, $P=0.61$）．全生存期間についても3群に有意な差を認めなかった．また，ホルモン受容体陽性または陰性のサブ解析においてもいずれも無病生存期間に有意差は認めなかった．

▶術前薬物療法におけるラパチニブの意義がNeo-ALTTO試験において検討された[6]．455人のHER陽性早期乳癌患者が3群に割付けられ，術前薬物療法が実施された．レジメンはラパチニブ（1,500mg経口連日）単独治療またはトラスツズマブ（4→2mg/kg静注，毎週）単独治療またはラパチニブ（1,000mg経口連日）/トラスツズマブ（4→2mg/kg静注，毎週）併用治療を6週間投与後，これらの抗HER2治療薬にパクリタキセル（80mg/m^2）を週1回併用し12週間投与を行った．その結果，ラパチニブ/トラスツズマブ併用群（n＝152）のpCR（pathological complete response）率は51.3%を示し，トラスツズマブ単独群（n＝149）の29.5%に比較して有意に高かった（$P=0.0001$）．以上より，トラスツズマブにラパチニブを加える術前薬物療法はpCRを向上させた．術後にFEC（フルオロウラシル 500mg/m^2，エピルビシン 100mg/m^2，シクロホスファミド 500mg/m^2）3週ごとに3サイクル施行後，ラパチニブまたはトラスツズマブまたはラパチニブ＋トラスツズマブを34週間行った．pCRを得られた患者の無イベント生存期間（HR：0.38, $P=0.0003$），全生存期間（HR：0.35, $P=0.005$）はpCRを得られなかった患者に比較して有意に優れた．しかし，3年無イベント生存期間はラパチニブ群78%，トラスツズマブ群76%，併用群84%と有意な差を認めず，3年全生存期間はラパチニブ群93%，トラスツズマブ群90%，併用群95%と有意な差を認めなかった．

▶HER2陽性早期乳癌に対して術前のラパチニブの追加はpCRを高めたが，術前術後のラパチニブ追加によって生存期間延長を得ることはできなかった．

用法・用量

▶ カペシタビン（2,000mg/m²/日，14日間内服，7日間休薬）との併用において，通常，成人にはラパチニブとして1,250mgを1日1回，食事の1時間以上前または食後1時間以降に経口投与する．なお，患者の状態により適宜増減する．

減量方法

▶ カペシタビンとの併用において，有害事象によりラパチニブの投与を休薬・減量または中止する場合について示す（表1，2）．ラパチニブによるチロシンキナーゼ活性抑制が期待できる血液濃度を保つためには1,000mg（4錠）/日以上の内服が望ましい．

服用方法

▶ ラパチニブはほとんどが外来通院治療であるので，治療開始時は薬剤師による服薬指導を

表1　ラパチニブの血液学的異常，腎機能障害発現時の休薬，減量および中止基準

有害事象	ラパチニブ投与	ラパチニブ減量基準 有害事象発現回数			
		1回目	2回目	3回目	4回目
500/mm³≦Neu＜1,000/mm³ 25,000/mm³≦Pt＜75,000/mm³ 6.5g/dL≦Hb＜9.0g/dL※1 1.5mg/dL＜Cre≦6×ULN CCr＜40mL/分	休薬※2 （最大14日間） Grade1以下に回復後，右記の基準に従う	減量不要 （1,250mg/日）	減量不要 （1,250mg/日） または減量 （1,000mg/日）		減量，継続，再開などは事象ごとに判断
Neu＜500/mm³ Pt＜25,000/mm³ Hb＜6.5g/dL※1 Cre＜6×ULN		減量，継続，再開などは事象ごとに判断			

ULN：施設基準値上限
※1：輸血時は輸血後の数値
※2：EGF100151試験では休薬期間は最大14日間と設定

表2　ラパチニブの有害事象発現時の休薬，減量および中止基準

有害事象※1	ラパチニブ投与	ラパチニブ減量基準 有害事象発現回数			
		1回目	2回目	3回目	4回目
Grade2	継続	減量不要 （1,250mg/日）		減量不要 （1,250mg/日） または減量 （1,000mg/日）	減量 （1,000mg/日）
Grade3	休薬※2 （最大14日間） Grade1以下に回復後，右記の基準に従う	減量不要（1,250mg/日）または減量（1,000mg/日）して投与再開			
Grade4		減量，継続，再開などは事象ごとに判断			

※1：NCI CTCAE ver. 3.0に基づく評価
※2：EGF100151試験では休薬期間は最大14日間と設定

行うことが望ましい．製薬会社作成のパンフレット，治療ダイアリー，各施設で作成した説明書を利用する．

▶ ラパチニブは食事摂取により血中濃度（AUC，C_{max}）が上昇するため，食事の前後1時間を空けて服用する必要がある．ラパチニブは1日1回空腹時，カペシタビンは1日2回食後と服用のタイミングが異なる．両剤とも1回の服用錠数が4～5錠と多いため，患者のコンプライアンスを保つことが重要であることから患者のライフスタイルに合った服用時間の設定を行う．服薬指導の際には患者へ起床時，就寝前，食事の前後1時間空けてなど，具体的な服用のタイミングを示しながら，どの時間帯であれば服用しやすいかを患者自身に設定してもらう．多くの患者は就寝前服用となる場合が多いが，なかには起床後すぐや，自宅でカペシタビンを服用後に勤務先に向かい，勤務先到着時にラパチニブを服用するといったスケジュールを選択する患者もいる．設定した服用時間は治療ダイアリー，説明文書に患者自身で記載してもらい，薬剤師は指導記録を電子カルテへ記載し，医師へ情報をフィードバックする．

相互作用

1. 薬剤との相互作用

▶ ラパチニブは主としてCYP3A4により代謝される．また，P-糖タンパク質の基質であり，さらにラパチニブのCYP3A4，CPY2C8，P-糖タンパク質に対する阻害作用が示されている．そのため，CYP3A4を阻害・誘導する薬剤，治療域が狭くCYP3A4，CYP2C8で代謝される薬剤，P-糖タンパク質を阻害・誘導する薬剤，QT延長を起こすことが知られている薬剤は，可能であれば併用を避けることが望ましい．服薬指導時に併用薬剤の確認をするとともに，注意すべき薬剤の一覧を患者へ渡す．

2. 食物との相互作用

▶ ベルガモチンやヒドロキシベルガモチンなどのフラノクマリン類が含まれるグレープフルーツ類縁種あるいは柑橘類として，グレープフルーツ，文旦，スウィーティー，ダイダイなどの具体的な果物名を伝え，摂取しないよう注意を促す．

3. 健康食品・サプリメントとの相互作用

▶ 健康食品・サプリメントで使用しているものがあれば，基本的には中止する．特にセント・ジョーンズワートはCYP3A4を誘導する作用があり，ラパチニブの効果を減弱させる可能性があるため注意が必要である．

副作用

1. 下　痢

▶ ラパチニブ単剤投与時のGrade1以上の下痢の発現頻度は51%[7]，海外第Ⅲ相臨床試験におけ

るカペシタビン併用時のGrade1以上の発現頻度は60％である[1]．下痢の重症度はほとんどがGrade1もしくは2であるが，ラパチニブ/カペシタビン併用療法ではGrade3が12％，Grade4を1％の症例で認めた．下痢の発現時期は内服開始後6〜8日以内の場合が多いが，内服開始初日〜翌日よりみられる場合もある．症状は7〜9日間持続することが多い．

▶ 治療開始時にあらかじめロペラミドを処方する．下痢症状がみられた場合にはロペラミドなどの止瀉薬の服用を開始する．水様便もしくは1日2〜3回以上の軟便がみられた場合にはロペラミド2mgの服用を開始し，12時間以上症状が消失するまで2時間空けてロペラミド2mgの服用を継続する[8]．

▶ 下痢は持続すると脱水を引き起こすほか，好中球減少を併発すると腸内感染による敗血症を起こす危険がある．37℃以上の発熱を伴う感染性の下痢が疑われる場合にはレボフロキサシン1日1回の服用を開始し，服用後すぐに解熱した場合でも3日間は内服を継続するよう説明する．

▶ 2日以上下痢が続く場合には病院へ連絡するよう指導する．下痢の訴えの電話連絡に対しては，その重篤度を判定して適切に指示対応することが必要である．

2. 皮膚障害

▶ ラパチニブはHER1（EGFR）阻害作用を有するため，皮疹が出現する可能性がある．ラパチニブ単剤投与時の発現頻度は67％であった．特徴的な皮疹は斑状丘疹と膿疱性丘疹である．皮疹は体幹に出現しやすく，顔への発現はわずかである．治療開始14日以内に出現し，持続期間の中央値は29日間であった[9]．

▶ カペシタビンとの併用治療において体幹に生じた発疹，爪周囲炎はラパチニブによる可能性が高い．手掌または足底の赤斑，表皮脱落はカペシタビンによる手足症候群の可能性が高いが，ラパチニブでも生じることもある．

▶ 瘙痒感を伴わない場合が多いため，患者自身が気づきにくい可能性がある．入浴時に体表をチェックするよう指導する．

▶ 皮疹の対応アルゴリズムを図1に示す．体幹部にはvery strongクラスのステロイド薬であるジフルプレドナート軟膏，顔面部にはstrongクラスのヒドロコルチゾンクリームの使用を開始する．膿疱性丘疹がみられた場合にはクリンダマイシンゲルが処方され，症状が広範となった場合にはミノサイクリンカプセルの内服を開始する．

▶ 予防として，保湿と紫外線予防が推奨される．保湿剤はアルコールを含まない皮膚軟化剤の使用が勧められる．日焼け止めクリームとしてはSPF30以上のものを使用するようにする．日光を浴びる1〜2時間前には塗布し，長時間日光を浴びるときはくり返し塗布する．

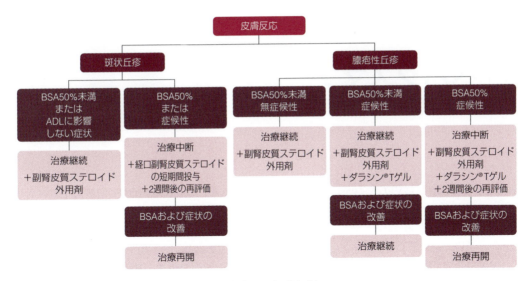

図1　皮膚評価に基づくラパチニブ継続または中止のアルゴリズム

3. 心毒性

▶ ラパチニブはHER2タンパクを標的とする薬剤であり，トラスツズマブと同様に治療前の心機能の評価は必要である．

▶ 44の臨床試験の3,689例を評価した結果では，心イベントがみられた症例は60例（1.6％）であり，有症状は7例（0.2％）であった．心イベントを認めた60例のうちフォローアップされた35例はいずれも改善，または回復しており，ラパチニブにおける心毒性は，トラスツズマブと比べて軽度である[10]．

▶ ラパチニブは抗HER2乳癌治療では唯一承認されている低分子チロシンキナーゼ阻害薬であり，抗体薬のトラスツズマブとは異なる作用を有する．経口薬としての利便性，脳転移への効果などの利点を有する．安全に効果を引き出すには下痢，皮膚障害の管理，コンプライアンスの維持が重要である．

〈伊藤良則〉

参考文献

1) Geyer CE, et al : Lapatinib plus capecitabine for HER2-positive advanced breast cancer. N Engl J Med, 355（26）: 2733-2743, 2006.
2) Gelmon KA, et al : Open-label phase Ⅲ randomized controlled trial comparing taxane-based chemotherapy（Tax）with lapatinib（L）or trastuzumab（T）as first-line therapy for women with HER2 + metastatic breast cancer : Interim analysis（IA）of NCIC CTG MA.31/GSK EGF 108919. J Clin Oncol, 30（15-suppl）; LBA671, 2012.
3) Verma S, et al : Trastuzumab emtansine for HER2-positive advanced breast cancer. N Engl J Med, 367（19）: 1783-1791, 2012.
4) Lin NU, et al : Multicenter phase Ⅱ study of lapatinib in patients with brain metastases from HER2-positive breast cancer. Clin Cancer Res, 15（4）: 1452-1459, 2009.
5) Piccart-Gebhart MJ, et al : First results from the phase Ⅲ ALTTO trial（BIG 2-06; NCCTG［Alliance］N063D）comparing one year of anti-HER2 therapy with lapatinib alone（L），trastuzumab alone（T），their sequence（T→L），or their combination（T + L）in the adjuvant treatment of HER2-positive early breast cancer（EBC）. J Clin Oncol, 32（5s-suppl）; LBA4, 2014.
6) de Azambuja E, et al : Lapatinib with trastuzumab for HER2-positive early breast cancer（NeoALTTO）: survival outcomes of a randomised, open-label, multicentre, phase 3 trial and their association with pathological complete response. Lancet Oncol, 15（10）: 1137-1146, 2014.
7) Crown JP, et al : Pooled analysis of diarrhea events in patients with cancer treated with lapatinib. Breast Cancer Res Treat, 112（2）: 317-325, 2008.
8) Moy B, et al : Lapatinib-Associated Toxicity and Practical Management Recommendations. Oncologist, 12（7）: 756-765, 2007.
9) Lacouture ME, et al : Analysis of dermatologic events in patients with cancer treated with lapatinib. Breast Cancer Res Treat, 114（3）: 485-493, 2009.
10) Perez EA, et al : Cardiac safety of lapatinib : pooled analysis of 3689 patients enrolled in clinical trials. Mayo Clin Proc, 83（6）: 679-686, 2008.

■ 分子標的治療

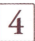 ベバシズマブ
臨床試験と実際の投与方法

特　徴

- ベバシズマブはVEGF（vascular endothelial growth factor；血管内皮増殖因子）に対する中和抗体で，遺伝子組換え型IgGヒト化モノクローナル抗体である．VEGF-Aと特異的に結合し不活化する．

- VEGFはVEGF受容体に結合することで腫瘍血管の新生を促す．VEGFファミリーとその受容体システムは，哺乳類において生理的および病的血管新生を制御する中心的なシステムである．VEGFファミリーのVEGF-Aは生理的血管新生のみならず，がんをはじめとする多くの疾患にみられる病的血管新生に中心的な役割を果たす．ベバシズマブは，腫瘍細胞などから分泌されたVEGF-Aをとらえて，VEGF受容体との結合を阻害する[1]．

- 当初，抗VEGF抗体による癌増殖の抑制は腫瘍血管内皮細胞のアポトーシス誘導を介した血管系の破壊によるものと考えられていた．しかし，その作用のみならず，異常な血管透過性の抑制や，血管構造の安定化による一過性の血管正常化の作用も加わっていると理解される．これらの作用により腫瘍組織内圧の低下と化学療法薬の腫瘍内浸透度の上昇が報告されている[1]．

- ベバシズマブの血中濃度の半減期は約21日である[2]．

乳癌に対するベバシズマブの臨床試験とその成績

- 2003年に進行大腸癌に対する第Ⅲ相試験が行われた．「標準化学療法＋ベバシズマブ」投与群患者では，標準化学療法のみの患者の平均生存期間15.6ヵ月に比べて4.7ヵ月の生存期間延長が認められた．
・これを受けて，米国FDAは2004年にベバシズマブを新規抗癌薬として承認した[1]．

- 乳癌領域においても，第Ⅲ相試験（E2100）が行われた．転移・再発乳癌に対する初回治療としてのパクリタキセルとの併用療法〔パクリタキセル90mg/m^2（day1, 8, 15）＋ベバシズマブ10mg/kg（day1, 15）〕とパクリタキセル単剤投与とが比較された．
・奏効率は36.9％ vs. 21.2％（$P<0.001$），無増悪生存期間（PFS）が11.8ヵ月 vs. 5.9ヵ月（$P<0.001$）と併用療法において有意な改善が認められた **(表1)**[3]．
・この結果を受けて，ベバシズマブは2008年2月にパクリタキセルとの併用で転移または再発乳癌の一次治療として迅速承認された．

- しかしその後，米国FDAではベバシズマブの乳癌への適応取り下げについてさまざまな議

表1　E2100試験とJO19901試験

試　　験	E2100試験（海外データ）(n=722)[3]		JO19901試験 (n=117)[4]
治療群	パクリタキセル単剤群	ベバシズマブ併用群	ベバシズマブ併用群
PFS中央値（月）	5.9	11.8	12.9
	HR：0.60, $P<0.001$		
奏効率	21.2%	36.9%	73.5%
	$P<0.0001$		
OS中央値（月）	25.2	26.7	35.8
	HR：0.88, $P=0.16$		

（文献3, 4）より引用）

論がなされた[5]．RIBBON-1試験[6]，AVADO試験[7]でPFSの延長は証明されたもののE2100試験[3]ほど延長しておらず，さらにOSの改善が認められなかった．
- これらを受け[5,8]，有効性が明らかでないと判断し，2011年11月に転移・再発乳癌へのベバシズマブの投与の承認を取り下げている．日本国内での承認状況に影響はなかった．

▶ わが国では，化学療法未治療の転移または再発乳癌患者を対象とした多施設共同の国内第Ⅱ相試験（JO19901）が行われた．レジメンはE2100試験と同様〔パクリタキセル90mg/m²（day1, 8, 15）/ベバシズマブ10mg/kg（day1, 15）〕であった．
- PFSの中央値は12.9ヵ月で，安全性においても海外臨床試験の成績と大きな相違は認められず，日本人において十分に忍容できるものであった（表1）[4]．これを受けて2011年9月に厚生労働省は，「手術不能又は再発乳癌」に対してパクリタキセルとの併用においてベバシズマブの使用を行うことを承認した．
- 投与方法は，E2100, JO19901で使用されたレジメンと同じ〔パクリタキセル90mg/m²（day1, 8, 15）/ベバシズマブ10mg/kg（day1, 15）〕である（後述）．

1. 各臨床試験とその成績

▶ **E2100試験（第Ⅲ相試験）**：パクリタキセル/ベバシズマブ vs. パクリタキセル単剤
- HER2陰性の化学療法未治療の転移・再発乳癌に対して，一次治療として患者722例を対象に行われた第Ⅲ相試験である（トラスツズマブ未治療のHER2陽性患者も登録可能であった）．
- 結果は，PFSがパクリタキセル群5.9ヵ月，パクリタキセル/ベバシズマブ群が11.8ヵ月とベバシズマブ併用群で有意に延長した．
- 奏効率は単剤群21.2%，併用群36.9%であった．しかし全生存期間（OS）は単剤群25.2ヵ月，併用群26.7ヵ月と同等であった（表1, 2[3]）．

▶ **JO19901試験（国内第Ⅱ相試験）**：パクリタキセル/ベバシズマブ
- 日本人においてHER2陰性で化学療法未治療の転移・再発乳癌に対し，一次治療として患者122例を対象として，パクリタキセル/ベバシズマブ併用投与を行った第Ⅱ相試験である．
- 非盲検の国内第Ⅱ相試験で，PFSは12.9ヵ月（図1）[4]，奏効率は74%，OSは35.8ヵ月であった．安全性においても海外臨床試験の成績と大きな相違は認められず，日本人において十分に忍容できるものであった（表1）[4]．

表2 ベバシズマブの臨床試験

試験	E2100 (n=722)[3]		AVADO (n=736)[7]		RIBBON-1 Cape cohort (n=615)[6]		RIBBON-1 A/T cohort (n=622)[6]	
治療群	パクリタキセル	パクリタキセル＋ベバシズマブ	ドセタキセル＋プラセボ	ドセタキセル＋ベバシズマブ	カペシタビン＋プラセボ	カペシタビン＋ベバシズマブ	A/T＋プラセボ	A/T＋ベバシズマブ
PFS（月）	5.9	11.8	8.2	10.1	5.7	8.6	8.0	9.2
ハザード比	0.60 $P<0.001$		0.77 $P<0.0061$		0.69 $P<0.0002$		0.64 $P<0.0001$	
奏効率	21.2%	36.9%	46%	64%	24%	35%	38%	51%
	$P<0.001$		$P=0.0003$		$P=0.0097$		$P=0.0054$	
全生存率（月）	25.2	26.7	31.9	30.2	21.2	29.0	23.8	25.2
ハザード比	0.88		1.03		0.85		1.03	

（文献3, 6, 7）より引用）

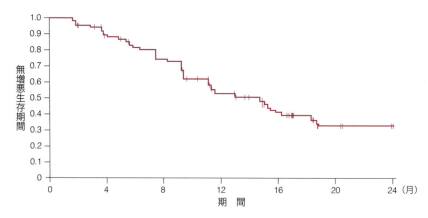

図1 JO19901試験における無増悪生存期間

（文献4）より引用）

- **AVADO試験**：ドセタキセル/プラセボ vs. ドセタキセル/ベバシズマブ7.5mg/kg vs. ドセタキセル＋ベバシズマブ15mg/kg
- HER2陰性で化学療法未治療の転移・再発乳癌に対する一次治療の治療として患者736例を対象とした．
- ドセタキセル/プラセボ投与群とドセタキセル/ベバシズマブ（低用量・高用量）併用群の3群がランダム化二重盲検により比較された第Ⅲ相試験である．
- PFSはプラセボ群8.2ヵ月に対して，7.5mg併用群9.0ヵ月，15mg併用群10.1ヵ月と15mg併用群において有意にPFSを延長させた．奏効率はそれぞれ46％，55％，64％であった．しかし，OSは31.9ヵ月，30.8ヵ月，30.2ヵ月と3群で同等であった **（表2）**[7]．

- **RIBBON-1試験**：カペシタビン or タキサン or アンスラサイクリン/プラセボ vs. カペシタビン or タキサン or アンスラサイクリン/ベバシズマブ
- HER2陰性の化学療法未治療の局所再発・転移乳癌に対する一次治療の治療として患者1,237例を対象とした．化学療法＋プラセボ群と化学療法＋ベバシズマブ併用群の2群をランダム化二重盲検で比較した第Ⅲ相試験である．

- 併用化学療法は，責任医師によりカペシタビン（2,000mg/m²を14日間投与），タキサン系薬剤（nab-パクリタキセル260mg/m²，ドセタキセル75または100mg/m²），あるいはアンスラサイクリン系薬剤ベースの化学療法（AC, EC, CEF, CAF）が選択された．
- 化学療法は3週ごとに実施，ベバシズマブは15mg/kgを3週ごとに実施された．
- 結果はカペシタビンコホート群においては，PFSについてプラセボ群5.7ヵ月に対し，ベバシズマブ併用群8.6ヵ月，タキサン/アンスラサイクリンコホート群においては，プラセボ群8.0ヵ月に対し，併用群9.2ヵ月といずれもベバシズマブ併用群で有意にPFSを延長させた**（表2）**[5]．

▶ **RIBBON-2試験**：カペシタビン or タキサン or ゲムシタビン or ビノレルビン＋プラセボ vs. カペシタビン or タキサン or ゲムシタビン or ビノレルビン＋ベバシズマブ．
- HER2陰性転移乳癌に対し，二次治療の治療として患者684例を対象とした．化学療法＋プラセボ群と化学療法＋ベバシズマブ併用群の2群をランダム化二重盲検で比較した第Ⅱ相試験である．
- 化学療法は責任医師によりカペシタビン，タキサン系（パクリタキセル，nab-パクリタキセル，ドセタキセル），ゲムシタビン，ビノレルビンから選択された．
- 併用するベバシズマブは化学療法により15mg/kg（3週間間隔投与）または10mg/kg（2週間間隔投与）を選択された．結果は，PFSがプラセボ群5.1ヵ月に対し，ベバシズマブ併用群7.2ヵ月と併用群で有意に延長させた．しかし，OSに有意差はなかった[9]．

▶ **IMELDA試験**：ベバシズマブ/カペシタビンへのスイッチ or ベバシズマブ継続
- HER2陰性転移乳癌に対する一次治療として，ドセタキセル（75～100mg/m²）＋ベバシズマブ（15mg/kg）を3～6サイクル実施し，奏効した患者（CR, PR, SD）の維持治療として，ドセタキセルを中止しベバシズマブ（15mg/kg）単剤のみで治療を継続する群と，ドセタキセルよりは毒性の低いカペシタビン（2,000mg/m²を14日間投与）＋ベバシズマブ（15mg/kg）へ変更する群とを比較したランダム化第Ⅲ相試験である．治療開始前に287例が登録され，ランダム化に至った185例を対象に解析が行われている．
- PFSはベバシズマブ群4.3ヵ月，ベバシズマブ/カペシタビン群11.9ヵ月，OSはベバシズマブ群23.7ヵ月，ベバシズマブ/カペシタビン群39.0ヵ月とPFS・OS共にカペシタビンにスイッチした併用群で有意に延長した[10]．通常，腫瘍の増悪や毒性の悪化などまでは同じ治療レジメンを継続することが標準的な治療法だが，本試験のように効果が得られたところで細胞傷害性薬剤を別のものにスイッチする戦略が，生存期間の延長の点で有用な可能性が示唆された．

▶ **BOOSTER試験（進行中）**：パクリタキセル/ベバシズマブの継続 or ホルモン/ベバシズマブへのスイッチ
- ER陽性HER2陰性進行・再発乳癌に対し，一次化学療法としてパクリタキセル/ベバシズマブ療法を4～6サイクル施行後SD以上の効果が認められた患者を，そのまま継続治療する群とパクリタキセルを休薬しホルモン/ベバシズマブ療法に置き換え，規定イベント後にパクリタキセル/ベバシズマブ療法を再導入する群の有効性および安全性を比較検討する多施設共同ランダム化比較第Ⅱ相臨床試験である[11]．

副作用と対策

▶血管新生阻害薬の副作用として高血圧，タンパク尿などの腎機能障害，出血，消化管穿孔などがあげられる．高血圧が誘導される分子メカニズムについてはまだ明らかになっていないが，降圧薬によりある程度は抑えることができる．

1. 高血圧

▶国内の乳癌患者を対象とした臨床試験（JO19901）において，高血圧は120例中62例（51.7％）に発現した．Grade3（GradeはCTCAE ver.3に準拠）以上の高血圧は20例（16.7％）であった[8]．ベバシズマブの投与期間中は血圧を定期的に測定し，高血圧が現れた場合は，コントロール可能になるまでベバシズマブを休薬する．

▶また，コントロール不能の高血圧，高血圧脳症または高血圧クリーゼが現れた場合は，ベバシズマブの投与を中止し，適切な処置を行う．高血圧脳症または高血圧クリーゼが現れた場合は，再発するおそれがあるためベバシズマブを再投与しない．

2. タンパク尿

▶タンパク尿については，腎糸球体のVEGFが強く阻害された結果，糸球体血管内皮細胞の機能低下が生じたためと考えられる[1]．

▶国内臨床試験（JO19901）において，タンパク尿は120例中71例（59.2％）に発現した．
・Grade1は1＋または0.15〜1.0g/24時間，Grade2は2＋〜3＋または1.0〜3.5g/24時間，Grade3は4＋または＞3.5g/24時間，Grade4はネフローゼ症候群である．Grade1が35例（29.2％），Grade2が36例（30.0％）で，Grade3以上のタンパク尿の発現は認められなかった[4]．

▶尿タンパクは，来院ごとに測定し，Grade2以上のタンパク尿が現れた場合はGrade1以下へ回復するまで，ベバシズマブを休薬する．ネフローゼ症候群を認めた場合にはベバシズマブを中止し，適切な処置を行う．

3. 出 血

▶腫瘍関連出血を含む，消化管出血，肺出血（血痰，喀血），脳出血，鼻出血などの粘膜出血が現れることがある．国内臨床試験（JO19901）において，出血は120例中95例（79.2％）に発現した．

▶Grade3以上の出血は鼻出血，血胸および出血性胃潰瘍が各1例の合計3例であった．

▶最も多くみられた出血は鼻出血で85例（70.8％）に認められ，80例がGrade1，4例がGrade2，1例がGrade3であった[8]．

▶転移・再発乳癌に対して使用する場合，出血については鼻出血など軽微なものがほとんど

第Ⅱ章 乳癌薬物療法の実際

だが，止血コントロールに難渋する場合もあり，慎重な診断・治療が必要である．

▶出血が現れた場合にはベバシズマブを中止し，適切な処置を行う．肺出血（喀血）または重度の出血が現れた場合は投与を再開しない．

4. 血栓症

▶脳血管障害（脳梗塞，一過性脳虚血発作など），心血管障害（心筋梗塞，狭心症など）の動脈血栓塞栓症が現れ，死亡例も報告されている．

▶国内臨床試験（JO19901）では120例中1例（0.8％）にGrade4の脳梗塞の発現が認められた[4]．動脈血栓塞栓症が現れた場合は，再発すると死亡に至る可能性もあるため，ベバシズマブを再投与しない．

▶静脈血栓塞栓症（深部静脈血栓症，肺塞栓症など）は，国内臨床試験（JO19901）で120例中5例（4.2％）に発現した．1例（0.8％）がGrade4の肺動脈血栓症，1例（0.8％）がGrade3の深部静脈血栓症，3例（2.5％）がGrade1および2の注射部位静脈炎であった．

▶静脈血栓塞栓症が認められた場合は，ベバシズマブの投与を中止する．

5. 骨髄抑制

▶ほかの抗悪性腫瘍薬との併用において，汎血球減少症，好中球減少，白血球減少，貧血，血小板減少が現れることがある．乳癌への投与に関しては，パクリタキセルと併用が原則である．

▶そのため，各クールを開始する際，投与前の血液検査で白血球数が3,000/mm^{2}未満または好中球数が1,500/mm^{2}未満であれば，骨髄機能が回復するまでは投与を延期する．

▶また，同一クール内のパクリタキセルの投与に当たっては，投与前の白血球数が2,000/mm^{2}未満または好中球数が1,000/mm^{2}未満であれば，骨髄機能が回復するまで投与を延期する．投与後，白血球数が1,000/mm^{2}未満となった場合には次回の投与量を減量する．

6. 消化管穿孔

▶消化管穿孔が現れることがあり，死亡に至る例が報告されている．腹痛があった場合は，鑑別診断に消化管穿孔を含めて考え，胸腹部単純X線，腹部CT，エコーなどで診断する．

▶消化管穿孔と診断された場合は，ベバシズマブの投与を中止し，再投与しない．国内臨床試験（JO19901）においては，消化管穿孔の発現は認められなかった[4]．

7. 可逆性後白質脳症症候群

▶けいれん発作，頭痛，精神状態変化，視覚障害などの症状を伴う，可逆性後白質脳症症候

群が現れることがある．

▶疑われる場合には脳MRIを撮影して診断し，ベバシズマブの投与を中止し，血圧のコントロール，抗痙攣薬の投与など適切な処置を行う．

8. 創傷治癒遅延

▶創傷治癒に影響を及ぼす可能性が考えられ，創傷治癒遅延による創傷感染，術後出血などがみられた場合は，創傷が治癒するまでベバシズマブを中止する．

▶ベバシズマブ投与例に対しては，予定された大手術の前はベバシズマブの半減期の約2倍である投与後6週間程度[12]の休薬期間を設けることが推奨されている．また再開時期についてはNCCNガイドラインでは術後6〜8週が推奨されており，海外臨床試験では術後4週間以降[13]の症例が対象となっている．

・中心静脈ポート留置術などの小手術に関しては，一定の見解はない．国内臨床試験ではポート留置術後1週間以降にベバシズマブを投与されており，国内市販直後調査における副作用集計結果報告でも1週間後からの投与が望ましいとされている．またZawackiら[14]は，ポート留置術後10日以内には投与すべきではないと報告している．一方で，First BEATでは術後の休薬期間と創傷治癒遅延には相関がなかったとしている[15]．

ベバシズマブの実際の投与方法（図2）

▶パクリタキセルは28日を1サイクルとし，第1日目，8日目，15日目に90mg/m^{2}を点滴静注．

▶ベバシズマブは28日を1サイクルとし，第1日目，15日目にパクリタキセル投与終了後に10mg/kgを点滴静注．

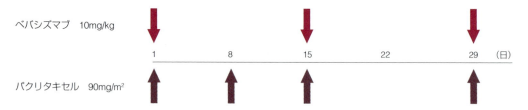

図2　手術不能または再発乳癌に対するパクリタキセル/ベバシズマブの投与スケジュール

（木村礼子／佐治重衡）

参考文献
1) 日本血管生物医学会，編：血管生物医学事典，初版，214: 422-424，朝倉書店，2011．
2) Gordon MS, et al：Phase I safety and pharmacokinetic study of recombinant human anti-vascular endothelial growth factor in patients with advanced cancer. J Clin Oncol, 19：843-850, 2001.
3) Miller K, et al：Paclitaxel plus bevacizumab versus paclitaxel alone for metastatic breast cancer. N Engl J Med, 357：2666-2676, 2007.

4) Aogi K, et al：First-line bevacizumab in combination with weekly paclitaxel for metastatic breast cancer: efficacy and safety from a large, open label, single-arm Japanese Study. Breast Cancer Res Treas, 129: 829-838, 2011.
5) Burstein HJ：Bevacizumab for advanced breast cancer: all tied up with a RIBBON? J Clin Oncol, 29: 1232-1235, 2011.
6) Robert NJ, et al：RIBBON-1: randomized, double-blind, placebo-controlled, phase III trial of chemotherapy with or without bevacizumab for first-line treatment of human epidermal growth factor receptor-2 negative, locally recurrent or metastatic breast cancer. J Clin Oncol, 29: 1252-1260, 2011.
7) Miles DW, et al：Phase III study of bevacizumab plus docetaxel compared with placebo plus docetaxel for the first-line treatment of human epidermal growth factor receptor 2-negative metastatic breast cancer. J Clin Oncol, 28: 3239-3247, 2010.
8) http://www.fda.gov/NewsEvents/Newsroom/PressAnnouncements/ucm279485.htm
9) Brufsky AM, et al：RIBBON-2: a randomized, double-blind, placebo-controlled, phase III trial evaluating the efficacy and safety of bevacizumab in combination with chemotherapy for second-line treatment of human epidermal growth factor receptor-2-negative metastatic breast cancer. J Clin Oncol, 29: 4286-4293, 2011.
10) Gligorov J, et al: Maintenance capecitabine and bevacizumab versus bevacizumab alone after initial first-line bevacizumab and docetaxel for patients with HER2-negative metastatic breast cancer (IMELDA): a randomised, open-label, phase 3 trial. Lancet Oncol, 15(12): 1351-1360, 2014.
11) Shigehira S, et al：Bevacizumab plus paclitaxel optimization study with interventional maintenance endocrine therapy in advanced or metastatic ER-positive HER2-negative breast cancer: JBCRG-M04 (BOOSTER) trial. J Clin Oncol, 32(5s-suppl): TPS657, 2014.
12) NCCN Clinical Practice Guidelines in Oncology: Colon Cancer Version 2. 2015.
13) Allegra CJ, et al：Initial safety report of NSABP C-08: A randomized phase III study of modified FOLFOX6 with or without bevacizumab for the adjuvant treatment of patients with stage II or III colon cancer. J Clin Oncol, 27(20): 3385-3390, 2009.
14) Zawacki WJ, et al：Wound dehiscence or failure to heal following venous access port placement in patients receiving bevacizumab therapy. J Vasc Interv Radiol. 20(5): 624-627, 2009.
15) Berry S, et al：Lack of effect of starting bevacizumab shortly after venous access device implantation on wound healing/bleeding complications: Preliminary results from first BEAT. Gastrointestinal Cancers Symposium. Abstract 245, 2006.

■ 分子標的治療

5 ペルツズマブ
臨床試験と実際の投与方法

作用機序と投与法

- ペルツズマブ（パージェタ®）は，トラスツズマブと同様のヒト化モノクローナル抗体のpan-HER inhibitorで，トラスツズマブとは異なる部位のHER2の細胞外ドメインに結合し（図1），他のHERファミリーとの二量体形成を妨げることで抗腫瘍効果を発揮する[1]．

- HER2を高発現するヒト乳癌細胞株を用いた前臨床試験において，ペルツズマブはトラスツズマブと同等の抗腫瘍効果を示し，併用においてより高い抗腫瘍効果を有することが示された（図2）．

- ペルツズマブはHER3のリガンドであるヘレグリンにより活性化されたHER2下流へのシグナル伝達をトラスツズマブより優れて阻害しており[2]，その抗腫瘍効果はHER2-HER2のホモ二量体のみならずHER2-HER3ヘテロ二量体の形成阻害によるHER2下流のPI3K/AKT経路の阻害と，トラスツズマブと同程度とされる抗体依存性細胞傷害（antibody dependent cellular cytotoxicity：ADCC）活性によると考えられる．

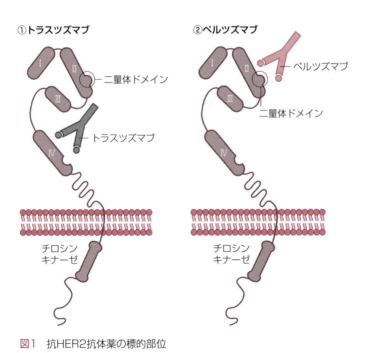

図1 抗HER2抗体薬の標的部位

（文献1）より改変）

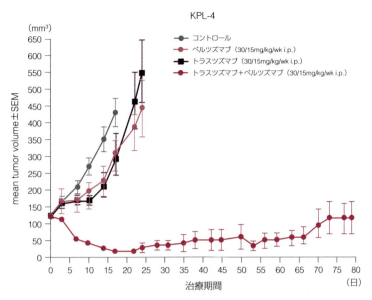

図2　HER2陽性のヒト乳癌細胞株（KPL-4）を用いたマウスモデルにおけるトラスツズマブとペルツズマブ，両剤併用の抗腫瘍効果

（文献2）より改変）

- わが国における推奨投与法は，トラスツズマブと他の抗悪性腫瘍薬との併用においてペルツズマブを初回投与時には840mg，2回目以降は420mgを60分で3週ごと投与で行う．初回投与時の忍容性が良好であれば，2回目以降の投与時間は30分間で行うことが可能である．

HER2陽性進行再発乳癌に対する臨床試験

- 3週ごと投与で行われた固形癌を対象とした第Ⅰ相試験（TOC2297g試験[3]，JO17076試験[4]）ではいずれも最大耐用量に到達しなかった．消失半減期は18日前後であり，3週ごと投与が推奨された．

- トラスツズマブ耐性のHER2陽性進行再発乳癌を対象にトラスツズマブとペルツズマブ併用の第Ⅱ相試験（BO17929試験[5]）が行われた．トラスツズマブは毎週（初回4mg/kg，2回目以降2mg/kg）もしくは3週ごと（初回8mg/kg，2回目以降6mg/kg）で投与され，ペルツズマブは3週ごと（初回840mg/body，2回目以降420mg/body）で投与された．
- 主要評価項目である奏効率は24％で臨床的有用率は50％であった．
- 主な有害事象は下痢（64％），疲労（33％），悪心（27％），発疹（26％）で，大部分がGrade2以下であった．LVEF低下が4.5％に認められたが，いずれも無症候性であった．
- この試験に追試された同じ対象群でのペルツズマブ単剤療法の治療効果は，奏効率3.4％，臨床的有効率10.3％で，その病勢進行後にトラスツズマブを併用した奏効率は17.6％（3/17例）であった[6]．

- 未治療のHER2陽性進行再発乳癌を対象としてトラスツズマブ，ドセタキセルにペルツズマブを加えるランダム化プラセボ対照二重盲検試験（CLEOPATRA試験[7]）が日本も参加して行われた．

- 主要評価項目である無増悪生存期間（PFS）はペルツズマブ群で18.5ヵ月とプラセボ群の12.5ヵ月を有意に延長した（HR：0.62，$P<0.001$）．また，奏効率においてもペルツズマブ群で80.2％と高い奏効率が示された．
- 全生存期間においても，プラセボ群の中央値40.8ヵ月に対しペルツズマブ群の中央値は56.5ヵ月（HR；0.68，$P<0.001$）とペルツズマブ群が大いに上回る結果であった[8]．
- 主な有害事象としてペルツズマブ群で多く認められたものは下痢，発疹，口内炎，発熱性好中球減少症であった．Grade3以上の有害事象は下痢と発熱性好中球減少症がプラセボ群と比較しやや多かった．
- ペルツズマブを加えた3剤併用治療でも心毒性の増強は認められなかった．LVEFの低下はプラセボ群で8.3％，ペルツズマブ群で4.4％であり，Grade3以上のLVEFの低下もプラセボ群で2.8％，ペルツズマブ群で1.2％であった．

▶ 一次治療もしくは二次治療のHER2陽性乳進行再発癌を対象とした，トラスツズマブ，ペルツズマブ，毎週パクリタキセル投与の有効性と安全性を評価する第Ⅱ相試験では，PFSは19.5ヵ月であった．有害事象として下痢，倦怠感，末梢神経障害がGrade1/2で多く認められたが，発熱性好中球減少症，心機能低下は認められなかった[9]．

▶ 未治療のHER2陽性進行再発乳癌を対象としてトラスツズマブとタキサン併用，T-DM1単独，T-DM1とペルツズマブの併用の3群を比較するMARIANNE試験が行われた[10]．
- 主要評価項目であるPFSにおいてトラスツズマブとタキサン併用で13.7ヵ月，T-DM1単独で14.1ヵ月，T-DM1とペルツズマブの併用で15.2ヵ月であり，T-DM1を含む治療群のトラスツズマブとタキサン併用群に対する非劣性は証明されたが，優越性は証明されなかった（図3）．
- 奏効率はトラスツズマブとタキサン併用が67.9％，T-DM1単独で59.7％，T-DM1とペルツズマブの併用で64.2％であり，奏効期間中央値はそれぞれ12.5ヵ月，20.7ヵ月，21.2ヵ月であった．
- Grade3以上の毒性に関しては，好中球減少や発熱性好中球減少がトラスツズマブとタキサン併用群に多く，血小板減少や肝酵素上昇がT-DM1を含む治療群に多く認められた．前Gradeの毒性ではT-DM1とペルツズマブの併用群においてT-DM1単独群に対し下痢の発現が多く認められた（48.1％と25.2％）．

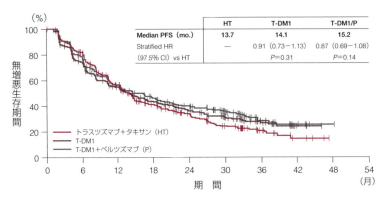

図3　MARIANNE試験結果（無増悪生存期間）

（文献10）より引用）

- その他のペルツズマブ，トラスツズマブと化学療法併用の試験として，タキサン系薬剤（ドセタキセル，パクリタキセル，nab-パクリタキセル）と併用のPERUSE試験（NCT01572038），ビノレルビン併用のVELVET試験（NCT01565083），カペシタビン併用のPHEREXA試験（NCT01026142），ハラヴェン併用のJBCRG-M03試験（UMIN000012232）などが行われている．

- わが国ではペルツズマブ治療後のHER2陽性進行再発乳癌を対象にペルツズマブ再投与の意義を検討するJBCRG-M05（PRECIOUS）試験（UMIN000018202）が行われている．

HER2陽性乳癌の術前，術後治療における臨床試験

- 術前化学療法を行うHER2陽性乳癌を対象とし，ドセタキセル/トラスツズマブ群（TH群），ドセタキセル/トラスツズマブ/ペルツズマブ群（THP群），トラスツズマブ/ペルツズマブ群（HP群），ドセタキセル/ペルツズマブ群（TP群）の治療効果を比較する第Ⅱ相試験のNeoSphere試験[11]が行われ，トラスツズマブとドセタキセルにペルツズマブを加えることにより，有意なpCR率の改善が認められた（45.8％と29.0％，$P=0.001$）．
- ドセタキセルを含まないトラスツズマブとペルツズマブ併用のみの群においても16.8％のpCR率が示されており，3剤併用と比すれば劣ってはいたが，細胞傷害性薬剤を含めない治療として今後が期待される結果であった（図4）．

- 手術可能なHER2陽性乳癌における術前化学療法として，FEC療法とドセタキセルもしくはドセタキセルとカルボプラチンにトラスツズマブとペルツズマブを加えた治療において，循環器への安全性を主要評価項目とした第Ⅱ相試験のTRYPHAENA試験[12]が行われている．また，本邦において術前治療におけるペルツズマブを含めたレジメンの治療効果を検討するJBCRG-20（Neo-peaks）試験（UMIN000014649）が行われている．

- 手術可能なHER2陽性乳癌における術後化学療法としてトラスツズマブにペルツズマブを加える群とトラスツズマブにプラセボを加える群を比較するランダム化プラセボ対照二重盲検試験であるAPHINITY試験[13]が行われている．

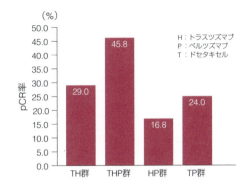

図4　NeoSpher試験における各群のpCR率

まとめ

- CLEOPATRA試験[7]の結果を受けペルツズマブは米国で2012年6月，欧州で2013年3月に未治療のHER2陽性進行再発乳癌を対象として承認され，わが国では2013年6月にHER2陽性進行再発乳癌を対象に承認された．

- わが国における診療ガイドライン（2015年版）で，ペルツズマブとトラスツズマブとドセタキセルの併用はHER2陽性進行再発乳癌に対する一次抗HER2療法としてグレードAで推奨され[14]，米国NCCNガイドライン（2015年第3版）においてもHER2陽性進行再発乳癌に対する望ましい一次治療としてペルツズマブ＋トラスツズマブ/ドセタキセル（カテゴリー1），ペルツズマブ/トラスツズマブ/パクリタキセル（カテゴリー2A）が推奨されている．

- わが国では未承認であるが，米国ではNeoSphere試験[11]の結果をもとに，2013年9月にHER2陽性乳癌の術前化学療法においてペルツズマブが承認された．

- トラスツズマブの登場により大きく予後が改善したHER2陽性乳癌治療は，ペルツズマブの登場によりさらなる予後の改善が示された[8]．今後も現在進行中の試験結果により，HER2陽性乳癌の術前・術後治療の新たな展開，細胞傷害性薬剤も含めた他薬剤とペルツズマブ併用における新たな治療レジメンの開発，さらにはペルツズマブ再投与の意義など多くの知見が得られ，HER2陽性乳癌の予後がより改善していくことに期待をしたい．

（服部正也／岩田広浩）

参考文献

1) Baselga J, et al : Novel anticancer targets: revisiting ERBB2 and discovering ERBB3. Nat Rev Cancer, 9: 463-475, 2009.
2) Agus DB, et al : Targeting ligand-activated ErbB signaling inhibits breast and prostate tumor growth. Cancer Cell, 2: 127-137, 2002.
3) Agus DB, et al : Phase I clinical study of pertuzumab, a novel HER dimerization inhibitor, in patients with advanced cancer. J Clin Oncol, 23: 2534-2543, 2005.
4) Yamamoto N, et al : Phase I and pharmacokinetic study of HER2-targeted rhuMAb 2C4 (Pertuzumab, RO4368451) in Japanese patients with solid tumors. Jpn J Clin Oncol, 39: 260-266, 2009.
5) Baselga J, et al : Phase II trial of pertuzumab and trastuzumab in patients with human epidermal growth factor receptor 2-positive metastatic breast cancer that progressed during prior trastuzumab therapy. J Clin Oncol, 28: 1138-1144, 2010.
6) Cortes J, et al : Pertuzumab monotherapy after trastuzumab-based treatment and subsequent reintroduction of trastuzumab: activity and tolerability in patients with advanced human epidermal growth factor receptor 2-positive breast cancer. J Clin Oncol, 30: 1594-1600, 2012.
7) Baselga J, et al : Pertuzumab plus trastuzumab plus docetaxel for metastatic breast cancer. N Engl J Med, 366: 109-119, 2012.
8) Swain SM, et al : Pertuzumab, trastuzumab, and docetaxel in HER2-positive metastatic breast cancer. N Engl J Med, 372:724-734, 2015.
9) Dang C, et al : Phase II study of paclitaxel given once per week along with trastuzumab and pertuzumab in patients with human epidermal growth factor receptor 2-positive metastatic breast cancer. J Clin Oncol, 33: 442-447, 2014.
10) Paul AE, et al : Phase III, randomized study of trastuzumab emtansine ± pertuzumab vs trastuzumab + taxane for first-line treatment of HER2-positive MBC: Primary results from the MARIANNE study. J Clin Oncol, 33 (suppl: abstr 507), 2015.
11) Gianni L, et al : Efficacy and safety of neoadjuvant pertuzumab and trastuzumab in women with locally advanced, inflammatory, or early HER2-positive breast cancer (NeoSphere): a randomised multicentre, open-label, phase 2 trial. Lancet Oncol, 13: 25-32, 2012.
12) A Schneeweiss, et al : Neoadjuvant Pertuzumab and Trastuzumab Concurrent or Sequential with an Anthracycline-Containing or Concurrent with an Anthracycline-Free Standard Regimen: A Randomized Phase II Study (TRYPHAENA). , In Thirty-Fourth Annual CTRC-AACR San Antonio Breast Cancer Symposium, San Antonio, TX, 2011.
13) Minckwitz G von, et al : Adjuvant Pertuzumab and Herceptin IN IniTial TherapY of Breast Cancer: APHINITY(BIG 4-11/BO25126/TOC4939g), In Thirty-Fourth Annual CTRC-AACR San Antonio Breast Cancer Symposium, San Antonio, TX, 2011.
14) 日本乳癌学会編：科学的根拠に基づく乳癌診療ガイドライン　2015年版, 金原出版, 東京, 2015.

■分子標的治療

6 T-DM1
臨床試験と実際の投与方法

▶ トラスツズマブ エムタンシン（T-DM1）は，チューブリン重合阻害作用を有するエムタンシン（DM1）をトラスツズマブに結合させた抗HER2抗体チューブリン重合阻害剤複合体で，抗体薬物複合体（ADC：antibody-drug conjugates）という新しいタイプの抗HER2治療薬である．

作用機序

▶ T-DM1の特徴は，抗癌薬であるDM1を直接的に癌細胞のみに作用させることである．抗HER2抗体であるトラスツズマブとDM1を安定性の高いチオエーテルリンカーを介して結合させた抗体薬物複合体という構造が，DM1のHER2陽性細胞への特異的なdrug delivery systemを実現させた[1]．第Ⅰ相試験では，最大耐性量（MTD）3.6mg/kgの3週間隔投与にて，高い臨床効果と優れた忍容性を示した[2]．

▶ T-DM1はHER2を認識して癌細胞に結合し，エンドサイトーシスによって細胞内に取り込まれる（インターナリゼーション）．そしてリソソームによりT-DM1がタンパク分解され，細胞内にDM1が放出されてチュブリン重合阻害作用を発揮する**（図1）**[3]．

▶ T-DM1は，トラスツズマブの抗体依存性細胞障害作用を維持したうえで，DM1の抗癌作用が上乗せされていることが*in vitro*で報告されている[4]．つまり，T-DM1の作用機序には，①トラスツズマブを介したものと，②DM-1に介したものに大別される**（表1）**．

主な臨床試験

▶ 2015年の乳癌診療ガイドラインでは，「トラスツズマブ投与中もしくは投与後に病勢進行（PD）となったHER2陽性転移・再発乳癌に対する二次治療以降の抗HER2療法として，T-DM1が勧められる．（推奨グレード：A）」と記載されている[5]．
その根拠となった代表的な臨床試験を紹介する．

▶ **EMILIA試験**
・EMILIA試験は，タキサンおよびトラスツズマブの治療歴があるHER2陽性局所進行乳癌または転移再発乳癌を対象としたT-DM1単剤療法 vs. カペシタビンとラパチニブ併用療法を比較したランダム化第Ⅲ相試験である．主要評価目的である無増悪生存期間（PFS）はT-DM1単剤療法で有意に延長した（9.6ヵ月vs. 6.4ヵ月：HR：0.65, 95%CI：0.55-0.77, $P<0.001$）．また，全生存期間（OS）の中間解析，奏効率においてもT-DM1単剤療法はカペシタビンとラパチニブ併用療法より有意に良好であった（OS：30.9ヵ月vs. 25.1ヵ月，HR：0.68, 95%CI 0.55-0.85, $P<0.001$, 奏効率：43.6% vs. 30.8%, $P<0.001$）[6]．

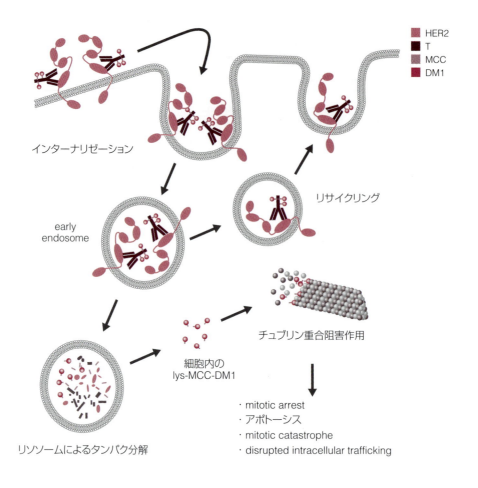

図1 T-DM1の細胞内取り込みのメカニズム

(文献3)より引用)

表1 T-DM1の作用機序

トラスツズマブの作用	・PI3K/AKT シグナリングの阻害 ・HER2 細胞外ドメインの shedding の阻害 ・ADCC 活性
DM1の作用	・チュブリン重合阻害作用

- 前治療歴が1レジメン以下の症例が61%含まれており，HER2陽性転移・再発乳癌に対する二次治療としてT-DM1が推奨されることとなった．
- また，2015年12月のサンアントニオ乳癌シンポジウムにおいて，OSの最終解析結果が発表された．カペシタビンとラパチニブ併用療群の27%がT-DM1へクロスオーバーされたが，OS中央値はT-DM1単独療法群で有意な延長を認めた（29.9ヵ月vs. 25.9ヵ月，HR；0.75，95%CI；0.64-0.88，$P=0.0003$，図2）．

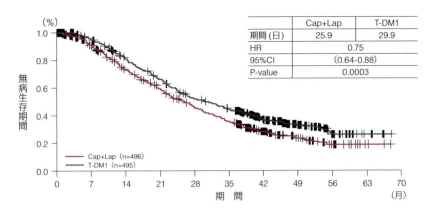

図2 EMILIA試験の全生存期間

(2015 San Antonio Breast Cancer Symposium より)

▶ **TH3RESA試験**

- TH3RESA試験は，抗HER2療法であるトラスツズマブとラパチニブの既治療例を対象として，三次治療以降としてT-DM1単剤療法と担当医選択の治療（TPC）を比較したランダム化第Ⅲ相試験である．T-DM1単剤療法はTPCと比較するとPFS（6.2ヵ月 vs. 3.3ヵ月，HR：0.528, $P<0.0001$, 95％CI：0.42-0.66），OS（HR：0.552, $P=0.0034$）のいずれにおいて良好であった．TPCの68％はトラスツズマブと化学療法の併用療法，10％はトラスツズマブとラパチニブの併用療法が選択されていたが，奏効率においてもT-DM1単剤療法が31％，TPCが9％と有意に良好であった（$P<0.0001$）[7]．
- この結果から，三次治療以降もT-DM1未使用例ではT-DM1の使用が推奨される．
- また，2015年12月のサンアントニオ乳癌シンポジウムにおいて，OSの最終解析結果が発表され，TPC群の51.5％がT-DM1へクロスオーバーされたにもかかわらず，OS中央値はT-DM1群22.7ヵ月，TPC群15.8ヵ月と有意にT-DM1群で優れていた（HR：0.68, 95％CI：0.54-0.85, $P=0.0007$）．

▶ **MARIANNE試験**

- MARIANNE試験は，HER2陽性転移性乳癌に対する一次治療としてのT-DM1＋/－ペルツズマブとトラスツズマブ＋タキサン（HT群）を比較したランダム化第Ⅲ相試験である．患者は①HT群，②T-DM1単剤療法群，③T-DM1＋ペルツズマブ併用療法群の3群に振り分けられた．主要評価項目であるPFSは，HT群13.7ヵ月，T-DM1単剤療法群14.1ヵ月，T-DM1＋ペルツズマブ併用療法群15.2ヵ月とほぼ同等だった．また副次評価項目である奏効率，OSにおいても3群間に差を認めなかったが，奏効期間は，HT群の12.5ヵ月と比較するとT-DM1単剤療法20.7ヵ月，T-DM1＋ペルツズマブ併用療法群21.2ヵ月と延長していた **（図3）**[8]．
- T-DM1単剤療法のHT群に対する優越性は示されなかったため，HER2陽性転移・再発乳癌に対する一次治療はトラスツズマブとペルツズマブとタキサンの併用療法が推奨される．

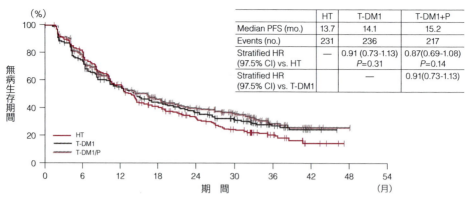

図3 MARIANNE試験の無病生存期間
HT：トラスツズマブ/タキサン，T-DM1：トラスツズマブ，T-DM1/P：トラスツズマブ/ペルツズマブ
（2015 ASCO Annual Meetingより引用）

用法・用量

▶ **効能・効果**：HER2陽性の手術不能または再発乳癌

▶ 通常，成人にはT-DM1を1回3.6mg/kgを3週間間隔で点滴静注する．初回投与時は90分かけて投与し，忍容性が良好であれば，2回目以降は30分間まで短縮できる．

有害事象とその対策

▶ EMILIA試験の結果を参照すると，Grade3以上の重篤な有害事象はT-DM1群の全体で40.8%に認められた．これは対照であるラパチニブ/カペシタビン群の57.0%と比較して少なかった．具体的にT-DM1群で発現率の高かった有害事象は，嘔気（39.2%），嘔吐（19.0%），下痢（23.3%）などの消化器症状，倦怠感（35.1%），血小板減少症（28.0%），肝機能異常（AST上昇22.4%，ALT上昇16.9%）であったが，対照群と比較すると消化器症状や手足症候群の頻度は低かった[6]．

・また，有害事象による症状を含めたTime to symptom worseningは，T-DM1群が7.1ヵ月とラパチニブ/カペシタビン群の4.6ヵ月と比較して有意に延長しており，患者視点のQOL評価もT-DM1群で良好だった[9]．

▶ T-DM1に特徴的な血小板減少症と肝機能異常であるが，臨床試験のデータによると，血小板減少は1コース目のday5-8に最も低下する傾向が認められ，2コース目までに概ね回復していた．また，肝機能異常に関しても，各コースのday8に一過性のAST/ALTの上昇を認めたものの，1コース目の変動幅が大きく，2コース目以降は変動幅が小さくなる傾向であった．そのため，T-DM1の有害事象の対策としては，特に1コース目のday8付近でのデータのモニタリングが重要である[10]．

▶ 副作用により，本剤を休薬，減量または中止する場合には，副作用の症状，重症度に応じて，1段階減量（3.0mg/kg），2段階減量（2.4mg/kg），3段階減量（投与中止）を考慮する．

（髙山　伸／木下貴之）

参考文献

1) Lewis Phillips GD, et al: Targeting HER2-positive breast cancer with trastuzumab-DM1, an antibody-cytotoxic drug conjugate. Cancer Res, 68(22): 9280-9290, 2008.
2) Krop IE, et al: Phase I study of trastuzumab-DM1, an HER2 antibody-drug conjugate, given every 3 weeks to patients with HER2-positive metastatic breast cancer. J Clin Oncol, 28(16): 2698-2704, 2010.
3) Barok M, et al: Trastuzumab emtansine: mechanisms of action and drug resistance. Breast Cancer Res, 16(2):209, 2014.
4) Junttila TT, et al: Trastuzumab-DM1 (T-DM1) retains all the mechanisms of action of trastuzumab and efficiently inhibits growth of lapatinib insensitive breast cancer. Breast Cancer Res Treat, 128(2): 347-356, 2011.
5) 日本乳癌学会編：科学的根拠に基づく乳癌診療ガイドライン①治療編 2015年版. 金原出版, 東京, 2015.
6) Verma S, et al: Trastuzumab emtansine for HER2-positive advanced breast cancer. N Engl J Med, 367(19): 1783-1791, 2012.
7) Krop IE, et al: Trastuzumab emtansine versus treatment of physician's choice for pretreated HER2-positive advanced breast cancer (TH3RESA): a randomised, open-label, phase 3 trial. Lancet Oncol, 15(7): 689-699, 2014.
8) Ellis P, et al: Phase III randomized study of T-DM1 +/- pertuzumab vs trastuzumab + taxane for first-line treatment of HER2-positive MBC: Primary results from the MARIANNE study. J Clin Oncol, 33(Suppl: abstr507), 2015.
9) Welslau M, et al: Patient-reported outcomes from EMILIA, a randomized phase 3 study of trastuzumab emtansine (T-DM1) versus capecitabine and lapatinib in human epidermal growth factor receptor 2-positive locally advanced or metastatic breast cancer. Cancer, 120(5): 642-651, 2014.
10) Diéras V, et al: Trastuzumab emtansine in human epidermal growth factor receptor 2-positive metastatic breast cancer: an integrated safety analysis. J Clin Oncol, 32(25): 2750-2757, 2014.

■ 分子標的治療

7 術前薬物療法における分子標的薬

- 2016年現在，乳癌で保険承認されている分子標的薬のなかで，術前薬物療法に使用可能な薬剤は，トラスツズマブのみであることから，本項の対象は「HER2陽性乳癌」の術前薬物療法に限定する．

- 原発性乳癌の約15％にHER2過剰発現が認められる．HER2陽性乳癌は悪性度が高く，予後不良因子であったが，トラスツズマブの周術期への適応（2008年に術後薬物療法，2011年に術前薬物療法の保険収載）により，治療成績は向上した．

- HER2陽性浸潤性乳癌の薬物療法の基本は，タキサン＋トラスツズマブとアンスラサイクリン系（AC/FEC療法など）の順次投与であり，トラスツズマブは1年間投与される．さらに，ホルモン感受性がある（estrogen receptor；ER陽性）場合は，術前内分泌療法が追加される．

HER2陽性乳癌における術前薬物療法の意義

- 術前薬物療法の意義は，腫瘍縮小から期待できる乳房温存率の向上や腋窩リンパ節郭清の縮小化であり，いわゆる機能温存術の成功が第1のポイントである．

- *in vivo*の状態で，薬剤感受性を把握できることから，術前薬物療法を上手に利用することで，患者個々に合った最善の治療法の実践が期待できる．

- 浸潤癌の完全消失（CpCR[1] or ypT0/isypN0）であれば，良好な予後が期待できる．ゆえにpCR率を指標として，新規薬剤の開発戦略に応用される可能性がある．

トラスツズマブにおける二次治療以降の治療

1. 術前薬物療法の適応と原則

- 術後に化学療法＋トラスツズマブを必要とされる症例はすべて術前薬物療法の適応になると考えられる．つまり，非触知の場合や浸潤径が5〜10mmの場合は議論が分かれる点かもしれないが，10mm以上の場合は，腋窩リンパ節転移の有無にかかわらず，原則適応と考えてもよい．

- ER陽性，HER2陽性のタイプでは，化学療法＋トラスツズマブ治療に続き，内分泌療法＋トラスツズマブが実施される．特殊な事例を除き，基本的に，化学療法＋トラスツズマブ治療が実施可能な場合は，内分泌療法よりもそれを優先すべきである．ゆえに，内分泌療法＋トラスツズマブを用いた術前治療は，その後の化学療法＋トラスツズマブの感受性が

保証されておらず，その適応には目的を明確にするとともに十分な留意が必要である．

2. トラスツズマブを用いた術前化学療法

a MDACCにおけるランダム化比較試験

- MDアンダーソンがんセンターのBuzdarらは，2005年，StageⅡ〜Ⅲの手術可能HER2陽性乳癌に対し，パクリタキセル 225mg/m^2→FEC（エピルビシン100mg/m^2）療法と，全コースにトラスツズマブを併用する，トラスツズマブ＋〔パクリタキセル→FEC（エピルビシン75mg/m^2）〕療法のランダム化比較試験を行った．パクリタキセル，FEC療法ともに3週おき，各4サイクルで，合計24週投与のレジメンである．

- 42例がランダム化され，化学療法単独でpCRは26％に対し，トラスツズマブ併用群で65.2％と有意に併用の効果が確認（$P=0.016$）され，試験は有効早期中止となった[2]．

- トラスツズマブ群のみ継続評価され，併用群45例の最終のpCR効果は60％であった[3] (図1)．

b NeoAdjuvant Herceptin® （NOAH） 試験

- 局所進行乳癌および炎症性乳癌を対象に，AP（ドキソルビシン/パクリタキセル）療法→パクリタキセル→CMF療法の化学療法単独群と，全33週にトラスツズマブを併用するレジメンが比較された．

- 乳房内病巣のpCR率は，23％ vs. 43％（$P=0.002$），さらに乳房と腋窩リンパ節を含めたpCR率も19％ vs. 38％（$P=0.001$）と有意に併用群のほうが良好であった[4] (図1)．

- NOAH試験のプライマリーエンドポイントである3年生存率も56％ vs. 71％と有意にトラスツズマブ併用群で延長した[4]．

- 乳房温存手術が施行できた割合は非併用群13％に対し，併用群23％であり，縮小手術成功割合も向上した[5]．

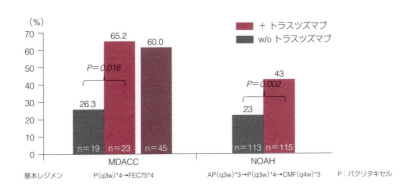

図1　HER2陽性乳癌患者へのトラスツズマブの術前薬物療法 MDACC試験とNOAH試験

c GeparQuattro試験

▶ GerparQuattro試験の根幹は，術前治療として，①EC療法（エピルビシン/シクロホスファミド）→ドセタキセル（DTX），②EC療法→DTX＋カペシタビン，③EC療法→DTX→カペシタビンの3レジメンの比較であるが，HER2陽性乳癌の場合は，全コースにトラスツズマブが併用された．

▶ 基本レジメンの3群間には有意な差は認めず，トラスツズマブ併用でpCR率は31.7％，乳房温存術は63.1％であった[6]．

d TECHNO試験

▶ T≧2cm，炎症性乳癌を対象に，EC療法×4→PH（q3wのパクリタキセル 225mg/m^{2}とトラスツズマブの併用）×4のレジメンが実践され，CpCR＝38.7％であり，pCRが得られた群では3年生存率が96％とnon-pCR群の86％より有意に優れていた[7]．

e わが国における術前治療へのトラスツズマブ適応拡大

▶ HER2陽性乳癌の術後薬物療法の基本は，HERA試験，NSABP B31試験，N9831試験結果から，周術期治療の標準は，アンスラサイクリン系レジメンとトラスツズマブ＋タキサン系レジメンの逐次併用であり，トラスツズマブは計1年間投与される．その化学療法部分を術前治療に転化するレジメンの評価が進められた．

▶ 乳癌領域におけるわが国初の医師主導治験は，国立がん研究センター中央病院を軸に遂行されたが，その目的は，トラスツズマブの術前治療への適応拡大であった[8]．

▶ N9831試験結果からタキサンとトラスツズマブの同時投与の有用性が示されていたため，たとえ術前治療としてもトラスツズマブ非併用群を設定することは倫理的に厳しい状況と考えられる．レジメンはタキサンとしてweekly パクリタキセル（wP）と3週ごとのドセタキセルを比較するデザインの，ランダム化第Ⅱ相試験（FEC100×4→ドセタキセル＋H×4 vs. FEC×4→wP×12＋H×4）である．トラスツズマブは術後治療に合わせ，3週ごとの投与方法で行われた．

▶ 2007年から2008年の期間に，102例が登録され，84例で全8コース完遂後手術を施行できた．CpCR（ypT0/is）率は，ドセタキセル使用群で42.6％，wP使用群で46.9％の成績であった．

▶ 本医師主導治験の成績から，2011年トラスツズマブの術前治療への保険承認が追加された．

▶ 局所進行乳癌（Stage3B，3C，4）を対象に，HER2NAT試験が実施された[9]．EC（エピルビシン 90mg/m^2）→ドセタキセル75mg/m^2＋トラスツズマブは毎週12回投与のレジメンで38例がエントリーされた．

▶ CpCRは16.2％であり，プロトコールどおり完遂例の28例を対象（PPS解析）にした場合は

21.4％であった．また，CpCRとほぼ近似の術後予後成績が期待できるnear pCR（わが国の乳癌取扱い規約のGrade 2bに相当する）を含めると，ITT解析で43.2％，PPS解析で53.6％であった．対象が手術不能の進行乳癌であることを鑑みると，臨床的奏効率も67.6％（うちcCRは13.5％）と良好な治療成績であると考えられる．

▶ 以上から，わが国におけるHER2陽性乳癌の術前治療の標準レジメンは，アンスラサイクリン系（FEC療法もしくはEC療法，AC療法）4サイクルに続き，トラスツズマブとタキサン系（ドセタキセルもしくはwP）4サイクルの計8サイクルである．

3. HER2陽性乳癌における術前薬物療法の工夫

a　タキサンベースのTCH療法の位置づけの検証

▶ HER2陰性乳癌では，AC療法よりもTC（ドセタキセル/シクロホスファミド）療法の再発抑制効果が高いことが報告されて以来，TC療法への期待が高まっている．HER2陽性乳癌においてもそのキードラッグであるトラスツズマブを必要十分に投与し，長期の安定した予後を期待するには，心毒性への懸念から，可能ならばアンスラサイクリン系を回避したいとの考えもある．術後薬物療法対象のBCIRG006試験で，TCbH（ドセタキセル/カルボプラチン/トラスツズマブ）療法でもFEC-TH療法と遜色ない成績を示したことからも徐々にタキサン系レジメンへの期待が高まっている．

▶ 心毒性の軽減と予後改善を期待してTCH（ドセタキセル/シクロホスファミド/トラスツズマブ）療法に注目し，アンスラサイクリンの必要性と最適な投与順序を検討するJBCRG-10試験が計画遂行された．①FEC×4→TCH×4，②TCH×4→FEC×4，③TCH×6の3群を比較するランダム化第Ⅱ相試験である．2012年SABCSでpreliminaryな結果が報告されている[10]．

▶ アンスラサイクリン系回避のレジメンとして注目したTCH療法6サイクルのCpCR率は46％であり，従前のアンスラサイクリン系を含むレジメンとほぼ同等の成績であった．腋窩リンパ節転移消失（ypN0）を加味しても，42％と良好な治療成績を得た．

▶ 左室駆出率（LVEF）の推移から3つの治療レジメンを評価すると，FEC療法先行群で，治療完了後に有意に低下がみられ，TCH療法を先行するほうが心機能には優しいことが推察された．この結果は，FinHER試験におけるトラスツズマブ先行併用群のほうが心機能への影響が少ない[11]ことと類似する．

▶ 術後治療の設定であるが，アンスラサイクリン系回避のレジメンの評価として2つの試験結果が注目される．APT試験はリンパ節転移陰性（98.5％），腫瘍径3cm（T1b 30.5％, T1c 41.6％）以下の比較的早期の再発リスクの低いHER2陽性乳癌406人を対象にwPT（パクリタキセル/トラスツズマブ）×12→T（トラスツズマブ）q3w×13を実施したところ，4年DFS 98.7％であった[12]．また，US Oncology 06038試験では主に早期乳癌を対象として（StageⅠ/Ⅱ：98.8％，リンパ節転移陰性：79.3％，腫瘍径2cm以下：67.1％）Her-TC（トラスツズマブ+ドセタキセル/シクロホスファミド）q3w×4→トラスツズマブを行ったが，3年DFS

97.8%，OS 98.7%であった[13]．これらの結果から比較的再発リスクの低い場合は，アントラサイクリン系を回避できる可能性が示唆され，術前治療の概念を上手に応用することで周術期薬物療法への標準化が可能であろう．

b ER別の治療効果

▶ 海外のランダム化比較試験，国内における多施設共同研究から，ER発現別にpCR率が異なる傾向があることが示唆され，従前HER2陽性乳癌としてひとまとめにとらえられていた周術期治療は，少なくともER別に新規の治療戦略を考案する必要性がある（図2）．

▶ 図2に示すKMBOG0402試験は，大阪地区の多施設共同試験〔FEC100×4→（wP＋H）×12〕であるが，StageⅡ，Ⅲの43例対象にCpCR率56%の効果が全体として示されている[14]．

▶ ER陰性のHER2-enrichタイプよりも，ER陽性のHER2陽性タイプでpCR率が低く，化学療法＋トラスツズマブの感受性が低い点については，ER-growth factor系のクロストークにより，後者のほうがより複雑な細胞内増殖シグナルカスケードを有することが一因と考察されている．

▶ 800例を超えるコホート研究をまとめたJBCRG-C03試験の結果でも，ER陰性の場合のCpCR率は64%に対し，ER陽性では36%にとどまった[15]．以下に論述する，新規薬剤を用いたNeo-ALTTO試験，NeoSphere試験などでも同様の傾向を認めている．

c CpCRは予後のsurrogate markerになるか？

▶ 術前薬物療法でCpCRが得られた場合，一般的にその後の治療経過は良好で，全身再発はまれである．Globalで実施された12の術前薬物療法におけるランダム化試験の約13,000人のメタアナリシスの結果が発表された．HER2陽性乳癌の場合，CpCRは予後のsurrogate markerになりうるが，ER陰性のHER2-enrichタイプのほうが，ER陽性，HER2陽性に比べ，

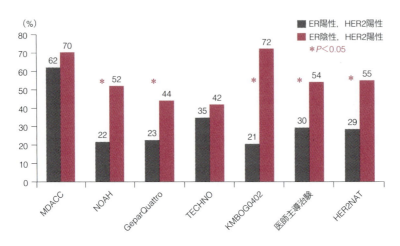

図2　HER2陽性乳癌のER別のCpCR率の違い

その予後に対するウエイトは高く,ハザード比が大きくなる傾向がある**(図3)**[16].

▶ 大阪医療センターの小規模のコホート研究からは,ER陽性の場合はpCRにかかわらず比較的予後良好であったが,ER陰性の場合は統計学的有意にCpCR群で予後良好であった.CpCR群における再発部位は,脳転移と局所再発であり,いわゆる遠隔転移再発にはCpCRは優れたsurrogate markerになることが示された**(図4)**[17].

▶ CpCRか否かにより,術後薬物療法の個別化に役立つ可能性がありうる.しかし,術前薬物

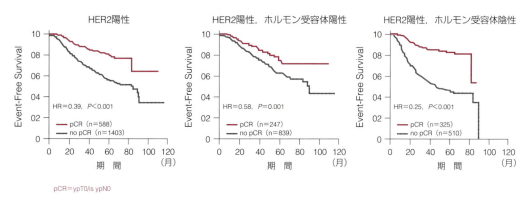

図3 pCRとEFS(Event free survival)の関係

(文献16)から改変)

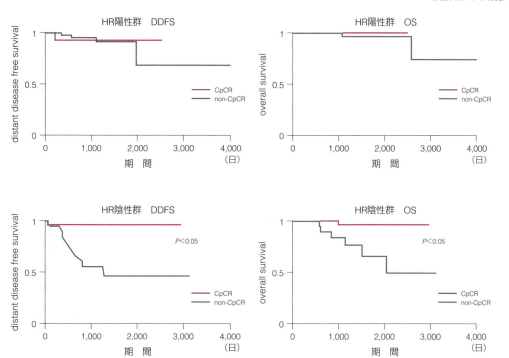

図4 大阪医療センターのHER2陽性乳癌における術前治療の成績(DDFS/OS)
DDFS:distant disease free survival OS:overall survival

(文献17)から改変)

療法の効果により，再発部位や再発形式の違いがないかなどさらに詳細な検討が必要である．

▶ HER2陽性乳癌における"トラスツズマブを用いた術前治療におけるCpCRの意義"については，JBCRG-C03試験により，多施設コホート研究が実施された．CpCRが得られた場合，3年のDFSが93%得られたのに対し，そうでない場合，82%と有意な差を認めた[18]．ER陰性の方がCpCRが高く（64% vs. 36%），予後におけるER別のCpCRの意義については，ER陰性の方がインパクトは大きいものの，ER陰性・陽性ともCpCRが得られた方が予後良好の傾向は共通した．

▶ 完全癌消失（SpCR）が得られる可能性の高いHER2陽性乳癌では，現在，その場合には乳房への手術を回避しうるかどうか，その可能性をめぐる議論が起きている．精度の高いコホート研究と，前向き臨床試験の構築が望まれる．

d 今後期待される新たな分子標的薬の適応

▶ **ラパチニブ**
- ラパチニブはHER2とEGFR（HER1）の細胞内チロシンキナーゼ活性を可逆的に阻害する低分子標的薬で，トラスツズマブ耐性細胞に対する抗腫瘍効果も期待できる．

- 進行再発乳癌治療においては，カペシタビンとの併用療法に限定されるが，術前術後の周術期治療（再発予防）にも期待され，globalで本剤を用いた大規模臨床試験が進行中である．

- GeparQuinto試験はEC-ドセタキセルの化学療法に，トラスツズマブを8コース追加するか，ラパチニブを1,000〜1,250mg/m^{2}で毎日連日投与を追加するかの比較試験である[19]（図5）．

- CpCR率は，トラスツズマブ併用群で30.3%に対し，ラパチニブ併用群では22.7%と有意にトラスツズマブ併用群で良好であった．またレジメン中止割合も，10% vs. 16%とラパチニブ群で頻度が高く，下痢や皮疹などの有害事象に起因すると考えられる．

- Neo-ALTTO試験は，①トラスツズマブ×6w→トラスツズマブ＋weekly パクリタキセル×12（HP群），②ラパチニブ×6w→ラパチニブ＋weekly パクリタキセル×12（LP群），③トラスツズマブ＋ラパチニブ×6w→トラスツズマブ＋ラパチニブ＋weekly パクリタキセル×12（HLP群）の3群比較であり，手術施行後，術後にFEC療法の実施をプロトコール規定している（図5）．

- Neo-ALTTO試験の結果は，治療完遂率は，92%，66%，61%であり，ラパチニブ併用で下痢，皮疹などの有害事象から中止に至るケースも散見された．一方，CpCR率は29.5%，24.7%，51.3%であり，適切な有害事象マネジメントを基礎に，トラスツズマブとラパチニブの併用レジメンの有用性が期待される結果である[20]．

- 術後治療をターゲットにした，ALTTO試験は化学療法に引き続き，トラスツズマブ，ラパチニブ，トラスツズマブ→ラパチニブ，トラスツズマブ＋ラパチニブの4群比較が進行中

A. GeparQuinto 試験

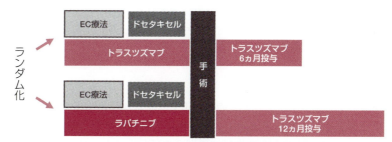

B. NSABP-B41 試験

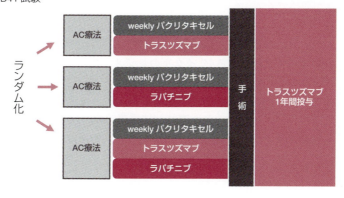

C. Neo-ALTTO 試験

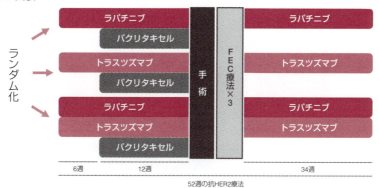

D. ALTTO 試験

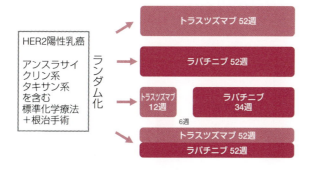

図5 ラパチニブを含む周術期臨床試験のデザイン

である．2012年の中間解析によりラパチニブ単独群は治療成績が芳しくなく，任意でトラスツズマブの追加治療のオプションが付加された．HER2陽性乳癌の周術期治療として，まずは"トラスツズマブが基本"であり，ラパチニブはそれに付加的効果をもたらす働きを有すると考察できる（図5）．

▶ペルツズマブ

・ペルツズマブはトラスツズマブの存在下で，主にHER2-HER3二量体化を阻害し，抗腫瘍効果を発揮するが，トラスツズマブ耐性例にも有効との報告もある[21]．進行再発乳癌対象のCLEOPATRA試験でも有意な無増悪期間の延長が示され[22]，トラスツズマブ耐性獲得の回避にも有用性が期待できる．

・ペルツズマブの術前治療として，NeoSphere試験[23]が実施された．トラスツズマブ/ドセタキセルにペルツズマブを併用する4サイクルのレジメンで，45％のpCRが得られた点は薬剤コンセプトと一致する．さらに，ER陰性のHER2-enrichタイプでは化学療法薬を用いない，トラスツズマブ＋ペルツズマブの分子標的薬のみで高いpCR率が得られているのは興味深い．分子標的薬のみでpCRが得られた際に，抗癌薬治療を回避できるかはまた新たな臨床的課題である（本試験では術後全例FEC療法×4サイクルを実施している）（図6）．

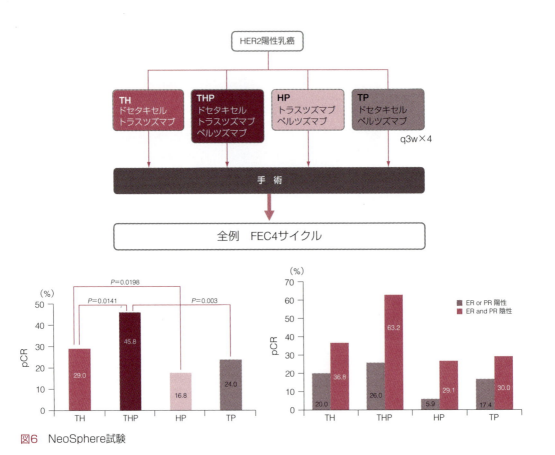

図6　NeoSphere試験

▶ **T-DM1**

- トラスツズマブ エムタンシン（T-DM1）は，トラスツズマブにDM1（強力なチューブリン重合阻害剤）を結合させた抗体薬物複合体で，現在，HER2陽性進行再発乳癌に適応がある．特徴的な肝機能障害，血小板減少を認めるが忍容性は高く，脱毛などの自覚症状を有する毒性が軽微である．

- T-DM1を術前治療として評価した試験として，KRISTINE試験がある．HER2陽性原発性乳癌を対象に，TCbHP（ドセタキセル，カルボプラチン，トラスツズマブ，ペルツズマブ）とT-DM1＋ペルツズマブを6サイクル比較したところ，CpCRかつypN0率は各々56％と44％であった[24]．標準治療のTCbHPに対し，pCR率では劣ったものの少なくとも4割の患者さんにおいては脱毛なくpCRが得られる恩恵は十分に評価される．今後如何にT-DM1をベースとした治療法開発を進めるかが重要な課題である．

- HER2陽性ER陽性原発性乳癌を対象に，T-DM1もしくはT-DM1＋ペルツズマブ併用療法が術前治療として比較された（ADAPT試験）．CpCR率は各々41％，41.5％であり，また，癌の完全消失（SpCR）率も32.5％と34.1％であり，良好な治療反応性であった．治療初期の早期レスポンスが得られた場合は，36％のpCR率に対し，そうでない場合は20％であったことから，早期治療レスポンスを参考にした治療戦略の構築の可能性も示された[25]．前述のようにER陽性の場合は，通常化学療法＋分子標的治療薬ではpCRの限界があることから，本剤はER陽性陰性にかかわらず一定の治療効果を示しうることも期待できる点である．

e わが国における取り組み

▶ Neo-ALTTO試験，NeoSphere試験ともに，タキサン系薬剤と分子標的薬ベースに術前治療が構成され，アンスラサイクリン系薬剤を用いなくても，これまでの両剤を用いる標準レジメンと同等もしくはそれを上回るpCR率が報告されている．つまり，術前治療という評価ツールを用いたレスポンスガイドの個別化治療の実践という戦略を今後開発していく必要性を強くアピールした臨床試験であると評価できる．

▶ トラスツズマブの術前治療への適応拡大が，医師主導治験で行われたのと同様，neo-ALTTO試験で有用性が示された，トラスツズマブ＋ラパチニブ併用療法の術前治療への適応承認を目的とした，医師主導治験（Neo-LaTH試験）が現在進行中である[26] **(図7)**．

▶ Neo-LaTH試験では，分子標的薬のみの期間を長くする工夫，またER陽性タイプでは，内分泌療法に上乗せする工夫で，pCR率を向上できるかどうか検討できる予定である．

▶ NeoSphere試験の標準治療レジメであるTCbHP（ドセタキセル，カルボプラチン，トラスツズマブ，Pertuzumab）6サイクルの術前治療における評価，さらに，T-DM1＋Pertuzumabの評価が医師主導治験で進行中である（Neo-peaks試験）**(図8)**．後者レジメに，レスポンスガイド（治療反応性が乏しい際にFEC療法によるレスキュー）の概念が組み込まれたことも本試験の特徴である[27]．

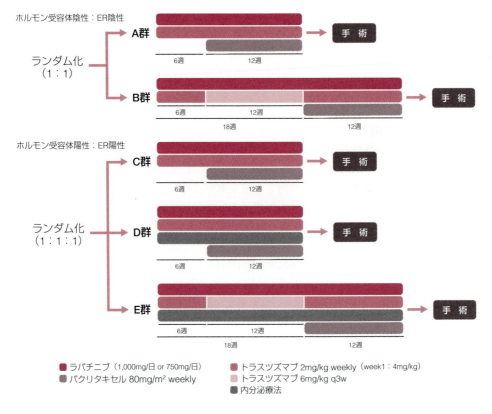

図7　JBCRG-16（Neo-LaTH）試験

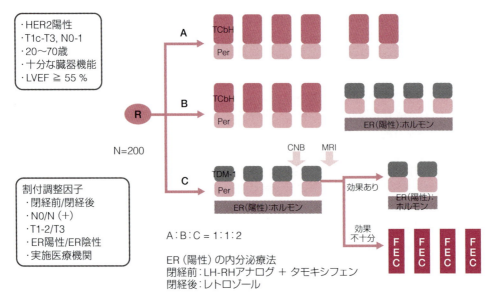

図8　JBCRG-20 (Neo-peaks)試験

（Figure adapted from UMIN000014649 より引用）

4. HER2陽性乳癌における術前薬物療法の課題と展望

▶ HER2陽性乳癌は,薬剤感受性が高いこと,pCRが個々の患者の予後のsurrogate markerになることから,術前薬物療法の適応になりやすく,前述のように,臨床試験ベースに各種レジメンが試行されてきた.また,アンスラサイクリン系とタキサン系,トラスツズマブの併用レジメンは,術前治療においても,標準レジメンと認識されている.

▶ 抗HER2療法を含む術前薬物療法で,70%を超える臨床的奏効率と約40〜50%のpCR率が期待できることから,乳房および腋窩の手術の縮小化に寄与し,局所療法の概念への影響も少なくない.乳房温存手術における切除範囲の決定方法やセンチネルリンパ節生検の概念の適応範囲〔cN(+)→cN0例など〕,腋窩非郭清の適応,さらに領域放射線照射の適応など,多くの臨床的課題があげられる.

▶ 理論的には乳房および領域リンパ節内でpCRの治療効果を得ることができれば,すでに全身に広がっているかもしれない微小転移巣にも同等の効果が得られ,再発はほぼ皆無でありたい.しかし,図3からもわかるようにpCRでも一定の再発例が観察される.再発部位まで詳細に報告された臨床試験は少ないが,臨床的経験から推察するに,脳転移や局所領域再発がこれらに相当すると考えられる.わが国での2施設のコホート研究からもこの課題は指摘されている[28].

▶ 全身療法と局所療法との上手なバランスが,術前薬物療法の成功には不可欠である.治療レスポンスに基づく治療法の適応を今後個々の患者に適応していくには,その治療効果の把握も重要な課題である.つまり,画像診断の技術と理解,さらに組織生検の技術(いつ採取するか,どこを採取するか,正確に評価したい部分を採取できるかなど)とその評価(熟練した乳腺病理医)など,多岐にわたるチーム医療の統合力が必須である.

薬剤感受性に基づく個別化治療実践の礎として,術前薬物療法という治療戦略に対する認知度も高まってきた.HER2-enrichタイプとLuminal-HER2タイプ別に,癌のbiologyの変化をとらえることで,そこから得たコンセプトを術後再発予防の工夫に応用できうる.抗HER2療法として,新規薬剤(ラパチニブ,ペルツズマブ,T-DM1,mTOR阻害薬など)の開発がなされ,周術期への応用が試みられる.その目的は,最大限の治療効果と,一方で副作用の最小化である.臨床効果,病理学的な効果把握を超えるレベルでの治療効果の把握,つまり,translatuonal researchとの融合も,術前薬物療法の戦略を用いた個別化治療の成就には欠かせない.また,実地臨床のレベルでは,術前治療から得られる"情報"を,"正確"に"収集"し,解析・統合していく能力が,乳腺専門医には求められる.緻密な臨床試験計画と遂行が得意なわが国から今後の新たな展開を期待したい.

(増田慎三)

参考文献

1) Kuroi K, et al : Issues in the assessment of the pathologic effect of primary systemic therapy for breast cancer. Breast Cancer, 13 (1): 38-48, 2006.
2) Buzdar AU, et al : Significantly higher pathologic complete remission rate after neoadjuvant therapy with trastuzumab, paclitaxel, and epirubicin chemotherapy: results of a randomized trial in human epidermal growth factor receptor 2-positive operable breast cancer. J Clin Oncol, 23: 3676-3685, 2005.
3) Buzdar AU, et al : Neoadjuvant therapy with paclitaxel followed by 5-fluorouracil, epirubicin, and cyclophosphamide chemotherapy

and concurrent trastuzumab in human epidermal growth factor receptor 2-positive operable breast cancer: an update of the initial randomized study population and data of additional patients treated with the same regimen. Clin Cancer Res, 13 (1): 228-233, 2007.

4) Gianni L, et al : Neoadjuvant chemotherapy with trastuzumab followed by adjuvant trastuzumab versus neoadjuvant chemotherapy alone, in patients with HER2-positive locally advanced breast cancer (the NOAH trial): a randomised controlled superiority trial with a parallel HER2-negative cohort. Lancet, 375 (9712): 377-384, 2010.

5) Semiglazov V, et al : Surgery following neoadjuvant therapy in patients with HER2-positive locally advanced or inflammatory breast cancer participating in the NeOAdjuvant Herceptin (NOAH) study. Eur J Surg Oncol, 37 (10): 856-863, 2011.

6) Untch M, et al : Neoadjuvant treatment with trastuzumab in HER2-positive breast cancer: results from the GeparQuattro study. J Clin Oncol, 28 (12): 2024-2031, 2010.

7) Untch M, et al : Pathologic complete response after neoadjuvant chemotherapy plus trastuzumab predicts favorable survival in human epidermal growth factor receptor 2-overexpressing breast cancer: results from the TECHNO trial of the AGO and GBG study groups. J Clin Oncol, 29 (25): 3351-3357, 2011.

8) Nakamura S, et al : Randomized phase II study of primary systemic chemotherapy and trastuzumab for operable HER2 positive breast cancer. Clin Breast Cancer, 12 (1): 49-56, 2012.

9) Aogi K, et al : A multicenter, phase II study of epirubicin/cyclophosphamide followed by docetaxel and concurrent trastuzumab as primary systemic therapy for HER-2 positive advanced breast cancer (the HER2NAT study). Int J Clin Oncol, 2012 Jul 26. [Epub ahead of print]

10) Masuda N, et al : A prospective multicenter randomized phase II neo-adjuvant study of 5-fluorouracil, epirubicin and cyclophosphamide (FEC) followed by docetaxel, cyclophosphamide and trastuzumab (TCH) versus TCH followed by FEC versus TCH alone, in patients (pts) with operable HER2 positive breast cancer: JBCRG-10 study (UMIN000002365). San Antonio Breast Cancer Symposium, P1-14-08, 2012.

11) Joensuu H, et al : Fluorouracil, epirubicin, and cyclophosphamide with either docetaxel or vinorelbine, with or without trastuzumab, as adjuvant treatments of breast cancer: final results of the FinHer Trial. J Clin Oncol, 27 (34): 5685-5692, 2009.

12) Sara M, Tolaney, William T Barry, Chau T Dang, Denise A Yardley, et al: Adjuvant paclitaxel and trastuzumab for node-negative, HER2-positive breast cancer. N Engl J Med, 2015 ; 372 : 134-41.

13) Adjuvant docetacel and cyclophosphamide plus trastuzumab in patients with HER2-amplified early stage breast cancer : a single-group, open- label, phase 2 study. Lancet Oncol 2013 ; 14 :1121-28.

14) Masuda N, et al : Phase II trial of neoadjuvant 5-fluorouracil, epirubicin and cyclophosphamide (FEC100) followed by weekly paclitaxel and trastuzumab (PH) for HER2 positive breast cancer (Kinki Multidisciplinary Breast Oncology Group; KMBOG-0402). SABCS, P3160, 2008.

15) Takada, M; et al.: Survival of HER2-positive primary breast cancer patients treated by neoadjuvant chemotherapy plus trastuzumab: a multicenter retrospective observational study (JBCRG-C03 study). Breast Cancer Research and Treatment145(1): 143-53, 2014.

16) Cortazar P, Zhang L, Untch M, et al. Pathological complete response and long-term clinical benefit in breast cancer: the CTNeoBC pooled analysis. Lancet (384):164-72, 2014.

17) 水谷麻紀子，ほか：HER2 陽性乳癌に対する術前化学療法の臨床的検討．癌と化学療法 , 39 (13), 2521-2526, 2012.

18) Takada, M; et al.: Survival of HER2-positive primary breast cancer patients treated by neoadjuvant chemotherapy plus trastuzumab: a multicenter retrospective observational study (JBCRG-C03 study). Breast Cancer Research and Treatment145(1): 143-53, 2014.

19) Untch M, et al : Lapatinib versus trastuzumab in combination with neoadjuvant anthracycline-taxane-based chemotherapy (GeparQuinto, GBG 44): a randomised phase 3 trial. Lancet Oncol, 13 (2): 135-144, 2012.

20) Baselga J, et al : Lapatinib with trastuzumab for HER2-positive early breast cancer (NeoALTTO): a randomised, open-label, multicentre, phase 3 trial. Lancet, 18; 379 (9816): 633-640, 2012.

21) Cortés J, et al : Pertuzumab monotherapy after trastuzumab-based treatment and subsequent reintroduction of trastuzumab: activity and tolerability in patients with advanced human epidermal growth factor receptor 2-positive breast cancer. J Clin Oncol, 30 (14): 1594-1600, 2012.

22) Baselga J, et al : Pertuzumab plus trastuzumab plus docetaxel for metastatic breast Cancer. N Engl J Med, 366: 109-119, 2012.

23) Gianni L, et al : Efficacy and safety of neoadjuvant pertuzumab and trastuzumab in women with locally advanced, inflammatory, or early HER2-positive breast cancer (NeoSphere): a randomised multicentre, open-label, phase 2 trial. Lancet Oncol, 13 (1): 25-32, 2012.

24) Sara A. Hurvitz, et al.: Pathologic complete response (pCR) rates after neoadjuvant trastuzumab emtansine (T-DM1 [K]) + pertuzumab (P) vs docetaxel + carboplatin + trastuzumab + P (TCHP) treatment in patients with HER2-positive (HER2+) early breast cancer (EBC) (KRISTINE). J Clin Oncol 34, 2016 (suppl; abstr 500)

25) Harbeck N, et al.: Title: Final analysis of WSG-ADAPT HER2+/HR+ phase II trial: Efficacy, safety, and predictive markers for 12-weeks of neoadjuvant TDM1 with or without endocrine therapy versus trastuzumab+endocrine therapy in HER2-positive hormone-receptor-positive early breast cancer. SABCS 2015 S5-03.

26) 増田慎三，ほか：Neo-LaTH 試験 (HER2 陽性乳癌における Dual-HER2 blockage 療法＋ホルモン療法の検討：ランダム化第Ⅱ相試験) CANCER BOARD 乳癌 , 5 (2), 71-73, 2012.

27) Takada, M; et al.: Survival of HER2-positive primary breast cancer patients treated by neoadjuvant chemotherapy plus trastuzumab: a multicenter retrospective observational study (JBCRG-C03 study). Breast Cancer Research and Treatment145(1): 143-53, 2014.

28) Shimizu C, et al : Long-term outcome and pattern of relapse after neoadjuvant chemotherapy in patients with human epidermal growth factor receptor 2-positive primary breast cancer. Jpn J Clin Oncol, 39 (8): 484-490, 2009.

■ 分子標的治療

8 術後薬物療法における分子標的薬

- 原発乳癌の15〜20%では，HER2癌遺伝子の増幅または過剰発現がみられる．HER2過剰発現のみられる乳癌（HER2陽性乳癌）は，癌抑制遺伝子p53の変異が高頻度に認められ，生物学的な悪性度が高く，予後が不良とされてきた．

- HER2の細胞外ドメインに対するヒト化モノクローナル抗体であるトラスツズマブが開発されるまでは，HER2陽性乳癌の予後は不良であった．しかし，トラスツズマブが日常臨床の場で術後療法に用いられるようになって，HER2陽性乳癌患者が再発，癌死する割合は激減した．

- HER2陽性乳癌に対するトラスツズマブを用いた術後療法は，今や標準治療とされている．

- 術後トラスツズマブ療法を行ったとしても，HER2陽性乳癌患者の一部では再発がみられる．また，トラスツズマブには，心筋に対する毒性があり，一部の患者の心機能低下を引き起こす．

- 術後トラスツズマブ療法の適応，投与法，投与期間，心毒性対策，さらに，トラスツズマブ抵抗性のメカニズムに関して，未解決な問題が存在する．

- HER2陽性乳癌に対する新たな治療薬として，HER2の細胞内シグナル伝達を阻害するラパチニブ，トラスツズマブと異なる作用機序を有するヒト化抗HER2モノクローナル抗体ペルツズマブ，トラスツズマブと細胞傷害性薬剤とを結合させたトラスツズマブ エムタンシン（T-DM1）が開発されている．これらの薬剤は，進行・再発HER2陽性乳癌の治療薬としての有用性は検証されているが，術後薬物療法としての有用性は不明である．

- 治療に難渋するトリプルネガティブ乳癌（TNBC，エストロゲン受容体，プロゲステロン受容体，HER2がすべて陰性）に対するヒト化抗vascular endothelial growth factor（VEGF）モノクローナル抗体ベバシズマブの術後療法における有用性を検証する臨床試験も行われたが，今のところ良好な結果は得られていない．

トラスツズマブによる術後薬物療法

1. 大規模前向き臨床試験

a herceptin adjuvant（HERA）試験

- 本試験は，HER2陽性早期乳癌患者に対し，標準的化学療法施行後にトラスツズマブを1年間あるいは2年間投与する国際多施設オープンラベル第Ⅲ相比較試験であり，主要評価項目は無病生存率（DFS）である．

- 2001年12月～2005年6月の間に5,102人のHER2陽性早期乳癌患者（HER2は中央判定で過剰発現か遺伝子増幅を確認）が登録され，観察群，トラスツズマブ1年間投与群，トラスツズマブ2年間投与群の3群にランダムに割付けられた．

- 2005年に発表された観察期間の中央値が1年の中間解析の結果，トラスツズマブ1年間投与群は観察群に比べ，HRは0.54（95％CI：0.43-0.67，$P<0.0001$）と有意にDFSを改善した．しかし，全生存率（OS）に有意差は認められなかった[1]．

- 2007年に発表された観察期間の中央値が2年の時点の解析では，DFSのHRは0.64（95％CI：0.54-0.76），OSのHRは0.66（95％CI：0.47-0.91）とDFS，OSともに有意の改善効果も認められた[2]．

- 2011年に発表された観察期間の中央値が4年の解析では，2005年の中間解析結果を受けた試験プロトコールの変更〔観察群のうち無再発の患者において，左室駆出率（LVEF）が55％以上の患者ではトラスツズマブの投与を容認〕の影響もあって（観察群のうち52％の患者がトラスツズマブの投与を受けた），DFSのHRは0.76（95％CI：0.66-0.87，$P<0.0001$），OSのHRは0.85（95％CI：0.70-1.04，$P=0.11$）と2群間の差は減少した．

- 観察群のうちトラスツズマブを途中で開始した患者は，そうしなかった患者に比べ，DFSのHRは0.68（95％CI：0.51-0.90，$P=0.0077$）であった[3]．

- 2013年には，トラスツズマブの1年間投与対2年間投与の比較の結果が公表された．観察期間の中央値が8年の段階で，DFSは2群間で有意の差は認められなかった（HR：0.99，95％CI：0.85-1.14，$P=0.86$）．一方，Grade3/4の有害事象やLVEFの低下は，2年間投与群で有意に多かった[4]．

表1　トラスツズマブによる術後薬物療法：大規模前向き臨床試験

試験の名称	開始年	登録症例数	観察期間中央値（年）	治療群	DFSのHR	OSのHR
HERA試験	2001	5,102	2	化学療法 化学療法→H（1年間） 化学療法→H（2年間）*1	1 0.64 0.99	1 0.66 1.05
NSABP B-31試験	2000	統合解析 4,045	統合解析 3.9	AC → tPac AC → tPac + H → H	統合解析（Hあり vs. なし） 0.52	統合解析（Hあり vs. なし） 0.61
NCCTG N9831試験	2000			AC → wPac AC → wPac → H AC → wPac + H → H		
BCIRG-006試験	2001	3,222	5.4	AC → tDoc AC → tDoc + H → H Doc + Carbo + H → H	1 0.64 0.75	1 0.63 0.77
FinHer試験	2000	HER2陽性 例232	5	Doc or Nav → FEC Doc or Nav + H → FEC	1 0.65	1 0.55
FNCLCC-PACS 04試験	2001	HER2陽性 例528	3.9	FEC or ED FEC or ED → H	1 0.86	1 1.27

H：トラスツズマブ，tPac：tri-weekly パクリタキセル，wPac：weekly パクリタキセル，tDoc：tri-weekly ドセタキセル，Carbo：カルボプラチン，Nav：ビノレルビン（ナベルビン®），ED：エピルビシン + ドセタキセル
*1：1年投与との比較

▶ HERA試験の結果から，標準的化学療法施行後にトラスツズマブを1年間投与するのがHER2陽性早期乳癌患者に対する標準的治療法であることが確認された．

2. NSABP B-31試験とNCCTG N9831試験

▶ NSABP B-31試験は，2000年2月から始まり，術後のHER2陽性乳癌患者を対象に，AC療法（ドキソルビシンとシクロホスファミドの併用化学療法）を4サイクル施行後にパクリタキセル（3週間ごと）を4サイクル行う群（グループ1）と，同じ化学療法にトラスツズマブを52週間（パクリタキセル投与開始日にトラスツズマブも投与を開始）投与する群（グループ2）が比較された．

▶ NCCTG N9831試験は，2000年5月から始まり，AC療法を4サイクル施行後にパクリタキセル（1週間ごと）を4サイクル行う群（グループA），同じ化学療法が終了した後にトラスツズマブを52週間投与する群（グループB），同じ化学療法でパクリタキセル投与開始日にトラスツズマブも投与を開始する群（グループC）の3群が比較された．

▶ 2005年に，これら2試験の統合中間解析が行われた．両試験はともに米国National Cancer Institute（NCI）がスポンサーとなっており，NCIと米国FDAが統合解析を事前に承認していた．

▶ NSABP B-31試験のグループ1とNCCTG N9831試験のグループA（トラスツズマブ非投与群），前者のグループ2と後者のグループC（トラスツズマブ投与群，パクリタキセルとトラスツズマブが同時に投与）とが比較検討された．

▶ 予後データが判明したトラスツズマブ非投与群1,679人，投与群1,672人が解析の対象となった．観察期間の中央値が2年の時点で，投与群のDFSのHRは0.48（95%CI：0.39-0.59，$P<0.0001$），OSのHRは0.67（95%CI：0.48-0.93，$P=0.015$）であった[5]．

▶ 2011年に，観察期間の中央値が3.9年の段階で，再びこれら2試験の統合解析が行われた．その結果，全体として4,045人が解析対象となり，投与群のDFSのHRは0.52（95%CI：0.45-0.60，$P<0.001$），OSのHRは0.61（95%CI：0.50-0.75，$P<0.001$）であった[6]．

▶ 2014年に，観察期間の中央値が8.4年の段階で，3度目の統合解析が行われた．その結果，全体として4,046人が解析対象となり，投与群の10年DFSのHRは0.60（95%CI：0.53-0.68，$P<0.001$），OSのHRは0.63（95%CI：0.54-0.73，$P<0.001$）であった[7]．

▶ NCCTG N9831試験における化学療法とトラスツズマブの順次投与群（グループB）と同時投与群（グループC）との比較も検討されている．観察期間の中央値が6年の段階で，5年DFSは同時併用群の方が良好であったが統計学的な有意差には至らなかった（HR：0.77，99.9%CI：0.53-1.11）[8]．

▶ これら両試験の結果から，①AC療法とパクリタキセル投与にトラスツズマブ1年間投与を加えるとDFS，OSを有意に改善すること，②パクリタキセルとトラスツズマブの同時併用投与は，さらに予後の改善につながる可能性があることが示された．

3. BCIRG006試験

▶ BCIRG006試験は，術後トラスツズマブ療法に関する4番目に大きな前向き臨床試験である．2001年4月～2004年3月の間に，3,222人のHER2陽性早期乳癌患者が登録され，AC療法後にドセタキセル（3週間ごと）の投与を受ける群（AC-T群），同一レジメ終了後にトラスツズマブを52週間投与する群（AC-T＋トラスツズマブ群），ドセタキセルとカルボプラチン併用化学療法後にトラスツズマブを52週間投与する群（TCH群）の3群にランダムに割付けられた．主要評価項目はDFSであり，二次評価項目はOSと安全性であった．

▶ 本試験は，2011年に初めて解析結果が論文化された．観察期間の中央値が65ヵ月の時点で，AC-T群の5年DFSは75％，AC-T＋トラスツズマブ群は84％（HR：0.64 vs. AC-T群），TCH群は81％（HR：0.75 vs. AC-T群）であった．5年OSは，それぞれ87％，92％（HR：0.63 vs. AC-T群），91％（HR：0.77 vs. AC-T群）であった．トラスツズマブが投与された2群の間にDFS，OSの有意差は認められなかったが，両群ともAC-T群に比べ有意の予後改善が認められた[9]．

4. FinHer試験

▶ FinHer（Finland Herceptin）試験は，術後トラスツズマブ療法の有効性のみを標的とした試験ではなく，また登録症例数は少ない．しかし，トラスツズマブの投与期間が短く，アンスラサイクリンを含む化学療法がトラスツズマブ投与終了後に行われている点で注目を集めた．

▶ 2006年に発表された解析結果によると，2000年10月～2003年9月の間に1,010人の乳癌患者が登録され，ドセタキセル（3週間ごと，3サイクル）投与後にFEC療法（5-FU/エピルビシン/シクロホスファミド）を3サイクル受ける群と，ビノレルビン（毎週，3サイクル）投与後にFEC療法を受ける群にランダムに割付けられた．そのうちHER2の遺伝子増幅が認められた232症例に対し，トラスツズマブの9週間投与をFEC療法前に行うか否か（各116症例）でランダムに割付けが行われた．

▶ HER2陽性乳癌症例において，トラスツズマブの有無で比較した2群の観察期間の中央値は，おのおの37ヵ月と35ヵ月であった．主要評価項目である無再発生存率（RFS）は，ドセタキセル投与群がビノレルビン投与群を有意に上回った．また，HER2陽性症例の3年RFSは，トラスツズマブ投与群が89％に対し，非投与群は78％であり，HRは0.42（95％CI：0.21-0.83，$P=0.01$）であった．特筆すべきは，トラスツズマブ投与は，LVEFにまったく影響を与えなかったことである[10]．

▶ 2009年に本試験の追加解析が報告されている．観察期間の中央値が約5年の時点で，HER2陽性症例の分析では，トラスツズマブ投与群のRFSのHRは，0.65（95％CI：0.38-1.12，$P=0.12$；リンパ節転移の有無で補正すると0.57，$P=0.047$）であった．さらに，LVEFはトラスツズマブ投与例において，5年間有意の変化がなかったと報告されている[11]．

5. FNCLCC-PACS 04試験

▶ 本試験も術後トラスツズマブ療法の有効性のみを標的とした試験ではなく，HER2陽性症例のみをトラスツズマブ投与の有無でランダムに割付けた研究である．トラスツズマブの有意の予後改善効果が検証されなかった唯一の試験である．

▶ 本試験は，2001年に開始され，リンパ節転移陽性乳癌の術後薬物療法としてドセタキセルとアンスラサイクリンの同時併用投与の有用性を検証するため，3,010人が登録され，そのうちHER2陽性の528人がトラスツズマブ投与群（260人）と非投与群（268人）にランダムに割付けられた．

▶ トラスツズマブの投与期間は1年間の予定であったが，実際には，6ヵ月以上の投与を受けたのは84％であり，18％は心毒性のためにトラスツズマブ投与が中止された．3年DFSは，トラスツズマブ投与群が81％，非投与群が78％であり，投与群のHRは，0.86（95％CI：0.61-1.22, $P=0.41$）と有意差は認められなかった[12]．

未解決な問題（表2）

1. リンパ節転移陰性・腫瘍径の小さなHER2陽性乳癌

▶ たとえ腫瘍径が小さくてもHER2陽性乳癌患者の予後が良好でないことは，多くの後ろ向きコホート研究により示されてきている．一方，HER2陽性乳癌患者を対象とした術後トラスツズマブ療法に関する前向き臨床試験では，腫瘍径の小さな症例は登録基準から除外されている．したがって，腫瘍径の小さなHER2陽性乳癌患者のみを対象とした前向き臨床試験のデータは存在しない．

▶ 最近になり，腫瘍径やリンパ節転移の有無に注目した大規模前向き臨床試験の後ろ向きサブグループ解析結果が報告されている．まず，HERA試験では，リンパ節転移陰性（全体の32％）トラスツズマブ投与例における再発HRは0.59（95％CI：0.39-0.91）とトラスツズマブ療法の有用性が示されている．また，リンパ節転移陰性かつ腫瘍径1.1～2cmのサブグループにおいても，トラスツズマブ投与例（全体の15％）の再発HRは0.53（95％CI：0.26-1.07）と有用性が示唆されている．

表2 術後トラスツズマブ療法：未解決な問題

問題点	対　応
リンパ節転移陰性・腫瘍径の小さなHER2陽性乳癌	・T1aでは不要 ・T1bでは症例を選んで施行
最適な投与期間	・今のところ1年間
化学療法との同時併用投与	・同時併用投与が順次投与に比べ，再発予防効果が高い？ ・再発リスクの高い症例では，同時併用投与を行う
心毒性	・50歳を超える年齢，治療前のLVEFが55％未満，降圧薬服用中の症例で注意 ・トラスツズマブ投与前および投与開始後3～6ヵ月ごとに心エコー検査を行う
トラスツズマブ抵抗性	・再発のリスク因子の探索的研究が必要 ・候補因子：pHER2，HER3の高発現，*PI3CA*遺伝子変異，PTEN欠失

▶ BCIRG006試験では，リンパ節転移陰性（全体の29%）トラスツズマブ投与例におけるDFSのHR低下率は，全体の症例に比べ遜色ないことが示されている（再発率低下効果はリンパ節転移陰性例で7%,全体で6%. 死亡率低下効果はリンパ節転移陰性例で2.5%,全体で3.5%）．

▶ 単一施設における後ろ向きコホート研究であるMemorial Sloan Ketteringがんセンターからの報告では，トラスツズマブの術後薬物療法導入前後でヒストリカルな予後の比較が行われ，リンパ節転移陰性かつ腫瘍径2cm以下の症例においても，トラスツズマブ投与例におけるDFSの改善効果が示されている．

▶ 術後トラスツズマブ療法の「リンパ節転移陰性・腫瘍径の小さなHER2陽性乳癌」に対する適応をまとめると，①T1a乳癌に対しては，本療法は不要である，②T1b乳癌に対しては，症例を選んで（脈管侵襲陽性や組織学的Grade3, 心機能異常なし）本療法を適応してもよいが，全員に適応されるものではない，③T1c以上の乳癌に対しては，心機能異常が認められなければ本療法は必須である[13]．

▶ 2015年3月に開かれた第14回St. Gallen乳癌国際会議では，ER陰性HER2陽性かつリンパ節転移陰性乳癌に対し，T1aでは薬物療法不要，T1b, T1cでは化学療法＋トラスツズマブ（ただし，アントラサイクリンを含まないパクリタキセルとの併用を考慮），それ以上のT, Nの症例ではアントラサイクリン→タキサンとトラスツズマブの同時併用→トラスツズマブ1年間〔ただし，アントラサイクリン投与不適切例ではTCH療法（ドセタキセル/カルボプラチン/トラスツズマブを考慮）〕，ER陽性HER2陽性例では，上記治療法に内分泌療法を追加することが推奨されている[14]．

2. 最適な投与期間

▶ 術後薬物療法としてのトラスツズマブの最適な投与期間を追究するための前向き臨床試験は，HERA試験を含め複数行われている．

▶ 2013年にHERA試験の2年間投与と1年間投与の比較が報告された．観察期間の中央値が8年の時点で，DFSのHRは0.99（95%CI：0.85-1.14, $P=0.86$）であり，トラスツズマブの長期投与の有用性は示されなかった．

▶ 一方, Grade3/4の有害事象とLEVFの低下は，2年投与群で1年投与群より頻度が高かった（前者は20.4% vs. 16.3%, 後者は7.2% vs. 4.1%）[15]．

▶ PHARE試験（トラスツズマブ6ヵ月 vs. 12ヵ月, 3,383人が登録，6ヵ月間投与の非劣性検証）の結果では，観察期間の中央値が42.5ヵ月の時点で，2年DFSは前者が91.1%（95%CI：89.7-92.4）, 後者が93.8%（95%CI：92.6-94.9）であり, 6ヵ月投与群の非劣性は示されなかった．

▶ 一方, 12ヵ月投与群では，6ヵ月間投与群に比べ心臓の有害事象の頻度が有意に高かった（前者で5.7%, 後者で1.9%, $P<0.0001$）[16]．

▶ これら以外にも至適投与期間を検討した試験が行われているが，最終結果は報告されてお

らず，現時点ではトラスツズマブの投与期間は1年間が標準である．

3. 化学療法との同時併用投与

▶ 前述のようにNCCTG N9831試験単独の解析結果によると，パクリタキセルとトラスツズマブが順次投与された群と同時併用投与された群の比較では，有意差は認められないものの，化学療法とトラスツズマブの同時併用投与が順次投与に比べ，再発予防効果が高いことが示唆された[8]．

▶ この課題に関し，複数の大規模前向き臨床試験結果をメタ解析した研究によると，化学療法とトラスツズマブの同時併用投与群と化学療法単独群との比較では，DFSとOSのHRはおのおの0.62，0.68（ともに$P<0.0001$）であるが，トラスツズマブ順次投与群ではそれぞれ0.74（$P<0.0001$），0.87（$P=0.09$）であった．この研究の結論としては，順次投与に比べ，化学療法とトラスツズマブの同時併用投与が再発予防効果は高いことが示唆されるとされている[17]．

▶ 一方，Cochrane Libraryのreviewでは，症例数が限られたサブグループ解析の結果であり，化学療法とトラスツズマブの同時併用投与が優れているとの結論は導き出せないとされている[18]．

4. 心毒性への対応

▶ 術後トラスツズマブ療法の有害事象としては，心毒性が最大の問題である．大規模試験の分析結果では，さまざまな化学療法とトラスツズマブを併用投与した症例では，重篤な心不全や心臓関連死亡が0％（FinHer試験）から3.8％（NSABP B-31試験のパクリタキセル同時併用群），LVEFの低下が最大15.5％（NSABP B-31試験のパクリタキセル同時併用群）みられている．

▶ 50歳を超える年齢や，治療前のLVEFが55％未満，降圧薬服用中の症例で心毒性が高頻度にみられるとされている．また，併用される化学療法薬（アンスラサイクリンで増加）や化学療法との併用のタイミング（FinHer試験のようにアンスラサイクリン投与前にトラスツズマブ投与を終了すると減少，タキサンを同時併用投与すると増加）も心毒性の発生と関連している[19]．

▶ 心血管系疾患の発生頻度が欧米に比べ低いわが国においては，トラスツズマブによる心毒性の発生頻度も少ないと予想される．また，アンスラサイクリンによる心毒性に比べ，トラスツズマブの心毒性は軽微なことが多く，トラスツズマブの中止と適切な薬物療法により「可逆的」であるとされる．しかし，トラスツズマブ投与中は，3～6ヵ月ごとに心エコー検査を行うことが勧められる．

5. トラスツズマブ抵抗性の予測因子

▶ 術後トラスツズマブ療法を行っても，5年間に20％程度でHER2陽性乳癌患者は再発を起こす．再発のリスク因子としては，腫瘍量や進行度を反映する腫瘍径やリンパ節転移個数，

さらに，内分泌療法の有用性を反映するホルモン受容体発現の状況があげられている．

▶ 最近の研究では，トラスツズマブ抵抗性の原因として，HER2の構造異常（p95HER2の発現），phosphatidylinositol-3 kinase（PI3K）細胞内シグナル伝達の活性化〔PI3CA遺伝子の変異，phosphatase and tensin homolog deleted from chromosome 10（PTEN）の欠失〕，ほかのHERファミリー受容体の過剰発現，insulin-like growth factor receptor（IGF-R）やhepatocyte growth factor receptor（HGF-R，c-Met産物）とのクロストークなどが検討されている[20]．

▶ 術後トラスツズマブ療法を受けた患者を対象としたこれらのバイオマーカーの研究は少ない．そこで最近われわれは，HER2陽性乳癌患者のうち，術後の化学療法終了後にトラスツズマブが1年間投与された患者を対象に，再発の予測因子を検討した．さまざまなバイオマーカーを免疫組織化学的に検討し，HER2シグナルの活性化を示すリン酸化HER2（pHER2）の発現亢進やHER2の低発現（ハーセプテストで2＋）が再発のリスク因子であることを見出した[21]．

▶ さらに，pHER2発現はHER2自体の発現ばかりでなく，HER3の発現亢進とも相関することが示された．HER2とHER3のヘテロダイマー形成により活性化されたHER2シグナル伝達は，トラスツズマブでは阻害できないことが基礎研究で示されており[22]，トラスツズマブ療法に抵抗性を示したのではないかと予想された[21]．このような症例に対しては，HER2とHER3のヘテロダイマー形成を阻害できるペルツズマブの併用が有効な可能性がある．

その他の分子標的薬を用いた術後薬物療法（表3）

1. ラパチニブ

▶ HER1とHER2両方のシグナル伝達を阻害するチロシンリン酸化阻害薬ラパチニブは，トラスツズマブ療法施行後の進行・再発HER2陽性乳癌の治療薬として，カペシタビンと併用し，日常診療で用いられている．一方，術後薬物療法としてのラパチニブの有用性に関しては，大規模前向き臨床試験としてALTTO試験やTEACH試験が行われている．

▶ ALTTO試験は，2007年5月から2011年6月までに50ヵ国以上で8,381人が登録され，標準治療であるトラスツズマブを1年間投与する群（T）と，ラパチニブを1年間する投与する群（L），トラスツズマブを4ヵ月投与してからラパチニブを8ヵ月投与する群（T→L），トラスツズマブとラパチニブを1年間投与する群（T＋L），合計4群を比較する臨床試験である．

▶ 2014年の米国臨床腫瘍学会でALTTO試験の第1報が報告された[23]．観察期間の中央値が4.5年の時点で，DFSのHRは，L＋T対Tで0.84（97.5％CI：0.70-1.02，P=0.048），T→L対Tで0.93（97.5％CI：0.76-1.13，非劣性のP=0.044）であった．これらの結果は，L＋TのTに対する優位性，T→LのTに対する非劣性を示唆したが，有意差には至らなかった．

▶ TEACH試験の結果は，2013年1月に第1報が報告された．本試験は，コントロール群としてプラセボを用いた多施設ランダム化臨床第Ⅲ相試験であり，世界33ヵ国，405施設から，術

表3 トラスツズマブ以外の分子標的薬を用いた術後薬物療法

薬　剤	標的と特徴	大規模臨床試験	試験の現状
ラパチニブ	HER1とHER2の細胞内シグナル伝達阻害	ALTTO試験	2011年6月までに50ヵ国以上で8,381人が登録，2014年に第1報 DFSのHRは，L+T対Tで0.84（$P=0.048$），T→L対Tで0.93（非劣性の$P=0.044$）
		TEACH試験	2008年5月までに33ヵ国で3,161名が登録，2013年に第1報 ITT解析では，DFSのHRは0.83（$P=0.053$）
ベバシズマブ	ヒト化抗VEGFモノクローナル抗体	BEATRICE試験	TNBCが中央判定で確認された浸潤性早期乳癌患者2,591例が登録 2012年12月に中間解析結果，IDFSのHRは0.84（$P=0.23$）
ペルツズマブ	ヒト化抗HER2モノクローナル抗体（HER2とHER3のヘテロダイマー形成阻害）	APHINITY試験	HER2陽性原発乳癌の術後療法としての化学療法＋トラスツズマブ＋プラセボ vs. ペルツズマブの無作為化比較試験，結果は未発表
T-DM1	トラスツズマブにエムタンシンを結合させた遺伝子組換え薬剤	Katlin試験	本剤＋ペルツズマブ投与する群 vs. トラスツズマブ＋ペルツズマブ＋タキサン系薬剤 IDFSを主要評価項目として比較する第Ⅲ相試験，結果は未発表
neratinib	HER1, HER2, HER4のシグナル伝達を同時に阻害する小分子化合物	ExteNET試験	HER2陽性乳癌患者を対象に標準的なトラスツズマブによる術後補助療法を受けた後，本剤あるいはプラセボを1年間投与する第Ⅲ相試験，2015年に第1報 IDFSのHRは0.67（$P=0.0046$）であり有意に予後を改善

T：トラスツズマブ，L：ラパチニブ，ITT：intent-to-treat，DFS：disease-free survival，HR：hazard ratio，IDFS：invasive DFS，OS：overall survival，TNBC：triple negative breast cancer

後化学療法施行後にトラスツズマブ療法を受けていないHER2陽性早期乳癌患者が，ランダムにラパチニブあるいはプラセボを1年間服用するよう割付けられた．

▶2006年8月から2008年5月の間に，3,161人が登録され，3,147人がラパチニブ群（1,571人）とプラセボ群（1,576人）に割付けられた．観察期間の中央値は，前者が47.4ヵ月，後者が48.3ヵ月の時点で，前者のDFSイベントは13%，後者は17%であり，再発HRは0.83（95%CI：0.70-1.00，$P=0.053$）であった．

▶中央判定でHER2陽性であった79%の患者では，ラパチニブ群の再発HRは0.82（95%CI：0.67-1.00，$P=0.04$）と有意差が認められた．

▶ラパチニブ群では重篤な有害事象が6%（Grade3/4の下痢が6%，発疹が5%，肝機能障害が2%）にみられた．これらの結果から，HER2陽性早期乳癌患者のうち，トラスツズマブが投与されないかあるいは投与できない患者に対し，術後ラパチニブ療法は選択肢の1つに加えられるとの結論が提示されている[24]．

2. ベバシズマブ

▶ヒト化抗VEGFモノクローナル抗体ベバシズマブは，治療抵抗性の進行・再発乳癌の治療薬として，パクリタキセルとの併用により，日常診療で使用されている．しかし，術後薬物療法としての有用性は検証されていない．

▶BEATRICE試験の中間解析結果を紹介する．本試験は，原発巣を切除しTNBCが中央判定で確認された，浸潤性早期乳癌患者2,591例を対象に，治験医師が選択する標準的な化学療

法（4〜8サイクル）を受け，その後観察を続けるコントロール群（CT群，1,290例）か，同様の化学療法にベバシズマブ（5mg/kg/週）を追加する併用療法を行った後，ベバシズマブの単剤療法（ベバシズマブの投与は1年間）を行うベバシズマブ群（CT＋BEV群，1,301例）に割付けられた．

- 主要評価項目はinvasive DFS（IDFS，浸潤性乳癌の再発，または対側乳房での浸潤性乳癌，乳癌以外の二次原発浸潤癌，全死亡までの期間と定義），副次評価項目はOSなどであった．観察期間の中央値は，CT群31.5ヵ月，CT＋BEV群32.0ヵ月，IDFSにおけるそれぞれのイベント発生率は16％と14％であり，3年IDFSは，CT群が82.7％だったのに対し，CT＋BEV群は83.7％であった．

- 併用群のIDFSのHRは0.84（95％CI：0.64-1.12，P=0.23）であり，有意な予後改善効果は認められなかった．一方，併用群では，Grade3以上の高血圧が12％，重篤な心臓障害が1％にみられた．

- 以上から，術後化学療法にベバシズマブを1年間加えた併用療法は，IDFSの有意な延長を示せなかったと結論づけられた[25]．

3. ペルツズマブ

- トラスツズマブとは抗原認識部位が異なるヒト化抗HER2モノクローナル抗体ペルツズマブは，HER2とHER3のヘテロダイマー形成を阻害し，HER3のリガンドを介したシグナル伝達を阻害し，トラスツズマブの抗腫瘍効果を増強することが示されている[26]．

- 本剤は，国際共同第Ⅲ相臨床試験（CLEOPATRA試験[27]，国内からも参加），および国内で行われた第Ⅰ相臨床試験の成績に基づいて，HER2陽性転移・再発乳癌を対象として，2013年6月に保険適用となった．

- 本剤の術後薬物療法としての有用性は未知であるが，現在，Breast International Groupの主導のもと，APHINITY試験（手術可能なHER2陽性原発乳癌における術後療法としての化学療法＋トラスツズマブ＋プラセボ vs. 化学療法＋トラスツズマブ＋ペルツズマブのランダム化多施設共同二重盲検プラセボ対照比較試験）が進行中である[28]．

4. T-DM1

- 本剤は，トラスツズマブに細胞毒性化学療法薬であるエムタンシンを結合させたトラスツズマブ エムタンシン遺伝子組換え薬剤であり[29]，海外第Ⅲ相試験（EMILIA試験[30]）と国内第Ⅱ相試験の治験成績に基づいて，転移・再発乳癌治療薬として2013年9月に製造承認が得られた．

- 本剤の術後薬物療法としての有用性を調べる目的で，中央判定でHER2陽性と診断された乳癌患者を対象に，アントラサイクリン系薬剤を用いた術後化学療法施行後に，本剤/ペルツズマブ投与する群とトラスツズマブ/ペルツズマブ/タキサン系薬剤を投与する群（コント

ロール群）にランダム化割付けし，IDFSを主要評価項目として比較する第Ⅲ相試験である．Katlin試験と呼ばれ，日本を含めた国際多施設共同試験であり，現在進行中である[31]．

5. neratinib

▶ HERファミリー受容体のうちのHER1，HER2，HER4のシグナル伝達を同時に阻害する小分子化合物neratinibは，HER2陽性乳癌に対する抗腫瘍活性が認められており，カペシタビンとの併用により臨床第Ⅱ相試験において高い奏効率が得られている[32]．

▶ 現在，HER2陽性乳癌患者を対象に標準的なトラスツズマブによる術後療法を受けた後，本剤あるいはプラセボを1年間投与する第Ⅲ相試験が行われている．ExteNET試験と呼ばれ，2015年の米国臨床腫瘍学会で第1報が報告された[33]．

▶ neratinib投与群はプラセボ群に比べ，IDFSのHRは0.67（95％CI：0.50–0.91, P=0.0046）であり有意に予後を改善させた．今後の展開が楽しみな試験結果である．

まとめ

▶ HER2陽性乳癌に対する分子標的薬による術後薬物療法は，トラスツズマブの臨床導入により飛躍的に進歩した．さらに，トラスツズマブの効果を増強するペルツズマブやトラスツズマブを運搬役として細胞傷害性薬剤を選択的にHER2陽性乳癌細胞に搬送するT-DM1の登場により，HER2陽性早期乳癌の術後薬物療法の未来は明るい．

▶ ホルモン受容体陽性乳癌に対する術後内分泌療法も，閉経後症例に対するアロマターゼ阻害薬投与，閉経前症例に対するLH-RHアゴニスト投与，さらに晩期再発を予防するextended therapyの導入などにより，治療成績は明らかに改善してきている．

▶ これらの術後薬物療法の進歩から取り残されているのは，TNBCに対する薬物療法である．近年の精力的な基礎研究により，TNBCのサブタイプ分類[34]や特徴的な遺伝子異常が解明されてきている[35]．

▶ これらの基礎研究の知見を生かし，TNBCの病勢進行の要となる"driver gene"を同定し，効率的にその遺伝子が司るシグナル伝達を阻害する分子標的薬を開発することが急務である．

▶ まずは，進行・再発TNBC患者を対象に，新規分子標的薬の抗腫瘍効果を確かめるべきであるが，開発をスピードアップするためには，術前療法による"proof of concept"の確認や同時に効果予測因子を検討する"translational study"を積極的に行う必要がある．また，微小転移を標的とする術後薬物療法への新規分子標的薬の導入は，劇的な予後改善につながる可能性を秘めている．

（紅林淳一）

参考文献

1) Piccart-Gebhart MJ, et al：Trastuzumab after adjuvant chemotherapy in HER2-positive breast cancer. N Engl J Med, 353 (16)：1659-1672, 2005.
2) Smith I, et al：2-year follow-up of trastuzumab after adjuvant chemotherapy in HER2-positive breast cancer: a randomised controlled trial. Lancet, 369 (9555)：29-36, 2007.
3) Gianni L, et al：Treatment with trastuzumab for 1 year after adjuvant chemotherapy in patients with HER2-positive early breast cancer: a 4-year follow-up of a randomised controlled trial. Lancet Oncol, 12 (3)：236-244, 2011.
4) Goldhirsch A, et al: 2 years versus 1 year of adjuvant trastuzumab for HER2-positive breast cancer (HERA): an open-label, randomised controlled trial. Lancet, 382(9897): 1021-1028, 2013.
5) Romond EH, et al：Trastuzumab plus adjuvant chemotherapy for operable HER2-positive breast cancer. N Engl J Med, 353 (16)：1673-1684, 2005.
6) Perez EA, et al：Four-year follow-up of trastuzumab plus adjuvant chemotherapy for operable human epidermal growth factor receptor 2-positive breast cancer: joint analysis of data from NCCTG N9831 and NSABP B-31. J Clin Oncol, 29 (25)：3366-3373, 2011.
7) Perez EA, et al: Trastuzumab plus adjuvant chemotherapy for human epidermal growth factor receptor 2-positive breast cancer: planned joint analysis of overall survival from NSABP B-31 and NCCTG N9831. J Clin Oncol, 32(33): 3744-3752, 2014.
8) Perez EA, et al: Sequential versus concurrent trastuzumab in adjuvant chemotherapy for breast cancer. J Clin Oncol, 29(34): 4491-4497, 2011.
9) Slamon D, et al：Adjuvant trastuzumab in HER2-positive breast cancer. N Engl J Med, 365 (14)：1273-1283, 2011.
10) Joensuu H, et al：Adjuvant docetaxel or vinorelbine with or without trastuzumab for breast cancer. N Engl J Med, 354 (8)：809-820, 2006.
11) Joensuu H, et al：Fluorouracil, epirubicin, and cyclophosphamide with either docetaxel or vinorelbine, with or without trastuzumab, as adjuvant treatments of breast cancer: final results of the FinHer Trial. J Clin Oncol, 27 (34): 5685-5692, 2009.
12) Spielmann M, et al：Trastuzumab for patients with axillary-node-positive breast cancer: results of the FNCLCC-PACS 04 trial. J Clin Oncol, 27 (36)：6129-6134, 2009.
13) 紅林淳一，ほか：腫瘍径1cm以下のHER2陽性乳癌に対し，術後薬物補助としてトラスツズマブを投与すべきか？「不要である」とする立場から．CANCER BOARD 乳癌, 5 (1)：55-59, 2012.
14) Coates AS, et al: Tailoring therapies–improving the management of early breast cancer: St Gallen International Expert Consensus on the Primary Therapy of Early Breast Cancer 2015. Ann Oncol, 26(8): 1533-1546, 2015.
15) Goldhirsch A, et al: 2 years versus 1 year of adjuvant trastuzumab for HER2-positive breast cancer (HERA): an open-label, randomised controlled trial. Lancet, 382(9897): 1021-1028, 2013.
16) Pivot X, et al：6 months versus 12 months of adjuvant trastuzumab for patients with HER2-positive early breast cancer (PHARE): a randomised phase 3 trial. Lancet Oncol, 14(8): 741-748, 2013.
17) Petrelli F, et al：Meta-analysis of concomitant compared to sequential adjuvant trastuzumab in breast cancer: the sooner the better. Med Oncol, 29 (2)：503-510, 2012.
18) Moja L, et al：Trastuzumab containing regimens for early breast cancer. Cochrane Database Syst Rev, 4：CD006243, 2012.
19) Costa RB, et al：Efficacy and cardiac safety of adjuvant trastuzumab-based chemotherapy regimens for HER2-positive early breast cancer. Ann Oncol, 21 (11)：2153-2160, 2010.
20) Vu T, et al：Trastuzumab: updated mechanisms of action and resistance in breast cancer. Front Oncol, 2：62, 2012.
21) Kurebayashi J, et al：Prognostic value of phosphorylated HER2 in HER2-positive breast cancer patients treated with adjuvant trastuzumab. Breast Cancer, 22(3): 292-299, 2015.
22) Wehrman TS, et al：A system for quantifying dynamic protein interactions defines a role for Herceptin in modulating ErbB2 interactions. Proc Natl Acad Sci U S A, 103 (50)：19063-19068, 2006.
23) Piccart-Gebhart MJ, et al: First results from the phase III ALTTO trial (BIG 2-06; NCCTG [Alliance] N063D) comparing one year of anti-HER2 therapy with lapatinib alone (L), trastuzumab alone (T), their sequence (T→L), or their combination (T+L) in the adjuvant treatment of HER2-positive early breast cancer (EBC). J Clin Oncol 32:5s, 2014 (suppl; abstr LBA4)
24) Goss PE, et al：Adjuvant lapatinib for women with early-stage HER2-positive breast cancer: a randomised, controlled, phase 3 trial. Lancet Oncol, 14 (1)：88-96, 2013.
25) Cameron D, et al：Adjuvant bevacizumab-containing therapy in triple-negative breast cancer (BEATRICE): primary results of a randomised, phase 3 trial. Lancet Oncol, 14(10): 933-942, 2013.
26) Baselga J, et al：Novel anticancer targets: revisiting ERBB2 and discovering ERBB3. Nat Rev Cancer, 9 (7)：463-475, 2009.
27) Baselga J, et al：Pertuzumab plus trastuzumab plus docetaxel for metastatic breast cancer. N Engl J Med, 366 (2)：109-119, 2012.
28) http://www.clinicaltrials.gov/ct2/show/NCT01358877?term=BO25126&rank=1
29) LoRusso PM, et al：Trastuzumab emtansine: a unique antibody-drug conjugate in development for human epidermal growth factor receptor 2-positive cancer. Clin Cancer Res, 17(20)：6437-6447, 2011.
30) Verma S, et al：Trastuzumab emtansine for HER2-positive advanced breast cancer. N Engl J Med, 367 (19)：1783-1791, 2012.
31) https://clinicaltrials.gov/ct2/show/NCT01966471
32) Saura C, et al: Safety and efficacy of neratinib in combination with capecitabine in patients with metastatic human epidermal growth factor receptor 2-positive breast cancer. J Clin Oncol, 32(32): 3626-3633, 2014.
33) https://clinicaltrials.gov/ct2/show/NCT00878709
34) Lehmann BD, et al：Identification of human triple-negative breast cancer subtypes and preclinical models for selection of targeted therapies. J Clin Invest, 121 (7)：2750-2767, 2011.
35) Cancer Genome Atlas Network：Comprehensive molecular portraits of human breast tumours. Nature, 490 (7418)：61-70, 2012.

■ 分子標的治療

転移・再発乳癌に対する分子標的薬の使い方

▶ 転移・再発乳癌に対する治療選択肢は多岐にわたる．その選択肢は従来の細胞傷害性薬剤に加え，分子標的薬との併用や単独使用などが増えてきた．治療選択には，腫瘍径（T），リンパ節転移（N），転移部位（M）や致死的病態（visceral）であるか否かに加え，腫瘍における分子生物学的情報（ホルモン受容体発現，HER2発現など）により決定される．

▶ 分子標的治療はHER2受容体などを含む，特定の経路を標的とした治療法である．PI3K/Akt/mammalian target of rapamycin（mTOR）阻害薬やPARP阻害薬などの分子標的治療も試みられている．

▶ わが国において進行乳癌患者に使用可能な分子標的薬はトラスツズマブ，ラパチニブ，ベバシズマブ，ペルツズマブ，トラスツズマブエムタンシン（T-DM1），エベロリムスの6剤である．

ホルモン受容体陽性/HER2陽性乳癌に対するトラスツズマブと内分泌療法との併用

▶ **TAnDEM試験**：内分泌療法とトラスツズマブの併用効果を検証した第Ⅲ相試験である[1]．
・ホルモン受容体陽性かつ未治療のHER2陽性閉経後転移乳癌，または術後化学療法6ヵ月以上経過後の再発HER2陽性閉経後転移乳癌患者を対象にアナストロゾール単独群またはアナストロゾール/トラスツズマブ併用療法群に割付けた．プライマリーエンドポイントは無増悪生存期間（PFS）に設定された **(表1)**．
・アナストロゾールにトラスツズマブを上乗せすることで，奏効率とPFSを有意に改善させたが，全生存期間（OS）についての有意差は示さなかった．
・Grade3/4有害事象の頻度は，トラスツズマブ併用群23％，アナストロゾール単独群5％であり，NYHA classⅡ心不全の頻度は15％ vs. 1％とトラスツズマブ併用群に多くみられた．しかし，これらは可逆性であり忍容性は良好であった．

▶ **ラパチニブ/レトロゾール**：内分泌療法とトラスツズマブの併用効果を検証した第Ⅲ相試験である[2]．

表1　TAnDEM試験（2009年）

治療レジメン	治療タイミング	n	RR (%)	PFS (月)	MST (月)	NYHA classⅡ心不全 (%)
ANA＋Tmab	初回	103	20.3 P＝0.018	4.8 P＜0.0016	28.5 P＝0.325	15
ANA		104	6.8	2.4	23.9	1

ANA：アナストロゾール，Tmab：トラスツズマブ，NYHA：New York Heart Association

表2 レトロゾール/ラパチニブ（2009年）

治療レジメン	治療タイミング	n（HER2陽性のみ）	RR	PFS（月）	MST（月）	症候性心不全
LET＋ラパチニブ	初回	111	28	8.2	33.3	1%以下
LET＋プラセボ		108	15	3.0	32.3	1%以下
			$P=0.021$	$P=0.019$	$P=0.113$	

LET：レトロゾール

- 閉経後転移・再発ホルモン受容体陽性乳癌患者を対象にレトロゾール/ラパチニブとレトロゾール＋プラセボにランダムに割り付けた．HER2陽性例ではそれぞれ111例と108例であった（表2）．プライマリーエンドポイントはPFSに設定された．
- レトロゾールにラパチニブを上乗せすることで，奏効率とPFSを有意に改善させたが，OSについての有意差は示さなかった．
- Grade3/4有害事象の頻度は，ラパチニブ群8％，プラセボ群4％であり忍容性は良好であった．下痢の頻度は10％ vs. 1％とラパチニブ群で有意に多かった．心機能低下は両群で1％未満であった．

HER2陽性乳癌に対する一次治療におけるトラスツズマブと抗癌薬との併用

▶ タキサン系薬剤とトラスツズマブの併用療法は奏効率，PFS，OSを抗癌薬単独と比較して改善させることが証明されている[3〜5]．

▶ アンスラサイクリン系薬剤とトラスツズマブの組み合わせについては，アンスラサイクリン系薬剤単剤と比較して優れた奏効率と無進行期間の延長を示したが，重篤な心毒性を認めたためにアンスラサイクリン系薬剤との併用は推奨されない．

▶ アンスラサイクリン系薬剤のなかでも心毒性が少ないとされるエピルビシンは，ドキソルビシンを用いた報告よりも心不全の発症頻度はきわめて少なかった[6]．

▶ **アンスラサイクリン系薬剤またはアンスラサイクリン系薬剤既治療例におけるパクリタキセル単独化学療法 vs. 化学療法＋トラスツズマブ併用療法のランダム化比較第Ⅲ相試験**[2]
- HER2陽性進行乳癌患者を対象に469人が登録され，アンスラサイクリン系薬剤未治療症例は，アンスラサイクリンベースレジメン±トラスツズマブ，アンスラサイクリン系薬剤既治療例は，パクリタキセル±トラスツズマブに割付けられた（表3）[5,7〜9]．
- 化学療法＋トラスツズマブ併用治療群は，化学療法単独群と比較して有意に奏効率，無増悪期間（TTP），OSを延長した．
- アンスラサイクリン系薬剤＋トラスツズマブ併用群とアンスラサイクリン系薬剤レジメン群の心毒性の頻度はそれぞれ27％ vs. 8％であり，アンスラサイクリン系薬剤とトラスツズマブとの同時併用により心毒性が高頻度に出現することが示された．
- この試験の結果から，一次治療パクリタキセルに対するトラスツズマブの上乗せ効果が示されたが，トラスツズマブとアンスラサイクリン系薬剤との併用は心毒性の点から同時併用は避けるのが原則となった．

表3 アンスラサイクリン系抗癌薬またはパクリタキセルとトラスツズマブの併用療法

試験/報告年	治療レジメン	n	RR（%）	TTP（月）	MST（月）	心不全（%）Any grade
Slamon DJ, et al (2001)	AC＋Tmab	143	56 $P=0.02$	7.8 $P<0.001$	26.8 $P=0.16$	27（16）注）
	AC	138	42	6.1	21.4	8（3）
	PTX＋Tmab	92	41 $P<0.001$	6.9 $P<0.001$	22.1 $P=0.17$	13（2）
	PTX	96	17	3.0	18.4	1（1）
	化学療法＋Tmab	234	50 $P<0.001$	7.4 $P<0.001$	25.1 $P=0.046$	10
	化学療法単独	230	32	4.6	20.3	5

AC：ドキソルビシン，エピルビシン，シクロホスファミド，Tmab：トラスツズマブ，PTX：パクリタキセル
注）NYHA Ⅲ/Ⅳの心不全症例

表4 代表的な抗癌薬とトラスツズマブの併用療法

試験/報告年	治療レジメン	治療タイミング	n	RR（%）	TTP（月）	MST（月）	文献
M77001 (2005)	DTX＋Tmab	初回	92	61 $P=0.002$	11.7 $P=0.001$	31.2 $P=0.325$	5)
	DTX		94	34	6.1	22.7	
TRAVIOTA (2009)	VNB＋Tmab	初回	41	51 $P=0.37$	8.5 $P=0.37$	―	7)
	Taxan＋Tmab		40	40	6.0		
Bartsch R, et al (2007)	Cape＋Tmab	二次治療以降	40	20	8 (95%CI：6.1-9.9)	24 (95%CI：20.2-27.8)	8)
O'Shauqnessy JA, et al (2004)	GEM＋Tmab	二次治療以降	59	38	5.8	14.7	9)
Ellis P, et al (2015)	Taxan＋Tmab	初回	365	67.9	13.7	N/A	10)
	T-DM1		367	59.7	14.1		
	T-DM1＋Pmab		363	64.2	15.2		

DTX：ドセタキセル，Tmab：トラスツズマブ，VNB：ビノレルビン，Cape：カペシタビン，GEM：ゲムシタビン，Pmab：ペルツズマブ

- わが国のガイドラインでは，トラスツズマブ使用時は定期的に心機能を測定することが推奨される．無症状でも20％以上駆出率が低下した場合や駆出率が40％以下となった場合はいったん中止，30％以上心駆出率が低下し動悸，息切れ，頻脈などの症状出現時はトラスツズマブの永久中止が望ましいとされる．しかし，心機能障害は可逆性であることが多く，回復した際にはトラスツズマブの再投与も考慮する．

▶ **未治療HER2陽性転移乳癌患者を対象とした，トラスツズマブ/タキサン併用（HT）療法とT-DM1/ペルツズマブ併用療法，T-DM1単独療法の有用性と安全性を比較したランダム化比較第Ⅲ相試験**[10]

- プライマリーエンドポイントであるPFSは，HT群13.7ヵ月 vs. T-DM1群14.1ヵ月（HT群に対するHR：0.91，95％CI：0.73－1.13）vs. T-DM1/ペルツズマブ併用群15.2ヵ月（HT群に対するHR：0.87，95％CI：0.69－1.08）であり，HT群に対するT-DM1群およびT-DM1/ペルツズマブ群の優越性は示されなかった．T-DM1群およびT-DM1/ペルツズマブ群のHT群に対する非劣性は示された．
- Grade3以上の有害事象はHT群で54.1％，T-DM1群で45.4％，T-DM1/ペルツズマブ群で46.2％であった．HT群では好中球減少が19.8％と多く，発熱性好中球減少症の頻度も6.5％と高かった．3群の中では，T-DM1単剤が最も有害事象が少なかった．

▶ 代表的な抗癌薬とトラスツズマブの併用療法（**表4**）を示す．

トラスツズマブと多剤併用療法

▶ HER2陽性進行乳癌症例に対して，多剤化学療法＋トラスツズマブ併用療法は生存への寄与が示されなかったため推奨されないが，トラスツズマブ/ドセタキセルにペルツズマブの併用は生存の延長を示した（表5）．

表5 多剤併用療法とトラスツズマブ併用療法

試験/報告年	治療レジメン	治療タイミング	n	RR（%）	PFS（月）	MST（月）
Robert N, et al (2006)	PTX＋CBDCA＋Tmab PTX＋Tmab	初回	41 40	52 P＝0.04 36	10.7 P＝0.03 7.1	35.7 P＝0.76 32.2
CLEOPATRA (2012)	DTX＋Tmab＋Pmab DTX＋Tmab	初回	402 404	80.2 P＝0.001 69.3	18.5 P＜0.001 12.4	56.5 P＜0.001 40.8

PTX：パクリタキセル，CBDCA：カルボプラチン，Tmab：トラスツズマブ，DTX：ドセタキセル，Pmab：ペルツズマブ

▶ 196人のHER2陽性進行乳癌患者を対象とした，トラスツズマブ/パクリタキセル±カルボプラチンの第Ⅲ相試験[11]
- パクリタキセル＋トラスツズマブにカルボプラチンを上乗せすることで，奏効率とPFSを有意に改善することが示されたが，生存への寄与は示されなかった．
- Grade3/4の有害事象は，カルボプラチン併用群の好中球減少の頻度が有意に増加し（36% vs. 12%，$P=0.0001$），発熱性好中球減少症の頻度が高かった（3% vs. 1%）．

▶ 未治療HER2陽性転移乳癌患者を対象とした，トラスツズマブ＋ドセタキセルにペルツズマブ併用の有用性と安全性を比較したランダム化比較第Ⅲ相試験[12]
- ドセタキセル＋トラスツズマブに対するペルツズマブの上乗せは，プライマリーエンドポイントであるPFSは，プラセボ群12.4ヵ月 vs. ペルツズマブ併用群18.7ヵ月（HR：0.68, 95%CI：0.58-0.80）と有意に延長を認めた．
- OSにおいてもペルツズマブ群で有意に延長し，プラセボ群40.8ヵ月 vs ペルツズマブ群56.5ヵ月（HR：0.68, 95%CI：0.56-0.84）であった．
- 有害事象に関しては，ペルツズマブ併用群はプラセボ群と比較してそれぞれ下痢（約3%），好中球減少（約3%），発熱性好中球減少症（約6%）の頻度が高かった．

トラスツズマブにおける二次治療以降の治療

▶ トラスツズマブ投与中に病勢進行した患者に対して，二次治療で引き続きトラスツズマブを継続投与（beyond trastuzumab）する意義を報告した第Ⅲ相試験は1つでありエビデンスは限られている[13]．

▶ 一次治療トラスツズマブ既治療例に対する，二次治療カペシタビン±トラスツズマブ併用療法によるトラスツズマブ継続投与の有効性における検討[13]
- トラスツズマブ既治療156症例の二次治療を，カペシタビン単剤治療群とカペシタビン/トラスツズマブ併用治療群とに割付けた（表6）．

表6　二次治療トラスツズマブ継続投与の有効性

試験/報告年	治療レジメン	治療タイミング	n	RR (%)	TTP (月)	MST (月)
GBC 26/BIG 03-05 (2009)	Cape+Tmab Cape	二次治療	78 78	48 P=0.01 27	8.2 P=0.03 5.6	25.5 P=0.26 20.4

Cape：カペシタビン，Tmab：トラスツズマブ

▶ カペシタビン単剤群と比較して，カペシタビン/トラスツズマブ併用治療群は有意に奏効率の改善とTTPの延長を示した．

▶ 毒性は，カペシタビン/トラスツズマブ併用治療群はカペシタビン単剤群と比較して貧血の頻度が有意に高かった（$P=0.02$）以外はほぼ同等で，忍容性は良好と考えられた．

▶ 一次治療トラスツズマブ併用化学療法中の病勢進行後，二次治療カペシタビン/トラスツズマブ併用療法はカペシタビン単剤と比較してTTPの延長を示し，継続投与の有用性が示された．

トラスツズマブ投与後の二次治療以降におけるT-DM1の投与方法

▶ T-DM1はトラスツズマブ不応後に用いられ，単剤で使用する（表7）．

▶ **EMILIA試験**：T-DM1のラパチニブ+カペシタビンに対する優越性を検証した第Ⅲ相試験である[14]．
・タキサンおよびトラスツズマブによる治療歴を有するHER2陽性転移乳癌を対象にT-DM1群とカペシタビン/ラパチニブ群に1：1に割付けられた．プライマリエンドポイントはPFSに設定された（表7）．
・PFSはT-DM1群9.6ヵ月 vs. ラパチニブ/カペシタビン群6.4ヵ月（HR：0.65，95%CI：0.55-0.77）と，T-DM1群で有意に延長した．OSにおいても30.9ヵ月 vs. 25.1ヵ月（HR：0.68）とT-DM1群で良好であった．
・Grade3/4有害事象の頻度は，ラパチニブ/カペシタビン群57%，T-DM1群40.8%であった．特徴的な有害事象はラパチニブ/カペシタビン群で下痢，手足症候群，T-DM1群で血小板減少であった．

▶ **TH3RESA試験**：T-DM1の三次治療以降での有効性を検証した第Ⅲ相試験である[15]．
・2レジメン以上の抗HER2治療による，治療歴のあるHER2陽性閉経後転移乳癌患者を対象

表7　二次治療以降でのT-DM1の有効性

試験/発表年	治療レジメン	治療タイミング	n	RR (%)	PFS (月)	MST (月)
EMILIA (2012)	Lapatinib+Cape T-DM1	二次治療	496 495	30.8 43.6 ($P<0.001$)	6.4 9.6 ($P<0.001$)	25.1 30.9 ($P<0.001$)
TH3RESA (2014)	主治医選択 T-DM1	三次治療以降	198 404	9 31 ($P<0.0001$)	3.3 6.2 ($P<0.0001$)	14.9 NE ($P=0.0034$)

Lapatinib：ラパチニブ，Cape：カペシタビン

に，主治医選択治療群またはT-DM1群に割付けた．プライマリーエンドポイントはPFSに設定された（表7）．
- PFSは主治医選択治療群6.2ヵ月 vs. T-DM1群3.3ヵ月（HR：0.552，95％CI：0.369−0.826）と，T-DM1群で有意に延長した．サブグループ解析ではホルモン受容体のステータスにかかわらず，T-DM1群で良好なPFSを示した．

トラスツズマブ投与後の二次治療におけるラパチニブの投与方法

▶ ラパチニブはトラスツズマブ不応後に用いられ，カペシタビンまたはトラスツズマブとの併用で使用可能である．

▶ トラスツズマブ併用化学療法不応後，トラスツズマブ/ラパチニブ併用療法は第Ⅲ相試験で相乗効果が示されている．

▶ **HER2陽性進行乳癌患者に対するトラスツズマブ不応後のカペシタビン/ラパチニブ併用療法 vs. カペシタビンの比較第Ⅲ相試験**[16]
- HER2陽性局所進行または転移乳癌症例でアンスラサイクリン系薬剤，タキサン系薬剤，トラスツズマブ既治療例を対象に，カペシタビン/ラパチニブ併用療法群または，カペシタビン単剤群に割付けた（表8）．
- カペシタビン/ラパチニブ併用療法群はカペシタビン単独群と比較して，有意に奏効率が高く，TTPは前治療歴のトラスツズマブ併用レジメンが1個のみの場合には有意に延長がみられた．
- カペシタビン/ラパチニブ併用療法群はOSについては有意差をもって延長を示すことはできなかった．

▶ **HER2陽性進行乳癌に対するトラスツズマブ不応後のラパチニブ/トラスツズマブ併用療法 vs. ラパチニブの比較第Ⅲ相試験**[17, 18]
- HER2陽性進行乳癌患者でトラスツズマブを含む前治療不応症例を対象に，296人をラパチニブ/トラスツズマブ併用療法群とラパチニブ単独群に割付けた（表9）．
- ラパチニブ/トラスツズマブ併用療法はラパチニブ単剤と比較して，有意にPFS，OSともに延長した．
- ラパチニブ単独群からクロスオーバーしてトラスツズマブ併用となった77人を除外して解析すると，MST：14ヵ月 vs. 8ヵ月（$P=0.009$，HR：0.65，95％CI：0.46−0.94）とラパチニブ/トラスツズマブ併用療法の有用性が示された．

ベバシズマブと化学療法の併用療法

表8 トラスツズマブ既治療例における，カペシタビン/ラパチニブ併用療法

試験/報告年	治療レジメン	治療タイミング	n	RR（%）	TTP（週）Tmabベースレジメン1回のみ	TTP（週）Tmabベースレジメン2回のみ	MST（週）
Cameron D, et al (2010)	Cape＋lapatinib Cape	二次治療以降	207 201	23.7 $P=0.017$ 13.9	31.3 $P<0.001$ 18.6	24.4 $P=0.09$ 19.7	75.0 $P=0.21$ 64.7

Cape：カペシタビン，lapatinib：ラパチニブ

表9 トラスツズマブ既治療例におけるラパチニブ/トラスツズマブ併用療法

試験/報告年	治療レジメン	治療タイミング	n	RR（%）	CBR（%）	PFS（週）	MST（月）
EGF104900 (2012)	Lapatinib＋Tmab Lapatinib	二次治療以降	148 148	10.3 P＝0.46 6.9	24.7 P＝0.01 12.4	12.0 P＝0.008 8.1	14 P＝0.012 9.5

Lapatinib：ラパチニブ，Tmab：トラスツズマブ，CBR：clinical benefit rate：CR＋PR＋SD＞24週

▶ HER2陰性進行乳癌におけるベバシズマブの上乗せ効果を示した第Ⅲ相試験は，MERiDiAN試験[19]，E2100試験[20]，AVADO試験[21]，RIBBON-1試験がある[22]（表10）．

▶ いずれの試験もベバシズマブの上乗せにより有意にPFSを改善することが証明された．

▶ わが国ではE2100試験における効果，安全性の点からHER2陰性進行乳癌においてベバシズマブはパクリタキセルとの併用においてのみ承認されている．

▶ 米国において，E2100試験のPFSを有意に延長した結果と当時実施中であったAVADO・RIBBON-1の2試験の完遂と当試験結果を提出することを条件に乳癌へのベバシズマブの迅速承認がなされた．上記2試験はPFSの延長は示したもののE2100試験（HR for progression：0.60）の結果には及ばず，OSの延長も示されなかったことからE2100試験の臨床的有用性の再現性は認めないと判断され，転移乳癌に対する適応は取り消された経緯がある．このため，二重盲検下でベバシズマブのPFSに対する上乗せ効果を確認する比較第Ⅲ相試験（MERiDiAN試験）が行われ，再現性を持ってPFSの延長が示された[19]．

表10 HER2陰性乳癌におけるベバシズマブと抗癌薬の併用療法

試験/報告年	治療レジメン	治療タイミング	n	RR（%）	PFS（月）	MST（月）	文献
E2100 (2007)	PTX＋BV 10mg/kg PTX	初回	347 326	36.9 P＜0.001 21.2	11.8 P＜0.001 5.9	26.7 P＝0.16 25.2	20)
AVADO (2010)	DTX＋BV 7.5mg/kg DTX＋BV 15mg/kg DTX＋プラセボ	初回	248 247 241	55 P＝0.07 64 P＜0.001 46	9.0 P＝0.045 10.0 P＜0.001 8.1	29.6 P＝0.95 28.1 P＝0.86 31.7	21)
RIBBON-1 (2011)	Cape＋BV 15mg/kg Cape＋プラセボ Tax/Anthra＋BV 15mg/kg Tax/Anthra＋プラセボ	初回	409 206 415 207	35.4 P＝0.0097 23.6 51.3 P＝0.0054 37.9	8.6 P＜0.001 5.7 9.2 P＜0.001 8.0	25.7 P＝0.33 22.8 27.5 P＝0.44 ―	22)
MERiDiAN (2015)	PTX＋Bev 10mg/kg PTX	初回	239 242	54.0 33.2 （P＜0.0001）	11.0 8.8 （P＝0.0007）	N/A	19)

PTX：パクリタキセル，BV：ベバシズマブ，DTX：ドセタキセル，Cape：カペシタビン，
Tax/Anthra：タキサン系薬剤/アンスラサイクリン系薬剤

エベロリムスと内分泌療法の併用療法

▶ エベロリムスは内分泌療法と併用，トラスツズマブと併用，抗癌薬や他の分子標的薬と併用など，既存の治療と併用することで治療効果を高めようと開発されてきた．乳癌においては単剤では用いられない．

▶ **BOLERO-2試験**（表11）：non-steroidalアロマターゼ阻害薬に耐性となったホルモン受容体陽性乳癌に対して，エキセメスタン（Steroidalアロマターゼ阻害薬）＋プラセボに対するエキセメスタン/エベロリムスの優越性を検証した比較第Ⅲ相試験である[23]．

- 試験治療群（n＝485）はエキセメスタン25mgとエベロリムス10mgを，プラセボ群（n＝239）はエキセメスタン25mgとプラセボを1日1回内服した．
- 主要評価項目は研究者判定によるPFSで，試験治療群で6.9ヵ月，プラセボ群で2.8ヵ月（HR：0.78，95%CI：0.65－0.95）と試験治療群で有意に延長した．また中央判定によるPFSでも試験治療群で有意に長かった．
- OSの延長は示されなかった[24]．

表11　エベロリムスと内分泌療法併用

試験／発表年	治療レジメン	治療タイミング	n	RR (%)	PFS (月)	MST (月)
BOLERO-2 (2012)	EXE＋プラセボ EXE＋EVE	二次治療以降	239 485	0.4 7.0 ($P<0.001$)	6.4 9.6 ($P<0.001$)	26.6 31.0 ($P=0.1426$)

EXE：エキセメスタン，EVE：エベロリムス

（下村昭彦／田村研治）

参考文献

1) Kaufman B, et al : Trastuzumab plus anastrozole versus anastrozole alone for the treatment of postmenopausal women with human epidermal growth factor receptor 2-positive, hormone receptor-positive metastatic breast cancer: results from the randomized phase Ⅲ TAnDEM study. J Clin Oncol, 27: 5529-5537, 2009.
2) Johnston S, et al : Lapatinib combined with letrozole versus letrozole and placebo as first-line therapy for postmenopausal hormone receptor-positive metastatic breast cancer. J Clin Oncol, 27:5538-5546, 2009.
3) Slamon DJ, et al : Use of chemotherapy plus a monoclonal antibody against HER2 for metastatic breast cancer that overexpresses HER2. N Engl J Med, 344: 783-792, 2001.
4) Seidman AD, et al : Randomized phase Ⅲ trial of weekly compared with every-3-weeks paclitaxel for metastatic breast cancer, with trastuzumab for all HER-2 overexpressors and random assignment to trastuzumab or not in HER-2 nonoverexpressors: final results of Cancer and Leukemia Group B protocol 9840. J Clin Oncol, 26: 1642-1649, 2008.
5) Marty M, et al : Randomized phase Ⅱ trial of the efficacy and safety of trastuzumab combined with docetaxel in patients with human epidermal growth factor receptor 2-positive metastatic breast cancer administered as first-line treatment: the M77001 study group. J Clin Oncol, 23: 4265-4274, 2005.
6) Untch M, et al : First-line trastuzumab plus epirubicin and cyclophosphamide therapy in patients with human epidermal growth factor receptor 2-positive metastatic breast cancer: cardiac safety and efficacy data from the Herceptin, Cyclophosphamide, and Epirubicin (HERCULES) trial. J Clin Oncol, 28: 1473-1480, 2010.
7) Burstein HJ, et al : Trastuzumab plus vinorelbine or taxane chemotherapy for HER2-overexpressing metastatic breast cancer: the trastuzumab and vinorelbine or taxane study. Cancer, 110: 965-972, 2007.
8) Bartsch R, et al : Capecitabine and trastuzumab in heavily pretreated metastatic breast cancer. J Clin Oncol, 25: 3853-3858, 2007.
9) O'Shaughnessy JA, et al : Phase Ⅱ study of trastuzumab plus gemcitabine in chemotherapy-pretreated patients with metastatic breast cancer. Clin Breast Cancer, 5: 142-147, 2004.

10) Ellis P, et al : Phase III, randomized study of trastuzumab emtansine (T-DM1) ± pertuzumab (P) vs trastuzumab + taxane (HT) for first-line treatment of HER2-positive MBC: Primary results from the MARIANNE study, J Clin Oncol, 33(Suppl:abstr507), 2015.
11) Robert N, et al : Randomized phase III study of trastuzumab, paclitaxel, and carboplatin compared with trastuzumab and paclitaxel in women with HER-2-overexpressing metastatic breast cancer. J Clin Oncol, 24: 2786-2792, 2006.
12) Swain SM, et al : Pertuzumab, trastuzumab, and docetaxel in HER2-positive metastatic breast cancer. N Engl J Med, 372:724-734, 2015.
13) von Minckwitz G, et al : Trastuzumab beyond progression in human epidermal growth factor receptor 2-positive advanced breast cancer: a german breast group 26/breast international group 03-05 study. J Clin Oncol, 27: 1999-2006, 2009.
14) Verma S, et al : Trastuzumab emtansine for HER2-positive advanced breast cancer. N Engl J Med, 367:1783-1791, 2012.
15) Krop IE, et al : Trastuzumab emtansine versus treatment of physician's choice for pretreated HER2-positive advanced breast cancer (TH3RESA): a randomised, open-label, phase 3 trial. Lancet Oncol, 15:689-699, 2014.
16) Cameron D, et al : Lapatinib plus capecitabine in women with HER-2-positive advanced breast cancer: final survival analysis of a phase III randomized trial. Oncologist, 15: 924-934, 2010.
17) Blackwell KL, et al : Randomized study of Lapatinib alone or in combination with trastuzumab in women with ErbB2-positive, trastuzumab-refractory metastatic breast cancer. J Clin Oncol, 28: 1124-1130, 2010.
18) Blackwell KL, et al : Overall survival benefit with lapatinib in combination with trastuzumab for patients with human epidermal growth factor receptor 2-positive metastatic breast cancer: final results from the EGF104900 Study. J Clin Oncol, 30: 2585-2592, 2012.
19) Miles D, et al : First results from the double-blind placebo (PL)-controlled randomised phase III MERiDiAN trial prospectively evaluating plasma (p)VEGF-A in patients (pts) receiving first-line paclitaxel (PAC) +/- bevacizumab (BV) for HER2-negative metastatic breast Cancer(mBC). European Cancer Congress, 51:287-288, 2015.
20) Miller K, et al : Paclitaxel plus bevacizumab versus paclitaxel alone for metastatic breast cancer. N Engl J Med, 357: 2666-2676, 2007.
21) Miles DW, et al : Phase III study of bevacizumab plus docetaxel compared with placebo plus docetaxel for the first-line treatment of human epidermal growth factor receptor 2-negative metastatic breast cancer. J ClinOncol, 28: 3239-3247, 2010.
22) Robert NJ, et al : RIBBON-1: randomized, double-blind, placebo-controlled, phase III trial of chemotherapy with or without bevacizumab for first-line treatment of human epidermal growth factor receptor 2-negative, locally recurrent or metastatic breast cancer. J ClinOncol, 29: 1252-1260, 2011.
23) Baselga J, et al : Everolimus in postmenopausal hormone-receptor-positive advanced breast cancer. N Engl J Med, 366:520-529, 2012.
24) Piccart M, et al : Everolimus plus exemestane for hormone-receptor-positive, human epidermal growth factor receptor-2-negative advanced breast cancer: overall survival results from BOLERO-2. Ann Oncol, 25:2357-2362, 2014.

■ 分子標的治療

10 今後承認される可能性のある分子標的薬

CDK4/6阻害薬

▶作用機序

- 細胞周期の調節にはサイクリンとサイクリン依存性キナーゼ（cyclin-dependent kinases；CDKs）が重要な役割を果たしており，G1期の進行およびG1からS期への移行にはCDK4/6とCDK2，G2期からM期の進行はCDK1が関与している．CDK4/6は，サイクリンDと結合することによりretinoblastoma（Rb）タンパクをリン酸化する．Rbタンパクのリン酸化により，転写因子E2FがRbタンパクから解離することにより転写が開始され，細胞周期はG1期からS期へ移行する（図1）．
- 乳癌細胞株を用いた基礎実験において，palbociclibによる増殖抑制効果をIC_{50}でみるとトリプルネガティブ乳癌（TNBC）やHER2陽性乳癌に比較してER陽性乳癌でより効果的であった[2]．

▶臨床試験

- ER陽性HER2陰性閉経後進行乳癌165例を対象とした1次治療におけるpalbociclib（125mg 1日1回3週投与1週休薬）とレトロゾール（2.5mg 1日1回連続投与）の併用投与とレトロゾール単剤投与を比較したランダム化第Ⅱ相試験（PALOMA-1）が行われた．palbociclib群では無増悪生存期間（PFS）の中央値が20.2ヵ月であり，対照群の10.2ヵ月と比較して有意な改善を示した（HR：0.488，95%CI：0.319-0.748，$P=0.0004$）[3]（表1）．
- 内分泌療法後に進行したER陽性HER2陰性転移性乳癌521例を対象に，二次治療以降においてpalbociclib（125mg 1日1回3週投与1週休薬）とフルベストラント（500mg初回から3回は14日ごと，以降は28日ごと投与）の併用とフルベストラントとプラセボを比較したラ

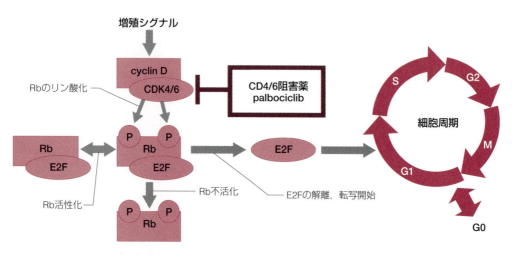

図1　細胞周期とCD4/6阻害薬　palbociclibの作用機序

ンダム化（2：1）二重盲検第Ⅲ相試験（PALOMA-3）が行われた．palbociclib群ではプラセボ群に対し，PFSが有意に延長していた（HR：0.42, PFS中央値9.2ヵ月 vs. 3.8ヵ月，$P<0.000001$）[4]．HR比はPALOMA1とほぼ同等であった **(表1)**．palbociclib群で多くみられたGrade3または4の有害事象は，白血球減少（25.2% vs. 0.6%）および好中球減少（62.0% vs. 0.6%）であった **(表2)**．有害事象による投与中止率は，palbociclib群で2.6%であり，プラセボ群の1.7%と同等であった．

▶今後の展望

- PALOMA-1の結果を受けて，2015年2月に米国FDAによりER陽性HER陰性閉経後進行乳癌を対象にレトロゾールとの併用による一次治療薬としてpalbociclibが迅速承認された．
- ER陽性HER2陰性閉経後進行乳癌666例を対象に，一次治療としてpalbociclib（125mg 1日1回3週投与1週休薬）とレトロゾール（2.5mg 1日1回連続投与）の併用と，レトロゾールとプラセボの併用を比較するランダム化（2：1）二重盲検第Ⅲ相試験（PALOMA-2）が進行中である．主要評価項目はPFS，副次評価項目は全生存期間，奏効率である．
- 術前化学療法後に浸潤癌が残存した高再発リスクを有するER陽性HER2陰性の早期乳癌を対象に，palbociclibと内分泌療法の補助療法としての有用性を，プラセボと内分泌療法の併用と比較するランダム化二重盲検第Ⅲ相試験（PENELOPE-B）が行われている．主要評価項目はinvasive disease-free survival（iDFS）である．iDFSのイベントの定義は，同側あるいは対側の浸潤性乳癌の発生，局所再発，遠隔転移，乳癌死を含むあらゆる原因の死，乳癌以外の浸潤癌発症である．副次評価項目は，全生存期間（OS），遠隔無病生存期間である．

表1　PALOMA-1・3におけるPFS

	palbociclib/ レトロゾール (n = 84)	レトロゾール単剤 (n = 81)	palbociclib/ フルベストラント (n = 347)	フルベストラント単剤 (n = 174)
PFS中央値（月） (95%CI)	20.2 (13.8 – 27.5)	10.2 (5.7 – 12.6)	9.2 (7.5 – NE)	3.8 (3.5 – 5.5)
HR (95%CI)	0.488 (0.319 - 0.748)	—	0.42 (0.32 – 0.56)	—
P値	P=0.0004	—	P<0.001	—

表2　PALOMA-3におけるCD4/6阻害薬　palbociclibの有害事象

	palbociclib/フルベストラント n=347		フルベストラント単剤 n=174	
	Grade3 n (%)	Grade4 n (%)	Grade3 n (%)	Grade4 n (%)
全有害事象	202 (58.6)	37 (10.7)	28 (16.3)	3 (1.0)
好中球減少	184 (53.3)	30 (8.7)	0	1 (0.6)
白血球減少	85 (24.6)	2 (0.6)	0	1 (0.6)
貧血	9 (2.6)	0	3 (1.7)	0
血小板減少	6 (1.7)	2 (0.6)	0	0
疲労感	7 (2.0)	0	2 (1.2)	0

PARP阻害薬

▶**作用機序**

- PARP（poly ADP-ribose polymerase）には17種類のファミリーが存在し，PARP-1は一本鎖DNA損傷に対する修復（塩基除去修復）を行っている．PARP阻害薬は触媒活性を示すドメインをブロックすることによりその作用を発揮する．
- プラチナ製剤などで一本鎖DNA損傷を受けた場合に，PARP阻害薬でPARPの働きを阻害すると一本鎖DNA修復が行われずにDNAの二本鎖損傷が引き起こされる．正常細胞ではDNA二本鎖切断修復酵素BRCA1/2が機能しているためDNA修復は行われるが，DNA二本鎖切断修復酵素BRCA1/2が変異により不活化されている癌細胞では二本鎖DNA修復が行われないため細胞死が引き起こされる．これを合成致死（synthetic lethality）という**（図2）**．つまりPARP阻害薬はBRCA変異陽性乳癌における有用性が期待されている[5]．

▶**臨床試験**

- BRCA1/2変異陽性22例を含む固形癌60例（うち乳癌9例）を対象にした第Ⅰ相試験が行われた[6]．olaparibを10mg 1日1回2週投与から開始し，accelerated-titration designに従い，600mg 1日2回まで増量した．用量制限毒性が400mg 1日2回で8例中1例（Grade3の気分変化と疲労），600mg 1日2回で5例中2例（Grade4の血小板減少とGrade3の傾眠）に出現したため，最大耐性用量は400mg 1日2回となった．
- BRCA1/2変異陽性の進行再発乳癌54例におけるolaparibの高用量（400mg 1日2回）と低用量（100mg 1日2回）が比較された第Ⅱ相試験では，奏効率は高用量群41％（95％CI：25-59），低用量群22％（95％CI：11-41）であった[7]．
- 進行卵巣癌とTNBC91例を対象にolaparib（400mg 1日2回）が投与された第Ⅱ相試験では，奏効率は，BRCA変異陽性群では41％（95％CI：22-64），変異陰性群では24％（95％CI：14-38）であった[8]．乳癌では奏効例は認められなかったが，8週間以上のstable disease（SD）

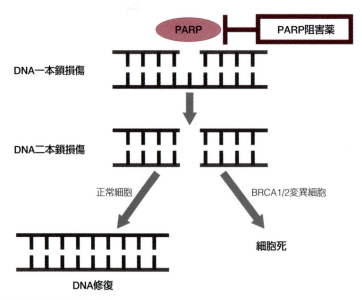

図2 DNA修復とPARP阻害薬の作用機序

（文献5）より引用）

はBRCA変異陽性群では63％（8例中5例）に認められ，変異陰性群の13％（15例中2例）と比較すると多い傾向がみられた．

▶今後の展望
・現在，BRCA1/2変異を有するTNBCおよびHER2陰性の転移再発乳癌患者を対象として，olaparib（300mg 1日2回）の単独投与による有効性および安全性を医師が選択した標準治療と比較する非盲検ランダム化第Ⅲ相試験（OlympiAD）が進行中である．登録目標は310例となっている．主要評価項目はPFS，副次評価項目はOSおよび安全性である．

PI3K/AKT/mTOR阻害薬

▶作用機序
・PI3K/AKT/mTOR経路は，細胞の代謝，増殖および生存を調節している経路であり，この経路の異常は腫瘍の発生と維持に重要なかかわりがあることが示されている．また，内分泌療法の耐性機序にも関与していると考えられている．すでに承認されているエベロリムスはmTOR複合体と結合することにより競合的にmTORシグナルを阻害し，内分泌療法との併用でER陽性乳癌に有効性を示す[9]．
・PI3Kはp85とp110のヘテロダイマーで構成され，p110にはα，β，γ，δのisoformがある．特異的PI3K阻害薬はそれぞれのisoformを選択的に阻害し，汎PI3K阻害薬はすべてのisoformを阻害する．特異的PI3K阻害薬は汎PI3K阻害薬と比較し，効果と忍容性が高いと考えられている．

▶臨床試験
・汎PI3K阻害薬であるbuparlisibとトラスツズマブ併用の第Ⅰ相試験では，HER2陽性再発乳癌において，トラスツズマブ（2mg/kg/週）とbuparlisib（100mg/日）が併用投与され，併用時のbuparlisibの最大耐性用量は100mg/日とされた．17例中にpartial response（PR）2例およびSD7例が認められた[10]．有害事象としては，発疹39％，高血糖（33％）および下痢（28％）が認められた．
・buparlisibとフルベストラントの併用の第Ⅰ相試験では，ER陽性閉経後再発乳癌において，buparlisib（80mgあるいは100mg）とフルベストラント（500mg初回から3回は14日ごと，以降は28日ごと投与）が併用投与され，buparlisibの最大耐性用量は100mg/日とされた．有害事象としては，倦怠感（38.7％），肝酵素上昇（35.5％），発疹（29％）および下痢（19.4％）がみられた[11]．

▶今後の展望
・ER陽性乳癌ではPI3KCAの変異が28～47％みられているため[12]，PI3K阻害薬の有効性が期待されている．

免疫チェックポイント阻害薬

▶作用機序
・癌は宿主の免疫攻撃を回避する微小環境を構築することにより増殖する．生体内で自己免疫寛容を担っているcytotoxic T-lymphocyte-associated protein-4（CTLA-4）やprogrammed

death-1（PD-1）などの免疫抑制シグナルは，T細胞の抑制により癌免疫応答を不活化する．これらの免疫抑制シグナルに対する抗体は免疫チェックポイント阻害薬と呼ばれ，自己免疫の再活性化による抗腫瘍効果を示す．
・免疫細胞表面に発現するPD-1は免疫反応を抑制するタンパク質であり，癌細胞及び一部の免疫細胞に発現するprogrammed death ligand-1（PD-L1）と結合することで，免疫系の活性化を抑制する（図3）．

▶臨床試験
・完全ヒト型抗PD-1モノクローナルIgG4抗体であるnivolumabの第Ⅰ相試験では，悪性黒色腫94例，非小細胞性肺癌76例および腎細胞癌33例に対する奏効率はそれぞれ28％，18％および27％であった．OSはそれぞれ16.8ヵ月，9.9ヵ月および22.4ヵ月であり，奏効例の多くは治療終了後も効果が継続していた[13]．
・pembrolizumabは，PD-1受容体と高い親和性で結合する完全ヒト化モノクローナルIgG4抗体である．複数の抗癌薬治療歴を有する進行再発TNBCに対するpembrolizumab（10mg/kg/2週間）の第Ib相臨床試験KEYNOTE-012では，評価可能な27例における奏効率は18.5％（CR1例，PR4例）であった[14]．

▶今後の展望
・PD-L1の発現が治療効果と相関するという報告[15]がある一方，PD-L1陰性でも奏効例がみられることから，新たなバイオマーカーを見出す必要がある．
・免疫チェックポイント阻害薬の治療効果は，PD後や新病変出現後にも認められることから既存のRECISTでは十分に評価できないため，immune-related response criteria（irRC）[16]が提唱されている（表3）．
・KEYNOTE-086は進行再発トリプルネガティブ乳癌を対象にした一次治療以降のpembrolizumab単剤投与（200mg/回/3週）による第Ⅱ相試験である．登録目標は245例であり，第1部分で安全性を確認した後，第2部分で奏効率を評価する．
・トリプルネガティブ乳癌においてはPD-L1の発現が高く，また抗HER2薬や内分泌療法の適応がないため，新たな治療薬の選択肢として免疫チェックポイント阻害薬の有用性が期待されている．

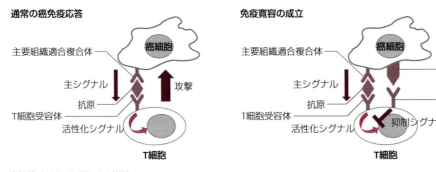

図3　癌細胞とPD-1/PD-L1経路

表3 RECISTとirRC[14]

	RECIST	irRC
新規病変（計測可能）	・PD	・tumor burdenに含める
新規病変（計測不能）	・PD	・PDとしない（irRCには該当しない）
CR	・すべての病変の消失	・すべての病変の消失
PR	・病変最長径の総和の30％以上の減少 ・新病変なし	・病変最長径の総和の30％以上の減少
SD	・病変最長径の総和の30％以下の減少，20％以下の増加 ・新病変なし	・病変最長径の総和の30％以下の減少，20％以下の増加
PD	・病変最長径の総和の20％以下の増加 ・新病変なし	・病変最長径の総和の20％以下の増加 ・4週間以降の再評価が必要

RECIST：Response Evaluation Criteria in Solid Tumors
irRC：Immune-Related Response Criteria

（文献14）より引用）

HER2に対するチロシンキナーゼ阻害薬

▶作用機序

・Neratinibは，ラパチニブと同様，経口チロシンキナーゼ阻害薬である．ラパチニブはHER1とHER2の細胞内領域にあるチロシンキナーゼの阻害薬であるのに対し，neratinibはHER1，HER2およびHER4の細胞内のチロシンリン酸化領域に共有結合し，自己リン酸化を妨げることにより，その下流の細胞増殖シグナルを抑制する．

▶臨床試験

・初期治療として化学療法＋トラスツズマブ治療を行ったHER2陽性早期乳癌2,840例を対象とした第Ⅲ相試験（ExteNET）において，neratinib（240 mg/日）群とプラセボ群に分けて1年間投与した．観察期間24ヵ月におけるiDFSは，neratinib群が有意に良好であった（neratinib群93.9％ vs. プラセボ群91.6％, $P=0.0046$）[17]．
・安全性については，neratinib群では下痢が40％と最も高頻度に認められた．Grade2以上の心駆出率の低下はneratinib群で1.3％，プラセボ群で1.1％であった．そのほかのGrade3以上の有害事象は4％以下であった．

▶今後の展望

・HER2陽性早期乳癌において術後トラスツズマブによる補助療法後，neratinib（240 mg/日）を1年間投与するランダム化二重盲検第Ⅲ相試験が進行中である．主要評価項目は無病生存期間，副次評価項目はOS，遠隔無病生存期間である．

さいごに

▶癌細胞および周辺環境の分子情報が基礎および臨床的研究により理解されることでそれらをバイオマーカーとして利用し，治療の個別化および最適化が図られ，多くの分子標的薬の開発が進んでいる．また，既存の治療薬との併用にも効果が期待されている．一方で，治療にかかる費用は莫大となるため，有効例を絞り込むバイオマーカーの発見が急務であり，そのためには基礎と臨床の高い連携がいっそう求められる．

（吉川三緒／神野浩光／柳澤貴子／高橋洋子）

参考文献

1) Dawood S, et al: Prognosis of women with metastatic breast cancer by HER2 status and trastuzumab treatment: an institutional-based review. J Clin Oncol, 28(1):92-98, 2010.
2) Finn RS, et al: PD 0332991, a selective cyclin D kinase 4/6 inhibitor, preferentially inhibits proliferation of luminal estrogen receptor-positive human breast cancer cell lines in vitro. Breast Cancer Res, 11(5):R77,2009.
3) Finn RS, et al : The cyclin-dependent kinase 4/6 inhibitor palbociclib in combination with letrozole versus letrozole alone as first-line treatment of oestrogen receptor-positive, HER2-negative, advanced breast cancer (PALOMA-1/TRIO-18): a randomised phase 2 study. Lancet Oncol,16(1):25-35,2015.
4) Turner NC, et al : Palbociclib in Hormone-Receptor-Positive Advanced Breast Cancer. N Engl J Med,373(3):209-219,2015.
5) Iglehart JD: Synthetic lethality--a new direction in cancer-drug development. N Engl J Med, 361(2):189-191, 2009.
6) Fong PC, et al : Inhibition of poly(ADP-ribose) polymerase in tumors from BRCA mutation carriers. N Engl J Med, 361(2):123-134, 2009.
7) Tutt A, et al : Oral poly(ADP-ribose) polymerase inhibitor olaparib in patients with BRCA1 or BRCA2 mutations and advanced breast cancer: a proof-of-concept trial. Lancet, 376(9737):235-244,2010.
8) Gelmon KA, et al : Olaparib in patients with recurrent high-grade serous or poorly differentiated ovarian carcinoma or triple-negative breast cancer: a phase 2, multicentre, open-label, non-randomised study. Lancet Oncol, 12(9):852-861, 2011.
9) Baselga J, et al: Everolimus in postmenopausal hormone-receptor-positive advanced breast cancer N Engl J Med, 366(6):520-529,2012.
10) Saura C, et al: Phase Ib study of Buparlisib plus Trastuzumab in patients with HER2-positive advanced or metastatic breast cancer that has progressed on Trastuzumab-based therapy, Clin Cancer Res,20(7):1935-1945, 2014.
11) Ma CX, et al : A phase 1 trial of BKM120 (Buparlisib) in combination with fulvestrant in postmenopausal women with estrogen receptor positive metastatic breast cancer. Clin Cancer Res, 122(7): 1583-1591, 2016.
12) Cancer Genome Atlas Network : Comprehensive molecular portraits of human breast tumours. Nature,490(7418):61-70, 2012.
13) Topalian SL, et al: Survival, durable tumor remission, and long-term safety in patients with advanced melanoma receiving nivolumab. J Clin Oncol,32:1020-1030,2014.
14) Nanda R, et al: Abstract S1-09: A phase Ib study of pembrolizumab (MK-3475) in patients with advanced triple-negative breast cancer. San Antonio Breast Cancer Symposium, December 9-13, 2014. San Antonio, Texas.
15) Hatem Soliman, et al : PD-L1 Expression Is Increased in a Subset of Basal Type Breast Cancer Cells.PLoS ONE,9(2),2014.
16) Wolchok JD, et al : Guidelines for the evaluation of immune therapy activity in solid tumors: immune-related response criteria.Clin Cancer Res, 15(23):7412-7420,2009.
17) Arlene Chan, et al : Neratinib after adjuvant chemotherapy and trastuzumab in HER2-positive early breast cancer: Primary analysis at 2 years of a phase 3, randomized, placebo-controlled trial (ExteNET).J Clin Oncol, 33 (suppl; abstr 508), 2015.

第Ⅲ章

乳癌薬物療法の副作用対策

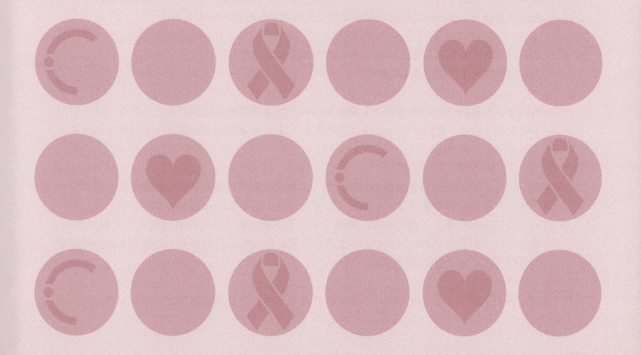

1 血液毒性とG-CSF

- 乳癌に対する化学療法レジメンの多くは血液毒性を発現する．

- 血液細胞は赤血球，血小板，白血球に大別され，それぞれの寿命，抗癌薬に対する感受性の違いからレジメンごとで血球減少のパターンは異なる．

- 貧血は倦怠感，めまい，呼吸困難などの自覚症状からQOLを低下させ，血小板減少は致死的な出血を，白血球減少は致死的な感染症を引き起こす危険性がある．

- また血球減少の遷延により治療継続，治療強度の維持が困難となる．

- 血球数はルーチンの血液検査により客観的な評価が可能であるため対策を講じやすい．また支持療法に関して多くの臨床研究がなされており，個々の症例で適切な対応を行う必要がある．

赤血球減少

- 貧血の原因は赤血球の消費亢進（出血，溶血）か，赤血球の産生低下である．

- 出血や溶血は緊急対応を要する場合があり迅速な鑑別が求められる．赤血球の寿命は120日と長いため，急速に貧血が進行している場合は出血や溶血の除外が必須である．網赤血球数は出血・溶血では上昇することが一般的だが，鉄欠乏状態や抗癌薬の骨髄抑制により赤血球産生低下している場合には網赤血球上昇が認められないこともある．

- 血清ハプトグロビン低下，LDH上昇が溶血性貧血に感度の高い所見であり，これらを認めなければ溶血は否定できる（図1）．

- 緩徐な貧血進行で網赤血球数の上昇がなければ赤血球の産生低下が考えられる．抗癌薬の骨髄抑制を含め，鑑別すべき原因は多数ある．MCVや末梢血塗抹標本など付随する所見から絞り込む（図2）．

- MCVが低下から正常下限であれば鉄欠乏か，慢性炎症（腫瘍や感染）に伴う鉄利用障害が考えられる．塗抹標本では大小不同のひ薄赤血球を認める．血清フェリチンが上昇していれば慢性炎症に伴う貧血である．血清フェリチン値が低下していれば鉄欠乏状態であり，鉄剤の投与が有用である．ただし鉄欠乏の原因には慢性出血があり，月経や下血の聴取を含め出血源の特定が必要である．

- 腎障害があれば腎性貧血を疑い，血清エリスロポエチンを測定する．骨転移があり，他系

第Ⅲ章 乳癌薬物療法の副作用対策

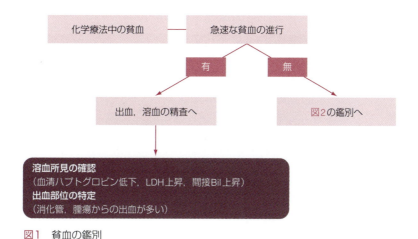

図1 貧血の鑑別

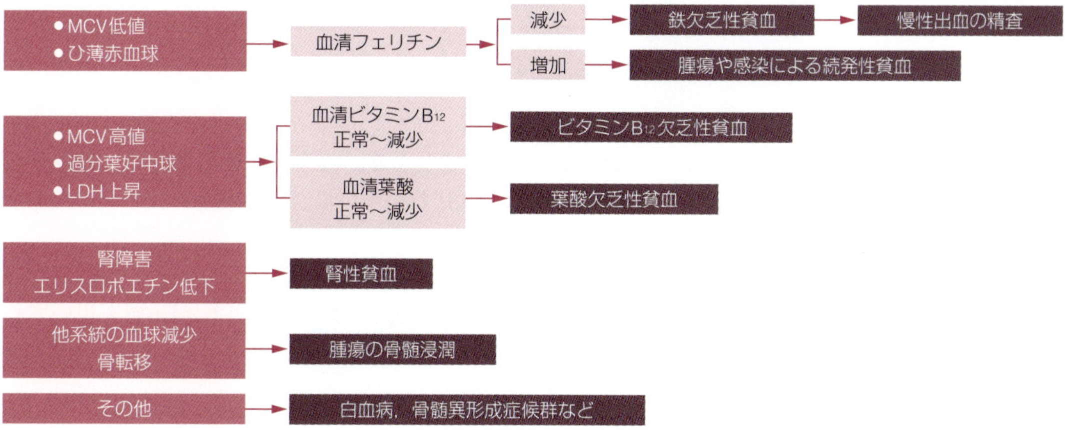

図2 赤血球産生異常の鑑別診断

統の血球減少も伴っていれば腫瘍の骨髄浸潤の可能性があるため骨髄穿刺検査を行う．

▶ MCVが増大し，過分葉好中球を認めれば血清ビタミンB_{12}欠乏や血清葉酸欠乏による血球産生異常を疑う．LDH上昇や他系統の血球減少を伴うことがあり，血清ビタミンB_{12}値や血清葉酸値は必ずしも低下しているとは限らない．

▶ 溶血性貧血もMCVが増大することがあり，鑑別が必要である．

▶ これらの精査でも原因不明であれば白血病を含む血液腫瘍が潜んでいる可能性があり，血液専門医へのコンサルトを要する．

▶ 化学療法による貧血であれば，その進行を予測し，抗癌薬の減量や休薬によりQOL低下をきたすような貧血を予防する．

357

表1　輸血の主な副作用

	副作用の概要	発生頻度
アレルギー反応	・発熱や蕁麻疹は血小板輸血に多い ・少量ステロイド（ヒドロコルチゾン100〜300mg）や抗ヒスタミン薬を使用	10〜100件に1件
アナフィラキシーショック	・アナフィラキシーショックが疑われれば輸血中止，アドレナリン0.3mg筋注などの対応が必要	1万件に1件
輸血関連急性肺障害（TRALI）	・輸血中もしくは輸血後6時間以内に起こる非心原性の肺水腫 ・特異的な薬物療法はなく，早期に適切な全身管理が必要	2千件に1件
細菌感染	・輸血製剤に混入している細菌が原因 ・エンドトキシンショック，敗血症が起こることがある	200万件に1件
ウイルス感染	・輸血製剤に混入しているB型肝炎，C型肝炎，HIVウイルスが原因 ・輸血から数ヵ月後の抗体検査による早期発見が重要	HBV　10万件に1件 HCV　500万件に1件 HIV　1千万件に1件

（文献2）より作成）

$$輸血Hb量(g) \div 循環血量(dL) = 30 \times 輸血単位数 \div 0.75 \div 体重(kg)$$

体重が50kgで2単位輸血すればHb1.6g/dLの増加が期待できることとなる

図3　輸血による予測上昇Hb値（g/dL）

▶ 想定外に進行した貧血に対しては輸血療法が必要となる．血液製剤使用指針では慢性貧血に対してHb 7.0g/dLを目安としているが[1]，自覚症状が強い場合や心不全のリスクの高い症例ではより早い段階での輸血を考慮する必要がある．

▶ 輸血療法は表1[2]に挙げられるような副作用があり，図3のような予測上昇Hb値を用いて輸血を必要最低限に留めなければならない．

血小板減少

▶ 血小板数が5,000/μL以下となると生理的な止血機構が破綻し，出血の危険性は大きく高まる．脳出血や消化管出血など致死的な出血を防ぐためには最低限維持すべき血小板数は5,000/μLが目安となる．

▶ 出血のリスクは血小板数と凝固機能に依存する．血小板減少が予想される化学療法前に凝固機能の評価と対応が必要である．
・プラチナ製剤（シスプラチン，カルボプラチンなど）やゲムシタビンは血小板減少の程度が強い．
・血液悪性腫瘍を対象として血小板輸血の投与タイミングを検討した臨床試験の結果を表2に示す．血小板数1〜2万/μLでも時に重篤な出血をきたすことがあり，血小板数1〜2万/μLを血小板輸血の目安とする．
・活動性出血を認める場合は血小板数5万/μLを維持するように血小板輸血を行う．
・血小板濃厚液10〜20単位を用いることが基本である．
・敗血症やDICなどの併発，活動性の出血を呈している例では，患者の状態に合わせて輸血量，回数を検討する必要がある．
・次コース以降は血小板数5万/μLを下回らないよう，抗癌薬投与量の調整が必要である．

表2 血小板輸血タイミングに関する報告

対象	n	輸血タイミング	出血エピソード
急性白血病	78	PLT1万以下 vs. PLT2万以下	両群に有意差はないが，2万以下群で少なかった．
急性白血病	255	PLT1万以下 vs. PLT2万以下	21.5% vs. 20.0%
血液腫瘍	166	PLT1万以下 vs. PLT3万以下	18.0% vs. 15.0%

(文献3〜5) から作成)

白血球減少

1. 白血球・好中球減少

- 白血球減少は多くの化学療法レジメンにおいて用量制限毒性となる最も頻度の高い有害事象である．

- 白血球や好中球減少自体が問題ではなく，「感染のリスクが増加する」ことが問題点である．

- 好中球の絶対数減少は易感染状態をもたらす．好中球数が1,000/μL未満で発熱の頻度が増し，500/μL未満でさらに増加，100/μLは発熱，感染症の頻度は非常に高いとされている[6]．

2. 発熱性好中球減少症

- 発熱性好中球減少（febrile neutropenia；FN）という疾患概念は1980年代に「病原体が同定される前から適切な抗菌治療が必要な病態」として提唱された概念である[7]．これは，好中球減少時の感染症は早期に治療開始しなければ致死的な転帰をもたらすリスクが高いことを意味する．

- さらにFNは化学療法の延期や中止により治療成績が損なわれるリスクをも引き起こす．

- FNの定義を図4[8] に示す．

- 体温や好中球数の厳密な数値にとらわれ過ぎないよう注意すべきである．特に電話対応の際には正確な体温や好中球数の把握が困難であり，他の症状や背景を考慮して抗菌薬治療開始を検討する．

- FNの予防方法は感染リスクの排除と好中球減少の程度軽減・期間短縮にある．

- 好中球減少を軽減するために通常は抗癌薬の減量や休薬を行うが，術前+術後=周術期としています．化学療法のような治癒を目指した治療では治療強度を保つためにG-CSFのサポートを検討する．

好中球減少の定義

好中球数500/μL未満あるいは
1,000/μL未満で48時間以内に500/μL未満に
減少すると予測される状態

＋

発熱の定義

1回の腋窩温37.5℃以上（口腔内温38℃以上）

図4　発熱性好中球減少症の定義

（文献8）より作成）

表3　G-CSFの予防効果を検討したメタアナリシス結果

治療群	対照群	症例数	FNのリスク比	*P*値
ペグフィルグラスチム（ジーラスタ®）	No primary G-CSF	2,060	0.3	$P=0.002$
フィルグラスチム（グラン®）	No primary G-CSF	2,183	0.57	$P<0.00001$
レノグラスチム（ノイトロジン®）	No primary G-CSF	467	0.62	$P=0.007$
Any G-CSF	No primary G-CSF	4,710	0.51	$P<0.00001$

（文献9）より作成）

3. 感染リスクの排除

▶ G-CSFの予防的効果を検討したメタアナリシスでは，FNのリスク比は0.51であり（**表3**）[9]，FNを100％防げるわけではない．G-CSFはあくまでも好中球減少の程度を軽減するだけであり，FNを予防するためにさまざまな観点で対策を練ることが重要ある（**図5**）．

▶ 患者自身の感染リスク（糖尿病や結核の既往など）と化学療法レジメンのFN発症頻度から，完遂可能なレジメンを選択する．感染源となり得る病変（う歯，口内炎，胆石，痔など）の検索・治療，不活化ワクチン予防接種（インフルエンザ・肺炎球菌），患者教育（手洗いや手指消毒，口腔内の清潔）も重要である．

▶ 化学療法前には，FN発症を含む前コースまでの有害事象を総合的に評価し，次コースでの治療計画を再考する．このように予防策を十分に講じることで，安全で効果的な化学療法が施行できると考えられる．

4. G-CSFの効果

▶ G-CSFは顆粒球・マクロファージ系造血前駆細胞の細胞表面に発現しているG-CSF受容体に特異的に結合し，好中球前駆細胞から好中球への分化を促進し，末梢血中の好中球数を増加させる効果を持つ．

▶ G-CSGの投与方法は一次予防投与，二次予防投与，治療的投与に分けられ，その定義や適応について**表4**にまとめた[10]．

▶ 一次予防投与の有用性については複数の臨床試験やメタアナリシスでFN発症率を減らすこ

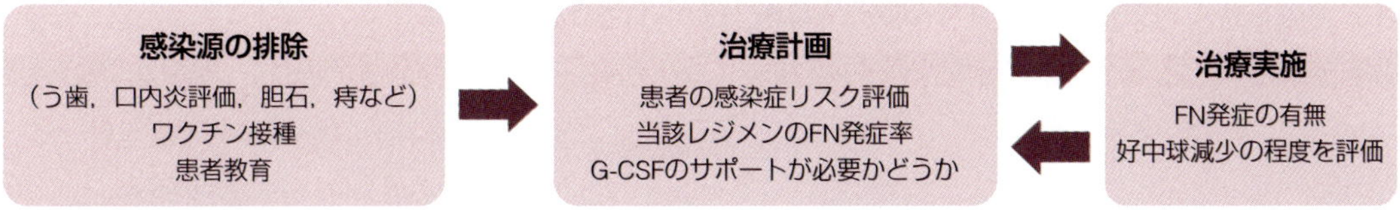

図5 FN予防対策

表4 G-CSF投与の分類

一次予防投与	定義	・FNや高度の好中球減少を予防する目的に,化学療法の第1コース目から投与を行う
	適応	・レジメンのFN発症率 ・20％以上：推奨 ・10〜20％：FN発症または重症化のリスクが高い患者で推奨 ・10％未満：推奨されない
二次予防投与	定義	・前コースでFNを生じた場合や遷延性の好中球減少で投与スケジュールを延期した場合,次コースから投与を行う
	適応	・治癒を目指した治療を行う場合,前コースでFNを認めた場合には二次予防投与を考慮する
治療的投与	定義	・無熱性または発熱性好中球減少症に対して投与を行う
	適応	・有用性は確認されておらず,ルーチンに投与すべきでない

(文献10)より作成)

とが示されている[11〜13].各レジメンのFN発症率を参考に（表5),10〜20％のレジメンについては表6[14〜16]に該当するFN発症または重症化リスクを持つ患者に予防投与を検討する.

▶二次予防投与による無増悪生存期間（PFS）や全生存期間（OS）の延長を示した報告はないが,治癒を目的とした治療においては化学療法の治療強度を保ち予後の改善につながると考えられる.ただし,進行再発症例ではG-CSFのサポートよりも抗癌薬の減量やレジメン変更を考慮すべきである.

▶好中球減少をきたしてからのG-CSF投与は,有用性を示すデータが不十分であり推奨されない.またFNに対するG-CSF投与について,複数の報告では入院期間や抗菌薬投与期間の短縮は認めるも,生存期間や全死亡率に有意差は認めていない[17〜19].表7[14]に該当するような予後不良例を除き,ルーチンでの投与は推奨されない.

5. ペグフィルグラスチム

▶フィルグラスチムのN末端にポリエチレングリコールを共有結合させ,化学療法の1サイクルごとに1回の投与でフィルグラスチム連日投与と同等の効果を発揮する.

▶346人の乳癌患者を対象とした国内第Ⅲ相試験において,TC療法に対するペグフィルグラスチムの一次予防投与の効果が検討された.主要評価項目であるFN発症率はペグフィルグラスチム投与群1.2％,プラセボ群68.8％であった[20].

▶G-CSFの効果が残存している期間中の抗癌薬投与は重篤な骨髄抑制につながる可能性が知られている.抗癌薬投与後から24時間以内のG-CSF投与,ペグフィルグラスチムの投与から14日以内の抗癌薬投与の安全性は確立してない[21].

表5　主なレジメンでのFN発症率（*TAC療法を除き，日本人におけるFN発症率）

レジメン	FN発症率（%）	出典
TAC* (DTX75/ADR50/CPA500)	25.2（日本人参加なし）	N Engl J Med, 363：2200-2210, 2010
DTX100	17	J Clin Oncol, 16：2651-2658, 1998
FEC-DTX (5-FU 500/EPI100/CPA500 → DTX 100)	20 (FEC) 7 (DTX)	Breast Cncer Res Treat, 110：531-539, 2008
TC (DTX75/CPA600)	68.8	Support Care Cancer (in press), 2015

DTX：ドセタキセル，ADR：ドキソルビシン，CPA：シクロホスファミド，EPI：エピルビシン

表6　FN発症リスク

ASCO	・65歳以上　・進行癌　・腎機能障害 ・肝機能障害　・化学療法，放射線治療の治療歴 ・既存の好中球減少または腫瘍の骨髄浸潤 ・感染症　・開放創　・最近の手術歴 ・PS低下，栄養状態不良　・心血管疾患の既往
NCCN	・65歳以上　・PS不良　・腎機能障害 ・肝機能障害　・化学療法・放射線治療の治療歴 ・既存の好中球減少または腫瘍の骨髄浸潤 ・開放創　・最近の手術歴
EORTC	・65歳以上が最も重要な因子と設定

（文献14～16）より作成）

表7　FN予後不良因子

・敗血症
・65歳以上
・好中球数100/μL未満
・10日を超えると予想される好中球減少症
・侵襲性真菌感染症
・入院中の発熱
・FNの既往

（文献14）より作成）

▶ペグフィルグラスチム投与は抗癌薬投与終了から24～72時間以内が望ましいとされている（図6）．再発・進行性の乳癌，肺癌，卵巣癌，悪性リンパ腫に対する高用量シクロホスファミド療法を行い，G-CSF投与開始を24時間，48時間，72時間，96時間後で血球減少期間およびFNの頻度を比較したところ，96時間後投与群では他群と比較して好中球減少期間が遷延し，FNの頻度が高かったと報告された[22]．

▶ペグフィルグラスチムの副作用について，乳癌に対する国内第Ⅲ相試験では背部痛や発熱はプラセボ群より多く発現した[21]．他の薬剤と同様にアナフィラキシーや薬剤性肺炎のリスクもある．また，薬価が高額ということもあり，適切な症例選択，至適投与時期を検討したうえで使用すべきである．

6. FNに対する治療

▶FNの転帰はどれだけ早期に抗菌薬を開始できるかにかかっている．

▶FN治療を外来もしくは入院で行うかの判断には，Multinational Association of Supportive Care in Cancer（MASCC）のスコアリングシステムが有用である（表8）[23]．
・それぞれの因子スコアを合計し，満点が26点で，21点以上は低リスク群，20点以下は高リスク群と判定される．例えば60歳以上で閉塞性肺疾患の既往がある患者は既に重症化リスクが高く，血圧低下または脱水症状を疑うふらつき，著明な食思不振を訴える患者でも発熱時の緊急来院がほぼ必須である．

▶低リスク群と診断された群における重症感染症は5%以下であり，MASCCスコアの妥当性が報告されている[24]．

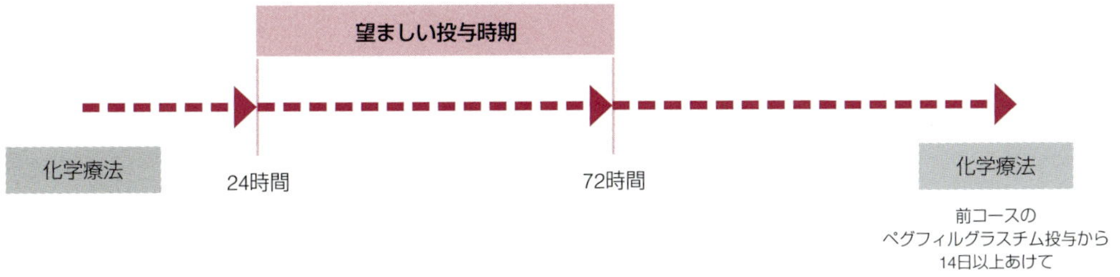

図6 ペグフィルグラスチムの至適投与時期

（文献3）より作成）

表8 MASCCスコアリングシステム

危険因子	スコア
症状（次の中から1つ選ぶ）	
症状なし，または軽度の症状	5
中等度の症状	3
低血圧なし	5
慢性閉塞性肺疾患なし	4
固形腫瘍/真菌感染の既往のない血液疾患	4
脱水なし	3
発熱時外来	3
60歳未満	2

（文献23）より引用）

表9 FNに使用される抗菌薬

抗菌薬	用法用量
タゾバクタム・ピペラシリン	4.5g×4回/日
セフェピム	2g×3回/日
メロペネム	1g×3回/日
イミペネム・シラスタチン	0.5g×4回/日
シプロキサシン	800mg×2回/日
＋	
アモキシシリン・クラブラン酸	250mg×4回/日

▶ 低リスクの症例は外来での治療が可能と考えられる．この群に対する経口薬（シプロキサシン/アモキシシリン・クラブラン酸併用）と点滴静注薬（広域セフェム＋アミノグリコシド薬併用）との比較では，有効性，死亡率に差はなかった[25]．ただし，状態変化には注意が必要である．24時間緊急対応がとれる体制を整え，高熱の持続，腹痛・咳嗽などの臓器症状が出現した場合はすぐに来院するように指導する．

▶ 高リスク群では緊急入院のうえ，点滴静注薬による抗緑膿菌活性をもつ抗菌薬治療が必要となる（表9）．メタアナリシスでは単剤で十分な効果が得られたとされ[26]，わが国でFNへの適応を有する薬剤はセフェピム，メロペネム，タゾバクタム・ピペラシリン，適応はなくとも十分なエビデンスのある薬剤はイミペネム・シラスタチンである．コクランレビューでは各抗菌薬の比較を行っており，セフェピムは他の抗菌薬と比べて30日以内の死亡率が高く，タゾバクタム・ピペラシリンは低かったと報告されている[27]．いずれにせよFNに対して抗菌薬を速やかに開始することが重要である．

（古武　剛/戸井雅和）

参考文献

1) 厚生労働省医薬食品局血液対策課：血液製剤の使用指針（平成 24 年 3 月改正）
2) 厚生労働省医薬食品局血液対策課：輸血療法の実施に関する指針（平成 24 年 3 月改正）
3) Heckman KD, et al : Randomized study of prophylactic platelet transfusion threshold during induction therapy for adult acute leukemia: 10,000/microL versus 20,000/microL. J Clin Oncol, 15: 1143-1149, 1997.
4) Zumberg MS, et al : A prospective randomized trial of prophylactic platelet transfusion and bleeding incidence in hematopoietic stem cell transplant recipients: 10,000/L versus 20,000/microL trigger. Biol Blood Marrow Transplant, 8: 569-576, 2002.
5) Diedrich B, et al : A prospective randomized trial of a prophylactic platelet transfusion trigger of 10 x 10(9) per L versus 30 x 10(9) per L in allogeneic hematopoietic progenitor cell transplant recipients. Transfusion, 45: 1064-1072, 2005.
6) Bodey GP, et al : Quantitative relationships between circulating leukocytes and infection in patients with acute leukemia. Ann Intern Med, 64: 328-340, 1966.
7) Klastersky J, : Febrile neutropenia. Curr Opin Oncol,5: 625-632, 1993.
8) Freifeld AG, et al : Clinical practice guideline for the use of antimicrobial agents in neutropenic patients with cancer: 2010 update by the infectious diseases society of America. Clin Infect Dis, 52: e56-93, 2011.
9) Cooper KL, et al : Granulocyte colony-stimulating factors for febrile neutropenia prophylaxis following chemotherapy: systematic review and meta-analysis. BMC cancer, 11: 404, 2011.
10) 日本癌治療学会編：G-CSF 適正使用ガイドライン　2013 年版 Ver.2.　金原出版, 2015.
11) Lyman GH, et al : Prophylactic granulocyte colony-stimulating factor in patients receiving dose-intensive cancer chemotherapy: a meta-analysis. Am J Med, 112: 406-411, 2002.
12) Kuderer NM, et al : Impact of primary prophylaxis with granulocyte colony-stimulating factor on febrile neutropenia and mortality in adult cancer patients receiving chemotherapy: a systematic review. J Clin Oncol, 25: 3158-3167, 2007.
13) Sung L, et al : Meta-analysis: effect of prophylactic hematopoietic colony-stimulating factors on mortality and outcomes of infection. Ann Intern Med, 147: 400-411, 2007.
14) Smith TJ, et al : Recommendations for the Use of WBC Growth Factors: American Society of Clinical Oncology Clinical Practice Guideline Update. J Clin ONcol, 33: 3199-3212, 2015.
15) Aapro MS, et al : EORTC guidelines for the use of granulocyte-colony stimulating factor to reduce the incidence of chemotherapy-induced febrile neutropenia in adult patients with lymphomas and solid tumours. Eur J Cancer, 42: 2433-2453, 2006.
16) NCCN guideline 2015.
17) Garcia-Carbonero R, et al : Granulocyte colony-stimulating factor in the treatment of high-risk febrile neutropenia: a multicenter randomized trial. J Natl Cancer Inst, 93: 31-38, 2001.
18) Clark OA, et al : Colony-stimulating factors for chemotherapy-induced febrile neutropenia: a meta-analysis of randomized controlled trials. J Clin Oncol, 23: 4198-4214, 2005.
19) Berghmans T, et al : Therapeutic use of granulocyte and granulocyte-macrophage colony-stimulating factors in febrile neutropenic cancer patients. A systematic review of the literature with meta-analysis. Support Care Cancer, 10: 181-188, 2002.
20) Kosaka Y, et al : Phase III placebo-controlled, double-blind, randomized trial of pegfilgrastim to reduce the risk of febrile neutropenia in breast cancer patients receiving docetaxel/cyclophosphamide chemotherapy. Support Care Cancer, 23: 1137-1143, 2015.
21) ジーラスタ® 皮下注　インタビューフォーム, 2016 年 2 月改訂.
22) Koumakis G, et al : Optimal timing (Preemptive versus supportive) of granulocyte colony-stimulating factor administration following high-dose cyclophosphamide. Oncology, 56: 28-35, 1999.
23) Klastersky J, et al : The Multinational Association for Supportive Care in Cancer risk index: A multinational scoring system for identifying low-risk febrile neutropenic cancer patients. J Clin Oncol, 18: 3038-3051, 2000.
24) Klastersky J, et al : Outpatient oral antibiotics for febrile neutropenic cancer patients using a score predictive for complications. J Clin Oncol, 24: 4129-4134, 2006.
25) Freifeld A, et al : A double-blind comparison of empirical oral and intravenous antibiotic therapy for low-risk febrile patients with neutropenia during cancer chemotherapy. N Engl J Med, 341: 305-311, 1999.
26) Paul M, et al : Beta-lactam versus beta-lactam-aminoglycoside combination therapy in cancer patients with neutropenia. Cochrane Database Syst Rev, 2013.
27) Paul M, et al : Anti-pseudomonal beta-lactams for the initial, empirical, treatment of febrile neutropenia: comparison of beta-lactams. Database Syst Rev, 2010.

2 消化器症状（悪心・嘔吐，下痢を中心に）

化学療法に伴う悪心・嘔吐

- 化学療法に伴う悪心・嘔吐（chemotherapy induced nausea and vomiting；CINV）は治療よりも予防の方がはるかに容易である．悪心・嘔吐出現後に治療しても症状を改善させるのは非常に困難であるため，化学療法初回から適切に予防することが重要である．

- 悪心・嘔吐が出現した場合には，まずそれがCINVかそれ以外の病態かを鑑別する．使用した薬剤の典型的なCINV発症パターンと異なる場合は，積極的に別の原因（電解質異常，血糖値異常，尿毒症，消化管閉塞，ステロイドやオピオイドによる消化器症状，脳転移，癌性髄膜炎，前庭機能不全など）を検索する．

- 出現してしまったCINV症状（breakthrough emesis）に対しては，予防投与で使用しなかったタイプの薬剤を使用する．breakthrough emesisに対するオランザピンとメトクロプラミドの比較試験において，オランザピンの優越性が示されている（72時間以内の嘔吐なし：70% vs. 31%，嘔気なし：68% vs. 23%）[1]．

1. 発症時期

- CINVはその発症時期により，①急性（24時間以内），②遅発性（24時間以降），③予測性，の3つに分類される．薬剤ごとにCINV出現の時間的特徴が異なる．

- シスプラチンは典型的には二相性の悪心・嘔吐を呈する．一相目（急性）は投与2〜4時間後に始まって6時間後にピークとなり，二相目（遅発性）は投与翌日に始まって2〜3日目にピークとなり，6〜7日間持続する．

- AC（アンスラサイクリン系薬剤＋シクロホスファミド併用）やカルボプラチンなどでは，一相性の悪心・嘔吐を呈する．投与10時間後ごろに始まって，12〜36時間後にピークとなり，数日間持続する．シスプラチンの「遅発性」悪心・嘔吐とは機序が異なると考えられており，「遷延性」というイメージである．

2. 催吐リスク別予防法（表1）

- 多剤併用レジメンでは，最も催吐性リスクが高い薬物に基づいて制吐薬を選択する．ただし，アンスラサイクリン系薬剤とシクロホスファミドは，それぞれ単剤では中等度リスクだが，併用により催吐リスクが上昇する．

表1　化学療法の催吐性リスク別の予防薬剤

	Day1	Day2	Day3	Day4	乳癌領域の抗癌剤・レジメン例
高度リスク	NK-1 (125mg) ＋5-HT3 ＋Dex (8〜12mg) (±D2) (±OLN) OLN ＋Palo ＋Dex (16〜20mg)	NK-1 (80mg) ＋Dex (4mg) (±D2) (±OLN) OLN ＋Dex (0〜8mg)	NK-1 (80mg) ＋Dex (4mg) (±D2) (±OLN) OLN Dex (0〜8mg)	Dex (0〜8mg) (±OLN) (±OLN) Dex (0〜8mg)	シスプラチン（保険未収載）
AC	NK-1 (125mg) ＋5-HT3 ＋Dex (12mg) (±D2) (±OLN) OLN ＋Palo Dex (16〜20mg)	NK-1 (80mg) ＋Dex (0〜2mg) (±D2) (±OLN) OLN ＋Dex (0〜4mg)	NK-1 (80mg) ＋Dex (0〜2mg) (±D2) (±OLN) OLN ＋Dex (0〜4mg)	 (±OLN)	FEC療法 AC/EC療法 TAC療法
中等度リスク	Palo ＋Dex (8〜12mg) (±D2)	＋Dex (0〜8mg) (±D2)	＋Dex (0〜8mg) (±D2)		カルボプラチン シクロホスファミド (≦1,500mg/m²) イリノテカン メトトレキサート (250〜1,000mg/m²) TC療法 CMF療法　など
軽度リスク	Dex (0〜8mg) (±D2)				エリブリン ドセタキセル パクリタキセル パクリタキセル（アルブミン懸濁型） ゲムシタビン 経口FU剤　など
最小度リスク	予防的な制吐療法は推奨されない				ベバシズマブ トラスツズマブ ペルツズマブ ビノレルビン　など

NK-1：NK₁受容体拮抗薬，表記は経口アプレピタント使用の場合，点滴静注ホスアプレピタントを使用する場合はday1 (150mg) のみ．5-HT₃：5-HT₃受容体拮抗薬，Palo：パロノセトロン (0.25〜0.75mg)，Dex：デキサメタゾン．至適投与期間・用量は確立されていない，OLN：オランザピン (5〜10mg)，D₂：抗精神病薬のなかから選択する．【処方例：プロクロルペラジン15〜30mg分3】

（文献2〜5）より改変）

▶高度リスク，AC（アンスラサイクリン系・シクロホスファンド併用）

・5-HT₃受容体拮抗薬（パロノセトロン推奨），デキサメタゾン，NK₁受容体拮抗薬の3剤併用が推奨される．近年，上記3剤にオランザピンを追加することでより良好な悪心予防効果が得られることが報告された（オランザピン群 vs. プラセボ群；急性74% vs. 45%，遅発性37% vs. 22%)[6]．

・ACでは複数の臨床試験でday2以降のステロイドを省略してもCR率（嘔吐なし・追加制吐治療なし）が劣らないことが示されている．ただし，症状が最も顕著なday3（day2〜3）では悪心スコアが劣るとも報告されているため，全症例でステロイド省略が可能とは言い難い．それでもMASCCガイドラインではday1のみの投与が推奨されており，症例にあわせて選択する．

▶ **中等度リスク**
- 5-HT₃受容体拮抗薬（パロノセトロン推奨）とデキサメタゾンの併用が推奨される．パロノセトロンを使用している場合はday2以降のデキサメタゾンを省略してもCR率は劣らない．
- カルボプラチンは中等度リスクに分類されるが，やや催吐リスクが高い．患者背景などを考慮し予防を強化することも検討する．

▶ **軽度リスク**
- 急性の悪心・嘔吐に対して低用量のデキサメタゾン投与を考慮する．予防制吐薬は必要ないともいわれている．また，遅発性悪心・嘔吐の予防投与は必要ない．

3. 制吐薬の特徴

▶ **ステロイド〔デキサメタゾン（デカドロン®など）〕**
- ステロイドは急性・遅発性双方の悪心・嘔吐に予防効果を示すが，至適投与量・期間に統一見解はない．有効かつ副作用の少ない投与量は患者ごとに異なると考えられており，ステロイドによる副作用の出現に注意して適宜減量を考慮する．
- ステロイドによる胃腸障害は，CINVと鑑別が困難である．抗癌薬投与後数日たってから増悪してくる悪心などではステロイドの副作用を疑う．NSAIDsの併用により胃粘膜障害のリスクが上昇するので，疼痛や発熱には可能な限りアセトアミノフェンで対処する．

▶ **5-HT₃受容体拮抗薬〔オンダンセトロン（ゾフラン®），グラニセトロン（カイトリル®），パロノセトロン（アロキシ®）など〕**
- 急性のCINVに対しては，どの5-HT₃受容体拮抗薬でも効果は同等である．遅発性のCINVに対してはパロノセトロンのみが有効性を示しており，高度〜中等度催吐リスクではパロノセトロンが推奨される．
- 抗癌薬投与当日のみ使用する．メタアナリシスの結果から，デキサメタゾン併用では5-HT₃受容体拮抗薬を翌日以降に投与しても上乗せ効果がないことが示されている．
- わが国でのパロノセトロン承認用量は0.75mgであり海外承認用量0.25mgの3倍であるが，メタアナリシスにおいて臨床効果は同等と示されている．また，グラニセトロン40μg/kg（3mg）も海外での承認用量の4倍である．便秘，頭痛などの副作用を考慮し減量することも妥当である．

▶ **NK₁受容体拮抗薬〔アプレピタント（イメンド®），ホスアプレピタント（プロイメンド®）など〕**
- アプレピタントは中等度のチトクロムP450 3A4（CYP3A4）の阻害薬および誘導剤，CYP2C9の誘導剤として働くことが知られており，薬物相互作用に十分注意が必要である．デキサメタゾンの投与量を半量にしたり，ワルファリン併用例では2週間のINRモニタリングを行うなどで調節する．また，併用する抗癌薬に関しても代謝が阻害され血中濃度が上昇する可能性，代謝が亢進され血中濃度が低下する可能性もある．
- CYP3A4による相互作用をきたす可能性のある抗癌薬として，タキサン系薬剤，ビンカアルカロイド系薬剤，アンスラサイクリン系薬剤およびシクロホスファミドなどが知られている．また，アンスラサイクリン系薬剤の薬物動態に対する影響は不明であり，これらの薬剤とアプレピタントの併用には注意を要する．

▶ **抗精神病薬〔オランザピン（ジプレキサ®），プロクロルペラジン（ノバミン®）など〕**
- オランザピンはドパミン，セロトニン，アドレナリン，ムスカリン，ヒスタミンなど多数の受容体に作用することで高い制吐効果を発揮する．薬物相互作用の回避やコスト削減にも役立つ．副作用には眠気・ふらつき・高血糖などがある．
- 海外の第Ⅲ相試験において，シスプラチン（高度催吐リスク）またはACが施行される患者を対象に，パロノセトロン・デキサメタゾン併用下でアプレピタントとオランザピンが比較された．CR率ではアプレピタントと同等［オランザピン：97％急性，77％遅発性，アプレピタント：87％急性，73％遅発性］，悪心に関してはアプレピタントよりも優れた予防効果が示された［オランザピン；急性87％，遅発性/全期間69％，アプレピタント；急性87％，遅発性/全期間38％］．
- 日本人においても，KCOG-G1301試験でオランザピン5mg（6日間）投与によるCINV予防効果・安全性が示されている[7]．
- オランザピンには制吐薬としては健康保険が適用されない．

▶ **その他**
- プロトンポンプ阻害薬やH$_2$受容体拮抗薬が有効な場合もある．ただし，胃pHの上昇はほかの内服薬（特に経口抗癌薬）の吸収に影響を与え得ることに注意する．また，H$_2$受容体拮抗薬はCYP3A4の軽度阻害作用を有しており，特にドセタキセルとの併用時には皮膚有害事象のリスクが上昇するという報告もある[8]．

化学療法に伴う下痢

▶ 化学療法に伴う下痢（chemotherapy induced diarrhea；CID）**（図1）**[9]はフッ化ピリミジン系抗癌薬（5-FU，カペシタビン，TS-1），イリノテカン，ラパチニブを含むEGFR阻害薬などで発生頻度が高い．各薬剤の用量制限因子（dose limiting toxicity）となることも多い．乳癌領域ではラパチニブ/カペシタビン併用療法で，CID（全Grade）発生頻度は48〜65％と報告されている．

▶ 抗癌薬治療開始前の排便状況を確認しておく．また，CIDが高頻度かつ重篤になる可能性が高いレジメンでは，あらかじめロペラミドなどを処方しておき，患者自身で内服できるように教育しておくことも考慮する．

1. 鑑別・検査・重症度評価

▶ まずCIDか，それ以外の病態かを考える．特に感染性腸炎や*c.difficile*による抗菌薬関連腸炎では止痢薬の使用により病原体の排除を遅らせてしまうため，その鑑別が重要である．CIDと併存している場合もある．

▶ CIDと診断した場合は，重症度分類（複雑性or非複雑性）を行う．Grade1/2の下痢かつ随伴症状がない場合は非複雑性に分類され，ほとんど外来で対応することができる．Grade3以上，またはGrade1/2であっても，循環不全を示唆する症状があれば複雑性に分類され，入院・薬物治療を要する．

第Ⅲ章 乳癌薬物療法の副作用対策

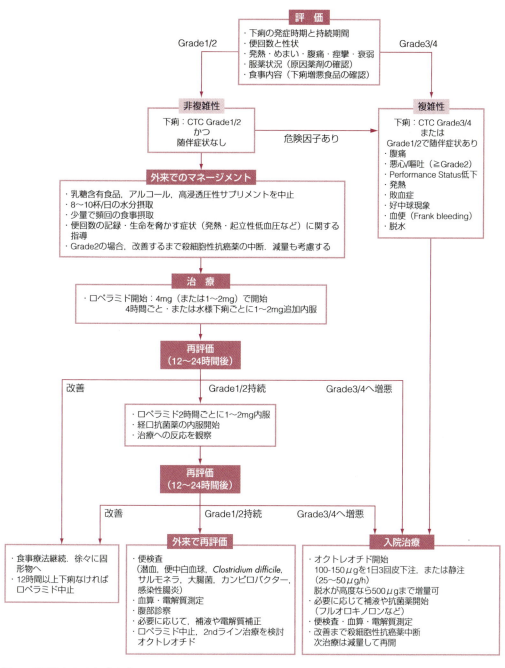

図1 CID診療のアルゴリズム

(文献9)より改変)

2. 治　療

▶ 脱水予防と電解質補正が重要であり，経口摂取状況を確認し水分摂取を促す．緩下剤や乳製品・アルコールは中止する．

▶ **ロペラミド（ロペミン®など）**
- Grade1/2の下痢に対して早期からの投与が推奨される．欧米では4mgから開始されるが，日本では通常1回1〜2mgで使用することが多い．最大12mg/日とされているが，Grade3/4の下痢を認める患者では，たとえ大量投与してもあまり有効ではない．
- 同じく止痢薬として使用される天然ケイ酸アルミニウムやタンニン酸アルブミンと併用すると，吸着され効果が減弱する．併用する場合には投与間隔をあける必要がある．

▶ **オクトレオチド（サンドスタチン®など）**
- 保険適用外だが，重症下痢に対して現在最も有望な薬である．臨床試験での投与量がそれぞれ大きく異なっており至適投与量は不明だが，ガイドラインでは1回100〜150μgの皮下注を1日3回，または静注25〜50μg/時から開始することが推奨されている．

（津田　萌／石黒　洋）

参考文献
1) Navar：RM, et al：The use of olanzaoine versus metoclopra mid for the treatment of breakthrough chemotherapy-induced nausea and vomiting in patients receiving emetogenic chemotherapy, Support Care Cancer 21 (6) 1655-63, 2013.
2) 日本癌治療学会編：制吐薬適正使用ガイドライン［第2版］，金原出版，2015.
   http://www.jsco-cpg.jp/item/29/index.html
3) Hesketh PJ, et al：Antiemetics: American Society of Clinical Oncology Focused Guideline Update. J Clin Oncol, Published online before print November 2, 2015.
4) MASCC/ESMO Antiemetic guideline 2013.
   http://www.mascc.org/antiemetic-guidelines
5) NCCN Antiemetics Panel Members: NCCN Clinical Practice Guidelines in Oncology-Antiemesis version2. 2015.
6) Navari RM, et al：Olanzapine for the prevention of Chemotherapy-Induced Nausea and Vomiting. New Engl. J. Med, 375: 134-42, 2016.
7) Jordan K, et al：Recent developments in the prevention of chemotherapy-induced nausea and vomiting (CINV): a comprehensive review. Ann Oncol, 26: 1081-1090, 2015.
8) Kawaguchi, et al：Japan Breast Cancer Research Group (JBCRG) Correlation between docetaxel-induced skin toxicity and the use of steroids and H_2 blockers; a multi-institution survey. Breast Cancer Res Treat, 2011; 130: 627-634.
9) Benson AB 3rd, et al：Recommended Guidelines for the Treatment of Cancer Treatment-Induced Diarrhea. J Clin Oncol, 22: 2918-2926, 2004.

3 心毒性

- 心毒性とは，心臓に作用する毒性であり，心臓に対する好ましくない影響すべてといえる．

- 癌治療において，心毒性を生じるものとして，抗悪性腫瘍薬，生物製剤，放射線治療（電離放射線）が報告されている．

- 乳癌に対する薬物療法として用いられる薬剤のうち，心毒性の報告があり，留意する必要がある薬剤としては，アンスラサイクリン系薬剤（ドキソルビシン，エピルビシン），タキサン系薬剤（パクリタキセル，ドセタキセル），抗HER2薬（トラスツズマブ，その他），抗VEGF薬（ベバシズマブ）があげられる．

- 乳癌の治療に用いられる薬剤で心毒性が比較的知られている薬剤は，そのほか，シクロホスファミド，フルオロウラシル系薬剤（5-FU，カペシタビン），ミトキサントロンなども知られているが，ここでは割愛する．

アンスラサイクリン

- アンスラサイクリン系薬剤は，乳癌に対する薬物療法のkey drugsの一つである．心毒性はよく知られている副作用であり，不可逆であるため，注意が必要である[1]．

- 乳癌の治療に用いられるのは，ドキソルビシン，エピルビシンである．ミトキサントロンは厳密にはアンスラサイクリンではないが，類似した構造を持ち，ほぼ同様と考えてよい．

1. 心毒性を生じる機序

- アンスラサイクリン系薬剤による心毒性が生じる機序はすべて解明されているわけではないが，動物実験や心筋生検による検討などでは心筋細胞のアポトーシスと似ているとされている[2]．

- 心筋細胞がアンスラサイクリン系薬剤を代謝する際にフリーラジカルが産生され，細胞膜の脂質が過酸化され，そのために外因性あるいは内因性のアポトーシス経路を活性化する．

- フリーラジカルはアンスラサイクリンキノン環を減少させたり，鉄－アンスラサイクリン複合体を形成することで生じる．

- 心筋細胞を保護する内因性の酸化防止物質は，他の臓器よりも限られているため，心毒性がほかの毒性より際だって目立つ理由と考えられている．

2. 臨床的特徴

- アンスラサイクリン系薬剤の心毒性は比較的まれな可逆性の急性心毒性と不可逆性の遅発性心毒性（心筋症）がある．

- 急性の毒性は心筋炎として生じ，心膜炎を伴う場合もあり，うっ血性心不全や不整脈を生じる．

- アンスラサイクリン系薬剤の急性心毒性で死亡に至ることはまれである．

- 遅発性の心毒性（心筋症）は，うっ血性心不全を生じ，倦怠感，労作時の息切れ，起坐呼吸，洞性頻脈，S3ギャロップリズム，足背浮腫，胸水，頸静脈の拡張などが症状として現れる．

- アンスラサイクリンの心毒性による心不全の発症は，比較的ゆっくり生じる．

3. リスク因子

- アンスラサイクリン系薬剤の心毒性のリスク因子は，比較的よく知られており，リスク因子の回避，早期診断，総投与量の制限，製剤の選択，投与法などレジメンの変更，海外では心臓を保護する薬剤の併用などで回避できる．

- アンスラサイクリン系薬剤の心筋障害は，累積投与量（総投与量）に依存する．

- 心毒性が5%生じる累積投与量は，ドキソルビシンでは，400～450mg/m^2，エピルビシンでは800～935mg/m^2とされている．

- アンスラサイクリン系薬剤の心毒性が生じる累積投与量以外のリスク因子としては，縦隔への放射線療法，70歳以上の高齢，15歳未満の若年，冠動脈疾患，弁疾患や心筋症，高血圧がある．

- トラスツズマブとの同時併用による心毒性の増強については，相乗的ではなく，相加的と考えられている．

4. 検　査

- 心毒性の発症の診断は，通常，心臓超音波検査や心臓シンチグラムによる左室機能評価を治療開始前と経時的に比較することで行う（わが国では心臓超音波検査が一般的）．

- 左室駆出率（LVEF）は通常50%以上を正常とする．50%未満の場合はアンスラサイクリン系薬剤による治療の禁忌とされている．

- 心臓超音波検査は，心機能評価だけでなく，解剖学的な変化も評価可能である．

- ▶特徴的な所見は左室拡張不全，その後続く左室収縮不全，心臓中隔の動きの変化である．

- ▶左室は初期の段階では拡張はないか，あっても軽度の拡張に留まり，僧帽弁の不十分な流れと右室機能は維持されている．

- ▶心筋障害が進行すると，心臓全体の動きが低下し，心筋壁がひ薄化する．

- ▶心電図の所見としては，洞性頻脈，低電位，R波の異常，非特異的なT波の変化が認められる．

- ▶洞性頻脈のみは比較的時間が経過したあとに認められ，心電図検査での心毒性の検出は難しい．

- ▶心毒性の早期発見は，明らかな心筋障害を予防するために重要である．

- ▶小規模な臨床試験であるが，LVEFを治療前とドキソルビシン200mg/m^{2}投与時点で測定し，LVEFが10％以上低下した患者では，特異度72％，感度90％で，その後生じる心毒性を検出できたという報告がある[3]．

- ▶心臓超音波検査による心機能評価，トロポニンT濃度，ナトリウム利尿ペプチド濃度の測定は心不全の程度と相関する[4]．

5. 推奨される対応

- ▶すべての患者で治療前のLVEFをチェックすることが望ましい．

- ▶ドキソルビシンをリスクの高い患者に投与する場合は，200mg/m^{2}投与時点でLVEFをチェックし，すべての患者で300〜400mg/m^{2}投与時点でLVEFをチェックし，その後は50〜100mg/m^{2}投与ごとにLVEFを検査すべきという見解がある．

6. 治療

- ▶アンスラサイクリン系薬剤による心筋障害の治療については，特異的な治療はなく，ほかの原因による心筋障害と同様の治療が行われる．

- ▶心不全の治療として，アンジオテンシン変換酵素阻害薬，β遮断薬，利尿薬が用いられるが，それらの治療によっても心臓障害が治癒したり，生涯コントロールすることはできない．心臓障害は5年以上治療しても通常は進行性である．根治的な治療は心臓移植以外にない．

7. その他

- ▶ミトキサントロンはアンスラサイクリン類似の構造を持ち，心毒性が知られている．アンスラサイクリンの投与歴があると，心毒性の頻度が上昇する．

- リポソーム化製剤は，通常の製剤よりも高い累積投与量まで許容されることが示されており，通常製剤と同じ投与量では心毒性はより少ない．しかし，リポソーム化製剤は腫瘍縮小効果や生存への寄与についてのデータは限られている[5]．

- 投与スケジュールについて，投与時間を延長すると心毒性が減少することが報告されている[6]．

- 米国臨床腫瘍学会（ASCO）はドキソルビシンを300mg/m^2以上投与された患者へのデクスラゾキサン（わが国では血管外漏出の治療薬としてのみ承認あり）の使用を推奨しているが，再発予防目的の術後療法での使用は勧めていない[7]．

タキサン

- タキサンには，パクリタキセルとドセタキセルがあり，ともに乳癌の薬物療法におけるkey drugsである．微小管阻害薬として作用する．

1. 心毒性を生じる機序

- タキサンのアルカロイド分画は，心臓の状態や自動能に影響を与える可能性があることが知られている．

- パクリタキセルの心臓への影響の機序は完全に解明されているわけではないが，タキサン環の構造と関係しているとされている．

2. 臨床的特徴

- パクリタキセルの心血管系への影響はさまざまである．

- パクリタキセルの無症候性の徐脈はおよそ1/3で報告されている．

- パクリタキセルの過敏性反応はクレモホールEL（ヒマシ油）と関連があるが，ステロイドとH_1拮抗薬，H_2拮抗薬の併用により減少させることができる．

- 最も重要で，生命に危険を及ぼす心房・心室リズム不整や伝導障害はおよそ0.5％に生じる．まれではあるが，虚血性心疾患も報告されている．

- パクリタキセルの生命に危険を及ぼす不整脈は，点滴静注を実施しているときに急性に生じることが多いが，治療後14日以内に亜急性に生じることもある．

- パクリタキセルの生命に危険を及ぼす不整脈は初回投与時よりも，2回目の投与以降に生じる傾向がある．

- パクリタキセルの生命に危険を及ぼす不整脈は累積投与量の閾値や上限はない．

- パクリタキセルについて，米国国立がん研究所によるGrade4またはGrade5の心毒性についてのレビューでは，心房性不整脈（頻脈，心房細動，心房粗動）は0.24%，心室性不整脈（頻脈や心室細動）は0.26%，心房ブロックは0.11%，虚血性イベントは0.29%と報告されている[8]．

- パクリタキセルはうっ血性心不全を生じない．しかしながら，ドキソルビシンと関連したうっ血性心不全と考えられる報告がなされている[9]．

- いくつかのグループが前向き試験として，乳癌患者を対象として，AC療法（ドキソルビシン/シクロホスファミド）群とAT療法（ドキソルビシン/パクリタキセル）群について比較しているが，明らかなうっ血性心不全は両群では差がないが，AT療法の方がLVEF低下が統計的に有意に多いと報告されている．

- ドキソルビシン/パクリタキセルの併用療法においては，薬力学的に影響があり，ドキソルビシンの排泄が減少するためにドキソルビシンの曝露が30%以上増加することが報告されている．

- パクリタキセルによるドキソルビシンの排泄への影響は，パクリタキセルの投与スケジュールに依存しており，パクリタキセルを先に投与する場合やドキソルビシンを投与後1時間以内にパクリタキセルを投与した場合に顕著となる．

- ドセタキセルはうっ血性心不全やドキソルビシンの心毒性を増強するといった臨床的な心毒性の報告はない．

- 実験系では，パクリタキセルもドセタキセルも心筋細胞にとって毒性を示すドキソルビシノールをともに増加させる．

3. 検　査

- リスク因子のない患者に心臓のモニタリングは必須ではない．

4. 治　療

- タキサンの心毒性について，特異的な治療はなく，重症度に応じて対症的に対応する．

トラスツズマブ

- トラスツズマブは抗HER2薬として，HER2過剰発現のある乳癌の薬物治療におけるkey drugsの一つである[10]．

1. 機　序

- 心臓のHER2は正常な胎児期，成人の心臓の発達と機能に必須のもので，HER2欠損のマウスでは，生後2ヵ月から成熟に至るまで，拡張型心筋症を生じることが報告されている．

- ErbB2(HER2)欠損マウスモデルで，アンスラサイクリンの毒性に対する感受性が高まることも報告されている．

- トラスツズマブはヒトHER2受容体に特異的なため，マウスモデルでの直接的な実験はなされていないため，心毒性を生じる機序は直接的に確認されていない．

2. 臨床的特徴

- トラスツズマブによる心毒性は，無症候性のLVEF低下で生じ，臨床的な心不全を呈することは少ない．

- トラスツズマブによる心毒性は，アンスラサイクリンによる心毒性のように，頻脈が早期の臨床的指標となり，その後に拡張型の低運動性の心毒性が生じる．

- アンスラサイクリンと異なり，トラスツズマブの心毒性は累積投与量とは関係なく，治療可能で可逆的なことが多い．また，心毒性から回復後に，再投与可能なことも少なくない．

- トラスツズマブに曝露された後の心筋生検では，心筋細胞の破壊はみられない．

- トラスツズマブによる心毒性の頻度は，前の化学療法，心疾患の存在，年齢といった因子により変わる．

- いくつかの報告から，トラスツズマブによる心毒性が生じるリスク因子は，高齢（50歳以上），アンスラサイクリンの投与歴，アンスラサイクリンの同時併用，ドキソルビシンの累積投与量が$300mg/m^2$以上の患者とされている．その他のリスク因子は，併存症として心機能障害の存在，肥満，高血圧などがある．それに対して，放射線療法との併用ではリスク上昇はないとされている．また，心臓弁疾患，冠動脈疾患については明らかなリスク上昇はないとされている．糖尿病は，データが少ないが，リスクが上昇するとするデータと，リスク上昇はないとするデータがある．

- 転移・再発乳癌患者を対象としたトラスツズマブの最初の臨床試験では，心毒性はそれぞれトラスツズマブ単剤3〜7％，トラスツズマブとパクリタキセル併用13％，トラスツズマブとアンスラサイクリンとシクロホスファミド併用27％という結果であった．ただし，トラスツズマブが投与されていない患者群では，アンスラサイクリンとシクロホスファミド併用では8％，パクリタキセルのみでは1％であったことからアンスラサイクリンとの併用が避けられている根拠とされている．

- トラスツズマブとアンスラサイクリン（ドキソルビシン，エピルビシン）の併用は，トラスツズマブ維持投与よりも危険であることが明らかとされている．

- HERA試験，NSABP B-31試験，NCCTG N9831試験，BCIRG006試験，FinHER試験では合計で約12,000人の患者がトラスツズマブ群に組み込まれた．これらの試験では，重篤な心不全（NYHA class III or IV）は，トラスツズマブ群では0〜3.9％，非トラスツズマブ群では

0〜1.3%認められた．これらの試験では，6ヵ月以上トラスツズマブが投与され，LVEFが10〜15%以上低下した患者は3〜34%認められたが，大部分は可逆的で，トラスツズマブ非投与群でも1〜17%認められた[11〜19]．

▶個々の試験では，重篤な心毒性の頻度は，アンスラサイクリンが投与された患者2〜4%，アンスラサイクリンが投与されていない患者0.4%という結果であった．ただし，心毒性による死亡はアンスラサイクリンの投与によって変わらないという結果であった．

▶トラスツズマブとアンスラサイクリンを投与した患者では，5年間での累積発生率は20.1%に認められたという報告がある．これらの患者は比較的若く，併存疾患も少ない患者であった．

▶術後のトラスツズマブの投与は，（心臓超音波検査の長期フォローアップを行った結果）アンスラサイクリンによる治療後には相加的な副作用はないと報告されている．

3. 診断・検査

▶心機能評価の標準的な推奨されるガイドラインはない．

▶トラスツズマブによる心毒性の診断は，LVEFの無症候性の低下の検出による．

▶アンスラサイクリンの心毒性の評価と同様に，心毒性の発症の診断は，通常，左室機能評価を治療開始前と経時的に比較することで行う．海外では心臓シンチグラムによる評価も行われているが，日本では心臓超音波検査が一般的である．

▶心拍数の増加や1週間で2kg以上の体重増加，浮腫，S3ギャロップ，労作時息切れなどの症状に注意して，心毒性の診断に必要な対応が望ましい．

4. 推奨される対応

▶臨床試験以外では，アンスラサイクリンとの同時併用を避けることが必須である．

▶重要なのはLVEFが低いといった，ハイリスクの患者を同定することである．

▶LVEFが16%以上低下した場合，LVEFが正常下限から10〜15%低下している場合は，トラスツズマブは休止して，4週間休薬，その後LVEFを再評価する．

▶LVEFの回復がない場合は，トラスツズマブを中止する．

▶英国などで作成されたガイドラインでは，順次投与による安全性が確認されていることに基づいて，細胞傷害性薬剤を投与してから1〜2ヵ月遅らせて，LVEF 55%以上の患者に投与することとされている．その場合，心毒性でトラスツズマブを中止するのは4.3%のみと報告されている[18]．

- トラスツズマブを術後療法として実施する場合は，LVEFを治療前と投与中，定期的にチェックする方がよい．LVEFのモニタリングについて，臨床試験により設定が異なり，標準的な方法は確立されていない．

- トラスツズマブを転移・再発乳癌患者に用いる場合は，心毒性のリスクと治療による利益のバランスの判断はより複雑となるので，臨床的な必要性を考慮して実施する．転移・再発の場合は，症状がない場合には定期的な検査を実施しない場合もある．

- トロポニンIレベルを測定することを推奨するものもある．

5. 治　療

- トラスツズマブによる心毒性に対する特異的な治療はない．

- トラスツズマブによる心毒性は，多くの場合は治療中止により回復し，回復後に再投与した場合，忍容可能であることが多い．

- 心不全の治療は，トラスツズマブによる心毒性に特異的なものはないので，心不全に対する一般的な治療を実施する．アンジオテンシン変換酵素阻害薬，β遮断薬，利尿薬などが用いられる．

ラパチニブ

- ラパチニブはHER2過剰発現のある乳癌に対する治療におけるkey drugsの一つである．

- ラパチニブはトラスツズマブと比較すると，心毒性という点からは安全性が高い．

- 転移・再発乳癌患者を対象としたカペシタビンとの併用での有用性を検証した第Ⅲ相試験では，心毒性が生じたのはラパチニブ群4/155，カペシタビン単剤群1/145と少なかった．ラパチニブ併用群で心毒性を生じた4人のうち，3人は無症候性で，LVEFの低下はなかった[19]．

- 3,689人のpooled analysisでは，1.6％で，大部分が無症候性であった．症状のある心毒性は0.2％と報告されている[20]．

- トラスツズマブ耐性の転移・再発乳癌患者を対象とした，ラパチニブとトラスツズマブの併用療法を検討した臨床第Ⅲ相試験では，併用群で不顕性の心機能低下は2％，顕性の心機能低下は3.4％であった．これに対して，ラパチニブ単剤群では，0.7％，1.4％であった[21]．この報告により，ラパチニブとトラスツズマブの併用では，個々の薬剤の心毒性を増加させることはないとされている．

- ラパチニブにおいても，LVEF正常の患者を治療の対象とするべきで，LVEFが50％未満となった患者に対しては投与を中止すべきとされている．LVEFが正常化して症状がない場

合，減量して投与を再開することも慎重に検討してもよい．

- 心不全の治療は，ラパチニブによる心毒性に特異的なものはないので，心不全に対する一般的な治療を実施する．アンジオテンシン変換酵素阻害薬，β遮断薬，利尿薬などが用いられる．

ペルツズマブ

- ペルツズマブはHER2過剰発現のある乳癌に対する治療におけるkey drugsの一つである．

- ペルツズマブに関するデータは限られている．現時点では，単剤および併用においても，トラスツズマブより心毒性が増加するというデータはない．

- ペルツズマブ/トラスツズマブの併用療法の臨床第Ⅱ相試験では，症状のないLVEFの10％以上の低下は4.5％（3例/66例）に認められたが，症状を呈する心機能低下は認められなかった[22]．

- ペルツズマブ/トラスツズマブ/ドセタキセルの併用療法の臨床第Ⅲ相試験では，LVEFの10％以上の低下あるいは50％未満の低下は3.8％に認められたのに対し，トラスツズマブとドセタキセルの併用療法では6.6％に認められ，心毒性の増加は報告されていない[23]．

- 国内および海外の規制当局からは，トラスツズマブに準じた対応が推奨されている．

- 心不全の治療は，ペルツズマブによる心毒性に特異的なものはないので，心不全に対する一般的な治療を実施する．アンジオテンシン変換酵素阻害薬，β遮断薬，利尿薬などが用いられる．

トラスツズマブ エムタンシン

- トラスツズマブ エムタンシンはHER2過剰発現のある乳癌に対する治療におけるkey drugsの一つである．

- トラスツズマブ エムタンシンに関するデータは限られている．現時点では，単剤および併用においても，トラスツズマブより心毒性が増加するというデータはない．

- ただし，トラスツズマブに微小管阻害薬であるエムタンシンをチオエーテルリンカーにより結合させた薬剤であるため，トラスツズマブの特徴が含まれると考える必要がある．

- トラスツズマブと化学療法の併用療法を受けた転移・再発乳癌患者を対象とした，トラスツズマブ エムタンシン療法を検討した臨床第Ⅲ相試験では，1.7％でLVEFが50％未満まで低下あるいは治療前よりもLVEFが15％以上低下した．それに対して，ラパチニブとカペシタビンによる治療群では，1.6％であった[24]．

- ▶国内および海外の規制当局からは，トラスツズマブに準じた対応が推奨されている．

- ▶心不全の治療は，トラスツズマブ エムタンシンによる心毒性に特異的なものはないので，心不全に対する一般的な治療を実施する．アンジオテンシン変換酵素阻害薬，β遮断薬，利尿薬などが用いられる．

ベバシズマブ

- ▶ベバシズマブはヒト血管内皮増殖因子（VEGF）に対する遺伝子組換え型ヒト化モノクローナル抗体で，転移・再発乳癌患者の治療として用いられている．

- ▶乳癌を含むすべての癌腫において，心血管系有害事象が報告されている．

- ▶報告されている心毒性は，心不全のほか，虚血性心疾患などである．

- ▶転移・再発乳癌患者を対象としたベバシズマブとパクリタキセルの併用療法の臨床第Ⅲ相試験では，Grade3およびGrade4の左室機能不全は1.9％と報告されている[25]．

- ▶心不全の治療は，ベバシズマブによる心毒性に特異的なものはないので，心不全に対する一般的な治療を実施する．アンジオテンシン変換酵素阻害薬，β遮断薬，利尿薬などが用いられる．血栓・塞栓症や出血といった有害事象もあるため，注意が必要である．

（山中康弘）

参考文献

1) Singal PK, et al：Doxorubicin-induced cardiomyopathy. N Engl J Med, 339：900-905, 1998.
2) Nousiainen T, et al：Early decline in left ventricular ejection fraction predicts doxorubicin cardiotoxicity in lymphoma patients. Br J Cancer, 86：1697-1700, 2002.
3) Barrett-Lee PJ, et al：Expert opinion on the use of anthracyclines in patients with advanced breast cancer at cardiac risk. Ann Oncol, 20：816-827, 2009.
4) van Dalen EC, et al：Different anthracycline derivates for reducing cardiotoxicity in cancer patients. Cochrane Database Syst Rev, 17 (3)：CD005006, 2010.
5) van Dalen EC, et al：Different dosage schedules for reducing cardiotoxicity in cancer patients receiving anthracycline chemotherapy. Cochrane Database Syst Rev, 7 (4)：CD005008, 2009.
6) van Dalen EC, et al：Cardioprotective interventions for cancer patients receiving anthracyclines. Cochrane Database Syst Rev, 16 (2)：CD003917, 2008.
7) Hensley ML, et al：American Society of Clinical Oncology 2008 clinical practice guideline update：use of chemotherapy and radiation therapy protectants. J Clin Oncol, 27 (1)：127-145, 2009.
8) Arbuck SG, et al：A reassessment of cardiac toxicity associated with Taxol. J Natl Cancer Inst Monogr, 15：117-130, 1993.
9) Gianni L, et al：Cardiac function following combination therapy with paclitaxel and doxorubicin：an analysis of 657 women with advanced breast cancer. Ann Oncol, 12：1067-1073, 2001.
10) Slamon DJ, et al：Use of chemotherapy plus a monoclonal antibody against HER2 for metastatic breast cancer that overexpresses HER2. N Engl J Med, 344：783-792, 2001.
11) Russell SD, et al：Independent adjudication of symptomatic heart failure with the use of doxorubicin and cyclophosphamide followed by trastuzumab adjuvant therapy：a combined review of cardiac data from the National Surgical Adjuvant breast and Bowel Project B-31 and the North Central Cancer Treatment Group N9831 clinical trials. J Clin Oncol, 28：3416-3421, 2010.
12) Procter M, et al：Longer-term assessment of trastuzumab-related cardiac adverse events in the Herceptin Adjuvant (HERA) trial. J Clin Oncol, 28：3422-3428, 2010.
13) Perez EA, et al：Cardiac safety analysis of doxorubicin and cyclophosphamide followed by paclitaxel with or without trastuzumab in the

North Central Cancer Treatment Group N9831 adjuvant breast cancer trial. J Clin Oncol, 26: 1231-1238, 2008.
14) Perez EA, et al：Four-year follow-up of trastuzumab plus adjuvant chemotherapy for operable human epidermal growth factor receptor 2-positive breast cancer：joint analysis of data from NCCTG N9831 and NSABP B-31. J Clin Oncol, 29: 3366-3373, 2011.
15) Tan-Chiu E, et al：Assessment of cardiac dysfunction in a randomized trial comparing doxorubicin and cyclophosphamide followed by paclitaxel, with or without trastuzumab as adjuvant therapy in node-positive, human epidermal growth factor receptor 2-overexpressing breast cancer：NSABP B-31. J Clin Oncol, 23 (31)：7811-7819, 2005.
16) Perez EA, et al：Sequential versus concurrent trastuzumab in adjuvant chemotherapy for breast cancer. J Clin Oncol, 29: 4491-4497, 2011.
17) Joensuu H, et al：Adjuvant docetaxel or vinorelbine with or without trastuzumab for breast cancer. N Engl J Med, 354 (8)：809-820, 2006.
18) Seidman A, et al：Cardiac dysfunction in the trastuzumab clinical trials experience. J Clin Oncol , 20 (5)：1215-1221, 2002.
19) Jones AL, et al：Management of cardiac health in trastuzumab-treated patients with breast cancer：updated United Kingdom National Cancer Research Institute recommendations for monitoring. Br J Cancer, 100 (5)：684-692, 2009.
19) Geyer CE, et al：Lapatinib plus capecitabine for HER2-positive advanced breast cancer. N Engl J Med, 355：2733-2743, 2006.
20) Perez EA, et al：Cardiac safety of lapatinib：pooled analysis of 3689 patients enrolled in clinical trials. Mayo Clin Proc, 83：679-686, 2008.
21) Blackwell KL, et al：Randomized study of Lapatinib alone or in combination with trastuzumab in women with ErbB2-positive, trastuzumab-refractory metastatic breast cancer. J Clin Oncol, 28：1124-1130, 2010.
22) Baselga J, et al：Phase II trial of pertuzumab and trastuzumab in patients with human epidermal growth factor receptor 2-positive metastatic breast cancer that progressed during prior trastuzumab therapy. J Clin Oncol, 28:1138-1144, 2010.
23) Swain SM, et al：Cardiac tolerability of pertuzumab plus trastuzumab plus docetaxel in patients with HER2-positive metastatic breast cancer in CLEOPATRA: a randomized, double-blind, placebo-controlled phase III study. Oncologist, 18:257-264, 2013.
24) Verma S, et al : Trastuzumab emtansine for HER2-positive advanced breast cancer. N Engl J Med, 367:1783-1791, 2012.
25) Miller K, et al : Paclitaxel plus bevacizumab versus paclitaxel alone for metastatic breast cancer. N Engl J Med, 357:2666-2676, 2007.

4 薬剤性肺障害

▶本項では薬剤性肺障害，特に薬剤性肺炎について述べる．記述内容は，①薬剤性肺障害の疫学，②薬剤性肺障害の組織パターン，③乳癌治療薬による肺障害の疫学と病型，④薬剤性肺障害の診断基準・フローチャート，⑤薬剤性肺炎のリスクファクター，⑥薬剤性肺炎の治療，⑦mTOR阻害薬における薬剤性肺炎の対応，の順とする．

薬剤性肺障害の疫学

▶薬剤性肺障害は抗癌薬を含んだすべての薬剤で起きる危険性があり，発症した際には重篤な場合が多く，臨床的に大きな問題となる．抗癌薬を投与する際には十分な観察を行い，薬剤性肺障害を早期に診断・治療することが重要である．

▶薬剤性肺障害をきたす薬剤は2000年以降，その数を増しており，特に2002年に肺癌における分子標的薬であるゲフィチニブの副作用が顕在化し，報告数が増加した．

▶近年，次々に新薬が開発されている分子標的薬においては殺細胞性抗癌薬に比べて薬剤性肺障害の頻度が高い傾向にあるため (表1)，薬剤性肺障害への対応について理解を深めておくことは重要である．

▶薬剤性肺障害の発生頻度には人種差があると考えられる一方で，グローバルに展開される新規薬剤の治験における日本人の症例数はごく一部であり，頻度の低い有害事象の情報は市販前に得にくくなっている．そのため，発売後に施設を限定した全例調査による製造販売後調査で正確な薬剤性肺障害のエビデンスが得られつつあるのが現状である．

表1 分子標的薬における薬剤性肺障害の発現状況（市販後調査結果より記載）

薬剤名	調査症例数	薬剤性肺障害発現例（％）	死亡率（％）	対象腫瘍
ゲフィチニブ	3,322例	193 (5.81)	38.9	肺癌
エルロチニブ	9,909例	429 (4.33)	35.7	肺癌
クリゾチニブ	520例	20 (3.85)	20.0	肺癌
トラスツズマブ	1,142例	5 (0.44)	不明	乳癌
ラパチニブトシル酸塩	1,155例	8 (0.69)	12.5	乳癌
ベバシズマブ	2,699例	11 (0.41)	18.1	大腸癌
エベロリムス	1,067例	244 (22.9)	0.7	腎細胞癌
テムシロリムス	1,031例	166 (16.1)	3.0	腎細胞癌
スニチニブリンゴ酸塩	1,671例	14 (0.84)	不明	腎細胞癌
リツキシマブ	2,575例	6 (0.23)	不明	悪性リンパ腫

薬剤性肺障害の組織パターン

▶薬剤性肺障害においては肺内のすべての領域に病変が起こりうるため，多岐にわたる臨床像をきたしうるが，最も頻度が高く，かつ重要なのは肺胞・間質領域病変，特に間質性肺炎である．

▶薬剤性（間質性）肺炎のなかで認めることが多い組織パターンとして，①びまん性肺胞障害（diffuse alveolar damage；DAD），②器質化肺炎（organizing pneumonia；OP），③通常型間質性肺炎（usual interstitial pneumonia；UIP），④非特異性間質性肺炎（non-specific interstitial pneumonia；NSIP），⑤好酸球性肺炎（eosinophilic pneumonia），⑥過敏性肺炎（hypersensitivity pneumonia；HP）が挙げられる．

▶特に予後不良なパターンとしては急性の経過を示すDADパターンと慢性の経過を示すUIPパターンが挙げられ，それ以外のOP，NSIP，EP，HPなどのパターンでは比較的ステロイドによる治療効果が期待できる．

▶最近では胸部高分解能CT（high-resolution computed tomography；HRCT）の普及に伴い，画像パターンによる鑑別（DADパターンかどうか）から予後の推定ができるようになってきているが，器質化期に至らないDADパターンの早期例の診断には限界がある．

乳癌治療薬による肺障害の疫学と病型

▶乳癌治療に用いられる代表的な薬剤について，添付文書に記載されている間質性肺炎の頻度と，報告されている呼吸器副作用の一覧を**表2, 3**に示す．

▶cytotoxic drugの多くは急性型の間質性肺炎やびまん性肺胞障害といった重篤な呼吸器合併症を起こしうることが報告されており，特に基礎疾患に間質性肺炎を有する症例では注意が必要である．分子標的薬も急性型の間質性肺炎の原因となることがある．また，抗エストロゲン薬では肺血栓塞栓症を引き起こすことがある．

薬剤性肺障害の診断基準

▶抗癌薬を含むすべての薬剤は薬剤性肺障害を起こす可能性があり，薬剤投与中のみならず投与終了後にも発生するため，新たな肺病変の出現に際しては常に薬剤性肺障害を念頭に置き，日和見感染症を含めた他の鑑別疾患と併せて診療を進めることが重要である．

▶薬剤性肺障害の診断基準としては[1]①〜⑤が挙げられ，特に①〜③を確認することが重要であり，薬剤性肺障害の診断は鑑別診断の否定による除外診断であることは理解しておく必要がある．
① 原因となる薬剤が投与されていること
② 薬剤性肺障害として臨床所見・画像所見・病理所見が矛盾しないこと
③ 他の原因が除外されていること
④ 当該薬剤の中止あるいはステロイドの投与により改善がみられること

表2 乳癌治療に用いられる代表的な薬剤における薬剤性肺障害（殺細胞性抗癌薬）

	ゲムシタビン	パクリタキセル	ドセタキセル	ビノレルビン	カルボプラチン	イリノテカン	フルオロウラシル	シクロホスファミド	エリブリン	カペシタビン	ドキソルビシン	エピルビシン
間質性肺炎の頻度*	1.0%	0.5%	0.6%	1.4%	頻度不明	頻度不明	頻度不明	0.1～5%未満	1.2%	頻度不明	頻度不明	頻度不明
間質性肺炎での投薬*	慎重投与	慎重投与	慎重投与	慎重投与		禁忌						
報告されている呼吸器の副作用**												
急性型間質性肺炎/ARDS	○	○	○	○	○	○		○			○	
びまん性肺胞障害	○	○					○	○				
亜急性間質性肺炎		○	○			○		○				
びまん性肺胞出血	○											
非心原性肺水腫	○	○	○	○			○	○				
肺線維症	○						○	○			○	
非症候性間質性肺炎	○											
一過性肺陰影		○	○									
気管支喘息/気管支攣縮	○	○		○	○			○				
肺血栓塞栓症												
ANCA関連血管炎												
非特異性間質性肺炎								○				
器質化肺炎								○				
pleuroparenchymal fibroelastosis (PPFE)								○				
肺静脈閉塞性疾患	○											
肉芽腫性間質性肺炎	○											
胸膜肥厚/胸水	○							○				
気胸								○				
血胸												
胸痛							○			○		

*添付文書，医薬品医療機器情報提供ホームページ（http://www.info.pmda.go.jp/psearch/html/menu_tenpu_base.html）
**Pneumotox online（http://www.pneumotox.com）
†表1データも参照
ARDS：acute respiratory distress syndrome成人呼吸窮迫症候群
ANCA：anti-neutrophil cytoplasmic antibody抗好中球細胞質抗体

表3　乳癌治療に用いられる代表的な薬剤における薬剤性肺障害（分子標的薬・内分泌療法薬）

	ベバシズマブ	トラスツズマブ	ラパチニブ	エベロリムス	アナストロゾール	レトロゾール	フルベストラント	タモキシフェン	リュープロレリン
間質性肺炎の頻度*	0.4%	頻度不明	0%（臨床試験時）†	12.4%	頻度不明	記載なし	頻度不明	頻度不明	0.1%未満
間質性肺炎での投薬*			慎重投与	慎重投与					
報告されている呼吸器の副作用**									
急性型間質性肺炎/ARDS	○	○		○					○
びまん性肺胞障害				○					
亜急性間質性肺炎	○	○							○
びまん性肺胞出血	○			○					
非心原性肺水腫									
肺線維症								○	
非症候性間質性肺炎									
一過性肺陰影									
気管支喘息/気管支攣縮		○						○	
肺血栓塞栓症	○				○			○	
ANCA関連血管炎	○								
非特異性間質性肺炎				○					
器質化肺炎			○	○					
pleuroparenchymal fibroelastosis（PPFE）									
肺静脈閉塞性疾患									
肉芽腫性間質性肺炎				○					
胸膜肥厚/胸水									
気胸									
血胸									○
胸痛									

＊添付文書，医薬品医療機器情報提供ホームページ（http://www.info.pmda.go.jp/psearch/html/menu_tenpu_base.html）
＊＊Pneumotox online（http://www.pneumotox.com）
†表1データも参照
ARDS：acute respiratory distress syndrome成人呼吸窮迫症候群
ANCA：anti-neutrophil cytoplasmic antibody抗好中球細胞質抗体

⑤ 再投与により症状が再発すること
抗癌薬領域において，⑤に挙げている被疑薬の再投与を行うことは倫理的にも問題があり，mTOR阻害薬以外の抗癌薬では考えにくい．

▶ 一般に原因と考えられる薬剤を投与した後，2～3ヵ月以内に発症する症例が多いとされているが，発症しやすい時期は薬剤によって異なるため，注意を要する．

▶ 薬剤性肺障害の診断のためのフローチャートを示す（図1）．

薬剤性肺障害を疑う症状・臨床所見

▶ 薬剤性肺障害，特に間質性肺炎は重篤な経過をたどることも多く，早期発見に努めることが非常に重要である．間質性肺炎を疑う臨床症状としては，咳嗽（特に乾性），労作時呼吸困難，発熱，聴診上の捻髪音（fine crackle）が挙がる．

▶ 自覚症状が乏しくても経皮的動脈血酸素飽和度（SpO_2）の低下，新たな胸部異常陰影や胸水貯留が薬剤性肺障害を疑う契機となる．

▶ 肺機能検査，特に肺拡散能（diffusing capacity for carbon monoxide；DL_{CO}）は薬剤性肺障害の早期より低下することが知られており，早期発見に有用な検査である．

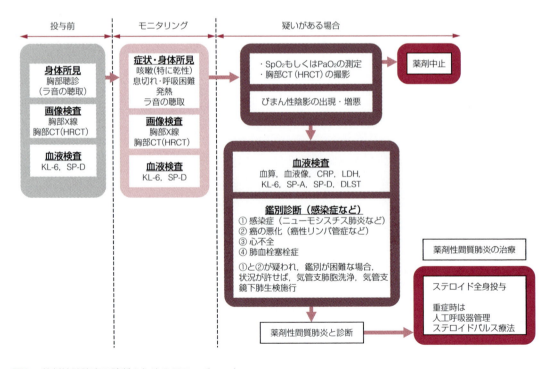

図1　薬剤性肺障害の診断のためのフローチャート

（文献2）より作成）

- これらのことから，薬剤性肺障害，特に間質性肺炎が副作用として報告されている抗癌薬を使用する際には，治療開始前に上記症状の有無および身体所見の評価，ならびに可能であれば，血液生化学検査（KL-6, SP-Dなど）および画像検査（胸部X線写真もしくはCT），肺機能検査〔肺拡散能（DL_{CO}）〕を施行しておくことが望ましい．

- 薬剤使用中においても，定期的にSpO_2測定，画像評価（胸部X線写真もしくはCT），血液生化学検査（KL-6, SP-Dなど），肺機能検査（DL_{CO}）を評価する．

必要な検査項目

- 薬剤性肺障害を疑った場合に施行する評価項目としては，呼吸状態の把握，画像評価（胸部X線写真，できればHRCT），血清学的間質性肺炎関連検査，鑑別診断に必要な種々の検査，を行う（概要は図1を参照とし，各検査についての詳細を下記に記載する）．

呼吸状態の評価

- 呼吸状態はSpO_2で評価し，基礎疾患によって必要があれば動脈血ガス分析を行う．

画像評価

- 胸部X線写真ではわずかな初期変化の捕捉は困難であり，HRCTは肺障害の早期発見に必要不可欠な検査である．新たな呼吸器症状が発症した際には薬剤投与開始前の画像所見と比較し，血清マーカーや肺機能検査などを併用して評価を行う．

KL-6/SP-Dを含めた血液検査

- 血液生化学検査としては，CRPや血算・血液像，肝機能といった一般的な項目に加えて，血清学的間質性肺炎関連検査を評価する．特に血清KL-6値，SP-D値は間質性肺炎を反映する重要な指標である．

- KL-6値は既存の間質性肺炎，肺癌，日和見感染症でも上昇する項目であるが，抗癌薬投与前値を参考値として経過を追うことが勧められ，基準値内の変動でも薬剤性肺障害を疑う指標とする．

薬剤リンパ球刺激試験（DLST）

- 薬剤リンパ球刺激試験（DLST）は欧米ではあまり行われていないが，わが国では保険適用がないものの，広く行われているのが現状である．薬剤性肺炎におけるDLST陽性率は全体の66.9%と報告されている．

- DLSTにはさまざまな問題点が報告されており，偽陽性や偽陰性の可能性が多いため，判断には注意を要する．

▶ 抗癌薬使用症例でDLSTを施行した結果，偽陽性の場合には患者がその薬剤を今後使用できないという問題，逆に偽陰性だった場合には再投与される危険性といった問題が存在するため，DLSTによる評価には十分な検討を要する．

鑑別疾患の検査（感染症）

▶ 薬剤性肺障害を診断するうえで最も重要なポイントは，鑑別診断として感染症の存在を否定することである．注意すべき感染症としては結核を含む抗酸菌症，肺炎球菌性肺炎に代表される細菌性肺炎，マイコプラズマやクラミジア，レジオネラといった非定型肺炎，ウイルス感染症や真菌感染症〔ニューモシスチス肺炎やサイトメガロウイルス（CMW）感染症〕が挙げられる．

▶ 感染症の鑑別に必要な検査としては①〜④が挙げられる
① 喀痰培養（一般細菌，抗酸菌），喀痰PCR（抗酸菌，*Pneumocystis jirovecii*）
② 血清学的検査
　・非定型肺炎に対して，マイコプラズマ，クラミジアの抗体価
　・肺結核に対して，結核菌特異的IFNγ
　・細菌感染症による敗血症に対して，プロカルシトニン
　・真菌感染症に対して，アスペルギルス抗原，クリプトコッカス抗原，β-Dグルカン
　・ウイルス感染症に対して，CMVのアンチゲネミア法（anti-genemia）
③ 迅速診断検査としてインフルエンザ抗原検査，尿中抗原（肺炎球菌，レジオネラ）
④ 気管支鏡検査で気管支肺胞洗浄（bronchoalveolar lavage；BAL）または気管支鏡下肺生検（transbronchial lung biopsy；TBLB）

▶ 喀痰検査は必ず施行すべき検査であり，一般細菌および抗酸菌の検出を図る．

▶ 血清を用いた検査としては，細菌感染症においてはマイコプラズマやクラミジアに対する抗体価，結核菌に対する結核菌特異的IFNγ，細菌性敗血症のマーカーとして知られるプロカルシトニンが挙げられる．

▶ 真菌感染症においては，血清アスペルギルス抗原やクリプトコッカス抗原があり，非特異的ではあるが，血清β-Dグルカン値も有用である．特に，血清β-Dグルカン値はニューモシスチス肺炎でも上昇するため，非常に重要である．

▶ ウイルス感染症においては血清中のサイトメガロウイルス抗原を検出するアンチゲネミア法がある．検出感度，特異性ともに高い検査であり，臨床症状や経過とよく相関することや，CMV感染症の症状が出現する以前に陽性になることから，臨床的に早期診断ができる検査法として重要である．

▶ そのほかに，迅速診断検査として，インフルエンザ迅速検査および肺炎球菌尿中抗原検査，レジオネラ尿中抗原検査が存在する．診断のための感度・特異度ともに優れた検査法であり，有用である．

▶気管支鏡検査で施行するBALは日和見感染症をはじめとした呼吸器感染症，癌性リンパ管症，肺胞蛋白症などの鑑別疾患の除外に有用である．気管支肺胞洗浄液（bronchoalveolar lavage fluid；BALF）の細胞分画での好酸球増多，リンパ球増多は診断とともに副腎皮質ステロイド治療の根拠となりうる．

▶気管支鏡検査で施行するTBLBは器質化肺炎（OP）パターンの間質性肺炎やクリプトコッカス症などの真菌感染症，癌性リンパ管症などの鑑別診断に有意義である．

▶気管支鏡検査は侵襲的な検査であり，抗癌薬治療中の担癌患者で薬剤性肺障害をきたしている場合，全身状態が不良なこともあり，その適応は一部の患者とならざるをえない．

鑑別疾患の検査（癌性リンパ管症，心不全，肺血栓塞栓症など）

▶抗癌薬治療中の薬剤性肺障害の患者における鑑別診断は，呼吸器感染症のほかにも，原疾患の増悪に伴う癌性リンパ管症，担癌状態における凝固能亢進に伴った肺血栓塞栓症，全身疾患としての心不全など非常に多岐にわたり，診断が難しいケースも少なくない．

▶癌性リンパ管症に対しては，胸部CTのほかに，気管支鏡検査によるBALもしくはTBLBで評価を行う．

▶肺血栓塞栓症に対しては，急性の胸痛や呼吸困難などの臨床症状のほかに，胸部造影CTや換気血流シンチグラフィ，凝固系検査（D-dimer，FDPなど）を評価する．

▶また，心不全に対しては，浮腫や静脈怒張などの臨床所見や心臓超音波検査，血液検査（BNPなど）を評価する．

薬剤性肺炎の予防：リスクファクターの把握

▶薬剤性肺炎は重篤な有害事象であるため，診断や治療とともに予防が重要であり，そのためにはリスクファクターについて把握しておくことが重要である．

▶リスクファクターを理解し，症例選択の検討を行うことが望まれ，リスクファクターを有する症例での治療においては慎重な観察が必要である．

▶薬剤性間質性肺炎の一般的な危険因子としては，①年齢60歳以上，②既存の肺病変（特に間質性肺炎），③肺手術後，④呼吸機能の低下，⑤酸素投与，⑥肺への放射線照射，⑦抗癌薬の多剤併用療法，⑧腎障害の存在などが挙げられる[2]．

薬剤性肺炎の治療

▶薬剤性肺障害の治療の基本は疑わしい薬剤の中止，副腎皮質ステロイドの投与，呼吸不全への対策，全身管理である．

薬剤の中止

- 薬剤と肺疾患の関連性を考察し，疑わしい薬剤は速やかに中止する（ただし，mTOR阻害薬は例外である）．被疑薬の中止がまず治療の基本であり，薬剤性肺障害の軽症例では原因薬剤を中止するだけで改善する場合がある．

副腎皮質ステロイド

- 中等症ではプレドニゾロン換算で0.5〜1.0mg/kg/日で4週間投与後，緩徐に減量を行う．治療期間に定まった基準はないが，おおよその目安は2ヵ月程度とされる．改善が悪ければ3ヵ月以上を要することもある．

- 重症例ではメチルプレドニゾロン1,000mg/日を3日間投与するステロイドパルス療法を行い，その後，プレドニゾロン換算で0.5〜1.0mg/kg/日で治療を継続し，漸減する．

- 薬剤性肺障害は医原性であることを踏まえると，ステロイドパルス療法の閾値は低く，重症呼吸不全の場合には積極的に人工呼吸管理も検討してよいと考えられる．

呼吸管理

- 呼吸不全が重篤な場合，薬物治療に加えて酸素投与や人工呼吸管理などを行う．

- びまん性肺胞障害を呈する病態においては，挿管下の人工呼吸管理はARDSに準じて行う．ただし，そのような症例では抜管できないことも多く，挿管下の人工呼吸に伴う合併症を回避するために非侵襲的陽圧換気（non-invasive positive pressure ventilation；NPPV）を主体とした呼吸管理を行うことがある．

mTOR阻害薬における薬剤性肺炎の対応

- 薬剤による特殊性，特にmTOR阻害薬関連の薬剤性間質性肺炎が注目されており，従来の薬剤性肺炎とは異なる概念と理解するべきである．

- 腎細胞癌での第Ⅲ相試験（RECORD-1試験）では間質性肺炎の発生頻度は13.5％（37/274例），膵内分泌腫瘍での第Ⅲ相試験（RADIANT-3試験）では17％（35/204例），乳癌での第Ⅲ相試験（BOLERO-2試験）では15.6％（75/482例）と報告され，どの腫瘍領域においても高頻度の発現が報告されている．

- 発現は高頻度であっても，軽症であることが多く，治療継続中に消失する例もあり，致死的なケースは少ない．腎細胞癌における市販後調査ではGrade4および5に至った症例は薬剤性肺炎発症例全体のそれぞれ1.0％，3.8％とされている．また，薬剤性肺炎の多くは投与開始3ヵ月以内が多かった．

- mTOR阻害薬であるエベロリムスによる肺障害では気管支鏡検査のBAL所見としてリンパ

球増加およびCD4/8の上昇例が多く，病理像は肺胞壁へのリンパ球浸潤や器質化肺炎の像を呈するものが多いことが報告されており，エベロリムスによる薬剤性肺炎の予後がよいことに矛盾しない[3]．

▶mTOR阻害薬の薬剤性肺炎のCT画像所見では，Endoらの分類［Pattern A: nonspecific areas of ground-glass attenuation（非特異的なスリガラス陰影），Pattern B: multifocal areas of airspace consolidation（多発性浸潤影），Pattern C: pattern of patchy distribution of areas of ground-glass attenuation or airspace consolidation（with or without interlobular septal thickening）〔斑状に分布するスリガラス陰影または浸潤影（小葉間隔壁の肥厚を伴うことがある）〕，Pattern D: extensive bilateral ground-glass attenuation or airspace consolidation（without or with traction bronchiectasis）〔両肺に広範囲に広がるスリガラス影もしくは浸潤影（牽引性気管支拡張を伴うことがある）〕］をもとに解析した結果，Pattern AおよびPattern Bを呈する例が多く，分布に関しては肺底部に優位とされている[4]．

▶血液検査ではKL-6が高値となる症例がほとんどであり，間質性肺疾患の発現のモニタリングには有用性が高いと考えられる．

▶mTOR阻害薬には免疫抑制作用があることから，注意すべき事項として呼吸器感染症（ニューモシスチス肺炎，結核，非結核性抗酸菌症）の発症が挙げられる．特に薬剤性肺障害との鑑別が難しいニューモシスチス肺炎は注意が必要であり，基本的にβ-Dグルカンおよび KL-6が同時に上昇することが診断の指標となるが，必ずしもβ-Dグルカンが上昇するわけではないので注意を要する．

▶エベロリムスにおいては投与開始前と開始後に定期的な胸部CT撮影（8週間ごとが目安）を行うとともに，薬剤性肺炎を発症した場合には図2に示すような対応をとるように適正使用ガイドに推奨されている[5]．

▶Grade1，すなわち画像所見のみで間質性肺炎が認められ，無症状の場合，そのまま治療が継続できる．一方で，Grade2および3では治療を中断するが，リスクを上回るベネフィットがあると判断されればエベロリムスの再投与が可能である．この2点は従来の薬剤性肺障害に対する治療指針と相反するものであり，エベロリムスを代表としたmTOR阻害薬のマネジメントにおける特徴である．

▶投与継続症例では厳重な経過観察が重要となり，エベロリムスの場合，4週間ごとに胸部CT，肺機能検査（肺拡散能の評価を含む）を施行し，週に1回以上の外来受診が推奨されている．

▶腎細胞癌におけるエベロリムス市販後調査でGrade1の症例において治療継続を行い致命的となった症例は報告されていない．ただし，エベロリムス投与開始前にすでに肺に基礎疾患があった場合には，無症状であっても画像所見で間質性肺炎を認めたらエベロリムス投与を直ちに中止する．

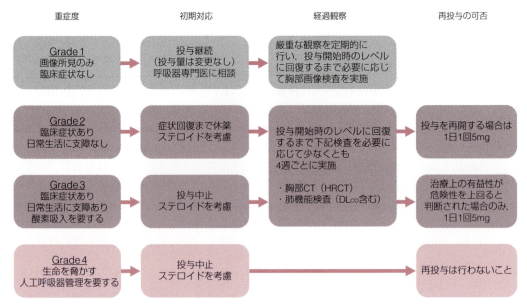

図2 エベロリムス投与時における減量/休薬基準・治療指針

まとめ

▶ 以上，抗癌薬における薬剤性肺障害について概説した．癌治療においては分子標的薬の開発が進む一方で，薬剤性肺障害の頻度も増加してきている．今後は，薬剤性肺障害を疑う症状および症状発現時の具体的な状況伝達方法について患者に理解してもらう工夫と，薬剤性肺障害を認めた際の癌治療医と呼吸器専門医との連携体制を構築することが必要と思われる．

（永井宏樹／半田知宏）

参考文献

1) Camus P, et al : Interstitial lung disease induced by drugs and radation. Respiration, 71: 301-326, 2004.
2) 日本呼吸器学会薬剤性肺障害ガイドライン作成委員会編：薬剤性肺障害の評価・治療についてのガイドライン，メディカルレビュー社，2006.
3) Mizuno R, et al : Patterns of interstitial lung disease during everolimus treatment in patients with metastatic renal cell carcinoma. Jpn J Clin Oncol, 42: 442-446, 2012.
4) White DA, et al : Noninfectious pneumonitis after everolimus therapy for advanced renal cell carcinoma. Am J Respir Crit Care Med. 182: 396-403, 2010.
5) アフィニトール®適正使用ガイド：ノバルティスファーマ．

5 末梢神経障害

▶乳癌治療で高頻度に起こる化学療法誘発末梢神経障害について述べる．

▶化学療法誘発末梢神経障害，chemotherapy-induced peripheral neuropathy（CIPN）は，神経障害作用をもつ抗癌薬の使用により高頻度に起こる有害事象である[1, 2)]．

▶しばしば抗癌薬のdose-limiting factorとなり患者のQOLを低下させ，抗癌薬の減量，あるいは中止をもたらし，治療そのものの効果に影響を及ぼす[3)]．

▶確立された効果的な薬物療法がなく，薬剤の中止の後も症状が長期間続くことがある．

▶乳癌治療，特に進行再発乳癌においては抗癌薬治療が長期にわたり，かつ累積投与量も多くなることから，その発生頻度は高く，病悩期間も長期となる．

▶患者QOLの低下は著しいにもかかわらず，生命予後への影響が比較的少ないため医師の関心は高いとはいえない．

▶CIPNの存在を念頭に患者と医療チームに教育し，患者に報告を求め，詳細な診察を行い早期の診断と対策を行うことが求められている．

CIPNの病態

1. 末梢神経の障害部位による分類

▶化学療法によるCIPNは病理組織学的所見により以下に分類される．
- **軸索障害**（axonopathy）：微小管阻害作用による軸索輸送障害に起因する．微小管を阻害する薬剤（タキサン，エリブリンなど）により軸索内の物質輸送が障害されることにより起こる．
- **神経細胞体障害**（neuronopathy）：後根神経節のアポトーシスに起因する感覚障害主体の神経障害を呈する（プラチナ製剤など）．二次的に軸索障害をきたす．
- **髄鞘障害**（myelinopathy）：シュワン細胞内への薬剤あるいはその代謝物の蓄積に起因する．軸索が保たれるため，原因薬剤を早期に中止すれば回復は早いが，服薬が続き脱髄が高度となると予後不良となる．

2. CIPNの障害する神経による分類

▶CIPNは障害する神経により以下に分類される．

- **自律神経障害**：自律神経の障害に起因する．便秘，腹痛，排尿障害，発汗異常，手足の冷えなどがみられる．
- **運動神経障害**：純粋運動性の障害は，痛みを伴わない筋力低下の形で始まる．筋力低下，筋萎縮，それらに起因する歩行困難が出現する．
- **感覚神経障害**：純粋感覚性の障害は，筋力低下を伴わない感覚障害の形で始まる．手足がしびれる，じんじん痛むなどの症状が出現し，位置感覚の障害，平衡感覚の低下が起こる．

CIPNのアセスメントと評価ツール

1. CIPNの可能性を患者と医療チームで共有する

▶ 患者と治療チームでCIPNをきたす可能性がある抗癌薬を投与するという情報を共有する．

▶ 患者および医療チームでCIPNの症状についての情報を共有する．

▶ 患者・家族に症状があれば報告することが重要であると伝える．

▶ 医療チームで症状の診察と評価方法について知識を共有する．

2. CIPNの評価ツール

▶ CIPNの評価にはさまざまなアウトカム指標が用いられているが，主観的，客観的指標が混在しているためさまざまな評価ツール間での再現性や妥当性，さらには腫瘍内科医と神経内科医での評価の違い，症状の強さの客観性に欠けることなどが問題となってきた．Cavalettiらは医師主導評価ツールとしてのTNSc，NCI-CTCAEv3，mISSと，患者報告によるQOL評価としてのEORTC-QLQ-C30，CIPN20をCIPNのアウトカム評価ツールとして用いることの妥当性を確認した[4]．NCI-CTCAEなどに代表される医療従事者が記録するツールのみではなく，患者自身が記録するEORTC-QLQ-CIPN20[5]などのPatient Reported Outcome（PRO）を組み合わせて評価することが望ましいとされている．

CIPNをきたしやすい抗癌薬

▶ 乳癌治療において頻用され，CIPNをきたしやすい抗癌薬を列挙する．

- **プラチナ製剤**：シスプラチン，カルボプラチン，オキサリプラチンなど．シスプラチンによるCIPNは用量依存性に発現する．大腸癌で用いられるオキサリプラチンのCIPNには，ほぼ全症例でみられる急性障害と蓄積性の慢性障害がある．乳癌で用いられるカルボプラチンそのものはほかに比してCIPNの頻度は3.3％と少ないが[6]，タキサンと併用されるため実臨床でのCIPNの頻度は高い．
- **ビンカアルカロイド（ビノレルビン）**：微小管の重合阻害作用を持つ．CIPNの頻度は5％未満とされる[7]．
- **タキサン系薬剤**：パクリタキセル，ドセタキセル，アルブミン懸濁型パクリタキセル（アブラキサン®）．パクリタキセルのCIPNの頻度は高く（43.8％）長期投与でさらにその頻度は増す[8]．CALGB9840試験で示されたように，毎週投与群では3週投与群に比して有意に

CIPNの頻度が高い．手袋－靴下型の末梢神経障害が典型的である．ベバシズマブを併用することでCIPNの頻度が増す．アブラキサン®はパクリタキセルと同様の有害事象のスペクトラムを持つが，投与量と臓器分布が異なるためCIPNの頻度は58.8％とさらに高く注意が必要である[9]．ドセタキセルはパクリタキセルに比してCIPNの頻度は低い（24.8％）とされている[10]．

- **エリブリン**：微小管伸張を抑制する薬剤で，軸索の障害によるCIPNをきたす．末梢性ニューロパチーの頻度は24.7％であった[11]．

微小管阻害薬によるCIPNとその頻度

▶乳癌治療に用いられる抗癌薬のうち微小管機能を阻害しCIPNをきたすものについて，その種類と頻度を薬剤のインタビューフォームからまとめた（表1）．投与量と投与方法は保険収載に基づく．

▶CIPNの発生頻度は1回投与量，総投与量，投与間隔，投与期間によって異なるが，図1に示すように，投与量が大きく投与期間が長いほどCIPNの頻度は高くなる．また投与間隔は短いほどCIPNの発生率は高い[12]．

表1　微小管阻害性抗癌薬のCIPNスペクトラムと頻度（％）

	パクリタキセル 210mg/m²/q4w	ドセタキセル (60mg/m²/q3w)	エリブリン 1.4mg/m²x2/q3w	アブラキサン® 260mg/m²/q3w
症例数	1,349	137	827	934
神経系障害	36.77	41	47.5	71.2
味覚消失	0.25	―	0.4	―
味覚異常	0.87	4.4	9.6	1.6
顔面麻痺	0.03	―	0.1	―
知覚過敏	0.05	―	0.4	―
感覚減退/鈍麻	34.78	―	2.2	39.4
運動障害	0.11	―	2.3	0.1
神経痛	0.11	―	―	―
錯感覚	0.25	―	9.6	0.1
感覚障害	0.57	―	2.2	0.1
感覚消失	0.03	―	―	―
振戦	0.14	0.7	0.5	―
浮動性めまい	0.76	2.2	4.5	0.3
頭痛	2.48	5.8	11	0.5
けいれん	0.05	0.7	0.1	―
しびれ感	―	24.8	―	―
末梢性ニューロパチー	0.63	―	12.6	―
末梢性感覚ニューロパチー	―	―	10.6	23.7
末梢性運動ニューロパチー	―	―	2.3	0.1
多発ニューロパチー	―	―	1.5	―
運動失調	―	―	0.6	2.6

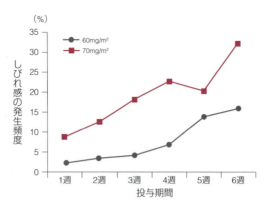

図1　ドセタキセルの投与量，投与期間としびれ感の発生頻度（％）
（文献10）より引用）

▶進行再発乳癌においては，抗腫瘍効果があればあるほど長期間に投与することになり，その意味においても患者QOLに影響を与えるCIPNの評価がきわめて重要となる[3]．

CIPNのリスクファクター

▶CIPNは高齢，糖尿病の合併，アルコール多飲，神経障害の既往などがリスクファクターとして挙げられている[13]．前項のように1回投与量，総投与量，投与間隔，投与期間などがリスクファクターとなる．

▶CIPNは遺伝的要因にも影響を受けるといわれている[14]．パクリタキセルは主にCYP2C8により代謝されるが，CYP2C8＊3のバリアントはホモのキャリアが最もCIPNの頻度が高く，ヘテロ，ワイルドタイプの順に続く．

▶パクリタキセルによるCIPNの頻度はCYP2C8＊3の1つの変異につき約2倍となると報告されている[14]．また，同じ変異があっても欧米人は頻度が低いことが明らかとなり，CIPNの発生にはCYP2C8以外の遺伝的素因も関与していることが示唆される．一方で，パクリタキセルの血中濃度が高くCIPNが起こりやすいということは同時に抗癌薬としての効果も高いことが明らかとなっている[15]．

▶N08C1試験に付随したNGS（next generation sequencing）によって，CIPNの発症とCharcot-Marie-Tooth病の病因遺伝子が関連していることが明らかにされ，引き続きN08CA試験で確認された[16,17]．またCALGB40101試験ではCIPNに関連したSNPが明らかにされている[18]．今後は，NGSの応用によってCIPNに関与する遺伝的素因を明らかにすることで個別化が可能となり，CIPNの予防と治療法の開発につながることが期待される．

CIPNの治療と対策

▶抗癌薬によるCIPNが疑われる場合には可及的速やかに薬剤の減量，投与延期，投与中止を行う．Grade2になる前に投与変更を行うべきである．アブラキサン®を例にCIPNの実態を示す．

1. アブラキサン®によるCIPNの初回発現までの日数と，回復までの日数（表2）[9]

▶ アブラキサン®によるCIPNは初回投与開始から初回発現までは中央値で5日，1～6コースでは発現コースの初回投与開始から初回発現日までの日数の中央値は4日であった．1コースの初回発現日から回復または軽快までの日数の中央値は20日，1～6コースでは初回発現日から回復または軽快までの日数の中央値は22日であった．回復，軽快までの日数は長いものでは1年近くかかる症例もみられ，この数字にはCIPNが回復せずに死亡した症例も含まれると考えられる．

表2 アブラキサン®によるCIPNの初回発現までの日数と，回復までの日数

初回発現コース	区分		発現例数	初回発現日数*			回復または軽快の例数	回復・軽快日数**		
				中央値	最小値	最大値		中央値	最小値	最大値
1	発現例全体		369	5	1	29	267	20	2	340
	内訳1 末梢性感覚神経障害	既往または合併例	101	4	1	26	60	18	3	216
		初回発現例	268	5	1	29	207	21	2	340
	内訳2 タキサン系薬剤	既治療例	146	5	1	28	98	21	2	228
		未治療例	223	5	1	29	169	20	2	340
1～6	発現例全体		575	4	1	29	363	22	1	340
	内訳1 末梢性感覚神経障害	既往または合併例	131	4	1	26	70	20	3	216
		初回発現例	444	4	1	29	293	23	1	340
	内訳2 タキサン系薬剤	既治療例	220	4	1	28	134	22	2	293
		未治療例	355	4	1	29	229	22	1	340
	内訳3 投与開始前の治療次数	1～3	195	4	1	29	122	22	2	246
		4～6	198	4	1	28	114	22	2	293
		7以上	98	4	1	22	58	20	2	179
回復または軽快例における処置例（162例）	主な処置薬：プレガバリン49例，牛車腎気丸48例，メコバラミン44例（配合剤含む），ロキソプロフェンナトリウム14例，ピリドキサールリン酸エステル11例									

＊発現コースの初回投与開始日から初回発現日までの日数を算出した．
＊＊1コースで未回復の場合は2コース以降の最終転帰日で算出した．

（文献9）より引用）

表3 アブラキサン®投与量減量によるCIPN改善効果

		減量後Grade（基準量→220mg/m²）				Grade低下率
		3	2	1	未発現	
減量前Grade	3	2	10	2		85.7%
	2	2	19	5	2	25.0%
	1		3	17	3	13.0%
					合計	33.8%

		減量後Grade（基準量→180mg/m²）				Grade低下率
		3	2	1	未発現	
減量前Grade	3	2	3			60.0%
	2		7	2	1	30.0%
	1	1	2	4	1	12.5%
					合計	30.4%

＊220mg/m²：200≦～＜240
　180mg/m²：160≦～＜200

（文献9）より引用）

2. アブラキサン®投与量減量によるCIPN改善効果（表3）

▶ 現状でCIPNを減少させる確実な効果を持つのは原因薬剤の中止あるいは減量である．アブラキサン®投与により発現したCIPNが1段階あるいは2段階の減量によりもたらされるCIPNのグレード変化を示す[9]．投与量の減量により，33％の症例でグレードが低下し改善が認められている．これは同時に残りの7割近い症例では改善がみられないか，あるいは悪化した症例があるということでCIPNの治療の困難さを示している．投与量減量がすなわちCIPNの改善には結びつかないことからも，患者の状態を把握しながらの慎重な投与が必要であることがわかる．

CIPNの薬物治療

1. デュロキセチン

▶ 神経障害性の化学療法を行う患者のうち，20～40％の患者に疼痛を伴うCIPNが発現するといわれている．疼痛を伴うCIPNは治療中止後も数ヵ月から数年続くといわれ，患者QOLに甚大な影響を与える[19, 20]．

▶ 現在までにCIPN随伴性疼痛に対して明らかに有効性を実証された薬物療法はないとされてきたが，2011年に至りセロトニン・ノルアドレナリン再取り込み阻害薬（SNRI）であるデュロキセチンがCIPNの疼痛に効果があることが示された[21]．この試験は多施設共同研究のランダム化比較試験（RCT）で，クロスオーバーを持つダブルブラインドプラセボコントロール試験，というクオリティの高いRCTである．

▶ 痛みのスコアはデュロキセチン60mg投与群で1.06，プラセボ群で0.34減少した（図2）[21]．デュロキセチン投与で59％が痛みの軽快を示し，プラセボ群では38％であった．さらに痛みだけでなく，頻度の高い足のしびれとちくちくする感覚がデュロキセチン群では41％，プラセボ群では23％の患者で消失し，これはクロスオーバーした後も続いた．患者QOLは有意にデュロキセチン投与群で良好であった．探索的検討ではデュロキセチンの効果はオキサ

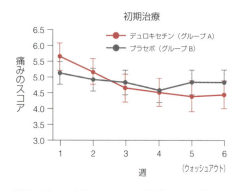

図2　デュロキセチンのCIPN随伴疼痛に対する効果

（文献 18）より引用）

表4 CIPNの予防と治療についてのNCI助成による臨床試験の結果

a. CIPNの予防

薬剤	化学療法剤	有意差	臨床試験名
α-リポ酸	シスプラチン，オキサリプラチン	なし	MDA-CCC-03-27
iv. Ca，Mg	オキサリプラチン	なし	NCCTG N8CB
ビタミンE	オキサリプラチン，シスプラチン，カルボプラチン，タキサン	なし	NCCTG-N05C3
アセチルカルニチン	タキサン	なし	SWOG-S0715
グルタチオン	タキサン	なし	NCCTG-N08CA

b. CIPNの治療

薬剤	有意差	臨床試験
ノルトリプチリン	なし	NCCTG-93-95-92
ガバペンチン	なし	NCCTG-N00C3
ラモトリギン	なし	NCCTG-N01C3
アミトリプチン ケタミン	なし	URCC-06-05
デュロキセチン	あり	CALGB-170601

リプラチン投与群の方がタキサン投与群より高かった．この点からは乳癌領域におけるデュロキセチンの有用性については今後の検討が必要であると考えられる．

▶デュロキセチンの使用は乳癌領域でも拡大すると考えられるが，デュロキセチンはCYP P450 2D6の阻害効果があり，タモキシフェンの活性型エンドキシフェンへの変換を阻害するため，その効果を減弱する可能性があることを注意すべきである．

▶オキサリプラチンによる有痛性CIPNにおけるデュロキセチンの効果予測因子は精神的安定性であった[22]．このことからCIPNの治療においては身体的苦痛を除去し，不安，抑うつなどを同時に治療することが重要であると考えられる．

2. その他の薬剤

▶Majithiaらは米国NCIによって助成を受けた臨床試験の結果をまとめ報告している[23]．これらの臨床試験において明らかに有効性を示されたのはデュロキセチンのみであった．従来臨床的にあるいは小規模の試験で効果があるとされてきた薬剤はいずれも第Ⅲ相ランダム化比較試験ではその予防効果あるいは治療効果を示すことができなかった(表4)．

▶治療効果のエビデンスが示されていない薬剤を投与することは，そうでなくてもつらさに苦しむ患者にとって有害であることのみならず，人的・物的医療資源の浪費につながる．これはがん治療の価値（ASCO2013）を貶めるものである．

まとめ

▶ 現状でのCIPNの対策は，早期診断と薬剤投与の変更に尽きる．CIPNの問題は，患者QOLを長期にわたって損なうことにある．そのうえに有効な治療法も予防法も確立されておらず，現時点では誰がいつ発症するかを正確に予測することも困難である．QOLを低下させないためには，CIPNを早期に発見し，投与の変更を行うことが必要となる．そのためには，患者・家族が早期に症状を報告できるよう教育を行うことが必要である．医療チームはCIPNを念頭に置いた診断を繰り返し行い，その結果を共有し，迅速に対応すべきである．また，転倒や外傷の予防，皮膚のケアなどをチームで指導し，家族とともに患者の安全と安寧を図るべきである．抗癌薬の中断による患者の精神的負担に対しても，チームで的確に対応する必要がある．

▶ さまざまなケアを行ってもめざましい効果が得られないのがCIPNである．今後ともこの分野での研究の進展が切に望まれる．

（松岡順治）

参考文献

1) Markman M : Chemotherapy-induced peripheral neuropathy; an increasing concern for oncologists. Curr Oncol Rep, 7: 159-160, 2005.
2) Angyriou AA, et al : Chemotherapy-induced peripheral neuropathy (CIPN): an update. Crit. Rev Oncol Hematol, 82: 51-77, 2012.
3) Markman M : Crinical response versus clinical benefit in oncology: not equivalent terms. J Cancer Res Clin Oncol, 123: 363-364, 1997.
4) Cavaletti G, et al : The chemotherapy-induced peripheral neuropathy outcome measures standardization study: from concensus to the first validity and reliability findings. Ann Oncol, 24: 454-462, 2013.
5) Postma TJ, et al : EORTC Quality of Life Group. The development of an EORTC quality of life questionnaire to assess chemotherapy-induced peripheral neuropathy: the QLQ-CIPN20. Eur J Cancer, 41 (8): 1135-1139, 2005.
6) パラプラチン®インタビューフォーム．2014年11月改訂（第8版）．
7) ナベルビン®インタビューフォーム．2015年2月改訂（第13版）．
8) タキソール®注射液インタビューフォーム．2015年9月改訂（第9版）．
9) アブラキサン®インタビューフォーム．2015年9月改訂（第9版）．
10) ワンタキソテール®インタビューフォーム．2014年9月改訂（第6版）．
11) ハラヴェン®インタビューフォーム．2014年9月改訂（第6版）．
12) Mielke S, et al : Peripheral neuropathy; a persisting challenge in paclitaxel-based regimens. Eur J Cancer, 42 (1): 24-30, 2006.
13) Quasthoff S, et al : Chemotherapy-induced peripheral neuropathy. J Neurol, 249: 9-17, 2002.
14) Herta DL, et al : CYP2C8*3 increases risk of neuropathy in breast cancer patients treated with paclitaxel. Ann Oncol, 24: 1472-1478, 2013.
15) Hertz DL, et al : Polymorphisms in cytochrome P450 2C8 and 3A5 are associated with paclitaxel neurotoxicity. Pharmacogeomics, 112 (2): 121-129, 2011.
16) Beutler AS, et al : Sequencing of Charcot-Marie-Tooth disease genes in a toxic polyneuropathy. Ann Neurol, 76(5): 727-737, 2014.
17) Boora GK, et al : Association of the Charcot-Marie-Tooth disease gene ARHGEF10 with paclitaxel induced peripheral neuropathy in NCCTG N08CA (Alliance).J Neurol Sci, 357(1-2):35-40, 2015.
18) Baldwin RM, et al : A genome-wide association study identifies novel loci for paclitaxel-induced sensory peripheral neuropathy in CALGB 40101. Clin Cancer Res, 18(18): 5099-5109, 2012.
19) Loprinzi CL, et al : Natural history of paclitaxel induced acute pain synfrome; prospective cohort study NCCTG NO8C1 J Clin Oncol , 298 (11): 1472-1478, 2011.
20) Shimozuma K, et al :Taxane induced peripheral neuropathy and health-related quality of of life in postoperative breast cancer patients undergoing sdjuvant chemotherapy; N-SAS BC02, a randomized clinical trial. Support Care Cancer, 20 (12): 3355-3364, 2012.
21) Smith EM, et al : Effect of duloxetine on pain, function, and quality of life among patients with chemotherapy-induced painful peripheral neuropathy: A Randomized Clinical Trial. JAMA, 309: 1359-1367, 2013.
22) Smith EM, et al : Predictors of duloxetine response in patients with oxaliplatin-induced painful chemotherapy-induced peripheral neuropathy (CIPN): a secondary analysis of randomised controlled trial - CALGB/alliance 170601. Eur J Cancer Care (Engl), 2015 Nov 25. [Epub ahead of print]
23) Majithia N, et al : National Cancer Institute-supported chemotherapy-induced peripheral neuropathy trials: outcomes and lessons. Support Care Cancer, 24: 1439-1447, 2016.

6 アレルギー反応, infusion reaction

定 義

- 癌の薬物療法において，タキサン系薬剤，プラチナ製剤やモノクローナル抗体は過敏反応を起こす頻度が比較的高い．

- 癌の薬物療法の過敏反応は，hypersensitivityとinfusion reactionに区別される．

- 有害事象共通用語規準v4.0日本語訳JCOG版（CTCAE v4.0−JCOG，表1）では，前者をアレルギー反応（allergic reaction），後者をサイトカイン放出症候群（cytokine release syndrome）としている．

- hypersensitivityは主にプラチナ製剤（カルボプラチン，オキサリプラチン），タキサン系薬剤（パクリタキセル，ドセタキセル）によって起こるアレルギー反応である．

- infusion reactionは分子標的薬，特にモノクローナル抗体の投与後24時間以内に発現する治療関連の非血液毒性の総称である．

- 軽度〜中等度（Grade1/2）では，悪寒，発熱，悪心，紅潮，皮疹，頭痛，無力症などが出現する．

- 重度（Grade3/4）になると，気管支けいれん，低血圧，心機能障害，呼吸困難，アナフィラキシーなどが出現することもある．

表1 CTCAE v4.0−JCOG

	Grade1	Grade2	Grade3	Grade4
アレルギー反応	一過性の潮紅または皮疹；＜38℃（100.4°F）の薬剤熱；治療を要さない	治療または点滴の中断が必要．ただし症状に対する治療（例：抗ヒスタミン薬，NSAIDs，麻薬性薬剤）には速やかに反応する；≦24時間の予防的投薬を要する	遷延（例：症状に対する治療および／または短時間の点滴中止に対して速やかに反応しない）；一度改善しても再発する；続発症（例：腎障害，肺浸潤）により入院を要する	生命を脅かす；緊急処置を要する
サイトカイン放出症候群	軽度の反応；点滴の中断を要さない；治療を要さない	治療または点滴の中断が必要．ただし症状に対する治療（例：抗ヒスタミン薬，NSAIDs，麻薬性薬剤，静脈内輸液）には速やかに反応する；≦24時間の予防的投薬を要する	遷延（例：症状に対する治療および／または短時間の点滴中止に対して速やかに反応しない）；一度改善しても再発する；続発症（例：腎障害，肺浸潤）により入院を要する	生命を脅かす；陽圧呼吸または人工呼吸を要する

▶ モノクローナル抗体は細胞傷害性薬剤に比べ有害事象は一般に軽度であるが，すべてのモノクローナル抗体でinfusion reactionが報告されている．

発生機序

▶ プラチナ製剤によるアレルギー反応はIgEを介したⅠ型アレルギー反応である．投与開始後まもなくIgEが肥満細胞に結合しヒスタミンなどが放出され，急激な平滑筋れん縮，血管拡張をきたす．

▶ タキサン系薬剤によるアレルギー反応はIgEを介さないアレルギー反応で，タキサン系薬剤，そのなかのとくにcremophorが肥満細胞に直接作用する．

▶ infusion reactionの発症機序は明らかではないが，通常の過敏反応（hypersensitivity）で認められるIgEを介したⅠ型アレルギーとは異なると考えられている．

▶ モノクローナル抗体と標的細胞の相互作用による炎症性サイトカインの放出やヒト抗キメラ抗体（human antichimeric antibodies；HACAs）の関与が考えられている．

▶ キメラ，ヒト化，完全ヒト化抗体と免疫原性が低減するにしたがって発症頻度が低下する傾向が認められるが，その機序についても明らかでない．

発症頻度と時期

▶ 抗癌薬によるアレルギー反応はプラチナ製剤では10～20％，タキサン系薬剤では10～45％に生じる．プラチナ製剤では投与開始後5サイクル以上で発症することが多く，タキサン系薬剤ではほとんど初回もしくは2回目に発症する．

▶ infusion reactionの発生率は抗体薬間で異なるが，大部分は初回投与後に生じる．

▶ 乳癌の化学療法で使用される薬剤では，トラスツズマブ（ハーセプチン®）で発症率が高く，ベバシズマブ（アバスチン®）ペルツズマブ（パージェタ®），T-DM1（カドサイラ®）でも報告がある．

▶ **トラスツズマブ**
・初回投与患者の約40％に発症する．
・重度のinfusion reactionの報告は1％未満である．
・初回投与24時間以内に発症し，致死的となることはほとんどない．

▶ **ベバシズマブ**
・発症は初回投与患者の3％未満である．
・重度のinfusion reactionはそのうち0.2％とわずかである．

▶ **ペルツズマブ**（パージェタ®）
- 基剤にハーセプチンと併用され単剤でのデータはないがCLEOPATRA試験では併用の方がハーセプチン単剤よりも1回目のinfusion reactionが13% vs. 9.8%と等しい傾向があった．Grade3以上はまれである．

▶ **カドサイラ®**
- 国内試験では21.9%に認められているがGrade3以上はなかった．

治　療

▶ 軽度〜中等度では投与速度の減速で一般に管理可能である．

▶ 重篤な場合の対応は，hypersensitivity，infusion reactionともに対応は同様である．投与を直ちに中止し，必要に応じて，酸素，アドレナリン，ステロイド，抗ヒスタミン薬，昇圧薬などの投与を行う．

タキサンによるアレルギーの管理

▶ 初回もしくは2回目投与時の投与開始後10分以内に出現することが多い．

▶ パクリタキセルに多く，ステロイド（デキサメタゾン10mg）とヒスタミンH_1，H_2受容体拮抗薬（ジフェンヒドラミン50mg内服，ラニチジン50mg静注）の予防的前投薬，投与速度遵守（初回時は2時間以上）により発現頻度は減少したが2〜4%に重篤な過敏反応が生じる．

▶ 一方ドセタキセルでもステロイド（デキサメタゾン10mg）前投薬を行うことが多いが1〜2%に重篤な過敏反応がみられる．

▶ 発症した場合には，投与をいったん中止し，ヒドロコルチゾン（ソル・コーテフ®）100mgを投与する．症状が落ち着いたら一段階前の速度で投与を再開する．それ以降は前投薬にヒドロコルチゾン100mgを追加する．

抗体薬別のinfusion reactionの管理（図1）

1. トラスツズマブ，T-DM1，ペルツズマブ

▶ 前投薬の有用性は確立されていない．

▶ 初回投与は緩徐に行う．

▶ 発症後の再投与の可否を判断する基準は確立されていないが，添付文書ではアナフィラキシー，血管浮腫，ARDS（急性呼吸促迫症候群）を起こした患者への再投与は行うべきではない，としている．

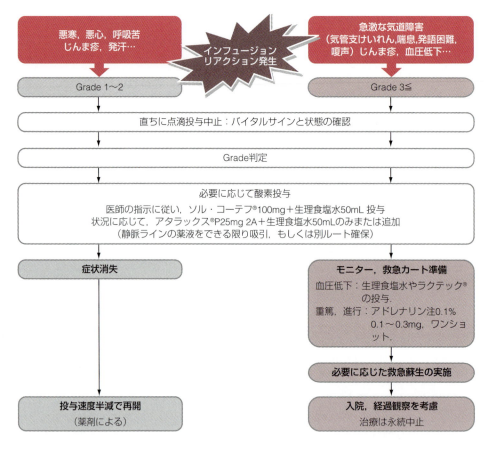

図1 アレルギー反応，infusion reaction発現時の対応

▶ **当院での管理例**
・初回投与も外来で行っている．
・前投薬は行っていない．
・初回投与速度は90分（2回目以降は30分に短縮可）としている．
・発症した場合には，投与をいったん中止し，ヒドロコルチゾン（ソル・コーテフ®）100mg を投与する．症状が落ち着いたら投与を再開する．

2. ベバシズマブ

▶ 前者に比べて発症頻度は少ないものの，初回投与は緩徐に行う．

▶ 発症後の再投与の可否を判断する基準は確立されていない．

▶ **当院での管理例**
・初回投与も外来で行っている．
・前投薬は行っていない．
・初回投与速度は90分（2回目以降は30分に短縮可）としている．
・発症した場合には，投与をいったん中止し，ヒドロコルチゾン（ソル・コーテフ®）100mg

を投与する．症状が落ち着いたら投与を再開する．

（髙橋俊二）

参考文献
1) Chung CH : Managing Premedications and the Risk for Reactions to Infusional Monoclonal Antibody Therapy. Oncologist, 13: 725-732, 2008.
2) Lenz HJ : Management and Preparedness for Infusion and Hypersensitivity Reaction. Oncologist, 12: 601-609, 2007.
3) Sato K, et al : Infusion Reactions. Jpn J Cancer Chemother, 35: 1671-1674, 2008.
4) ハーセプチン®インタビューフォーム, 2014年5月(改訂第19版)
5) アバスチン®インタビューフォーム, 2016年5月(改訂第16版)
6) 大江裕一郎, ほか 編：がん救急マニュアル Oncology emergency. メジカルビュー社, 2011.

7 皮膚障害，手足症候群，脱毛

癌薬物療法と皮膚障害

▶ 癌化学療法は長い間，強力な殺細胞的作用機序を持つ抗癌薬の開発とともに進歩した．これらの薬剤は癌細胞に対する特異性は低く，投与時に起こる代表的な副作用は悪心・嘔吐と脱毛，骨髄抑制であった．

▶ 乳癌は抗癌薬が比較的効く癌種に分類されており，長い間，脱毛の克服は課題として残っている[1]．そのほか，乳癌治療に関連して起こる代表的な皮膚障害としてはフッ化ピリミジン系薬剤であるカペシタビンによる手足症候群があげられる[2]．

▶ また，1990年代から今世紀にかけて，癌細胞の分裂・増殖のメカニズムが，遺伝子学的な解析などさまざまな方法によって次第に明らかにされ，その過程を分子レベルで阻害することによって抗腫瘍効果があらわれることを期待して，トラスツズマブをはじめとする多くの分子標的薬が創薬された．この種の薬剤は近年数多く開発されている分子標的薬のなかでも細胞内シグナル伝達に関する因子や細胞または血管の増殖因子をターゲットにしたものは，癌種に特異的であったり，標的分子に特異的な作用を有するため，高い抗腫瘍効果とともに，正常細胞に対する毒性の低いことが目標とされ，がん治療に求められる個別化治療の道を開くものとして大いに期待されている[3]．

▶ 乳癌領域においてこの分野では新たに近年ラパチニブが開発された．ラパチニブは非小細胞肺癌治療薬のゲフィチニブやエルロチニブと同様にEGFRチロシンキナーゼ阻害薬に分類されるが，この系統の薬剤では，痤瘡様発疹，脂漏性皮膚炎，皮膚乾燥（乾皮症），爪囲炎といった皮膚症状が高頻度に出現することが知られている[4]．

ラパチニブとカペシタビンの臨床試験における皮膚障害の発現

▶ 表1にラパチニブ，カペシタビンそれぞれの単独療法およびラパチニブとカペシタビンの併用療法に関する国内外の各相の臨床試験における皮膚障害をまとめて示す[5]．大きく分けて皮膚障害は手足症候群と発疹関連事象（skin rash）に分けることができる．

▶ ラパチニブは乳癌細胞の細胞膜表面近くにあって乳癌細胞の増殖に重要な役割を果たすHER2だけでなく，前述の多くの癌腫で発現が認められているEGFRのチロシンキナーゼのATP結合部位にも可逆的に結合して乳癌細胞の増殖を抑制することが知られている[6]．HER1，HER2受容体の特異なチロシンキナーゼ活性を阻害することによりHERファミリー受容体シグナルの下流にあるMAPK系シグナル，さらにはPI3K-AKTシグナルを阻害し，細胞の死滅あるいは増殖を制御する．ラパチニブは小分子であるため細胞内に移行し，ト

表1 ラパチニブ臨床試験での皮膚症状の発現頻度（有害事象）

		国内第Ⅰ/Ⅱ相試験[※1] （カペシタビン 併用療法）	海外第Ⅲ相試験[※2]		国内第Ⅱ相試験[※3] （ラパチニブ 単独療法）
			（カペシタビン 併用療法）	（カペシタビン 単独療法）	
ラパチニブ投与量		1,250mg	1,250mg	—	1,500mg
投与群		ラパチニブ +カペシタビン	ラパチニブ +カペシタビン	カペシタビン単独	ラパチニブ単独
安全性評価対象例数		27	198	191	64
発現例数 （%）	発疹関連事象[※4]	14 (52)	55 (28)	26 (14)	43 (67)
	瘙痒	8 (30)	10 (5)	5 (3)	23 (36)
	皮膚乾燥	7 (26)	20 (10)	11 (6)	18 (28)
	手足症候群	20 (74)	105 (53)	97 (51)	0
	爪の障害	1 (4)	10 (5)	4 (2)	11 (17)

※1 [EGF109749]：2008年8月31日までに報告された事象に関する成績
※2 [EGF100151]：2006年4月3日カットオフデータによる中間報告書に基づく成績
※3 [EGF100642]：ラパチニブ単剤で使用した場合の安全性および有効性は確立していない
※4 発疹，痤瘡，紅斑，丘疹，皮膚炎，毛包炎および膿疱性皮疹を含む

（グラクソスミスクライン社内資料より）

ラスツズマブでは作用しえなかった部位でのタンパク機能を阻害する．その結果，EGFRファミリーを標的とした他の薬剤と同様の皮膚障害が発生する．

抗癌薬による脱毛 [7,8]

1. 化学療法の副作用としての脱毛の位置づけ

▶抗癌薬投与に伴う脱毛は全身状態の低下をもたらすものではなく，また一過性のものであるが，容姿の変化は患者にとって精神的な苦痛を伴う．抗癌薬のなかで最も脱毛を起こしやすいとされているのはドキソルビシン，シクロホスファミド，イホスファミド，ビンクリスチン，パクリタキセルなどであり，実際に脱毛が起こったときの心理的打撃は非常に大きいことを医療者側はよく知っておくことが重要である．

2. 抗癌薬でおこる脱毛の特徴

▶脱毛が起こるのは多くの場合抗癌薬投与の2〜3週後であり，通常は可逆性で，化学療法を中止すれば1〜2ヵ月で再生が始まる．しかし患者が安心するまでに4〜5ヵ月が必要である．再発毛した毛髪は以前とは質感や色調が異なることも多い．また，頭髪に加えて睫毛，眉毛の脱毛に対する理解も必要である．

3. 脱毛に対する対策

▶予防や治療に関して確実に有効な治療法はない．

▶予防法として①頭皮締め付け法，②頭皮冷却法，③育毛クリームの外用，などがあげられる．頭皮冷却法は，血管を収縮させて頭皮の血液循環を減らし毛包での抗癌薬血中濃度を低く抑えようとするもので研究が重ねられているが，十分な効果が期待できるとは言い難い．

▶ 治療も困難であるため，繰り返し十分なインフォームド・コンセントを図ることや，精神腫瘍科によるサポートが重要である．あらかじめウィッグを準備することやメイクアップ法を工夫すること，スキンケアの励行について指導することなど，患者の立場にたって考えていく態度が不可欠である．

抗癌薬による手足症候群

1. カペシタビンによって起こる手足症候群

▶ カペシタビンは日本で創られた新しいフッ化ピリミジン系の薬剤で，腫瘍組織内で5-FUへと変化して効果を発揮するという特徴を持つ．代謝酵素の分布に着目することで，骨髄や消化管においてはこの薬剤は活性型となりにくく，このことが安全性の改善につながると考えられていた．前後期第Ⅱ相試験を通じて全症例のおよそ50％に手足症候群が認められたため，局所処置とカペシタビンの投与法について**表2**[9] のような対処法が推奨されている．

2. 手足症候群の発症機序

▶ 現在，化学療法の有害反応として起こる手足症候群の発症機序は明らかにされていない．表皮基底層を構成する基底細胞の増殖能が阻害されることや，エクリン汗腺からの薬剤の分泌が原因と考えられることなど，諸説がある[10]．また，フッ化ピリミジン系の薬剤の場合は，5-FUの代謝物であるFBALの関与が示唆されているが詳細は不明である．

3. 手足症候群の診断と副作用のGrade判定基準

▶ **判定**
・手足症候群の判定はNCI-CTCAEの基準[11]に従う．また**表3**にBlumらによって提唱された手掌・足底発赤知覚不全の判定基準[12]を示した．

表2　カペシタビンによる手足症候群の対処法

Grade	症状による評価	機能による評価	対症療法
1	しびれ 皮膚知覚過敏 ヒリヒリ・チクチク感 無痛性腫脹 無痛性紅斑	日常生活に制限を受けることのない症状	A法：尿素軟膏のみ B法：尿素軟膏＋ビタミンB$_6$錠 10mg　6錠 1日2回 C法：ステロイド軟膏＋ビタミンB$_6$錠 10mg　6錠 1日2回 主としてA法あるいはB法 カペシタビンは同一用量にて投与を継続
2	腫脹を伴う 有痛性皮膚紅斑	日常生活に制限を受ける症状	B法あるいはC法あるいはB法＋C法 Grade 0または1に改善するまでカペシタビンを休薬 改善後，同一レジメンにてカペシタビンを再開
3	湿性落屑 潰瘍 水疱 強い痛み	日常生活を遂行できない症状	B法あるいはC法あるいはB法＋C法 Grade 0または1に改善するまでカペシタビンを休薬 ※通常 Grade 0または1に改善後下記の減量規定に準じ投与を再開 　1）900mg/回にて休薬→600mg/回にて再開 　2）1,200mg/回にて休薬→900mg/回にて再開 　3）1,500mg/回にて休薬→1,200mg/回にて再開

（文献 9）より改変）

表3　手掌・足底発赤知覚不全の判定基準

Grade	臨床領域	機能領域
1	しびれ，皮膚知覚過敏，ヒリヒリ・チクチク感，無痛性腫脹，無痛性紅斑	日常生活に制限を受けることのない症状
2	腫脹を伴う有痛性皮膚紅斑	日常生活に制限を受ける症状
3	湿性落屑，潰瘍，水疱，強い痛み	日常生活を遂行できない症状

該当する症状のグレードが両基準で一致しない場合は，より重症と判断できるグレードを採用する．

（文献12）より引用）

▶ **主な症状**[13]

- まず手足症候群の初期症状である，「しびれ，ものの触れたときの不快な感じ，焼けるようなチクチク刺すような感じ，ヒリヒリするような感覚，痛みを伴わない腫脹・発赤」などの患者の訴えによく耳を傾けることは非常に大切である．
- この時期を過ぎると手，足，爪を好発部位として，これらの部位に紅斑や色素沈着が出現する（**図1**）．高度のものでは疼痛を伴って腫脹，発赤がみられるようになり，水疱やびらんを形成することもある．また，特に，手掌や足底では角化や落屑が著明となるとともに知覚過敏を伴って皸裂を生じることがあり，このような状態では，痛みのために，ものがつかめなくなったり，歩行困難に陥ることがある．

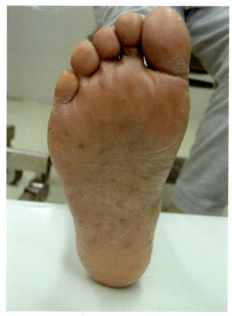

図1　カペシタビンによる手足症候群（Grade2）

4. 手足症候群に対する症状マネジメント

▶ **診断**：Grade2以上の手足症候群と診断した場合，速やかに休薬することは最も重要である．また症状の強さによっては推奨されている範囲での減量を行う．

▶ **安静**：さまざまな外的刺激を避けまず手足の安静を保つことが重要である．腫脹が強い場合は四肢の挙上と手足のcoolingを励行する．

▶ **局所治療**：各種保湿剤の外用や，「strongクラス」以上のステロイド外用剤で対応が可能である．

▶ **全身療法**：全身療法として，ステロイドを内服で前投与しておく方法がある[14]．またピリドキシン（ビタミンB_6）を100～300mg/日内服することによって，予防効果や症状緩和効果のあることが報告されている[15]．

上皮成長因子受容体（EGFR）阻害薬によって出現する皮膚症状と注意すべき薬剤

1. 分子標的薬によって出現する皮膚障害の臨床的特徴[16]

a 痤瘡様皮疹

▶ 痤瘡様皮疹は最も出現頻度の高い皮膚症状であり，ときに同時期脂漏性皮膚炎を伴う．

▶ 典型例においては投与1週間から2週間くらいで出現し，2週程度で軽快傾向がみられるようになる．

▶ 毛孔の入り口である毛包漏斗部で，外毛根鞘細胞が不全角化・角化亢進を生じ，角栓を形成した結果毛包漏斗部は閉塞に陥る．すると角質と脂質排出障害と貯留が起こり，微小面皰を生じ，痤瘡様皮疹となる．痤瘡様皮疹が尋常性痤瘡と決定的に異なるのは痤瘡様皮疹が出現初期には原則として無菌性であり，尋常性痤瘡のようにアクネ桿菌の感染が主たる原因ではないところである．

▶ 痤瘡様皮疹は毛包に一致した紅色丘疹や中心部に黄白色調の膿疱を形成する皮疹としてみられ，顔面のほか，頭皮，後頸部，前胸部，上背部，下腹部などに好発する．

b 皮膚乾燥

▶ 表皮基底細胞では細胞の分裂や分化が影響を受け真皮から表皮への酵素・栄養補給が低下するため，完成した角質層は薄くなり，水分保持機能が低下する．そのうえ汗腺，脂腺の分泌機能は抑制されており，保湿機能，バリア機能は低下する．その結果落屑を伴った皮膚の乾燥が起こる．四肢の伸側，腰部をはじめ全身が乾燥するが，手足の末端では角質層が乾燥した結果，外力に対して弱くなり容易に亀裂を生じるようになる．こうなると，疼痛は非常に強くなり，QOLの低下を招く．症状は長期にわたって継続する．

c 皮膚瘙痒症

▶ 痤瘡様皮疹，脂漏性皮膚炎，皮膚乾燥とも，痒みを伴うことがある．

d 爪囲炎

▶ 爪の周囲では，皮膚乾燥で脆弱化した表皮に外力が加わって浮腫性の紅斑や肉芽形成，亀裂をきたしやすくなる．このとき，皮膚と同様に脆弱化した爪甲のひ薄化や変形が起こり爪周囲に炎症が起こったり，陥入爪を生じる．

▶ 通常の陥入爪は主に物理的な，加重の集中が増悪の原因となるが，分子標的薬で起こる爪囲炎は背景が異なるため手足の爪に多発することが大きな特徴である．同時に多発する場

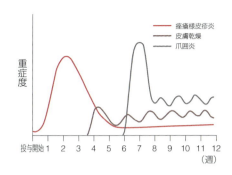

図2 投与開始後の治療経過に伴う皮膚障害の発現時期
※上図はEGFR阻害薬による典型的な皮膚障害とその発現時期について示したものである.

合や,部位を移動しながら次々に軽快,増悪を繰り返す場合など,臨床経過はさまざまである.治療抵抗性であることが多く,他の皮膚障害に比べ重症化しやすい.このことが,高度の疼痛の継続や手足の機能低下をきたしやすく,分子標的薬投与時に患者QOLの低下を招く最も大きな原因のひとつである.

2. 各種皮膚障害の出現時期[17]

- ▶ EGFR阻害薬は,エルロチニブは内服,セツキシマブは毎週点滴,パニツムマブは隔週点滴と投与方法がそれぞれ異なっている.ただし,各皮膚障害の出現する時期は類似しており,まず,投与初期,1〜2週間で痤瘡様皮疹炎が出現しやすい.この皮疹はEGFR系阻害薬投与開始後4週程度で,軽くなってくることが多い.

- ▶ 次に出現するのは皮膚乾燥や亀裂である.これは投与開始後3〜5週目ころ始まり,長期継続する.

- ▶ さらに投与開始6〜8週前後からは爪囲炎も起こり始め,これも長期にわたって継続する油断できない症状である(図2).

3. 皮膚障害の発現機序

- ▶ EGFRは細胞の表面に存在し,上皮細胞増殖因子(EFG)などと結合することで活性化される.腫瘍細胞におけるEGFRの活性化は腫瘍細胞の生存,増殖,転移,血管新生につながる.

- ▶ EGFRは腫瘍細胞で過剰発現しているが,もともと,皮膚を構成するさまざまな細胞で発現し皮膚,毛包,爪の増殖や分化に関与している.したがってEGFR阻害薬を投与すると皮膚のEGFRにも作用して影響が生じると考えられている.

皮膚障害に対するマネジメント法の実際

- ▶ EGFRチロシンキナーゼ阻害薬および抗EGFR抗体薬で起こる代表的な皮膚症状と治療・処

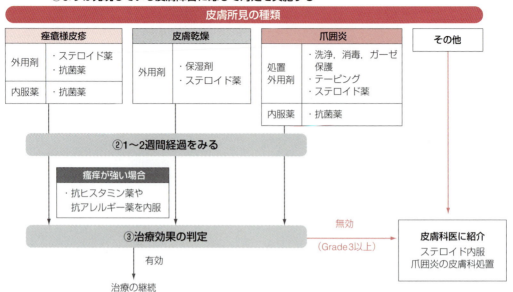

図3 皮膚症状治療アルゴリズム

置の方法についてまとめたものを図3に示す．目標とするのは，皮膚障害に対する迅速な対応と症状の軽減による患者QOLの改善であり，そのことによって癌治療ができるだけ負担を小さく継続できることである．

▶治療方法のポイントを以下に示す．
- 通常の痤瘡はアクネ桿菌（*Propionibacterium acnes*）や毛包虫などの感染性の因子により発生し，増悪することが知られている．これに対しEGFR阻害薬による痤瘡様発疹はステロイド外用剤の投与が可能である．皮疹の出現初期においては，膿疱を伴っているとしても原則として前述のような感染性因子は存在しないと考えられている．ただし，ステロイド外用が長期にわたる場合の二次感染には十分注意が必要である．併用する内服薬は皮膚の炎症に対する抗炎症作用が効果的なミノサイクリンが第一選択と考えられる．
- 痤瘡様皮疹は顔面以外に，頭皮，前胸部，下腹部，上背部など全身各所にみられるが，頭皮に発生するものは自身では見えにくいこともあり，状態を把握できないまま増悪することがある．毎日の丁寧な洗髪を怠ると，頭皮に厚く鱗屑が固着し，頭皮用ローション剤では治療困難となるので注意が必要である．
- 皮膚乾燥（乾皮症）と瘙痒症に対する外用療法の第一選択は保湿剤である．炎症を起こしていない部位にはヘパリン類似物質をはじめ，各種の保湿剤を外用する．乾燥に加え瘙痒など炎症症状がみられるときにはstrongクラス以上のステロイドも同時に塗布する．瘙痒感が強い場合，抗アレルギー薬や抗ヒスタミン薬の内服を併用する．
- 爪囲炎に対する保存的治療は保湿剤外用とステロイド外用である．内服薬としては痤瘡様発疹と同様に抗炎症作用の期待できるミノサイクリンが第一選択である．また，爪囲炎の兆候が少しでもみられたら，薬物による治療以前にスパイラルテープ法（図4）によって爪から肉芽への加圧を簡便に除去する方法も勧められる．これら爪囲炎に対する保存的治療の効果が不十分である場合，局所治療として方法がいくつか考えられる．綿球法によるク

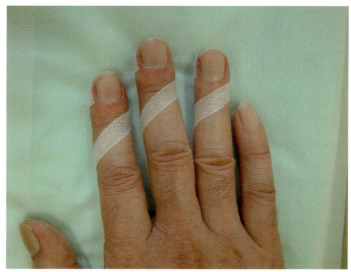
図4 スパイラルテープ法

ライオサージェリー，Mohs ペースト[7]，ガーター法などがあげられるが，EGFR系阻害薬で起こる爪囲炎は多発し日常生活のQOLを著しく下げることから，一時的であっても劇的に症状の改善させる方法として爪の部分切除を選択する場合もある．
・痤瘡様発疹，爪囲炎，乾皮症とも炎症が非常に強くGrade3の有害事象と診断された場合，短期間ステロイドの内服投与を行うこともある．

（山﨑直也）

参考文献
1) 田村和夫：2. 抗がん剤の副作用と治療　Ⅰ脱毛．田村和夫編集，がん治療副作用対策マニュアル　改訂第2版，南江堂，p.126-133, 2009.
2) 山﨑直也：最近話題の皮膚疾患　Hand-hoot syndrome. 臨床皮膚科, 63 (5) 増刊：14-17, 2009.
3) 岩崎 甫，ほか：新しい創薬戦略，西條長宏，西尾和人編集，がん化学療法・分子標的治療 update, 中外医学社，p.94-98, 2009.
4) 山﨑直也：日経メディカル Cancer Review, 12: 43, 2008.
5) Geyer PB, et al : N Engl J Med, 355 (26): 2733-2743, 2006.
6) 伊藤良則：最新医学, 67 (9月増刊): 2211-2219, 2012.
7) 本井多希，ほか：抗がん剤の脱毛予防に頭部冷却用キャップは有効とはいえない．EB NURSING, 10 (2): 152-154, 2010.
8) Janelle MT：癌化学療法の副作用．Roland TS 編集，癌化学療法ハンドブック第6版，メディカル・サイエンス・インターナショナル，p.479-493, 2009.
9) 田口哲也 監：手足症候群 Hand-Foot Syndrome アトラス 中外製薬, 2005.
10) Diasio PB : Oncology, 14 (9): 19-23, 2000.
11) 山下正徳：癌と化学療法, 26: 1084-1144, 1999.
12) Blum JL, et al : J Clin Oncol, 17: 485-493, 1999.
13) 山﨑直也：皮膚障害 (乳癌治療との関係から). CANCER BOARD 乳癌, 6 (1): 76-81, 2013.
14) 山﨑直也：癌治療と宿主, 16: 42-45, 2004.
15) Vukelja AM, et al : J Natl Cancer Inst, 85: 1432-1433, 1993.
16) 清原祥夫：分子標的薬による皮膚障害とその対策．臨床外科, 67 (7): 869-877, 2012.
17) 山﨑直也：がん治療を目的とした分子標的治療薬に起因する皮膚障害〜分子標的治療薬の台頭とこれに伴って出現する皮膚障害の現状〜．Dermatology Today, 10: 12-17, 2012.

8 感染症（肝炎・結核など）

▶ 化学療法は程度の差はあれ多くの場合骨髄抑制をきたし，感染症のリスクとなる．

▶ 化学療法の領域で，感染症の予防を考慮するのは，ウイルス（サイトメガロウイルスなど），真菌，ニューモシスチス，細菌などがあるが，乳癌の化学療法で考慮すべきものはB型肝炎ウイルス既往感染者における再活性化予防である．

▶ 潜在性結核感染症は，リスクに応じて治療を行うための概念であるが，専門家以外における認知度は高いとはいいがたい．

B型肝炎ウイルス（HBV）再活性化[1)]

▶ HBV感染患者において，免疫抑制化学療法によりHBVが再増殖することをHBV再活性化と称する．

▶ HBV感染状態は，慢性活動性肝炎，非活動性キャリア，既往感染者に分類される．HBV再活性化は，キャリアからの再活性化と既往感染者（HBs抗原陰性，かつHBc抗体またはHBs抗体陽性）からの再活性化に分類される．既往感染者からの再活性化による肝炎は，「de novo B型肝炎」と称される．乳癌におけるHBV再活性化の頻度は正確には不明だが，メタアナリシスでは18.4%と報告されている[2)]．

▶ HBV再活性化による肝炎は重症化しやすいだけでなく，肝炎の発症により原疾患の治療を困難にさせるため，発症そのものを阻止することが最も重要である．劇症化し死亡例も報告されている．

▶ 化学療法を行う際の基本的なHBV再活性化対策は，厚生労働省研究班による「免疫抑制化学療法によるB型肝炎対策ガイドライン（改訂版）」に基づいたB型肝炎治療ガイドライン（第2.2版，2016年）に準拠することが推奨されている **(図1)**．
・ガイドラインにおいて，HBV再活性化のリスクを有する免疫抑制・化学療法を行うすべての患者に，治療前にHBV感染をスクリーニングすることが推奨されている（レベル1b，GradeA）．

▶ 治療開始前には，全例にHBs抗原を測定する．

▶ HBs抗原陽性の場合には，HBe抗原，HBe抗体，HBV DNA量を測定する．HBV DNAの定量はリアルタイムPCR法を用いる．

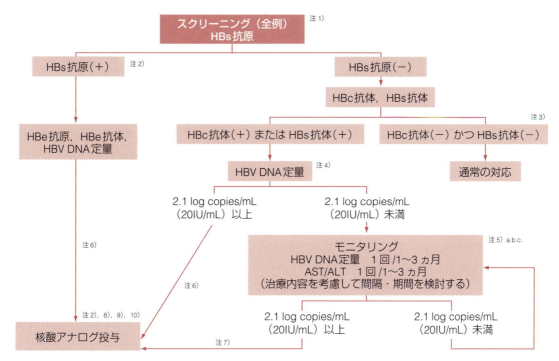

図1　免疫抑制・化学療法により発症するB型肝炎対策ガイドライン

補足：血液悪性疾患に対する強力な化学療法中あるいは終了後に，HBs抗原陽性あるいはHBs抗原陰性例の一部にHBV再活性化によりB型肝炎が発症し，そのなかには劇症化する症例があり，注意が必要である．また，血液悪性疾患または固形癌に対する通常の化学療法およびリウマチ性疾患・膠原病などの自己免疫疾患に対する免疫抑制療法においてもHBV再活性化のリスクを考慮して対応する必要がある．通常の化学療法および免疫抑制療法においては，HBV再活性化，肝炎の発症，劇症化の頻度は明らかでなく，ガイドラインに関するエビデンスは十分ではない．また，核酸アナログ投与による劇症化予防効果を完全に保証するものではない．

注1) 免疫抑制・化学療法前に，HBVキャリアおよび既往感染者をスクリーニングする．まずHBs抗原を測定して，HBVキャリアかどうか確認する．HBs抗原陰性の場合には，HBc抗体およびHBs抗体を測定して，既往感染者かどうか確認する．HBs抗原・HBc抗体およびHBs抗体の測定は，高感度の測定法を用いて検査することが望ましい．また，HBs抗体単独陽性（HBs抗原陰性かつHBc抗体陰性）例においても，HBV再活性化は報告されており，ワクチン接種歴が明らかである場合を除き，ガイドラインに従った対応が望ましい．

注2) HBs抗原陽性例は肝臓専門医にコンサルトすること．すべての症例で核酸アナログ投与にあたっては肝臓専門医にコンサルトするのが望ましい．

注3) 初回化学療法開始時にHBc抗体，HBs抗体未測定の再治療例および既に免疫抑制療法が開始されている例では，抗体価が低下している場合があり，HBV DNA定量検査などによる精査が望ましい．

注4) 既往感染者の場合は，リアルタイムPCR法によりHBV DNAをスクリーニングする．

注5) a. リツキシマブ・ステロイド，フルダラビンを用いる化学療法および造血幹細胞移植例は，既往感染者からのHBV再活性化の高リスクであり，注意が必要である．治療中および治療終了後少なくとも12ヵ月の間，HBV DNAを月1回モニタリングする．造血幹細胞移植例は，移植後長期間のモニタリングが必要である．

　　b. 通常の化学療法および免疫作用を有する分子標的薬を併用する場合においても頻度は少ないながら，HBV再活性化のリスクがある．HBV DNA量のモニタリングは1～3ヵ月ごとを目安とし，治療内容を考慮して間隔および期間を検討する．血液悪性疾患においては慎重な対応が望ましい．

　　c. 副腎皮質ステロイド，免疫抑制薬，免疫抑制作用あるいは免疫修飾作用を有する分子標的治療薬による免疫抑制療法においても，HBV再活性化のリスクがある．免疫抑制療法では，治療開始後および治療内容の変更後少なくとも6ヵ月間は，月1回のHBV DNA量のモニタリングが望ましい．6ヵ月後以降は，治療内容を考慮して間隔および期間を検討する．

注6) 免疫抑制・化学療法を開始する前，できるだけ早期に投与を開始するのが望ましい．ただし，ウイルス量が多いHBs抗原陽性例においては，核酸アナログ予防投与中であっても劇症肝炎による死亡例が報告されており，免疫抑制・化学療法を開始する前にウイルス量を低下させておくことが望ましい．

注7) 免疫抑制・化学療法中あるいは治療終了後に，HBV-DNAが2.1 log copies/mL (20IU/mL) 以上になった時点で直ちに投与を開始する．免疫抑制・化学療法中の場合，免疫抑制薬や免疫抑制作用のある抗腫瘍薬は直ちに投与を中止せず，対応を肝臓専門医と相談するのが望ましい．

注8) 核酸アナログはエンテカビルの使用を推奨する．

注9) 下記の条件を満たす場合には核酸アナログ投与の終了を検討してよい．
スクリーニング時にHBs抗原陽性例ではB型慢性肝炎における核酸アナログ投与終了基準を満たす場合．スクリーニング時にHBc抗体陽性またはHBs抗体陽性例では，(1) 免疫抑制・化学療法終了後，少なくとも12ヵ月間は投与を継続すること．(2) この継続期間中にALT (GPT) が正常化していること（ただしHBV以外にALT異常の原因がある場合は除く）．(3) この継続期間中にHBV DNAが持続陰性化していること．

注10) 核酸アナログ投与終了後少なくとも12ヵ月間は，HBV DNAモニタリングを含めて厳重に経過観察する．経過観察方法は各核酸アナログの使用上の注意に基づく．経過観察中にHBV DNAが2.1 log copies/mL (20IU/mL) 以上になった時点で直ちに投与を再開する．

（日本肝臓学会；肝炎診療ガイドライン作成委員会：B型肝炎治療ガイドライン（第2.2版），http://www.jsh.or.jp/medical/guidelines/jsh_guidelines/hepatitis_b，2016年5月 p.66-67 より転載）

▶ HBs抗原陰性の場合には，HBc抗体，HBs抗体を測定する．HBc抗体またはHBs抗体陽性であれば，既往感染者と診断する．ただし，HBワクチン接種によるHBs抗体単独陽性例は除外する．既往感染者に対しては，次にHBV DNA量を測定する．HBs抗原，HBc抗体，HBs抗体いずれの検査方法ともに，CLIA法やCLEIA法など高感度の測定系を用いる．

▶ HBs抗原陽性の非活動性キャリア，および治療開始前のスクリーニング検査においてHBV DNAが2.1 log copies/mL以上の既往感染者に，再活性化の可能性のある免疫抑制化学療法を行う際は，速やかに核酸アナログの投与を開始する（レベル1b，GradeA）．

・治療開始前のスクリーニング検査においてHBV DNAが2.1 log copies/mL未満の既往感染者に対しては，治療中および治療終了後にHBV DNAのモニタリングを行い，HBV DNAが2.1 log copies/mL以上となった時点で核酸アナログの投与を開始する（レベル4，GradeB）．

・核酸アナログはエンテカビルを推奨する（レベル3，GradeA）．

▶ 核酸アナログの中止基準は，HBs抗原陽性例に対する投与では核酸アナログの投与終了基準に準ずる．既往感染者に対する投与では免疫抑制化学療法終了後も少なくとも12ヵ月間は投与を継続し，この継続期間中にALTの正常化とHBV DNAの持続陰性化がみられる場合は投与終了を検討する（レベル5，GradeB）．

▶ 核酸アナログ投与終了後も少なくとも12ヵ月間はHBV DNAモニタリングを含めた経過観察を行う．経過観察中にHBV DNAが2.1 log copies/mL以上になった時点で直ちに投与を再開する（レベル5，GradeB）．

▶ 海外のガイドラインでは，ラミブジンを推奨するものもあるが，長期の使用ではエンテカビルを推奨しているものもある．わが国のガイドラインではエンテカビルが推奨されている．HBe抗原陰性あるいはHBe抗原陽性の慢性B型肝炎を対象とした比較試験では，エンテカビルはラミブジンよりも4，8週後に組織学的改善，ウイルス学的反応，アラニンアミノトランスフェラーゼ値の正常化が得られた割合で優れていた[3～5]．再活性化の抑制について，両薬剤の有効性を比較した第Ⅲ相試験はないが，エンテカビルはラミブジンと比べ耐性化しにくいとされている．

潜在性結核感染症の治療[6]

・結核については，感染と発病を分けて考える必要がある．潜在性結核感染症（latent tuberculosis infection；LTBI）は，米国胸部疾患学会（American Thoracic Society；ATS）と米国疾病予防管理センター（Centers for Disease Control and Prevention：CDC）による共同声明である「選択的ツベルクリン検査と潜在性結核感染症の治療」（Targeted Tuberculin Testing and Treatment of Latent Tuberculosis Infection）から使われるようになった概念である[7]．表1に示す臨床的特徴を呈していないが，表中の「画像検査方法以外の左欄に掲げる検査方法により，結核の無症状病原体保有者と診断し，かつ，結核医療を必要とすると認められる場合を指す」[8]．結核に感染して，発病するリスクが高い者に対する潜在性結核感染症（LTBI）の治療を行うことの有効性は確立している．

・潜在性結核感染症（LTBI）の治療に当たっては，感染症法第12条第1項の規定による届出

表1 結核の定義と臨床的特徴，検査法

(1) 定義
結核菌群（*Mycobacterium tuberculosis complex*，ただし *Mycobacterium bovis* BCGを除く）による感染症である．

(2) 臨床的特徴
　感染は主に気道を介した飛沫核感染による．感染源の大半は喀痰塗抹陽性の肺結核患者であるが，ときに培養のみ陽性の患者，まれに菌陰性の患者や肺外結核患者が感染源になることもある．感染後数週間から一生涯にわたり臨床的に発病の可能性があるが，発病するのは通常30％程度である．若い患者の場合，発病に先立つ数ヵ月〜数年以内に結核患者と接触歴を有することがある．
　感染後の発病のリスクは感染後間もない時期（とくに1年以内）に高く，年齢的には乳幼児期，思春期に高い．また，特定の疾患（糖尿病，慢性腎不全，エイズ，じん肺等）を合併している者，胃切除の既往歴を持つ者，免疫抑制剤（副腎皮質ホルモン剤，TNFα阻害薬等）治療中の者等においても高くなる．
　多くの場合，最も一般的な侵入門戸である肺の病変として発症する（肺結核）が，肺外臓器にも起こりうる．肺外罹患臓器として多いのは胸膜，リンパ節，脊髄・その他の骨・関節，腎・尿路生殖器，中枢神経系，咽頭等であり，全身に播種した場合には粟粒結核となる．
　肺結核の症状は咳，喀痰，微熱が典型的とされており，胸痛，呼吸困難，血痰，全身倦怠感，食欲不振等を伴うこともあるが，初期には無症状のことも多い．

検査方法	検査材料
塗抹検査による病原体の検出	喀痰，胃液，喉頭・喉頭ぬぐい液，気管支肺胞洗浄液，胸水，膿汁・分泌液，尿，便，脳脊髄液，組織材料
分離・同定による病原体の検出	
核酸増幅法による病原性遺伝子の検出	
病理検査における特異的所見の確認	病理組織
ツベルクリン反応検査（発赤，硬結，水疱，壊死の有無）	皮膚所見
リンパ球の菌特異蛋白刺激による放出インターフェロンγ試験	血液
画像検査における所見の確認	胸部X線画像，CT等検査画像

(http://www.mhlw.go.jp/bunya/kenkou/kekkaku-kansenshou11/01-02-02.html)

を直ちに行わなければならないと定められている．古くはいわゆる「マル初」として，29歳以下の「初感染結核」に対する予防内服のみが公費負担の対象であったが，LTBI治療は原則としてツベルクリン検査またはインターフェロンγ遊離試験（interferongamma release assay；IGRA）の実施を条件に，新しい感染のみならず，過去の感染者で免疫抑制状態等にあるため発病リスクが高いと考えられて治療をする場合を含め，年齢にかかわらず公費負担の対象となった[9]．

・潜在性結核感染症の診断のためのゴールドスタンダードはない．従来行われてきたツベルクリン検査はBCG接種歴や非結核性抗酸菌等により特異度に問題があった．2005年4月からクォンティフェロン第2世代（クォンティフェロン®TB-2G）が使われるようになり，2010年頃より同第3世代（クォンティフェロン®TB ゴールド：以下QFT-G）に代わった．さらに2012年11月にTスポット®TB（T-SPOT）も健康保険に収載され現在はこれらのインターフェロンγ遊離試験（interferongamma release assay；IGRA）が汎用されるが，結果の解釈には十分注意しなければならない．

▶2005年2月，日本結核病学会予防委員会は上述のATS/CDCの共同声明の考え方を取り入れた「さらに積極的な化学予防の実施について」を日本リウマチ学会との共同声明として発表し[10]，免疫抑制要因を持った者や副腎皮質ステロイド剤やTNF-α阻害薬を使用する者など，発病リスクの高い者に対して化学予防を推進した．一方で，乳癌化学療法の潜在性結核感染症（LTBI）に与える影響は十分に検討されているとはいいがたい．

・表2に感染者中の活動性結核発症リスク要因を示す（潜在性結核感染症治療指針より）．発症リスクを総合的に判断し，化学予防を検討することが求められている．発病リスク4以上

表2 感染者中の活動性結核発症リスク要因

対象	発病リスク[*1]	勧告レベル[*2]	備考
HIV/AIDS	50〜170	A	
臓器移植（免疫抑制剤使用）	20〜74	A	移植前のLTBI治療が望ましい
珪肺	30	A	患者が高齢化しており，注意が必要
慢性腎不全による血液透析	10〜25	A	高齢者の場合には慎重に検討
最近の結核感染（2年以内）	15	A	接触者検診での陽性者
胸部X線画像で線維結節影（未治療の陳旧性結核病変）	6〜19	A	高齢者の場合には慎重に検討
生物的製剤使用	4	A	発病リスクは薬剤によって異なる
副腎皮質ステロイド（経口）	2.8〜7.7	B	用量が大きく，リスクが高い場合には検討
副腎皮質ステロイド（吸入）	2	B	高用量の場合には発病リスクが高くなる
その他の免疫抑制剤	2〜3	B	
コントロール不良の糖尿病	1.5〜3.6	B	コントロール良好であればリスクは高くない
低体重	2〜3	B	
喫煙	1.5〜3	B	
胃切除	2〜5	B	
医療従事者	3〜4	C	最近の感染が疑われる場合には実施

[*1] 発病リスクはリスク要因のない人との相対危険度
[*2] A：積極的にLTBI治療の検討を行う．B：リスク要因が重複した場合に，LTBI治療の検討を行う．C：直ちに治療の考慮は不要

（文献6）より引用）

では積極的な化学予防を考慮することが推奨されている．

・治療薬剤と期間は原則としてイソニアジド（INH）の6ないし9ヵ月内服である．INHが使用できない場合はリファンピシン（RFP）を4ないし6ヵ月投与する．化学予防により結核発病のリスクはおおよそ2/3に減少するとされる．

▶ INHの使用に当たっては，肝障害，末梢神経障害（ビタミンB_{12}を補充する），アレルギー，間質性肺疾患などに注意する．RFP使用に当たっては，肝障害，アレルギー，間質性腎炎などに注意し，また薬剤相互作用が多いことも銘記すべきである．

まとめ

・B型肝炎再活性化については，HBV感染のスクリーニング，特にHBs抗原陰性の場合にはHBs抗体，HBc抗体の確認を忘れずに行う．必要に応じて，HBV DNAのフォローあるいはエンテカビルの予防内服を行う．
・潜在性結核感染症については，結核感染の有無を検討する．状況に応じてQFT-GやTSPOTを行うが，日本の現状において化学療法を行う乳癌患者の全例に行う必要はないであろう．感染が確認された場合で，未発症の場合は，発病のリスクに応じて，潜在性結核感染症の治療を行う．治療を行う場合は届け出が必須である．

（内藤陽一）

参考文献

1) 日本肝臓学会編：B 型肝炎治療ガイドライン（第 2.2 版），2016. https://www.jsh.or.jp/medical/guidelines/jsh_guidlines/hepatitis_b
2) Tang W, et al：Prophylactic Effect of Lamivudine for Chemotherapy-Induced Hepatitis B Reactivation in Breast Cancer: A Meta-Analysis. PLoS One,9;10(6):e0128673, 2015.
3) Lai CL, et al：Entecavir versus lamivudine for patients with HBeAg-negative chronic hepatitis B. N Engl J Med, 9;354(10):1011-1020, 2006.
4) Chang TT, et al：A comparison of entecavir and lamivudine for HBeAg-positive chronic hepatitis B. N Engl J Med, 9;354(10):1001-1010, 2006.
5) Zhang X, et al：Entecavir versus Lamivudine therapy for patients with chronic hepatitis B-associated liver failure: a meta-analysis. Hepat Mon,11;14(11):e19164, 2014.
6) 日本結核病学会予防委員会・治療委員会編：潜在性結核感染症治療指針. Kekkaku, 88(5): 497-512, 2013.
7) Centers for Disease Control and Prevention: Targeted tuberculin testing and treatment of latent tuberculosis infection. American Thoracic Society. MMWR Recomm Rep. 49 (No.RR-6): 1–51, 2000.
8) http://www.mhlw.go.jp/bunya/kenkou/kekkaku-kansenshou11/01-02-02.html
9) 厚生労働省健康局結核感染症課長：潜在性結核感染症の取扱いについて. 健感発第 0801001 号, 平成 19 年 8 月 1 日.
10) 日本結核病学会予防委員会・有限責任中間法人日本リウマチ学会編：さらに積極的な化学予防の実施について. Kekkaku, 79(12): 747-748,2004.

9 口内炎

▶ 癌治療における化学療法，分子標的薬によって，患者の口腔内に口腔粘膜炎が発症することがある．口内炎により，治療内容の変更延期や中止を余儀なくされることがある[1]．また経口摂取に障害をきたしQOLが低下することがある．

▶ 口腔粘膜は細胞の代謝サイクルが早いため治療関連毒性が発症しやすく，また，複雑な細菌叢による二次感染によって粘膜炎が悪化しやすい[2]．

▶ MASCC/ISOO Clinical Practice Guidelines口腔粘膜炎に関するガイドライン[3]は，乳癌薬物治療を行ううえで口内炎予防のために強く推奨できる治療は少なく，エビデンスに乏しいとしている．

化学療法によって引き起こされる口内炎の機序

▶ 化学療法剤による口内炎は，口腔粘膜下DNA障害に伴い活性酵素種が産生され，細胞，組織，血管への直接障害から炎症性サイトカインの発現上昇により組織障害が増幅されることにより起こると考えられている**(図1)**[2]．

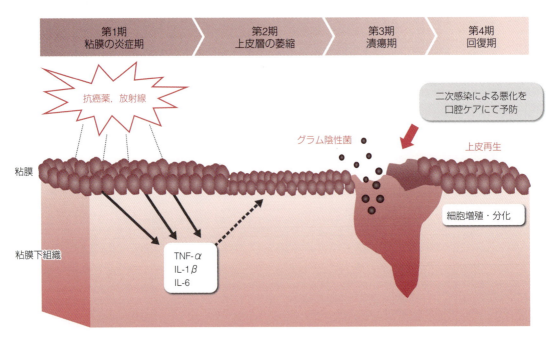

図1　化学療法によって引き起こされる口内炎の機序

- 間接作用として，抗癌薬の副作用で起こる骨髄抑制によって口腔内が易感染状態となり，グラム陰性菌などの口腔内細菌により口腔粘膜に局所感染を生じ，細菌から内毒素が放出され，口腔粘膜はさらに障害を受け，口腔粘膜炎が発症する．

- 一般的に化学療法による臨床経過は抗癌薬剤投与後数日〜10日で口内炎が発生し，2〜3週間で徐々に改善する[1]．しかし潰瘍を形成すると，潰瘍形成後は粘膜バリアの波状により感染リスクが上昇する[2,4]．

- 口内炎のリスク因子として口腔衛生状態不良（う歯，歯周病，義歯不適合），免疫能の低下（ステロイド剤の使用，糖尿病），栄養状態不良，放射線治療の併用，喫煙などがある．

化学療法，分子標的薬による口内炎の発症頻度

- 乳癌薬物治療で使用する薬剤の口内炎の発症率を化学療法を**表1**，分子標的薬を**表2**に示した．

- アンスラサイクリン系薬剤ではGrade1/2の口内炎が10〜40％程度認められる．

- 経口の5-FUでも10〜25％の口内炎が認められる．

- ベバシズマブ/パクリタキセル併用療法では日本人において47％と高率に口内炎が認められる．

表1　乳癌薬物療法における口内炎の発症頻度（化学療法）

レジメン	Grade1/2	Grade3
AC，EC	10〜31%	2%
FAC，FEC	20〜39%	3%
Weekly パクリタキセル	5〜15%	2%
ドセタキセル	5〜15%	1%以下
TC	15〜23%	1%以下
TCH	—	1%
ナベルビン	5%以下	—
エリブリン	5%以下	—
TS-1	10〜25%	1%
カペシタビン	10〜20%	1%以下

表2　乳癌薬物療法における口内炎の発症頻度（分子標的薬）

分子標的薬	併用薬	Grade1/2	Grade3
エベロリムス	エキセメスタン	56〜81%	8%
ベバシズマブ	パクリタキセル	47%	1%
トラスツズマブ	—	5%以下	—
ペルツズマブ	—	5%以下	—
T-DM1	—	7〜10%	1%以下
ラパチニブ	カペシタビン	10〜20%	3%

エベロリムスによる口内炎

▶ エベロリムスは乳癌，腎癌，結節性硬化症などで保険適用のあるmTOR阻害薬である．

▶ エベロリムスは乳癌においてアロマターゼ阻害薬との併用で無増悪生存期間を延長した．エベロリムスの副作用として乳癌患者を対象としたBOLERO2試験では，口内炎が全てのGradeで58％の患者に発生し，アジア人での解析では81％の患者に発生すると報告されている（図2）[5,6]．

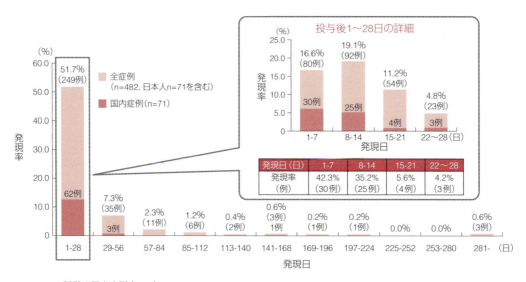

図2　BOLERO-2試験での口内炎の発現時期

（文献7）より引用）

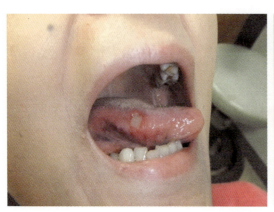
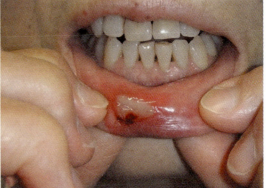

図3　アフィニトールによる口内炎

- ▶ エベロリムスによる口内炎の発生機序はまだ解明されていない．エベロリムスによる口内炎も同様に治療開始から2ヵ月以内に発症する症例が多い **(図3)**[7]．

- ▶ BOLERO-22試験ではGrade2の口内炎が発症した場合は休薬，減量が行われていた．エベロリムスを用いる場合，口内炎予防のためのエビデンスのある治療はない．

- ▶ 実臨床では口内炎が発現した後の対処療法として，うがいの奨励，ステロイド軟膏，などが行われている[7]．

口内炎の鑑別診断

- ▶ 乳癌薬物治療中の口腔内の痛みはすべてが薬剤性の口内炎とは限らない．

- ▶ 薬剤性口内炎と鑑別すべき疾患として，義歯性口内炎などの外傷性潰瘍，ウイルス性口内炎，口腔カンジダ（真菌）症，熱傷がある．

- ▶ 口腔内の観察を行い，鑑別診断をしたうえで適切な治療を行うことが大切である．

口内炎の治療

- ▶ 口内炎は，確立した治療はなく，症状に合わせた対症療法が主である．

- ▶ 含嗽剤は口腔内の保清，保湿に加えて，消炎鎮痛，組織修復が主な目的であり，口腔ケアと含嗽は継続する．口内炎が発生すると疼痛により口腔ケアが困難になる．疼痛が強い場合は，まず局所麻酔薬，消炎鎮痛薬を使用し，激しい疼痛の場合はオピオイドを組み合わせて口腔ケアを継続するように努める．

- ▶ 軽度～中等度の痛みには，局所麻酔薬（リドカインなど）による含嗽に加え，アセトアミノフェンか，非ステロイド性抗炎症薬（解熱消炎鎮痛薬：NSAIDs）を使用する．中等度以上の痛みで除痛が困難な場合は麻薬系鎮痛薬を使用することも推奨されている．

- ▶ 骨髄抑制などの免疫低下状態では，口腔カンジダ症やウイルス性口内炎が増悪することがあるのでステロイド治療は注意を要する．漫然と大量もしくは長期に使用するべきではない．

- ▶ 食事の工夫〔薄味，室温程度に冷ましたもの，酸味（果物など）・香辛料などは控える〕で痛みを和らげることが可能である．栄養を十分摂取することが，口内炎の改善に寄与する．

口内炎予防

- ▶ 口腔粘膜炎に関するガイドライン[8]は，がん治療を行ううえで歯科的介入をした方が好ましいとなっているが，強い推奨ではない．

- ▶ 5-FUの急速静注化学療法を受ける患者に対し，口腔粘膜障害の予防のため，30分の口腔ク

ライオセラピーが推奨されている[3]．

▶ 乳癌術後患者へのアンスラサイクリン系抗癌薬使用前に口腔ケアを行うと口内炎の予防に有効であるとの報告がある[9]．

▶ 口腔内の乾燥は口内炎の発生や増悪因子と関連があると考えられているが，イソジン®やアズノール®などの含嗽薬や，市販のアルコール性含嗽薬には口内炎を予防するといったエビデンスはない．

今後の展望

▶ わが国では今後，寿命の延長とがん医療の充実により，化学療法を受ける患者のなかに，高齢でかつ多くの残存歯や複雑な補綴物を有した者の増加が予想され，複雑な口腔内環境が，化学療法中の患者の口腔清掃の不良などを助長し口腔内の副作用をさらに増悪する可能性がある．

▶ 現在臨床試験として，エベロリムス使用症例における口内炎予防のための歯科介入「ランダム化第Ⅲ相試験」を行っている．この試験は歯科・口腔外科医師・歯科衛生士による専門的口腔管理の口内炎の予防効果の検証を行っている．

▶ 歯科・口腔外科医師，歯科衛生士による定期的な口腔内状態の確認とそれに基づいた指導管理を徹底することで，セルフケアによる粘膜損傷のリスクや口腔乾燥や舌苔の付着といった問題点を早期に抽出し，適切に対応することで，口腔内環境が維持され，また患者のセルフケアに対するモチベーションの維持向上にもつながる可能性がある．

▶ 今後は口内炎予防，治療において歯科医師，歯科衛生士と医師，薬剤師，看護師，その他の関連職種とのチーム医療の構築が重要であり，患者に対する安全で質の高い医療の提供にも寄与する．

（新倉直樹／太田嘉英）

参考文献

1) Pico JL, et al: Mucositis: Its Occurrence, Consequences, and Treatment in the Oncology Setting. Oncologist, 3:446-451, 1998.
2) Sonis ST: The pathobiology of mucositis. Nat Rev Cancer, 4:277-284, 2004.
3) Lalla RV, et al:MASCC/ISOO clinical practice guidelines for the management of mucositis secondary to cancer therapy. Cancer, 120:1453-1461, 2014.
4) Noguchi S, et al : Efficacy of everolimus with exemestane versus exemestane alone in Asian patients with HER2-negative, hormone-receptor-positive breast cancer in BOLERO-2. Breast Cancer, 21:703-714, 2014.
5) Sonis ST, et al: Perspectives on cancer therapy-induced mucosal injury: pathogenesis, measurement, epidemiology, and consequences for patients. Cancer, 100:1995-2025, 2004.
6) Baselga J, et al: Everolimus in postmenopausal hormone-receptor-positive advanced breast cancer. N Engl J Med, 366:520-529, 2012.
7) アフィニトール適正使用ガイド．(2014年4月作成)
   http://product.novartis.co.jp/afi/document/
8) MASCC/ISOO Mucositis Guidelines.
   http://www.mascc.org/mucositis-guidelines 2013
9) Saito H, et al: Effects of professional oral health care on reducing the risk of chemotherapy-induced oral mucositis. Support Care Cancer, 22:2935-2940, 2014.

10 骨粗鬆症

骨粗鬆症の病態生理

- 骨粗鬆症は，骨量減少〔骨密度（bone mineral density；BMD）低下〕と，骨質の劣化が病態の中心である．

- 全身のBMDは10代でピークになるが，近位大腿骨は20代で最大に，脊椎や前腕は30代までに最大になるとされる．

- BMDの低下の主な機序は，エストロゲン欠乏に起因する骨吸収亢進と，骨芽細胞減少による骨形成低下である[1〜3]．

- エストロゲンは骨吸収を抑制しているため，閉経などで内因性のエストロゲンが減少することで，BMDは低下する．

- 特にエストロゲン欠乏は，骨髄に存在するTリンパ球のひとつであるTh17を活性化して，IL-17の分泌を亢進させることで，骨髄の間質細胞からRANKL（receptor activator of NF-κB）の分泌を促進させる．このRANKLが，破骨細胞の骨吸収を促進させる．また，エストロゲン欠乏はTリンパ球に炎症性サイトカインであるIL-1，IL-6，TNF-αを分泌亢進させて骨髄間質細胞からのRANKL分泌を促すことも報告されている．一方で，エストロゲン欠乏は破骨細胞の形成抑制にも働く．例えばTh1からIFN-γを，Th2からIL-4を分泌亢進させて，破骨細胞の骨破壊に対して，抑制的に働く．これらが総合的には，骨破壊優位になるというのが，現時点でのエストロゲンで骨破壊が亢進する理由とされている[1]．

- 乳癌患者では，アロマターゼ阻害薬（AI）による内分泌療法，化学療法や手術に伴う卵巣機能低下をきたすことから，治療関連でもBMD低下が引き起こされる．

骨粗鬆症の定義

- 骨粗鬆症は，全身的に骨折のリスクが上昇した状態である．

- 1991年に行われたコンセンサス会議におけるWHO（世界保健機関）の定義によると，「骨粗鬆症は，低骨量と骨組織の微細構造の異常を特徴として，骨の脆弱性が増大しており骨折の危険性が増大する疾患である」とされている．

- 骨粗鬆症を認識する一番の目的は，骨折リスクの認識と，可能であればリスク低減の介入ということになる．

▶ 骨粗鬆症の診断基準は，二重X線吸収法（dual-energy X-ray absorptiometry；DXA）を用いたBMD測定が採用されている．

▶ DXAは2種類のエネルギーを有するX線を腰椎（L1～L4またはL2～L4の前後方向）または大腿骨近位部（大腿骨頸部，転子部，全大腿骨近位部の左右どちらか前後方向）に当てて，BMDの平均値g/m^{2}を測定する．そのうえで，20～44歳の同性のBMDの平均値を100%（young adult mean；YAM）としたときに，測定した患者のBMDがYAMの何%にあたるか（本項では便宜的にYAM%とする）を算出する．このYAM%が70%未満を骨粗鬆症とする．海外では，Tスコアに基づいて，骨粗鬆症を定義している．TスコアはYAMと標準偏差（SD）から求める数値であり，−2.5SD以下を骨粗鬆症と定義している．複数個所を測定した場合，最も低いYAMから求めるBMD値を用いて診断する．

▶ もともとは，日本人のBMDの低下と脊椎骨折割合の関係性をみた場合，最も感度と特異度が高くなるBMDをカットオフとされている．このとき，世界的な基準と同様にYAMの−2.5SD相当が脊椎骨折を最も効率よく予測できる値として，わが国でも用いられることとなった．しかし，その後の検討で，橈骨などの腰椎以外の部位の測定結果を元に，脊椎骨折のカットオフ値を検討したところ，YAM−2.5SDよりも，YAM%のカットオフ値の方が測定部位によらず骨折を予測する感度と特異度が最もよい値であったため，わが国では1996年の原発性骨粗鬆症の診断基準から，YAM%を診断基準に用いることとなった[4]．

▶ 骨粗鬆症の予防と治療ガイドライン2015年度版（原発性骨粗鬆症の診断基準　2012年度改訂版と同一）に基づくと，骨粗鬆症は脆弱性骨折の有無で基準が分かれる．脆弱性骨折がある場合の骨粗鬆症の基準は，①椎体骨折または大腿骨近位部骨折の既往，または②その他の脆弱骨折（軽微な外力によって発生した非外傷性骨折で，肋骨，骨盤，上腕骨近位部，橈骨遠位端，下腿骨）あり，BMDがYAMの80%未満とされている．また，脆弱骨折がない場合にはBMDがYAMの70%以下または−2.5SD以下の場合とされている**（表1）**[5]．

▶ AI使用やLHRHや抗癌薬など，BMDを低下させる因子を有する患者では，続発性骨粗鬆症の診断基準は，上記原発性骨粗鬆症の診断基準と同じ値が用いられる．ただし，後述するが，継続的にBMDが低下することが推定されるため，骨量低下の基準で何らかの治療介入を行うという考え方が多い．

表1　DXA法を用いた骨粗鬆症の診断基準（WHO基準と日本の基準）

	WHOの基準	骨粗鬆症の予防と治療ガイドライン2015年度版
正常骨量	Tスコア <−1.0	YAM% ≧80%
骨量低下	Tスコア −2.5～−1.0	YAM% 80%～70%かつ脆弱骨折なし
骨粗鬆症	Tスコア ≦−2.5	YAM% <70%または<80%かつ脆弱骨折あり
重症骨粗鬆症	Tスコア ≦−2.5かつ1ヵ所以上の脆弱骨折あり	—

YAM%：20～44歳の同性の骨密度の平均値を100%としたときの，患者の骨密度の%表示

AI患者の骨折リスクの評価

▶ BMD低下は，骨折リスクが増加することが示されており，独立した重要な骨折リスクとされる[6,7]．

▶ 前向きに検証された推奨はないが，各種ガイドラインではAI使用患者での骨折リスク評価についても，上記リスク因子の状況に応じて，DXAを定期的に行うことが推奨されている[8〜11]．

▶ 骨折と関連したBMD以外の因子としては，加齢，以前の骨折の既往，低いbody mass index，喫煙，アルコール過剰摂取，両親の大腿骨頸部骨折の家族歴，慢性的なグルココルチコイド使用，関節リウマチ，二次性骨粗鬆症（性腺機能低下症，早期閉経，低栄養，慢性肝疾患，炎症性腸疾患）などがある[12]．

▶ DXAでBMDが減少している場合には，腎機能障害，肝機能障害，甲状腺機能亢進症，副甲状腺機能亢進症など，二次性骨粗鬆症の原因疾患に注意して，採血評価（電解質，腎機能，肝機能，25［OH］ビタミンD，甲状腺機能）などを追加評価することが推奨される．

▶ 大腿骨骨折のリスクを評価するのは大腿骨のDXAが最もよく，脊椎圧迫骨折のリスクを評価するのであれば腰椎DXAが最もよい．しかし，先に述べたように，1ヵ所のDXA測定が全身的なBMDの状態を予測しているという結果をもとに，各種ガイドラインでは大腿骨DXAかつ/または腰椎DXAの測定を推奨している（日本人では大腿骨のDXA測定の再現性に問題があるという点で，腰椎DXAがより推奨されてきた歴史がある）．

▶ 日本乳癌学会ガイドライン2015年度版では，原則腰椎DXAを測定し，年1回の評価で経過をみることが記載されている[13]．

▶ FRAXは2008年にWHOが発表した，今後10年間での骨折発症リスクの推定を行うツールである．対象年齢は40〜90歳で，身長，体重，喫煙歴や家族歴，続発性骨粗鬆症の有無などの項目を入れて，大腿骨のBMDをくわえると，10年間の骨折リスク％が計算できる．日本人コホートでのvalidationも行われている．

▶ FRAXによるリスク評価は，AI使用などの続発性骨粗鬆症の骨折リスク予測は過小評価しやすいと考えられ，AI使用患者における骨粗鬆症のガイドラインでは，特に使用を推奨されていない．

▶ 骨のターンオーバーを反映する採血項目には，骨吸収マーカー（尿中Nペプチド；NTX，血清Cテロペプチド；CTX）と骨形成マーカー（血清骨特異的アルカリホスファターゼ BALP）とが存在する．AI使用の過去の臨床試験では，AI使用で骨吸収マーカーは上昇し，骨形成マーカーは低下することが示されているが，実臨床でモニタリングのために使用することは特に推奨されていない．

AIとBMD減少，骨折増加

- 閉経前の女性において，エストロゲンは卵巣から分泌されるのが主体であるが，閉経後の女性においては，副腎においてアロマターゼがアンドロゲンをエストロゲンに変換することで血中に分泌されるのが主体となる．AIは，アンドロゲンをエストロゲンへ変換する酵素であるCYP19を阻害する[14]．

- 乳癌患者において，治療以外にBMD低下と関連した因子としては，65歳以上の加齢，白人人種，低いbody mass index（＜20kg/m^2），骨折の既往・家族歴，骨痛，ADL低下などがあることから，乳癌患者では非乳癌患者に比較して5倍の骨折リスクがあるとされる[15,16]．

- 転移性乳癌においては，上記リスク上昇に加えて，がんそのものが骨吸収因子を増やすため，骨折リスクは上昇する．

- AI使用で，血中のエストロゲン濃度は低下する[17,18]．

- ステロイド性阻害薬であるエキセメスタンは半減期が27時間，非ステロイド性阻害薬レトロゾールやアナストロゾールは半減期が48時間とされる[19〜21]．BMDに対する影響は他のAIよりエキセメスタンが弱いとされたが，術後内分泌療法としてアナストロゾールとエキセメスタンを直接比較したMA-27試験では，脆弱性骨折の頻度はともに4%と，差を認めていない[22]．

- 閉経後乳癌患者に対する術後内分泌療法の試験で，AI使用は対照群と比較してBMDは低下し，骨折が増加していた（表2, 3）[11, 23〜25]．

表2 アロマターゼ阻害薬と骨折頻度

試験	フォローアップ年月	薬剤	症例数	骨折頻度	P値
AI対タモキシフェン					
ATAC	100ヵ月	ANA	9,366	11.0	P＜0.001*
		TAM	609	7.7	
BIG 1-98	51ヵ月	LET	4,922	8.6	P＜0.01*
		TAM	352	5.8	
2〜3年タモキシフェン→AI					
IES	58ヵ月	EXE	4,724	7.0	P＝0.003*
		TAM	277	5.0	
ABCSG8/ARNO	28ヵ月	ANA	3,224	2.0	P＝0.015*
		TAM	50	1.0	
5年タモキシフェン→AI					
MA-17	30ヵ月	LET	5,187	5.3	P＝0.25
		プラセボ	256	4.6	

AI：アロマターゼ阻害薬，TAM：タモキシフェン，ANA：アナストロゾール，LET：レトロゾール

（文献23）より引用）

表3 アロマターゼ阻害薬と投与2年後のBMD低下[11, 25, 26]

試験	薬剤	腰椎	大腿骨
AI対タモキシフェン			
ATAC	ANA	−4.00%	−3.20%
	TAM	1.90%	1.20%
2〜3年タモキシフェン→AI			
IES	EXE	−3.93%	−2.88%
	TAM	−0.62%	−0.99%
5年タモキシフェン→AI			
MA-17	LET	−5.40%	−3.60%
	プラセボ	−0.70%	−0.70%

(文献11, 25, 26) より作成)

▶ AI使用とタモキシフェン使用とを比較した7試験のメタアナリシスでは,AI使用は骨折リスクを上昇させるという結論(オッズ比;1.47,95%CI:1.34−1.61)であった[26].

▶ 閉経前女性を対象としたABCSG-12試験では,タモキシフェン+ゴセレリン(LH-RHアゴニスト)とアナストロゾール+ゴセレリンが比較された.このうちゾレドロン酸併用をしていない約半数のサブグループ解析の結果,BMD低下はアナストロゾール+ゴセレリン群は17.3%,タモキシフェン+ゴセレリン群は11.6%であった.

骨粗鬆症におけるカルシウムとビタミンD補充について

▶ BMD維持にはカルシウムが重要であり,日本人では摂取が不足していると推測されている.厚生労働省の「日本人の食事摂取基準(2015年版)」策定検討会報告書[27]によると,18歳〜70歳までの女性では,推定平均必要量は550mg/日程度であり,推奨量は660mg/日程度である.一方,カルシウム摂取量は,国民健康・栄養調査によると,20歳以上の女性では443mg/日とされている[28].

▶ ビタミンDは,厚生労働省の目安量としては5.5μg/日程度とされ,「骨粗鬆症の予防と治療ガイドライン2011年度版」では,日本の施設入所高齢者の研究を基にして10〜20μg/日の摂取とされている[27].一方で,20歳以上の女性では3.7μg/日の摂取にとどまっている[28].

▶ これらの結果より,日常生活におけるサプリメントの摂取状況は不明であるものの,日本人におけるカルシウムとビタミンD摂取量は,不足していることが多いと推測される.

▶ そのうえで,各種骨粗鬆症ガイドラインでは,カルシウムとビタミンD摂取は不足しているとして,投与が推奨されている.

▶ ASCO2003年のガイドラインでは,カルシウム1,200〜1,500mg/日と天然型ビタミンD(未承認)400〜800U/日の摂取が推奨されている.

▶「骨粗鬆症の予防と治療ガイドライン2015年度版」に基づくと,カルシウムは食事とサプリ

メントで1,000mg/日程度とすることが推奨されている．上記日本人における不足分を考慮した場合，薬剤での補充は500〜600mg程度とすることが必要と考えられるが，同ガイドラインでは700〜800mg/日が推奨量とされている．

▶ 処方薬としてカルシウムを処方する場合，アスパラカルシウムは1錠200mg中にカルシウム22.3mg含有しており，乳酸カルシウムは1g散剤中にカルシウム130mg，リン酸水素カルシウムは1g散剤中にカルシウム330mg，炭酸カルシウム500mg錠は1錠中カルシウム200mgを含有している．保険用量の投与では，最大投与によっても製剤によっては必要量が賄えない可能性があり，注意が必要である．

▶ ビタミンD製剤については，過去のメタアナリシスで，原発性骨粗鬆症患者の椎体骨折予防としては，カルシトリオールでははっきりしない（オッズ比1.19，95%CI：0.70-2.02）ものの，アルファカルシトールでは認められる（オッズ比0.50，95%CI：0.25-0.98）と結論づけられている[29]．

▶ アルファカルシトールとエルデカルシトールとの，骨粗鬆症患者に対する骨折リスク低下に対するランダム化比較試験では，主要評価項目である3年時点での椎体骨折頻度はエルデカルシトール13.4% vs. アルファカルシトール17.5%と，エルデカルシトールの方が少ない結果であった（HR：0.74；90%CI：0.56-0.97）[30]．

▶ カルシウム製剤の副作用は高カルシウム血症と，心血管イベントの増加が報告されている．ビタミンD製剤の副作用は高カルシウム血症が報告されている．

AI誘発性BMD減量に対する骨修飾剤（BMA）の効果

▶ AIによるBMD減少に対して，薬物療法で骨折リスクを低下させる方法としては，ビスホスホネートとデノスマブが検討されている**（表4）**．

▶ AI誘発性BMD減量に対する薬物療法の試験は，上記で示したような臨床的な骨折ハイリスク症例や，DXAでのBMD減少症例に限定して行われている．過去の試験では，ビスホスホネートはBMD低下を予防するものの，骨折頻度を低下させる結果は出ていない．しかし，デノスマブはABCSG-18試験の結果，骨折頻度を低下させることが判明している．

▶ 経口ビスホスホネートであるリセドロネートのアナストロゾールに対する上乗せは，SABRE試験とARBI試験で検討されている．

▶ SABRE試験とARBI試験では，ベースラインの腰椎または大腿骨のTスコアが−1.0〜−2.0（骨折中間リスク群）の閉経後乳癌患者を対象として，リセドロネート35mg/週またはプラセボにランダム化された．Tスコア−1.0以上の患者はAIのみ，Tスコアが−2.0未満の患者はAIとリセドロネート併用とされた．SABRE試験では，腰椎，大腿骨ともにBMDはリセドロネート群では上昇し，プラセボ群では低下していた．統計学的に，リセドロネートのBMD維持効果が示された[31]．しかし，ARBI試験では，リセドロネート上乗せによって1年目時点では，腰椎−0.4%，大腿骨1.3%であり，ともに統計学的には有意ではなかった[32]．

▶ AIに対するBMD減少予防としてゾレドロン酸を使用した大規模な試験は，Z-FAST試験，ZO-FAST試験，E-ZO-FAST試験の3試験が報告されている．これらの試験は，BMD減少に対するビスホスホネートの効果について，レトロゾール開始時からゾレドロン酸を併用するか（先行投与群），遅れて併用するか（遅延投与群）で効果が異なるかどうかが検証されている．この試験では，ゾレドロン酸は4mgを6ヵ月ごとに5年間投与されている．遅延投与群は，何らかの骨折を認めるか，腰椎または大腿骨のTスコアが−2.0未満になった場合に，ゾレドロン酸を開始することとされた．

▶ Z-FAST試験，ZO-FAST試験，E-ZO-FAST試験の3試験いずれにおいても，表4に示すように，腰椎BMDも，大腿骨BMDも，ゾレドロン酸をアナストロゾール開始時から併用する先行投与群が，遅延投与群よりもBMD減少は抑えられるという結果であった[33~36]．

▶ これら，ビスホスホネート併用の意義については，当初から併用するほうが有意差を持ってBMD減少には意義があるとされた試験が多いが，骨折の頻度については検証する統計学的パワーを持ち合わせていないものの，投与時期によらず，骨折が減少したという報告はない．

▶ 過去の14試験のビスホスホネートのランダム化試験の結果をもとに，骨折リスク減少に対するメタアナリシスが行われた．この結果，プラセボや無治療に対して，ビスホスホネート併用をした場合，骨折リスク低下については統計学的有意差を認めない結果（オッズ比0.79，95%CI：0.53−1.17）であった[37]．

▶ 有害事象としては，AIにゾレドロン酸を上乗せした試験としては，ABCSG-12試験が存在するものの，この試験をもとにすると，ゾレドロン酸の上乗せにより，骨痛はアナストロゾール単独だと28.3%，ゾレドロン酸併用で41.1%と増加する．他には関節痛が，ゾレドロン酸併用で24.7%から33.3%へと，発熱はゾレドロン酸併用で2.4%から10.2%へと増加することが示されている[38,39]．

▶ 上記に示すように，過去の術後乳癌AI治療患者に対するビスホスホネート併用の試験のメタアナリシスから，ビスホスホネートによるBMD増加の効果が示されている[40]．さらに，BMD維持ではなく，乳癌の再発や乳癌死亡に対するビスホスホネートの追加効果を検証する試験も行われており，それらのメタアナリシスがEarly Breast Cancer Trialists' Collaborative Group（EBCTCG）から報告されている．これによると，再発抑制効果は統計学的に有意ではないものの，遠隔転移抑制効果〔HR：0.92，95%CI：0.85–0.99，$P=0.03$）と，乳癌死亡抑制効果（HR：0.91，95%CI：0.83−0.99，$P=0.04$)〕については統計学的に有意に抑制されると報告されている[41]．

▶ デノスマブは，骨吸収に働いているRANKLに対するモノクローナル抗体である．

▶ デノスマブの乳癌術後AI患者に対する，上乗せをみた試験が2つある．

▶ 1つめは，Georgianaらが報告した米国とカナダで行われた試験である．この試験は，閉経後乳癌患者のAI療法を投与される患者で，腰椎，骨盤，大腿骨のTスコアが−1.0から−2.5の低い患者252人が対象とされた．患者は6ヵ月ごとにデノスマブ60mg皮下注127人またはプ

表4 乳癌術後療法にビスホスホネート，デノスマブを上乗せしたランダム化比較試験

試験	症例数	治療		フォロー(月)	ベース	治療群での対照群に対するBMDの変化割合		骨折頻度(%)
						腰椎（%）	全骨盤（%）	
内分泌療法にゾレドロン酸を先行投与，遅延投与した比較試験								
Z-FAST [33, 34)]	300 / 300	ZA先行 / ZA遅延	4mgIV q6m / 4mgIV q6m	12	LET	4.4 [P<0.0001]	3.3 [P<0.0001]	1.0 vs. 0.7
				36		6.7 [P<0.001]	5.2 [P<0.001]	5.7 vs. 6.3
				61		8.9 [P<0.001]	6.7 [P<0.001]	9.3 vs. 11.0
ZO-FAST [35)]	532 / 533	ZA先行 / ZA遅延	4mgIV q6m / 4mgIV q6m	12	LET	5.7 [P<0.0001]	3.6 [P<0.0001]	
				36		9.3 [P<0.0001]	5.4 [P<0.0001]	5.0 vs. 6.0
E-ZO-FAST [36)]	252 / 270	ZA先行 / ZA遅延	4mgIV q6m / 4mgIV q6m	12	LET	5.4 [P<0.0001]	3.3 [P<0.0001]	0.8 vs. 1.9
AIにビスホスホネートを併用した試験								
ABCSG-12 [37, 38)]	450 / 453	ZA / なし	4mgIV q6m	60	ANA	10.3	8.0	NA
SABRE [31)]	77 / 77	RIS / Placebo	35mg/w 経口	24	ANA	4.0 [P<0.0001]	2.9 [P<0.0001]	NA
ARBI [32)]	37 / 33	RIS / なし	35mg/w 経口	12	ANA	−0.4 [P=0.68]	1.3 [P=0.76]	NA
				24		7.2 [P=0.01]	5.5 [P=0.5]	NA
Ibandronate [44)]	25 / 25	IBA / Placebo	150mg経口 q4w	24	ANA	6.2 [P<0.01]	4.5 [P<0.01]	NA
AIにデノスマブを併用した試験								
Ellisら [42, 45)]	127 / 125	DEN / Placebo	60mg sci q6m	12	AI	7.60%	4.70%	NA
ABCSG-18 [43)]	1711 / 1709	DEN / Placebo	60mg sci q6m	12	AI	5.75%	3.86%	
				24		8.28%	5.85%	
				36		10.02%	7.92%	10.3% vs. 5.4% (HR：0.50, 95% CI：0.39−0.65, P<0.0001)
術後化学療法にビスホスホネートを併用した試験								
McCloskeyら [46)]	419 / 432	CLO / Placebo	1,600mg/日 po	24	化学療法	1.92% [P<0.0001]	1.29% [P=0.002]	NA
Hershmanら [47)]	50 / 53	ZOL / Placebo	4mgIV q6m	6	化学療法	2.95 [P<0.001]	0.67 [P=0.02]	NA
				12		3.79 [P<0.001]	1.96 [P<0.001]	NA
Kimら [48)]	55 / 55	ZOL / なし	4mgIV q6m	12	化学療法	6.4 [P<0.001]	3.6 (femoral neck) [P<0.001]	NA

AI：アロマターゼ阻害薬，LET：レトロゾール，BMD：bone mineral density，ZA：ゾレドロン酸，ANA：アナストロゾール，RIS：リセドロネート，IBA：イバンドロネート，DEN：デノスマブ，CLO：クロドロン酸，NA：not assessed

ラセボ125人を投与される各群にランダム化され，主要評価項目は12ヵ月後の腰椎のBMDの変化割合とされた．この結果，12ヵ月後時点で，デノスマブ群はプラセボ群よりも，統計学的に有意なBMDの上昇を認めた（腰椎は7.6%，全骨盤は4.7%，大腿骨頸部は3.6%それぞれ上昇した）[42)]．

- 2つめの報告は，ABCSG-18試験である．この試験では，3,425人のアロマターゼ治療予定の閉経後乳癌患者が，6ヵ月ごとのデノスマブ60mg皮下注1,711人またはプラセボ1,709人の各群にランダム化され，ランダム化から最初の臨床的な骨折の発現までの期間が主要評価項目とされた．この試験の結果，統計学的に有意に，デノスマブ群ではプラセボ群よりも最初の骨折までの期間が延長した（HR：0.50，95%CI：0.39-0.65，$P<0.0001$）[43]．フォローアップ期間中央値は38ヵ月であり，期間中に骨折を認めたのはデノスマブ群では92例，プラセボ群では176例と，デノスマブ群で少なかった．さらに，ベースラインのTスコアが-1以上（HR：0.44，95%CI：0.31-0.64，$P<0.0001$）や-1未満（HR：0.57，95%CI：0.40-0.82，$P=0.002$）のサブグループによらず，骨折のリスク減が同様に認められた．顎骨壊死は認めなかった．

- ABCSG-18試験の副次評価項目であるDFSについても，2015年に報告されており，デノスマブ群でプラセボに対して，DFSの改善の傾向（HR：0.82，95%CI：0.66-1.0，$P=0.051$）を認めた．ただし，DFSの改善はわずかであり，Intention to Treat解析による3年DFSはデノスマブ群が93.8%，プラセボ群が92.6%，5年DFSはデノスマブ群が88.9%，プラセボ群が86.8%，7年DFSはデノスマブ群が83.5%，プラセボ群が80.4%であった．

- これらの試験で，デノスマブ投与群での顎骨壊死は認めなかった．

AI患者における骨粗鬆症評価とフォローの実際（図1, 2）

- AI療法患者での，BMD評価とBMA投与などの介入に関して，ESMOガイドラインをもとにしたアルゴリズムを示す[49]．

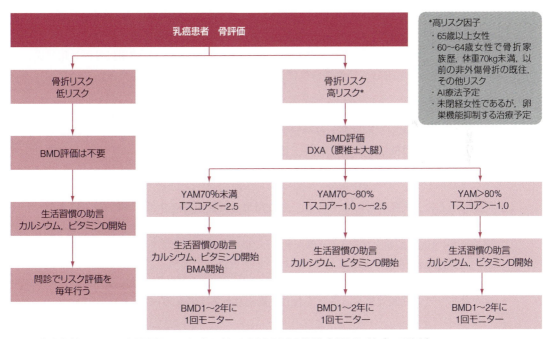

図1　乳癌患者でのBMAと骨評価のアルゴリズム ASCO2003推奨（YAMに基づいて改変）

（ASCO2003 ガイドラインを改変）

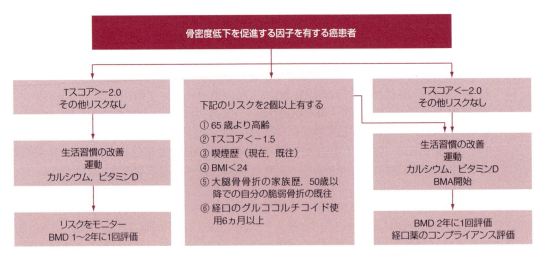

図2 ESMOのbone health in cancer patient guideline 2014に基づく骨密度評価

- ASCOによるガイドラインは2003年に出されているが、近年のBMA使用に関するエビデンスが反映されていない。

- 英国のエキスパートから2008年に出された推奨では、75歳を超える高齢者で、脆弱骨折のリスクを1因子以上有する場合、BMDによらず、BMAを開始することが推奨されている。さらに、閉経後の75歳未満患者においては、Tスコアが−2.0未満の患者か、またはTスコアが−1.0〜−2.0であっても、年4％以上のBMD低下を認める患者では、ビスホスホネートを開始することが推奨されている[11]。閉経前患者では、LHRHアゴニストとAIを使用するような場合、Tスコア−1.0以下ではビスホスホネートの併用が推奨されている。

- ベルギーの推奨では、Tスコア−2.5未満か、脆弱骨折の既往がある場合にはビスホスホネート使用が推奨されている。また、Tスコアが−1.0〜−2.5でも、AI使用以外の骨粗鬆症のリスク因子が1個でも有している場合には、ビスホスホネート使用が推奨されている。

- 日本乳癌学会の「乳癌診療ガイドライン2015年版」に基づくと、AI治療開始時に骨密度が低下していた場合や、治療開始後の定期的測定によりYAM％が80％未満となればカルシウムやビタミンDの投与を開始するが、骨折のリスクに応じてビスホスホネートやデノスマブ投与を考慮することが推奨される[13]。

- 上記をもとに、実際の対応を考える。AI使用患者の骨粗鬆症リスク評価を、DXAをもとにして行ったうえで、骨量低下であれば、生活習慣のアドバイス、カルシウムやビタミンD開始と共にBMA開始を検討し、DXAを1〜2年で定期評価とする。もしDXA評価などを元に、骨粗鬆症が存在すると考えられれば、生活習慣のアドバイス、カルシウムやビタミンD開始とともにBMA開始を検討する。BMAについては、過去の試験に基づくと、デノスマブが骨折リスク低減効果も示されており、優先されると考える。

（下井辰徳）

参考文献

1) Jones D, et al : Osteoimmunology at the nexus of arthritis, osteoporosis, cancer, and infection. J Clin Invest, 121(7):2534-2542, 2011.
2) D'Amelio P, et al : Estrogen deficiency increases osteoclastogenesis up-regulating T cells activity: a key mechanism in osteoporosis. Bone, 43(1):92-100, 2008.
3) Cenci S, et al : Estrogen deficiency induces bone loss by enhancing T-cell production of TNF-alpha, J Clin Invest, 106(10):1229-1237, 2000.
4) 折茂肇ほか:原発性骨粗鬆症の診断基準(1996年度改訂版). 日骨代謝誌, 14:219-233, 1997.
5) 宗圓聰ほか:原発性骨粗鬆症の診断基準(2012年度改訂版). 日本骨代謝学会,日本骨粗鬆症学会合同原発性骨粗鬆症診断基準改訂検討委員会, Osteoporos Japan, 21(1):9-21, 2013.
6) Nguyen ND, et al : Risk factors for fracture in nonosteoporotic men and women. J Clin Endocrinol Metab, 92(3):955-962, 2007.
7) Siris ES, et al : Enhanced prediction of fracture risk combining vertebral fracture status and BMD. Osteoporos Int, 18(6):761-770, 2007.
8) Hillner BE, et al : American Society of Clinical Oncology 2003 update on the role of bisphosphonates and bone health issues in women with breast cancer. J Clin Oncol, 21(21):4042-4057, 2003.
9) Body JJ, et al : Management of cancer treatment-induced bone loss in early breast and prostate cancer - a consensus paper of the Belgian Bone Club. Osteoporos Int, 18(11):1439-1450, 2007.
10) Gralow JR, et al : NCCN Task Force Report: Bone Health In Cancer Care. J Natl Compr Canc Netw, 11 Suppl 3:S1-50, quiz S51, 2013.
11) Reid DM, et al : Guidance for the management of breast cancer treatment-induced bone loss: a consensus position statement from a UK Expert Group. Cancer Treat Rev, Suppl 1:S3-18, 2008.
12) Kanis JA, et al : Assessment of fracture risk. Osteoporos Int, 16(6):581-589, 2005.
13) 日本乳癌学会:乳癌診療ガイドライン1 治療編2015年 第3版, 金原出版, 2015.
14) Smith IE, et al : Aromatase inhibitors in breast cancer. N Engl J Med, 348(24):2431-2342, 2003.
15) Paterson AH, et al : Bone Health in Patients with Breast Cancer: Recommendations from an Evidence-Based Canadian Guideline. J Clin Med, 2(4):283-301, 2013.
16) Robbins J, et al : Factors associated with 5-year risk of hip fracture in postmenopausal women. JAMA, 298(20):2389-2398, 2007.
17) Geisler J, et al : Endocrine effects of aromatase inhibitors and inactivators in vivo: review of data and method limitations. J Steroid Biochem Mol Biol, 95(1-5):75-81, 2005.
18) Simpson ER, et al : Aromatase and its inhibitors: significance for breast cancer therapy. Recent Prog Horm Res, 57:317-338, 2002.
19) Wiseman LR, et al : Anastrozole. A review of its use in the management of postmenopausal women with advanced breast cancer. Drugs Aging, 13(4):321-332, 1998.
20) Lønning PE : Pharmacology and clinical experience with exemestane. Expert Opin Investig Drugs, 9(8):1897-1905, 2000.
21) Lamb HM, et al : Letrozole. A review of its use in postmenopausal women with advanced breast cancer. Drugs, 56(6):1125-1140, 1998.
22) Goss PE, et al : Exemestane versus anastrozole in postmenopausal women with early breast cancer: NCIC CTG MA.27 - a randomized controlled phase III trial. J Clin Oncol, 31(11):1398-1404, 2013.
23) Pant S, et al : Aromatase inhibitor-associated bone loss: clinical considerations. Drugs, 68(18):2591-2600, 2008.
24) Coleman RE, et al : Skeletal effects of exemestane on bone-mineral density, bone biomarkers, and fracture incidence in postmenopausal women with early breast cancer participating in the Intergroup Exemestane Study (IES): a randomised controlled study. Lancet Oncol, 8(2):119-127, 2007.
25) Coleman RE, et al : Reversal of skeletal effects of endocrine treatments in the Intergroup Exemestane Study. Breast Cancer Res Treat, 124(1):153-161, 2010.
26) Amir E, et al : Toxicity of adjuvant endocrine therapy in postmenopausal breast cancer patients: a systematic review and meta-analysis. J Natl Cancer Inst, 103(17):1299-1309, 2011.
27) 厚生労働省:日本人の食事摂取基準(2015年版), 2015.
28) 厚生労働省:平成26年国民健康・栄養調査報告 第1部 栄養素等摂取状況調査の結果, 57-93, 2016.
29) O'Donnell S, et al : Systematic review of the benefits and harms of calcitriol and alfacalcidol for fractures and falls. J Bone Miner Metab, 26(6):531-542, 2008.
30) Matsumoto T, et al : A new active vitamin D3 analog, eldecalcitol, prevents the risk of osteoporotic fractures--a randomized, active comparator, double-blind study. Bone, 49(4):605-612, 2011.
31) Van Poznak C, et al : Prevention of aromatase inhibitor-induced bone loss using risedronate: the SABRE trial. J Clin Oncol, 28(6):967-975, 2010.
32) Markopoulos C, et al : Management of anastrozole-induced bone loss in breast cancer patients with oral risedronate: results from the ARBI prospective clinical trial. Breast Cancer Res, 12(2):R24, 2010.
33) Brufsky AM, et al : Zoledronic acid effectively prevents aromatase inhibitor-associated bone loss in postmenopausal women with early breast cancer receiving adjuvant letrozole: Z-FAST study 36-month follow-up results. Clin Breast Cancer, 9(2):77-85, 2009.
34) Servitja S, et al : Bone health in a prospective cohort of postmenopausal women receiving aromatase inhibitors for early breast cancer. Breast, 21(1):95-101, 2012.
35) Bundred NJ, et al : Effective inhibition of aromatase inhibitor-associated bone loss by zoledronic acid in postmenopausal women with early breast cancer receiving adjuvant letrozole: ZO-FAST study results. Cancer, 112(5):1001-1010, 2008.
36) Llombart A, et al : Immediate Administration of Zoledronic Acid Reduces Aromatase Inhibitor-Associated Bone Loss in Postmenopausal Women with Early Breast Cancer: 12-month analysis of the E-ZO-FAST trial. Clin Breast Cancer, 12(1):40-48, 2012.
37) Valachis A, et al : Lack of evidence for fracture prevention in early breast cancer bisphosphonate trials: a meta-analysis. Gynecol Oncol, 117(1):139-145, 2010.
38) Gnant M, et al : Adjuvant endocrine therapy plus zoledronic acid in premenopausal women with early-stage breast cancer: 5-year follow-up of the ABCSG-12 bone-mineral density substudy. Lancet Oncol, 9(9):840-849, 2008.
39) Gnant M, et al : Endocrine therapy plus zoledronic acid in premenopausal breast cancer. N Engl J Med, 360(22):679-691, 2009.
40) Su G, et al : Bisphosphonates may protect against bone loss in postmenopausal women with early breast cancer receiving adjuvant

aromatase inhibitor therapy: results from a meta-analysis. Arch Med Res, 45(7):570–579, 2014.
41) Breast Cancer Trialists E, Group C : Articles : Adjuvant bisphosphonate treatment in early breast cancer: meta-analyses of individual patient data from randomised trials. Lancet, 386 (10001) : 1356-1361, 2015.
42) Ellis GK, et al : Randomized trial of denosumab in patients receiving adjuvant aromatase inhibitors for nonmetastatic breast cancer. J Clin Oncol, 26(30):4875–4882, 2008.
43) Gnant M, et al : Adjuvant denosumab in breast cancer (ABCSG-18): a multicentre, randomised, double-blind, placebo-controlled trial. Lancet, 386(9992):433–443, 2015.
44) Lester JE, et al : Prevention of anastrozole-induced bone loss with monthly oral ibandronate during adjuvant aromatase inhibitor therapy for breast cancer. Clin Cancer Res, 14(19):6336–6342, 2008.
45) Ellis GK, et al : Effect of denosumab on bone mineral density in women receiving adjuvant aromatase inhibitors for non-metastatic breast cancer: subgroup analyses of a phase 3 study. Breast Cancer Res Treat, 118(1):81–87, 2009.
46) McCloskey E, et al : Effect of oral clodronate on bone mass, bone turnover and subsequent metastases in women with primary breast cancer. Eur J Cancer, 46(3):558–565, 2010.
47) Hershman DL, et al : Zoledronic acid prevents bone loss in premenopausal women undergoing adjuvant chemotherapy for early-stage breast cancer. J Clin Oncol, 26(29):4739–4745, 2008.
48) Kim JE, et al : Zoledronic acid prevents bone loss in premenopausal women with early breast cancer undergoing adjuvant chemotherapy: a phase III trial of the Korean Cancer Study Group (KCSG-BR06-01). Breast Cancer Res Treat, 125(1):99–106, 2011.
49) Coleman R, et al : Bone health in cancer patients: ESMO Clinical Practice Guidelines. Ann Oncol, 25:124–137, 2014.

11 妊孕性

- 若年女性癌患者に対する治療は，その治療の併発症として卵巣機能不全，妊孕性の消失，そして早期閉経の発来など，女性としてQOL低下をきたす可能性がある[1]．近年，妊孕性温存療法（がん・生殖医療）の進歩により，症例によっては治療開始前に妊孕性温存を考慮することが可能となってきている．

- 若年女性乳癌患者に対するがん・生殖医療としては，①治療開始前の卵や受精卵の凍結，②治療開始前の卵巣組織凍結，③化学療法時のGnRHアナログの併用などが考慮されている．

- 何よりも原疾患の治療が最優先されるべきであり，がん・生殖医療は原疾患の治療を担当する医師によって妊孕性温存が可能であると判断された場合のみ施行される治療となる．そのため，妊孕性温存治療を実施するうえで，原疾患治療医と生殖専門医との連携が必要となってくる．

正常な卵子の数と加齢，卵巣機能

- 卵子は精子と異なり出生後にその数は新たに増えず，母体内の胎生6ヵ月の時期に卵巣内に約700万個の卵子（原始卵胞）を保有することで，一生分の卵子を有する状態で出生する．その数は出生時には40万個へと減少し，さらに初経時には20万個と減少する．通常，排卵の約6ヵ月前に500～1,000個の原始卵胞が選別され，そのなかから月に排卵する数10個の卵が発育を開始し，最終的に厳選された1個が排卵することとなる[2~4]（図1）[5]．

- 加齢とともに出生時に保有していた20万個の卵子は徐々に減少し，閉経時には残存卵子数は1,000個を下回ると考えられている[5]．さらに，卵子の老化も徐々に進み，その結果加齢とともに受精能も低下することとなる．実際には，35歳を超えると残りの卵子の数が少なくなることから，35歳を境に妊孕性（卵巣機能）は一段と低下すると考えられている[6]（図2）[5]．

乳癌治療による卵巣機能および卵子への影響

- 乳癌に対する治療をいったん開始すると，化学療法や内分泌療法などの治療が一定期間にわたって施行されることになるが，実際に治療が寛解し妊娠・出産が可能であると主治医が判断したときの患者の年齢によっては，治療寛解後の自然妊娠の成立は厳しい状況になりうる．

- 乳癌患者に対する1回の化学療法は約1.5年の卵巣機能低下につながる可能性があるとGerberらはいう[7]．患者の年齢にも依存するが，若年乳癌患者は化学療法に伴う治療期間以上に卵巣機能が低下する可能性を理解しなければならない．

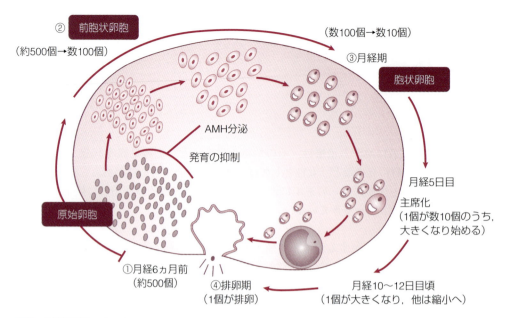

図1 卵巣周期について

AMH：抗ミュラー管ホルモン

前胞状卵胞の顆粒膜細胞より分泌し，FSH（卵胞刺激ホルモン）分泌を抑制し，多くの卵が発育するのを抑制している．
① 月経の約6ヵ月前に，500個近くの卵がリクルートされる．
② 前胞状卵胞の間に，数100個から約数10個へと，アポトーシスにより選別される．
③ 月経期に数10個の胞状卵胞を認め，FSH分泌により1個のみが発育していく（主席化という）．
④ 月経後，1個の卵胞がLHサージの刺激により排卵する．

（文献5）より転載）

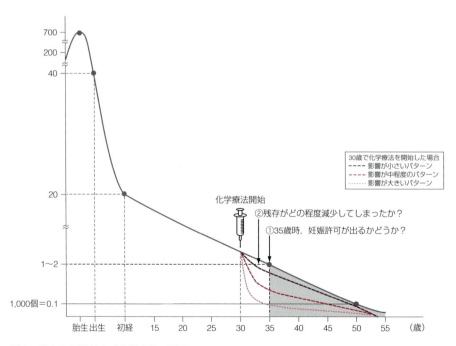

図2 残存卵子数および化学療法の影響

（文献5）より転載）

▶ 治療寛解後に挙児希望がある患者に対しては，その年齢によっては化学療法開始前に主治医は患者の卵巣機能を把握し，妊孕性温存治療の施行が考慮できるかどうか検討すべきである．通常30歳代の自然妊娠率は25％と考えられているが，40歳を超えることで自然妊娠率は12％まで低下する[8]．

▶ 加齢による卵子の質低下，減数分裂異常や染色体異常が生じることは，流産率が増えることとなる[9]．治療寛解後にやっと妊娠が成立したとしても，残念ながら流産の結果となる可能性が年齢とともに高くなる．

乳癌治療前後における卵巣機能評価

▶ 卵巣の機能を予測する方法としては古くから，血液中の卵胞刺激ホルモン（FSH）の値が存在する．正常な卵巣機能を呈するFSH値は，卵胞期初期に12mIU/mL以下とされている[10]．また近年，血液中の抗ミュラー管ホルモン（anti müllerian hormone；AMH）の値によって，卵巣機能を予測する新しい考え方が導入されつつある．AMHは卵巣内の前胞状卵胞から分泌され，ほかの卵胞の発育を抑制する作用がある（図1）．すなわち，卵巣内に存在する数多くの卵子が同時に無駄に発育しないようAMHによってほかの卵胞の発育が抑制されることから，残存卵子の数が多ければ多いほど，卵胞の発育抑制が必要となりAMH値が上昇することとなる[11]．AMHは卵巣の予備能（卵子数の予測）を推定できるホルモンであると考えられている．

▶ 閉経の約5〜6年前にはすでにAMH値が測定感度以下になるとのSowerらの報告や，Freemanらの報告がある．AMHを測定することにより，閉経時期をある程度予測することが可能となる[12, 13]．Ben-Aharonらは乳癌に対する抗癌薬治療開始後，超音波検査により卵巣内の血管抵抗や血流量を評価した．その結果はAMH値同様に急激に落ち込み，1年間の経過を見ることで血管抵抗や血流量は元の値まで回復する．しかしAMH値は元の値に比べ明らかに減少したと報告している[14]．また，Chaiらは高感度型AMHホルモンアッセイキットができたことにより，早期乳癌患者の卵巣機能を化学療法使用後に測定を行った．AMH値を測定することは，FSH，インヒビン以上に若年乳癌患者の卵巣機能を評価するうえで重要な指標となりうると報告している[15]．

化学療法誘発性無月経と卵巣機能不全

▶ 抗癌薬による細胞への傷害は，再生能が高い骨髄や消化管粘膜において可逆的であるが，卵巣においてはその傷害が永続的となる．卵巣に対する抗癌薬による傷害は卵巣内に存在する原始卵胞に対する傷害であり，年齢とともに卵子の質の低下や原始卵胞数の減少に大きく依存する（図1）．

▶ 稀発月経，無月経や無排卵症などの卵巣機能不全は化学療法誘発性無月経と称されており，発症頻度は20〜100％と報告されている[16]．化学療法誘発性無月経は，治療開始から1年以内に発症し3ヵ月以上の無月経と定義され，その発生頻度は，①年齢，②抗癌薬の種類，③抗癌薬の投与量に依存すると考えられている[16]．

▶ 抗癌薬や放射線によって卵巣内の卵子が死滅し，その卵子の数が減少することによって女性ホルモンの分泌不全が引き起こされる．つまり卵巣機能不全となり，治療寛解後の若年女性癌患者は妊孕性の消失だけでなく，長期にわたる閉経状態による更年期障害を乗り越えなければならない．

乳癌に対する抗癌薬治療におけるリスク（ASCO2013）

▶ 乳癌治療において，化学療法のレジメンの1つであるシクロホスファミドにメトトレキサート/5-FUを加えたCMF療法においても，68%の患者で無月経を誘発したという報告があり[16]，またNabholtzらは乳癌患者でドセタキセル/ドキソルビシン/シクロホスファミド vs. ドキソルビシン/シクロホスファミド/5-FUの比較で，無月経の誘発がそれぞれ51%と33%であったと報告している[17]．

▶ 最近ASCO（American Society of Clinical Oncology）より改訂として発表された指針（ASCO2013）**(表1)** によれば，70%以上の割合で治療後閉経状態になると考える高リスク群治療のなかに，41歳以上および20歳未満に対しシクロホスファミド単剤治療が位置づけられており，30〜70%の割合で治療後閉経になる中リスク群治療のなかに，40歳以下のAC療法（4コース+タキサン系薬剤）ならびに30歳以上40歳以下のシクロホスファミド単剤治療が，また30%以下の割合で治療後閉経になる中リスク群治療のなかに，30歳未満の女性に対するCMF療

表1　ASCO 2013改訂　癌治療後に性腺機能不全となるリスク（女性）

High risk (>70%)	・アルキル化薬（ブスルファン，カルムスチン，シクロホスファミド，イホスファミド，ロムスチン，メルファラン，プロカルバジン）+全身放射線療法：造血幹細胞移植（白血病，リンパ腫，骨髄腫，ユーイング肉腫など） ・アルキル化薬+卵巣を含む外照射（肉腫，卵巣癌） ・シクロホスファミド単剤投与（多発：乳癌，非ホジキンリンパ腫，造血幹細胞移植前投与）（特に40歳以上に対し5g/m²投与例，20歳以下に対し7.5g/m²投与例） ・テモゾロミドあるいはカルムスチンが含まれるプロトコール（脳腫瘍） ・プロカルバジンを含むプロトコール，MOPP（3サイクル以上），BEACOPP（6サイクル）（ホジキンリンパ腫） ・腹部放射線療法，骨盤内放射線療法（成人女性：6Gy以上，月経発来後10Gy以上，月経発来前15Gy以上）（Wilms腫瘍，肉腫，ホジキンリンパ腫，卵巣腫瘍） ・全身放射線療法（造血幹細胞移植） ・頭頸部放射線療法（40Gy以上）（脳腫瘍）
Intermediate risk (30〜70%)	・シクロホスファミド単剤投与（30〜40歳に対し5g/m²投与例）（乳癌） ・AC療法（40歳以下に対し4コース+パクリタキセル，ドセタキセル）（乳癌） ・モノクローナル抗体（ベバシズマブ）（乳癌，大腸癌，非小細胞癌，頭頸部癌） ・FOLFOX4（大腸癌） ・シスプラチンを含むプロトコール（子宮頸癌） ・腹部放射線療法，骨盤内放射線療法（月経発来前10〜15Gy，月経発来後5〜10Gy）（Wilms腫瘍，神経膠芽腫，脊椎腫瘍，再発した非ホジキンリンパ腫もしくはALL）
Lower risk (<30%)	・アルキル化薬を含まない白血病に対するプロトコール，ABVD療法・CHOP/COP療法（ホジキンリンパ腫，非ホジキンリンパ腫，白血病） ・シクロホスファミドを含む乳癌治療レジメン（30歳以下女性） ・アンスラサイクリン+シタラビン（AML）
Very low or No risk	・ビンクリスチン（白血病，リンパ腫，乳癌，肺癌） ・放射性ヨウ素（甲状腺）
Unknown	・モノクローナル抗体（セツキシマブ，トラスツズマブ）（大腸癌，小細胞癌，頭頸部癌，乳癌） ・チロシンキナーゼ阻害薬（エルロチニブ，イマチニブ）（非小細胞癌，膵癌，CML，GIST）

表2 ASCO 2006 癌治療後に性腺機能不全となるリスク（女性）

High risk (>80%)	白血病などへの造血幹細胞移植・卵巣を含む外照射・乳癌（40歳以上）へのCMP/CEF/CAF療法（アルキル化薬を含む化学療法）
Intermediate risk	乳癌（30〜39歳）へのCMP/CEF/CAF療法・乳癌（40歳以上）へのAC療法（アルキル化薬を含む化学療法）
Lower risk (<20%)	ホジキン病へのABVD療法・非ホジキン病へのCHOP/CVP療法・AML治療・ALL治療・乳癌（30歳未満）へのCMP/CEF/CAF療法・乳癌（40歳未満）へのAC療法（アルキル化薬を含む化学療法）
Very low or No risk	ビンクリスチン・メトトレキサート・フルオロウラシル
Unknown	タキサン系・オキサリプラチン・イリノテカン モノクローナル抗体・チロシンキナーゼ阻害薬

法やCAF療法が位置づけられている．

▶ 乳癌治療に用いるトラスツズマブ（ハーセプチン®）は，どのように卵巣機能に影響するのかはわかっていないとされている[18]．

▶ ベバシズマブ（アバスチン®）が卵巣毒性を有する可能性が示唆されている[18]．

▶ ASCO2013の改訂指針は，乳癌における抗癌薬治療において，AC療法が低リスクより中リスクに上がっており，またASCO2006[1]（表2）と比較すると各種抗癌薬が詳細に分類されている．

妊孕性温存治療としての卵子，受精卵（胚）凍結保存とそのプロトコール

▶ 妊孕性温存のために胚凍結を実施することは，通常の体外受精余剰卵凍結を実施するのと変わらない．しかし卵子凍結では大きく意味合いが異なってくる．

▶ 卵子の場合，成熟卵子では細胞体積が大きく球形であるため，単位体積当たりの表面積が最小となり，浸透圧変化による物理的影響を受けやすく，原形質膜透過性が低いことや染色体の異常をきたしやすいために卵子凍結による出産成功例がきわめて少ないとされてきた[19]．

▶ 卵子凍結融解後の妊娠，分娩は受精卵凍結後の妊娠率と比較すれば低いものの，近年の報告によると以前に報告されていた数％という数値ではなくなりつつあり，具体的にはRienziらは15.8％と報告している[20]．今回ASCO2013やASRMにおいても，American Society of Reproductive Medicine（ASRM）にて，もはや卵子凍結は実験的な治療ではなくなったと述べている[21〜24]．

▶ 癌患者に対して胚凍結ならびに卵子凍結を施行する際，多くの場合，化学療法が導入されるまでの期間が短期間であり1周期もしくは2周期で得られる卵の数であり，将来の妊孕性を確実に温存できるかどうかが問題となる．

- McAvyらの報告によれば，737周期の体外授精周期を確認し，5個以下の卵子を獲得した場合，6〜10個獲得した場合では有意に6〜10個卵子を獲得した場合が挙児を得られるという．また11個以上卵子を獲得した場合は6〜10個卵子を獲得した場合と有意な差は認められていないと報告している[25]．つまり妊孕性温存治療としての卵子獲得数は，10個を目指して獲得する必要性がある．

- 10個の卵子を1〜2周期でどのように卵巣刺激を行い，回収するのかが重要となってくる．複数個を同時に回収する場合には，卵巣過排卵刺激を行わなければならない．しかし通常の卵巣刺激を行うと，複数卵子が採れるかもしれないが，採卵時にエストラジオール値が上昇することとなる．

- エストラジオール値がどのようにホルモン依存性悪性腫瘍に影響を与えるか否かはわかっていない．

- 複数の卵子を得ると同時にエストラジオール値を上昇させずに卵子を得るためには，卵巣刺激後，卵胞がかなり小さい時期の未熟卵を採卵し，体外受精する方法がある[26, 27]．一方，アロマターゼ阻害薬を内服させ血中エストラジオール値を上昇させずに卵巣刺激を行い，採卵に移行する方法がある．

- アロマターゼ阻害薬は卵胞内の顆粒膜細胞よりエストラジオールの分泌を抑制することができるため，複数の卵子を得ることができるとともに，エストラジオール値の上昇はほとんど起こらないと，Oktayらは報告している[28]．

- ASCO2013ではこのアロマターゼ阻害薬を使用する採卵に対して，短期的予後しか確認できていないが，生理的なエストラジオール値に近い値で複数の卵子や胚を得ることが可能であることから，アロマターゼ阻害薬を使用する採卵方法が，ホルモン依存性悪性腫瘍患者に対する卵子や胚凍結に適しているとしている[21]．

- 乳癌患者に対し5mgのアロマターゼ阻害薬を使用し妊孕性温存治療を行い，治療期間平均5年後に胚移植を行った結果，一般不妊治療患者の出生率と癌治療後患者の出生率は変わらず，胎児異常や奇形は確認されないとOktayらは報告している[29]．

    注）米国における体外受精は日本とは異なり，PGS（preimplantation genetic screening）を行うことが一般的である．胚を凍結する以前にPGSを行い，異常卵は振るわれている可能性が高い．

- アロマターゼ阻害薬はあくまでも抗癌薬に含まれ，添付文書では，不妊治療および妊孕性温存のためには使用すべきではないと記載があるため，わが国では特に慎重な対応が必要である．今後，長期的予後が確認されることによって，推奨される可能性もあり得る．

- 2013年Cakmanらは月経周期に依存せず，妊孕性温存のために卵子を獲得する方法として，ランダムスタート法を報告した．これによるとアロマターゼ阻害薬を内服と同時にゴナドトロピン製剤を併用し，過排卵刺激を行う方法である．ランダムスタート法では，十分に卵子が獲得できるとしている[30]．

妊孕性温存療法としての卵巣組織凍結保存とそのプロトコール

- Donnezらによってヒトで初めてホジキン病患者の卵巣組織凍結後，自家移植により生児を獲得したという報告が2004年になされた[31]．2015年現在卵巣組織凍結にて36人以上の生児が獲得できているとJensenらは報告している[32]．実際には各国にて卵巣組織凍結技術が発展し，正確な出生数は把握できていない．

- Donnezらは卵巣組織凍結融解移植後における出生率は，25％（出生数/移植数：20/80）と報告している[33]．

- 卵巣組織凍結では卵巣皮質を凍結保存するために卵子の個数は通常の卵子凍結と比較すると，はるかに多い卵子数を確保できることとなる．

- ドイツ，スイス，オーストリアのおよそ70施設を中心にWolffらがFertiPROTEKTという妊孕性温存に取り組むための団体を世界に先駆けて設立し，2011年3月にガイドライン『Fertility preservation in women』[34]を発表している．このガイドラインでは，乳癌，ホジキンリンパ腫，境界悪性卵巣腫瘍となっており，現在では85施設と拡大している[35]．またISFP（International Society for Fertility Preservation）という妊孕性温存に取り組む団体があり，ISFPでも妊孕性温存の指針を呈している．両団体とも大きな指針の違いはないため，ここではFertiPROTEKTの指針を紹介する．

- FertiPROTEKTでは妊孕性温存治療を行う対象患者の年齢は，14歳〜40歳と規定し，化学療法により重篤な卵巣機能不全を引き起こす可能性があると考えられ，かつ腫瘍専門医の同意が得られた患者にのみ実施されるとしている．治療指針は図3に示す．

- FertiPROTEKTでは妊孕性温存治療施行のための原疾患の治療の延期を禁じている．

- FertiPROTEKTガイドラインでは，妊孕性温存治療の対象すべてにおいて卵巣組織凍結が推奨される治療として明記されており，特に緊急に化学療法を導入せざるをえない状況下では，卵巣組織凍結が唯一の妊孕性温存治療となる．

- FertiPROTEKTでは乳癌においては若年患者も多く，乳癌に対する詳細な指針が提示されている（表3）．

- 2015年におけるFertiPROKEKTの報告では，2007〜2013年の間に，ネットワーク85施設にて5,159人の女性がカウンセリングを受け，4,060人の女性が妊孕性温存治療を受けたと報告している[35]．

- 2014年ASRM（American Society for Reproductive Medicine）Committeeが卵巣組織凍結に対するCommittee opinionを発表した．それによれば，以下の指針を述べている[36]．
  ①卵巣組織凍結，融解移植はあくまでも実験的である
  ②性ホルモンに対し毒性を示す治療を必要とする患者の一選択肢であり，思春期前患者の選択肢となる

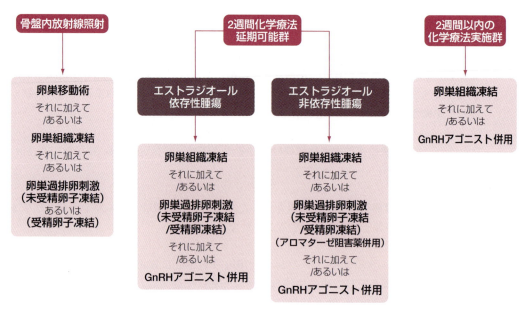

図3　妊孕性温存治療の指針

(文献31）より引用）

表3　若年女性乳癌患者に対する妊孕性温存治療の指針

	術後補助療法 手術後，化学療法前		術前補助療法 化学療法前，手術前	
	ホルモン 受容体陰性	ホルモン 受容体陽性	ホルモン 受容体陰性	ホルモン 受容体陽性
卵巣過排卵刺激 受精卵/未受精卵凍結	＋	（＋） （±レトロゾール）	（＋） （±レトロゾール）	－
卵巣組織凍結	＋	＋	＋	＋
卵巣組織凍結 ＋ 卵巣過排卵刺激 受精卵/未受精卵凍結	＋	（＋） （±レトロゾール）	（＋） （±レトロゾール）	－
GnRHアゴニスト併用	＋	（－）	＋	（－）

(文献31）より引用）

③卵巣組織凍結は良性疾患患者や，妊娠出産の時期を遅らせる目的で実施するべきではない．
④ヒト卵巣は，卵巣皮質生検片，卵巣皮質片，卵巣そのままの状況（whole ovary）で凍結保存されている
⑤卵巣組織は，同所性，異所性に移植することができる
⑥卵巣組織凍結における妊娠，出産例は，卵巣皮質片における同所性移植でのみ報告がされているが，元々の卵巣（保存せずに生体内で抗癌治療を受けた卵巣）に移植しているため，卵子が実際に移植した卵巣片からの排卵なのか，元々の卵巣から排卵したものか，はっきり区別できないことがある
⑦異所性移植では妊娠例が報告されておらず，また卵巣そのまま（whole ovary）の移植でも，報告はなされていない

⑧卵巣組織移植は，癌細胞の再発のリスクがある

- ASCO2013によれば，卵巣組織凍結保存は妊孕性温存治療として，すでに生児を獲得しているにもかかわらず，依然研究的治療法として位置づけられている[19]．卵巣組織凍結で問題になることは，卵巣組織に早期に癌細胞が転移していた場合，卵巣組織を融解・移植する際に悪性腫瘍を体内に再移入させてしまう危険性がある．これを微小残存癌病巣（minimal residual disease；MRD）と呼ぶ．

- 2010年Dolmansらは卵巣組織凍結を実施した6例のCMLおよび12例の急性リンパ性白血病（ALL）患者の卵巣切片の一部に対し，組織学的検査，RT-PCRそしてSCIDマウスにその組織片を移植した結果，組織学的検査に癌病巣がないと判断したが，6例中2例にCMLの，10例中7例にALLの疾患遺伝子が検出され，その全例よりSCIDマウス移植組織より病巣を確認することができたと報告している[37]．また一方で，2012年Greveらは25人の白血病患者の卵巣組織切片を20週間SCIDマウスに移植し，そのうち7例はマーカーが陽性であり，7片のうち4片は組織切片がRT-PCR検査にて陽性組織であった．しかし25人の移植卵巣組織は移植後白血病病変をどの組織片も認めることはなかったと報告している[38]．2013年Dolmans，Greveらは，白血病においてRT-PCR検査を行い，卵巣組織より白血病マーカーが陽性であり，その組織をSCIDマウスに移植し，移植後6ヵ月，その移植組織に組織学的検査を実施した．結果RT-PCR陽性組織中，癌組織が発生することがあることを再度報告している．その報告のなかで凍結卵巣組織から乳癌転移は過去において報告はされていないと述べながらも，進行したステージであれば，卵巣への転移は否定できないと述べている[39]．

- 卵巣組織凍結は，このMRDの問題を解決することができれば，卵子凍結同様に研究的な治療ではなくなるものと考えられており，世界中で検討が続いている．

- 2014年NCCN ガイドラインにおいてAdolescent and Young Adult Oncology, version 2.2014を発表したが，卵巣組織凍結については，まだ実験的，試験的であると報告している[40]．

GnRHアゴニストの抗癌薬化学療法の保護作用

- ラットやサルを用いてGnRHアナログがシクロホスファミドによる卵巣毒性に予防効果があるとAtayaらが報告して以来[41]，ホジキン病，乳癌やそのほかの癌や全身性エリテマトーデス（SLE）などの患者に対してGnRHアナログによる卵巣保護が臨床応用されてきた[42]．Blumenfeldらは，悪性リンパ腫治療例で化学療法単独群では55％が早発閉経となったが，GnRHアナログ併用群ではわずか5％のみしか化学療法誘発性無月経とならず，化学療法中のGnRHアナログ併用の卵巣保護における有用性を報告している[43]．

- GnRHアゴニストの卵巣保護機序は，①FSH産生の抑制，②子宮-卵巣系の血液灌流の減少，③GnRH受容体の活性化，④S1P（sphingoshine-1-phosphate）の発現上昇，⑤胚細胞系未分化幹細胞の保護などが考えられてきた[42]．

- 化学療法治療後妊娠率がGnRHアゴニストを化学療法と同時併用することで，GnRHアゴニスト非投与群と比べ，投与群では妊娠率が上昇するとBlumenfeldらは2015年に報告してい

る[44]．一方，G. Vildikらは，同年GnRHアゴニストが化学療法時における卵巣保護作用があるかどうかを検討するため，ヒト卵巣皮質をGnRHアゴニストとともに，*in vitro*条件で化学療法剤を曝露させ，ホルモンレベル，卵胞減少率，DNAダメージマーカーを確認した．結果GnRHアゴニスト投与群では卵胞減少率が抑制されることや，抗アポトーシスパスウェイが活性化することはなく，GnRHアゴニストを化学療法と同時に投与することが卵巣保護作用を示すことはないと報告している[45]．また，Horicksらは同年，ゴナドトロピンを抑制することが卵巣を化学療法から保護するかもしれないという仮説に対し，GnRHアゴニスト併用シクロホスファミド投与をマウスに対し実施し，その組織学的評価を行った結果，GnRHアゴニスト併用におけるゴナドトロピン抑制は，卵巣保護作用は示さないと報告をしており[46]，GnRHアゴニストにおける卵巣保護作用における議論は継続すると思われる．

▶ 2015年にMooreらによって発表されたPOEMS（The prevention of Early Menopause Study）試験によれば，乳癌患者に対し化学療法施行時，GnRHアゴニスト（ゴセレリン）を併用実施した群と，化学療法単独使用群に対する卵巣機能不全（6ヵ月以上の無月経と定義）発生率を検討した．結果GnRHアゴニスト（ゴセレリン）使用群が卵巣保護作用を示すように考えられたが，データ上ホルモン値や月経状況を示すデータを紛失したため，有意に卵巣保護作用があることを示すことができなかったと報告している[47]．

まとめ

▶ ASCO2013によれば，患者とヘルスケアプロバイダー（医療従事者）との間にて話し合わなければならない項目を，①患者のリスクに対する情報提供，②妊孕性温存におけるオプション，③時間，④金額，⑤癌治療後の妊娠および子どもへの影響，⑥適切な専門家に対する紹介，を挙げている．

▶ ASCO2013のなかで最も重要な項目は，「時間」と考えられており，基礎疾患に対する治療を遅延なく開始する必要性がある．すなわち，男性の場合には24時間以内，女性の場合2〜4週が月経周期に依存して妊孕性温存のために必要な時間となる．主治医は，妊孕性温存を考えるためには限られた時間しか残されていない事実を十分に理解する必要性がある．

▶ 可能な限り早期に産婦人科医（特に生殖医療を専門とする医師）に相談する必要性がある．

▶ わが国と海外の大きな違いとして，近年発表されるガイドラインは疾患を明記していない．特に卵巣組織凍結では，組織内に癌細胞がおり，移植とともに再移入（再発する）可能性があったとしても，凍結保存する方向にある．これは将来的に科学が進歩し，現在抱えている諸問題を解決する可能性があるためと考えられる．

▶ わが国では原疾患治療医師がどのように妊孕性温存の知識を得て，かつどこに紹介するかが問題となってくる．癌と診断された患者は同時に多発する問題の自己解決が求められ，短期間にいくつもの選択を余儀なくされ，原疾患の治療開始までの時間が限られているなかで，いかに正確な情報を患者に伝えるか，そしていかに早期に産婦人科医（特に生殖医療を専門とする医師）と密に連携することが「がん・生殖医療」の実践には必須となってくる．

▶妊孕性温存治療を実践するにあたっては，医師のみならず看護師，胚培養士，臨床心理士，薬剤師そしてソーシャルワーカーなどからなる医療チームの存在が不可欠である．

▶がん・生殖医療と一般不妊症との最も大きな相違は，何よりも原疾患の治療が最優先となる点である．

▶診断時の患者の病状によっては，主治医は妊孕性温存を断念せざるをえない事実を正確に患者に伝えるべきであり，不要な癌治療の延期や中止は避けるべきである．

▶本来であれば可能であったはずの妊孕性温存の診療を癌患者に提供できないことがないように，癌治療医は妊孕性温存の診療である「がん・生殖医療」を十分に理解すべきである．

▶わが国におけるがん・生殖医療に関する医療連携の再構築ならびに的確ながん・生殖医療の実践と啓発を志向して，日本がん・生殖医療研究会（Japan Society for Fertility Preservation；JSFP）が2012年11月に設立され（http://www.j-sfp.org），2016年8月現在，日本がん・生殖医療学会となっている．癌と生殖の医療に携わる多くの職種の医療従事者の間で，古くて新しくもあるこの若年癌患者に対する妊孕性温存の診療の問題点を改めて共有する必要性がある．

（杉下陽堂／鈴木　直）

参考文献

1) Lutchman Sigh L, et al : Fertility in female cancer survivors: pathophysiology, preservation and the role of ovarian reserve testing. Human Reprod Update, 11: 69-89, 2005.
2) Markstrom E, et al : Survival factors regulating ovarian apoptosis-dependence on follicle differentiation. Reproduction, 123: 23-30, 2002.
3) Faddy MJ, et al : A model conforming the decline in follicke numbers to the age of menopause in women. Hum Reprod, 11: 1484-1486, 1996.
4) Tilly JL, et al : The current status of evidence for against postnatal oogenesis in manmals: a case of ovarian optimism versus pessimism? Biol of Reprod, 80: 2-12, 2009.
5) 杉下陽堂：第6章2 若年乳癌患者における妊孕能温存の可能性について―がん・生殖医療の実践, これからの乳癌診療 2012-2013, 園尾博司監修, 金原出版，東京，2012.
6) Barvieri RL: Reproductive endocrinology; chap 21, p517-546, 2009.
7) Alviggi C, et al : Biological versus chronological ovarian age: Implications for assisted reproductive technology. Reprod Biol Endocrinol, 7: 101, 2009.
8) Gerber B, et al : Controversies in preservation of ovarian function and fertility in patients with breast cancer. Breast Cancer Res Treat 108: 1-7, 2008.
9) Delhanth JD : Mechanisms of aneuploidy induction in human oogenesis and early embryogenesis: Cytogenet Genome Res, 111: 237-244, 2005.
10) Pellestor F, et al : Maternal aging and chromosomal abnormarities: new data drawn from in vitro unfertilized human oocytes. Hum Genet, 112: 195-203, 2003.
11) Surry ES, et al : Evaluating strategies for improving ovarian response of the poor responder undergoing assisted reproductive techniques: Fert Steril, 73: 667-676, 2000.
12) Ficicioglu C, et al : Early follicular antimüllerian hormone as an indicator of ovarian reserve. Fertil Steril, 85: 592-596, 2006.
13) Freeman EW, et al : Anti- mullerian hormone as a predictor of time to menopause in late reproductive age women. J Clin Endocrinol Metab, 97: 1673–1680, 2012.
14) Irit Ben-Aharon, et al : Long-Term Follow-Up of Chemotherapy-Induced Ovaryan Failure in Young Breast Cancer Patients: The Role Of Vascular Toxicity. Oncologist, 20: 985-991, 2015.
15) Chai J, et al : A highly-sensitive anti-Müllerian hormone assay inproves analysis of ovarian function following chemotherapy for early breast cancer. Eur J Cancer, 50: 2367-2374, 2014.
16) Sowers M, et al : AntiMullerian hormone and inhibin B in the definition of ovarian aging and the menopause transition. J chin Endocrinol Metab, 93: 3478-3483, 2008.
17) Bines J, et al : Ovarian function in premenopausal women treated with adjuvant chemotherapy for breast cancer. J Clin Oncol, 14: 1718-1729, 1996.
18) Nabholtz JM, et al : Phase III trial comparing TAC (docetaxel, doxorubicin, cyclophosphamide) with FAC (5-fluorouracil, doxorubicin,

cyclophosphamide) in the adjuvant treatment of node positive breast cancer (BC) patients: interim analysis of the BCIRG 001 study Phase III trial comparing TAX. Pro Am Soc Clin Oncol, 21: abstract 141, 2002.
19) Loren AW, et al : Fertility Preservation forPatients with Cancer: American Society of Clinical Oncology Clinical Pactice Gudeline Update. J Clin Oncol, 31: 1-12, 2013.
20) Rienzi L, et al : Consistent and predictable delivery rates after oocyte vitrification: an observational longitudinal cohort multicentric study. Hum Reprod, 6: 1606-1612, 2012.
21) Bacigalupo A, et al : Defining the intensity of conditioning regimens: Working definitions. Biol Blood Marrow Transplant, 15: 1628-1633, 2009.
22) Borini A, et al : Cryopreservation of mature and immature oocytes. Clin Obstet Gynecol, 53: 763-774. 2010.
23) Huang JY, et al : Retrieval of immature oocytes form unstimulated ovaries followed by in vitro maturation and vitrification. A novel strategy of fertility preservation for breast cancer patients. Am J Surg, 200: 177-183. 2010.
24) Rudick B, et al : The status of oocyte cryopreservation in the United States of oocyte cryopreservation in the United State. Fertil Steril, 94: 2632-2646. 2010.
25) McAvey B, et al : How many eggs are needed to produce an assisted reproductive technology baby: is more always better? Ferti Steril, 96: 332-335. 2011.
26) Das M, et al : Ovarian reserve and response to IVF and in vitro maturation treatment following chemotherapy. Hum Reprod, 27: 2509-2514. 2012.
27) Shalom-Paz E, et al : Fertility preservation for breast-cancer patients using IVM followed by oocyte or embryo vitrification. Repro BioMed Online, 21: 566-571. 2010.
28) Reddy J, et al : Ovarian stimulation and fertility preservation with the use of aromatase inhibitors in women with breast cancer. Ferti Steril, 98: 1363-1369. 2012.
29) Oktay K, et al : Fertility Preservation Success Subsequent to Concurrent Aromatase Inhibitor Treatment and Ovarian Stimulation in Women with Breast Cancer. J Clin Oncol, 33: 2424-2429, 2015.
30) Cakman H, et al : Effective method for emergency fertility preservation : random-start controlled ovarian stimulation. Fertil Steril, 100: 1673-1680, 2013.
31) Donnez J, et al : Children born after autotransplantation of cryopreserved ovarian tissue. A review of 13 live births. Annal of Medicine, 43: 437-450, 2011.
32) Jensen AK, et al : Outcomes of transplantations of cryopreserved ovarian tissue to 41 women in Denmark. Hum Reprod, 30: 2838-2845, 2015.
33) Donnez J, et al : Fertility preservation for age-related fertility decline. Lancet, 385: 506-507, 2015.
34) von Wolff M, et al : Fertility preservation in women— a practical guide to preservation techniques and therapeutic strategies in breast cancer, Hodgkin's hymphoma and lorderline ovarian tumours by the fertility preservation network FertiPROTEKT. Arch Gynecol Obstet, 284: 427-435, 2011.
35) von Wolff M, et al : Fertility- preservation counselling and treatment for medical reasons : data from a multinational network of over 5000 women, Reprod Biomed Online, 31: 605-612, 2015.
36) Practice Committee of American Society for Reproductive Medicine : Ovarian tissue cryopreservation : a committee opinion. Fertil Steril, 101, 1237-1243, 2014.
37) Dolmans MM, et al : Reimplantation of Cryopreserved ovarian tissue from patients with acute lymphoblastic leukemia is potentially unsafe. Blood, 116: 2908-2914, 2010.
38) Greve T, et al : Cryopreserved ovarian cortex from patients with leukemia in complete remission contains no apparent viable malignant cells. Blood, 20: 4311-4316. 2012.
39) Dolmans MM, et al : Risk of transferring malignant cells with transplanted frozen-thawed ovarian tissue. Fertil Steril, 99: 1514-1522, 2013.
40) Coccia PF, et al : Adolescent and young adult oncology, version 2.2014. J Natl Conpr Canc Netw, 12: 21-32, 2014.
41) Ataya K, et al : Luteininzing hormone-releasing hormone agonist inhibits cyclophosphamide-induced ovarian follicular depletion in rhesus monkeys. Biol Reprod, 52: 365-372, 1995.
42) Blumenfeld Z : How to preserve fertility in young women exposed to chemotherapy? The role of GnRH agonist cotreatment in addition to cryopreservation of embryo, oocytes, or ovaries. The Oncologist, 12: 1044-1054, 2007.
43) Blumenfeld Z, et al : Fertility after treatment for Hodgkin's disease. Ann Oncol, 13: 138-147, 2002.
44) Z Blumevfeld, et al : Gonadotropin-Releasing Hormone Agonist Contreatment During Chemotherapy May Increase Pregnancy Rate in Survivors. Oncologist, 20: 1283-1289, 2015.
45) Bildik G, et al : GnRH agonist leuprolide acetate does not confer any protection against ovarian damage induced by chemotherapy and radiation in vitro. Hum Reprod, 30: 2912-2925, 2015.
46) Horicks F, et al : Folliculogenesis Is Not Fully Inhibited during GnRH Analogues Treatment in Mice Challenging Their Efficiency to Preserve the Ovarian Reserve during Chemotherapy in This Model. PLos One, 10: e0137164, 2015.
47) Moore HC, et al : goserelin for ovarian protection during breast-cancer aduvant chemotherapy. N Engl J Med, 372: 923-932, 2015.

第Ⅳ章

乳癌薬物療法の代表的臨床試験

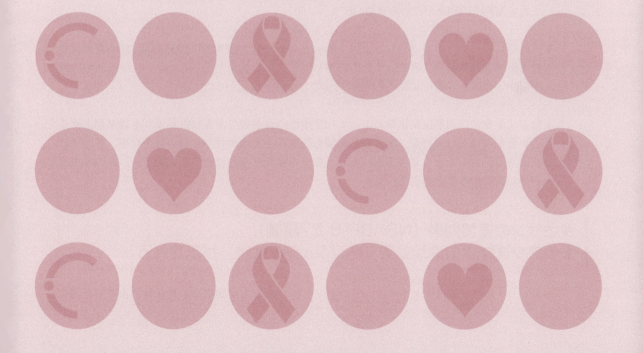

1 術前化学療法

術前化学療法と術後化学療法を同じレジメンで直接比較したNSABP B-18試験

▶ 乳癌の術前化学療法の歴史は1970年代に始まり，当初は外科的に切除が困難な局所進行乳癌を対象とし，手術を可能にすることや局所コントロールの改善を目的に行われた．手術療法や放射線療法による局所療法単独よりも，術前化学療法に局所療法を組み合わせた方が，局所コントロール率や生存率が改善することが示され，術前化学療法は局所進行乳癌の集学的治療に必須の療法として認識されるようになった．

▶ 一方で乳癌縮小手術推進の理論的背景となった乳癌全身病説や，術後化学療法の生存率の改善効果は，化学療法を手術可能な早期乳癌の術前に投与することへの期待を高めた．手術により原発巣を切除すると，転移巣の増殖が促進されるという実験室レベルの知見も術前化学療法を支持する理論的な背景となった．

▶ このような当時の考え方を受けて，NSABP B-18試験に代表される，術前化学療法と術後化学療法の比較試験が開始された．NSABP B-18試験は同じレジメン（AC4サイクル）の化学療法を術前と術後に投与して長期成績を比較した試験で，症例数1,523例の第Ⅲ相試験であった．術前AC群では80%の臨床的な奏効率が得られ，PDが4%，また13%のpCR（病理学的完全奏功）率が得られた．無再発生存率，生存率に差は認めず，術前実施群において乳房温存率の向上が認められた（67% vs. 60%）[1]．

▶ 同時期にヨーロッパで同じコンセプトのもとで行われたEORTC 10902試験は698症例に対して実施され無再発生存率，生存率に関しては同様の結果が得られたが，化学療法の強度が弱かったこともありpCRは全症例の4%にしか得られなかった．

▶ 術前化学療法の初期臨床試験によって化学療法の術前投与が術後投与よりも効果が上回るという期待はしぼんだが，いずれの試験も術前投与と術後投与に無再発生存率，生存率に差がなく，少なくとも効果を損ねることなく術前化学療法は安全に実施でき，かつ乳房温存率が改善することが示された．

タキサンの追加効果（NSABP B-27試験），トラスツズマブの追加効果（Buzdarらの試験）が示される

▶ NSABP B-27試験は，タキサン（ドセタキセル）の上乗せ効果をみた試験であり，術前の

AC4サイクルにドセタキセル4サイクルを加えることにより，pCR率が13%から26%に倍増することを示した[2]．

▶ NSABP B-18試験およびB-27試験ではpCRが得られた症例の無再発生存率，生存率がそうでない症例に比べて有意に改善することが示され，臨床的な奏効率よりもpCRが予後とより関連することがわかった．このため以後の臨床試験において，pCRが無再発生存（DFS），生存（OS）の代替エンドポイントとして扱われるようになった．

▶ 術後補助療法の比較臨床試験であれば主要エンドポイントであるDFS，OSを見るためには，長期にわたるフォローアップと，多くの症例数を必要としたが，pCRを代替エンドポイントとすることができれば，少ない症例数で短期間に結果が出せるため，pCR率の向上を代替エンドポイントとした術前化学療法の臨床試験が多数計画されるようになった．

▶ 一方，HER2陽性乳癌に対してトラスツズマブ療法が進行再発例で高い奏効率を示すと，術前療法として化学療法との併用で用いられるようになった．Buzdar AUらの試験によってpCR率が化学療法のみの26%に対して，トラスツズマブ併用群で65%に向上することが示されると，多くのトラスツズマブ併用の臨床試験が組まれるようになり，化学療法と分子標的薬の併用による術前化学療法の幕開けとなった．

サブタイプという概念の導入と，これに基づいたpCRの意義が明らかにされる

▶ 1990年代末に乳癌のサブタイプ分類の考え方がPerou Cらにより導入されると，これらが薬物療法の効果予測に有用であることが示され，術前化学療法もサブタイプ別に分けて評価されるようになった．

▶ サブタイプに分けない場合のpCR率は20%前後であったが，LuminalタイプのpCR率は10%程度と低く，HER2陽性，ER陰性タイプはトラスツズマブを併用した場合に50%以上のpCR率が得られ，またトリプルネガティブタイプも30%程度のpCR率が得られることがわかった．

▶ さらに従来からpCRの定義も臨床試験グループごとに違いがあり混乱がみられたが，この問題に主導的な役割を果たしたのがMinckwitzに代表されるドイツの臨床試験グループであった．Minckwitzらは一連のドイツグループのstudyを統合解析し，pCRの定義に関しては，乳房とリンパ節の完全な腫瘍消失（ypT0ypN0）が予後と最も相関することを示した．またpCRと予後に関しては，Luminal B/HER2（陰性），HER2陽性（non-Luminal），そしてトリプルネガティブ（TNBC）の3タイプは相関するが，Luminal Aタイプ，Luminal B/HER2＋タイプはpCRと予後が相関しないことを示した[3]．

▶ これらを受けてFDA主導で12の乳癌術前化学療法試験のメタ解析が行われた（表1）．その結果pCRの定義は標準的な定義（ypT0ypN0 or ypT0/isypN0）が将来の臨床試験で望ましいこと，pCRの予後予測因子としての価値はHR陽性/Grade3，HR陰性/HER2陰性，そしてHER2陽性のタイプに限定していることを示した[4]．

表1 米国FDAにより12の乳癌術前化学療法試験

試験名	相	症例数	結果概要
NSABP B-18	Ⅲ	1,523	化学療法の術前投与と術後投与が同等であることを示した．またこの試験でのpCR率は13％，PDは4％であった
NSABP B-27	Ⅲ	2,411	術前にドセタキセルを加えることにより，pCR率が2倍（13％から26％）になることがわかり，さらにpCRは予後と相関することがあらためて示された
AGO-1	Ⅲ	668	標準的化学療法に比べてIntensive Dose-Dense化学療法は毒性が増したが，効果（DFS，OS）が増した
PREPARE	Ⅲ	720	Dose-dense and -intensifiedの術前化学療法は標準的レジメンに比べてpCR率が向上した
ECTO	Ⅲ	1,355	同じレジメンの術前投与と術後投与では長期成績は変わらないが，乳房温存率が術前投与の方が上昇した（63％ vs. 34％；$P<0.001$）
EORTC 10994/BIG 1-00	Ⅲ	1,856	バイオマーカー（p53）によってより効果的なレジメンが選択できるかを研究したが，p53は予後予測因子ではあるが，化学療法のレジメン選択（アントラサイクリンまたはタキサン）の予測因子にはならなかった
GeparDuo	Ⅲ	907	AC，ドセタキセルの逐次投与の方がA，ドセタキセルのdose-dense投与よりもpCR率で勝っていた
GeparTrio-Pilot	Ⅱ	285	2サイクル終了時点のエコーでの臨床評価がpCRの代替マーカーとなることを確認した試験．この結果に基づき，GeparTrio試験が実施された
GeparTrio	Ⅲ	2,072	早期効果（2サイクル終了時点）を確認して，治療法を変更（response-guided chemotherapy strategies）することで，LuminalA/Bタイプの予後が改善されたが，TNBCおよびHER2陽性乳癌には効果がなかった
GeparQuattro	Ⅲ	1,495	アントラサイクリン，タキサンベースの術前化学療法にトラスツヅマブを追加することでpCR率が向上した
NOAH	Ⅲ	234	HER2陽性，局所進行乳癌に対してトラスツズマブのon/offを比較した試験．event free survivalでトラスツズマブ群が勝る
TECHNO	Ⅱ	217	エピルビシン/シクロホスファミドに続いてパクリタキセル/トラスツヅマブを術前に投与して安全性と効果を確認した試験

症例数13,125例のメタ解析が行われ2012年12月のSABCSで発表された．これら12試験はpCRが明確に定義され，EFS（event free survival）とOSの長期フォローアップが実施されていることで選ばれた

▶ FDAはpCRを薬物の迅速承認の代替エンドポイントとして重視しており，2012年7月乳癌薬物療法に関するドラフトガイダンスを製薬企業向けに公表しており，この中でpCRを迅速承認の代替エンドポイントとして許容することが述べられている．

NeoALLTO試験をはじめとするdual-HER2 blockade試験

▶ HER2陽性乳癌の治療にトラスツズマブが必須であることがわかると，今度は2剤の抗HER2療法の併用が試験された．NeoALTTO試験は化学療法に上乗せする分子標的薬としてトラスツズマブ，ラパチニブ，トラスツズマブ/ラパチニブの3群を比較する臨床試験であり，それぞれのpCR率が29.5％，24.7％，52.0％であり，併用群が有意に優れていた[5]．

▶ NeoSphere試験は化学療法に上乗せする分子標的薬としてトラスツズマブ，ペルツズマブ，トラスツズマブ/ペルツズマブ，そして化学療法なしのトラスツズマブ/ペルツズマブの4群を比較する臨床試験であり，それぞれのpCR率が29.0％，24.0％，45.8％，16.8％であり，併用群が有意に優れているとともに，化学療法なしでも16.8％のpCRが得られることがわかった．

- NSABP B-41試験はHER2陽性乳癌を対象として，化学療法に上乗せする分子標的薬としてトラスツズマブ，ラパチニブ，トラスツズマブ/ラパチニブの3群を比較する臨床試験であり，それぞれのpCR率が52.5％，53.2％，62.0％であり，併用群が良好であったが有意差は認めなかった．

- これらHER2陽性乳癌を対象にした臨床試験により，分子標的薬（抗HER2薬）の併用であるdual HER2 blockadeが有望な方法であり，かつ化学療法なしの治療も期待できることがわかってきた．しかしながら後述するようにNeoALLTO試験で2倍のpCR効果得られたにもかかわらず，同じレジメンの術後療法であるALLTO試験において併用療法はOSの改善を示すことができなかった．

HER2陰性乳癌に対してベバシズマブの効果をみた試験

- ベバシズマブとHER2陰性乳癌に関してはいくつかの大規模な試験が行われている．GeparQuinto試験（GBG44）ではTNBCにベバシズマブを加えることでpCR率が27.9％から39.3％に向上している（$P=0.003$）が，HR陽性／HER2陰性乳癌ではベバシズマブを追加してもpCR率は7.8％から7.7％と改善しなかった．

- 一方NSABP B-40試験ではベバシズマブを加えることでpCR率が28.2％から34.5％に向上している（$P=0.02$）しており，さらにOSを改善（$P=0.004$）したがDFSは改善しなかった（$P=0.06$）．ARTemis試験ではベバシズマブによってpCR率が17％から22％に改善しており，またCALGB40603試験ではカルボプラチンやベバシズマブを加えることでpCRの改善を認めている．

- 進行再発乳癌においてベバシズマブがPFS（progression free survival）の改善を認めてもOSの改善がみられていないこと，術前投与のpCRの改善効果が小さいこと，また副作用の増加，高額な費用などを踏まえて，臨床的に意味のあるDFS，OSの改善効果が得られるかどうかは今後の長期成績を待つ必要があり，現状では悲観的な見方が主流と思われる．

術前療法で腫瘍が遺残した症例を対象とした術後療法の臨床試験～JBCRG-04試験の成功

- 正確な意味では術前療法として論じるべきではないが，術前療法後に腫瘍が遺残した（Postneoadjuvant Residual Disease）患者群を対象にした術後療法の試験も企画されている．KATHERINE試験は術前療法後に浸潤癌の遺残を認めたHER2陽性乳癌に対して，術後療法にトラスツズマブを標準アームとしてT-DM1を試験アームとして比較するデザインになっている．NSABP，GBGによる国際共同研究として実施されており，2013年4月にスタートされ，1,484例が目標症例数となっている．

- 日韓共同研究として行われたJBCRG-04試験は術前化学療法によって浸潤癌が遺残したHER2陰性乳癌を対象として，カペシタビンのオンオフを比較した第Ⅲ相比較試験であり，900例が予定通り登録された．2015年サンアントニオのgeneral sessionにて結果が発表され，

- DFSおよびOSにおいてカペシタビン投与群の成績がコントロール群を上回り，practiceを変え得る結果となった．

▶ TNBCやHER2陽性，ER陰性乳癌において，pCRが得られなかった場合には予後が不良であり，このようなグループに術後追加の薬物療法を加えることは理にかなったことである．JBCRG-04試験の成功はこのセッティングでの分子標的薬などの新規薬剤を対象とした臨床試験の企画を刺激すると思われる．

新規薬物のスクリーニングを目的としたI-SPY 2試験

▶ 術前化学療法は，治療中に連続的な画像評価や組織生検が可能であり，術前療法として標準的治療に新規薬剤を加えて新規薬剤のスクリーニングを行う試みがなされている．I-SPY 2試験（Investigation of Serial Studies to Predict Your Therapeutic Response with Imaging And moLecular Analysis 2）は米国の主要な大学がんセンターをネットワークして行われるpCRをプライマリエンドポイントとした第Ⅱ相試験である．

▶ "adaptive trial design"という手法を用いて，これまでより少数の患者，短時間，低コストで試験が可能とされ，大学研究者とともにNCI，FDA，製薬企業，バイオ技術企業の共同研究という形をとっている[6]．従来の薬物開発は15～20年の年月と1,000億円近い費用を要しておりこれが医療費高騰の大きな原因になっており，より有望な薬剤を早期に見出し，速やかに第Ⅲ相試験に移行できることを目的にした，産学官共同の取り組みとなっている．これまでにneratinib，veliparib，MK2206がそれぞれ"卒業"しており，第Ⅲ相試験に移行あるいは計画されている．

ALLTO試験ネガティブ結果の衝撃

▶ NeoALLTO試験はHER2陽性乳癌に対するdual-HER2 blockade（トラスツズマブ/ラパチニブ）の効果を示した術前療法の試験である．この試験で2剤の抗HER2療法が，2倍のpCR率を示したことで，大規模な補助療法（ALLTO試験）においてもDFS，OSの改善がみられると期待されていた．しかしながら，2014年ASCOで発表された結果はネガティブで，関係者のみならず，広くオンコロジーの世界に衝撃をもたらした[7]．2012年に術前療法におけるpCRを代替エンドポイントした試験の結果で新規薬剤の迅速承認を与える可能性を発表していたFDAの今後の対応が変わっていくかどうかが注目される結果となった．

▶ NeoALLTO試験，ALLTO試験の一連の結果の意味するところはpCRが薬物療法の効果の代替エンドポイントにはならないということで，この結果を素直に受け取れば今後の新規薬物の開発にpCRは使えないということになり，I-SPY 2試験のような取り組みはできなくなっていき，結果として薬物療法の開発に莫大な費用と時間を課すことになる．一連の試験に対する解釈と，pCRの扱いは大きな論点ではあるが，現実を踏まえpCRの結果の解釈を慎重に行うということで，pCRをエンドポイントとした術前療法試験は今後も継続されると思われる．

まとめ

- 局所進行癌に対する治療として始まった術前化学療法は，早期乳癌にも適応が広げられ，新規薬物療法の迅速な評価が可能としてその役割が重要視されてきた．しかしその前提として，pCRがsurvivalの代替エンドポイントになるということが必要である．今後はこの問題を慎重に扱いながら，新規薬物療法をサブタイプやBRCAのような患者背景を絞った対象に術前療法の形で投与して評価していくプロセスの重要性が増していくと思われる．

（川端英孝／小倉拓也）

参考文献

1) Fisher B, et al : Effect of preoperative chemotherapy on local-regional disease in women with operable breast cancer: findings from National Surgical Adjuvant Breast and Bowel Project B-18. J Clin Oncol, 15(7):2483-93, 1997.
2) Bear HD, et al : National Surgical Adjuvant Breast and Bowel Project Protocol B-27. The effect on tumor response of adding sequential preoperative docetaxel to preoperative doxorubicin and cyclophosphamide: preliminary results from National Surgical Adjuvant Breast and Bowel Project Protocol B-27. J Clin Oncol, 21(22):4165-74, 2003.
3) von Minckwitz G, et al: Definition and impact of pathologic complete response on prognosis after neoadjuvant chemotherapy in various intrinsic breast cancer subtypes. J Clin Oncol, 30(15): 1796-804, 2012.
4) Cortazar P, et al : Pathological complete response and long-term clinical benefit in breast cancer: the CTNeoBC pooled analysis. Lancet, 384(9938)：162-172, 2014.
5) Baselga J, et al : Lapatinib with trastuzumab for HER2-positive early breast cancer (NeoALTTO): a randomised, open-label, multicentre, phase 3 trial. Lancet, 379(9816):633-640, 2012.
6) Barker AD, et al : I-SPY 2: an adaptive breast cancer trial design in the setting of neoadjuvant chemotherapy. Clin Pharmacol Ther, 86(1) : 97-100, 2009.
7) Piccart-Gebhart M, et al : Adjuvant Lapatinib and Trastuzumab for Early Human Epidermal Growth Factor Receptor 2-Positive Breast Cancer: Results From the Randomized Phase III Adjuvant Lapatinib and/or Trastuzumab Treatment Optimization Trial. J Clin Oncol, 34:1034-42, 2016.

2 術後化学療法

▶ 乳癌術後化学療法は，CMF療法（シクロホスファミド/メトトレキサート/5-FU）から始まり，アンスラサイクリン系薬剤，タキサン系薬剤，トラスツズマブの登場とともに変化してきた．さらにpegfilgrastim併用によるdose-dense療法が確立されようとしている．

▶ 本項では術後化学療法の変遷の根拠となった主要な臨床試験について解説した．解説に際しては，その臨床試験の目的，試験デザイン，対象，比較された群，主要評価項目と統計学的な根拠，結果を中心にまとめ，その試験の臨床的な意義について言及した．

▶ なお，本項では内分泌療法は扱わないこととした．

多剤併用による術後薬物療法（EBCTCG[1]）

▶ 現在の術後化学療法の根本を担う重要なエビデンスを確立した大規模な臨床試験．

▶ 以下の3つのテーマについて検討しているメタアナリシス．

▶ 各テーマに応じ，1990年以前に開始されたランダム化試験を選び出し，データを収集，解析した．

▶ 多剤併用による乳癌術後化学療法が生存率を改善するかを検証した．
・**対象**：47件の臨床試験から，約18,000例
・**比較**：CMF療法などの多剤併用化学療法を術後に行った群と，化学療法を行わなかった群とを比較した．
・**結果**：CMF療法などの多剤併用化学療法を行った群で生存率を有意に改善した**（図1）**．
　　　　　50歳未満で27%の改善
　　　　　50〜69歳で11%の改善
　　　　　（70歳以上はデータが乏しく結論に至らず）
・本試験により，術後化学療法を行うことの有効性が示された．

▶ 多剤併用の期間が長い方が生存率を改善するかを検証した．
・**対象**：11件の臨床試験から，約6,000例
・**比較**：術後に多剤併用化学療法を，少なくとも6ヵ月行った群とそれ以上行った群との比較と，6ヵ月未満で行った群とそれ以上行った群との比較を行った．
・**結果**：いずれの比較も生存率に差はなく，長い期間の多剤併用化学療法にメリットは認めなかった**（図2）**．よって，本試験は術後に3〜6ヵ月間以上の化学療法を行う根拠はないと結論づけた．

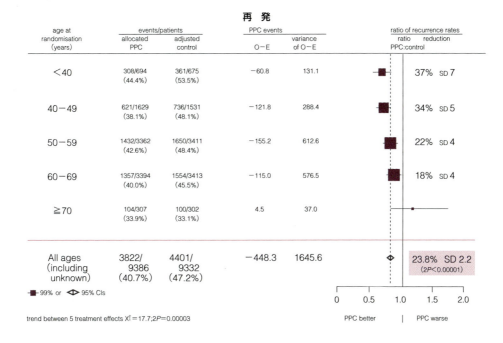

図1　多剤併用化学療法（PPC）を行った群と化学療法を行わなかった群との比較（再発と生存）
（文献1）より改変）

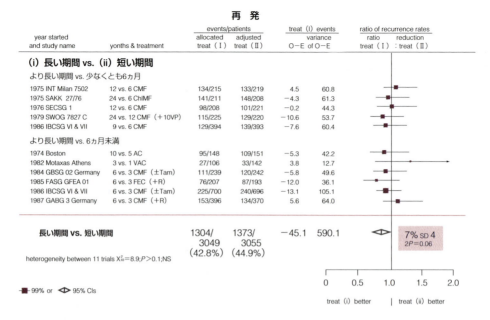

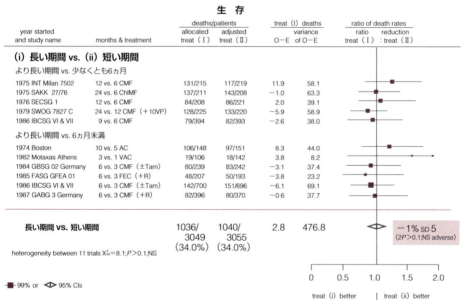

図2 化学療法を長い期間行った群と短い期間行った群の比較と，アンスラサイクリン系薬剤を含むレジメンを行った群とCMF療法を行った群との比較（再発と生存）

(文献1）より改変）

・本試験により，術後薬物療法には適切な期間があり，長ければ長い方がよいといったものではないということが示された．

▶アンスラサイクリン系薬剤が含まれているレジメンとCMF療法とではどちらが生存率を改善するかを検証した．

・**対象**：11件の臨床試験から，約6,000例

再　発

year started and study name	months & treatment	events/patients allocated treat（Ⅰ）	events/patients adjusted treat（Ⅱ）	treat（I）events O−E	variance of O−E
(i) アンスラサイクリン系薬物含むレジメン vs. (ii) CMF					
1976 SECSG 2	6FAC vs. 6CMF	116/260	123/268	−7.7	51.6
1978 ONCOFRANCE	12FACV vs. 12CMF	67/138	66/113	−9.8	28.9
1980 SE Sweden BCG A	8AC vs. 7CMF（+R）	6/21	11/22	−2.0	3.8
1983 NSABC Israel Bro283	2CMF+4AVbCMF vs. 6CMF	31/55	29/50	−1.2	12.9
1984 NSABP B−15*	4AC±3CMF vs. 6CMF（+R）	766/1562	2(396/776)	−15.9	225.7
1984 GUN−3 Naples	3CMFEV vs. 6CMF	48/105	61/115	−4.1	22.3
1984 ICCG Charlng Cross	8/6FEC vs. 6CMF	53/256	57/259	−3.1	24.3
1984 Austrian BCSG 3	6CMFVA vs. 6CMF	67/121	67/124	1.8	27.4
1987 GABG 3 Germany	6FEC vs. 6CMF（±Tam）	77/142	77/146	−1.3	30.4
1988 Brussels Bolgium*	BEC vs. 6CMF	82/461	2(46/232)	−1.5	26.7
1989 NCI−C MA 5	6FEC vs. 6CMF	95/356	127/360	−16.8	48.4
アンスラサイクリン vs. CMF		1408/3477 (40.5%)	1502/3473 (43.2%)	−61.5	502.4

Heterogeneity between 11 trials $X^2_{10}=6.5; P>0.1$; NS

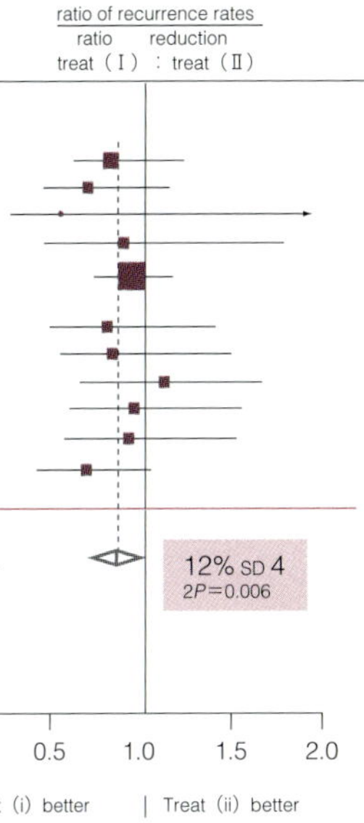

生　存

year started and study name	months & treatment	deaths/patients allocated treat（Ⅰ）	deaths/patients adjusted treat（Ⅱ）	treat（I）deaths O−E	variance of O−E
(i) アンスラサイクリン系薬物含むレジメン vs. (ii) CMF					
1976 SECSG 2	6FAC vs. 6CMF	93/260	89/268	−2.9	41.6
1978 ONCOFRANCE	12FACV vs. 12CMF	52/138	58/113	−10.9	25.0
1980 SE Sweden BCG A	8AC vs. 7CMF（+R）	6/21	12/22	−2.7	4.3
1983 NSABC Israel Bro283	2CMF+4AVbCMF vs. 6CMF	23/55	21/50	−1.3	10.1
1984 NSABP B−15*	4AC±3CMF vs. 6CMF（+R）	572/1562	2(292/776)	−6.2	177.3
1984 GUN−3 Naples	3CMFEV vs. 6CMF	24/105	30/115	−1.9	12.5
1984 ICCG Charlng Cross	8/6FEC vs. 6CMF	20/256	32/259	−5.6	12.0
1984 Austrian BCSG 3	6CMFVA vs. 6CMF	63/121	67/124	−2.0	28.1
1987 GABG 3 Germany	6FEC vs. 6CMF（±Tam）	52/142	60/146	−7.5	23.6
1988 Brussels Bolgium*	8EC vs. 6CMF	43/461	2(23/232)	0.6	14.4
1989 NCI−C MA 5	6FEC vs. 6CMF	53/356	61/360	−3.6	26.7
アンスラサイクリン vs. CMF		1001/3477 (28.8%)	1060/3473 (30.5%)	−44.1	375.6

heterogeneity between 11 trials $X^2_{10}=7.9; P>0.1$; NS

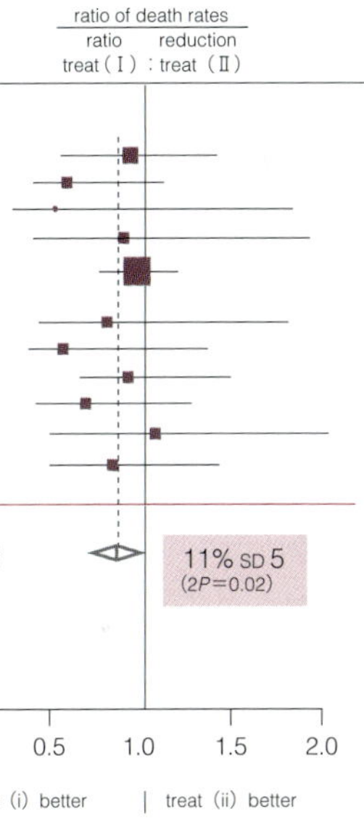

図3　化学療法を長い期間行った群と短い期間行った群の比較と，アンスラサイクリン系薬剤を含むレジメンを行った群とCMF療法を行った群との比較（再発と生存）

（文献1）より改変）

- **比較**：術後の多剤併用化学療法として，アンスラサイクリン系薬剤が含まれているレジメンを行った群とCMF療法群とを比較した．
- **結果**：アンスラサイクリン系薬剤を含むレジメンを行った場合の方が生存率を有意に改善した（5年生存率 72% vs. 69%）**（図3）**．
- 本試験により，術後化学療法としてCMF療法よりアンスラサイクリン系薬剤を含めたレジ

メンの方が優れていることが示された．

リンパ節転移陽性乳癌に対する術後薬物療法への ドセタキセルの追加（BCIRG001）[2]

▶ 術後化学療法としてアンスラサイクリン系薬剤にタキサン系薬剤を加えることで，再発が抑制されるかを検証した．
- 多施設，第Ⅲ相，ランダム化試験
- **対象**：リンパ節転移陽性の1,491例
- **比較**：FAC療法（5-FU/ドキソルビシン/シクロホスファミド）6コースとTAC療法（ドセタキセル/ドキソルビシン/シクロホスファミド）6コースを比較した
- **主要評価項目**：DFS（無病生存率）
  ①TAC療法によりDFSが27％改善すると仮定した
  ②検出力90％
- **結果**：TAC療法はFAC療法に比べ，有意にDFSを改善した（5年でのDFS 75％ vs. 68％，HR：0.72，95％CI：0.59−0.88，$P=0.001$）．

▶ 本試験により，術後化学療法にはアンスラサイクリン系薬剤にタキサン系薬剤を追加する意義があることが示された．しかし，本試験の対象はリンパ節転移陽性症例のみであり，リンパ節転移陰性症例へのタキサン系薬剤追加のエビデンスには，本試験はならないことに注意が必要である．

術後薬物療法でのタキサン系薬剤の使い方（E1199）[3]

▶ 術後薬物療法としてアンスラサイクリン系薬剤に加えるタキサン系薬剤の種類や投与方法について検証した．
- 多施設，第Ⅲ相，非盲検ランダム化試験．2×2 factorial design
- **対象**：リンパ節陽性もしくはリンパ節陰性で再発高リスクの4,950例
- **比較**：パクリタキセル 175mg/m^{2}の3週ごと投与，パクリタキセル 80mg/m^{2}の毎週投与，ドセタキセル 100mg/m^{2}の3週ごと投与，ドセタキセル 35mg/m^{2}の毎週投与の4群を設定した（各群ともAC療法4コースを前に投与した）．
- 以下の2つを事前に計画した．
  Ⓐパクリタキセル群とドセタキセル群，3週ごと投与群と毎週投与群をそれぞれ比較した（factorial design）．
  Ⓑパクリタキセルの3週ごと投与群を標準とし，パクリタキセルの毎週投与群，ドセタキセルの3週ごと投与群，ドセタキセルの毎週投与群を試験治療として比較した．
- **主要評価項目**：DFS
  ①ドセタキセルもしくは毎週投与によりDFSが17.5％改善すると仮定した．
  ②検出力86％．αエラー5％
- **結果**：
  Ⓐパクリタキセル群とドセタキセル群の比較，3週ごと群と毎週群の比較ではDFSに有意差は認めなかった．しかし，ドセタキセル群と毎週投与群との間に相互作用が認めら

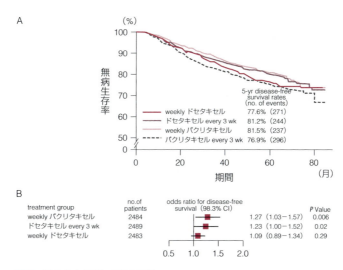

図4　無病生存期間（E1199）

（文献3）より改変）

れた．このため，factorial designとして予定されていた，パクリタキセル群とドセタキセル群との比較，3週ごと投与群と毎週投与群との比較についての結果の意義は著しく低下した．

Ⓑパクリタキセルの3週ごと投与群を標準とし，パクリタキセルの毎週投与群（HR：1.27，$P=0.006$）とドセタキセルの3週ごと投与群（HR：1.23，$P=0.02$）がそれぞれ，5年DFSを有意に改善した**（図4）**．

▶本試験により，術後化学療法としてパクリタキセルとドセタキセルのどちらが優れているか，3週投与と毎週投与のどちらが優れているかに関しての結論は得られなかった．しかし，パクリタキセルの3週ごと投与群を標準とした比較により，パクリタキセルの毎週投与かドセタキセルの3週ごと投与かのいずれかを選択すべきであることが示された．

アンスラサイクリン系薬剤なしでの術後薬物療法（US Oncology 9735）[4]

▶術後薬物療法において，アンスラサイクリン系薬剤が不要となる可能性を検証した．
- 多施設，第Ⅲ相，非盲検ランダム化試験
- **対象**：Stage Ⅰ-Ⅲの1,016例
- **比較**：AC療法（ドキソルビシン，シクロホスファミド）4コースとTC療法（ドセタキセル，シクロホスファミド）4コースを比較した．
- **主要評価項目**：DFS
  ①TC療法が，5年DFSを10%改善（70%から80%）すると仮定した．
  ②検出力90%，最終解析時のαエラー 4.34%
- **結果**：TC療法はAC療法に比べ，有意に5年DFSを改善した（86% vs. 80%，HR：0.67，$P=0.015$）．

▶ サブ解析では，年齢・ホルモン受容体発現状況・リンパ節転移の有無に関係なく同様の有効性を示した．

▶ 本試験により，年齢やホルモン受容体発現状況やリンパ節転移の有無に関係なく，アンスラサイクリン系薬剤を用いずタキサン系薬剤のみの術後化学療法が可能であることが示された．

dose-denseでの術後療法（GIM2試験）[5]

▶ 同一レジメンでの術後療法をより短い期間で施行することにより，その効果が高まるかを検証した試験．
- 多施設，第Ⅲ相，非盲検ランダム化試験．2×2 factorial design
- **対象**：リンパ節陽性の2,091例
- **比較**：EC療法（エピルビシン 90mg/m^2，シクロホスファミド 600mg/m^2）×4コースの後にパクリタキセル 175mg/m^2×4コースを，3週ごと投与（q3EC-P）と2週ごと投与（q2EC-P），FEC療法（5-FU 600mg/m^2＋EC）×4コースの後にパクリタキセル 175mg/m^2×4コースを，3週ごと投与（q3FEC-P）と2週ごと投与（q2FEC-P）の4群を設定した．
- **主要評価項目**：DFS
    ① 2週ごと投与にスケジュールを短縮することと5-FUを追加すること，それぞれが独立にDFSにおいて20％リスクを低減すると仮定した．
    ② 検出力80％，αエラー 5％
- 本項では2週ごと投与にスケジュールを短縮した結果についてのみ言及する．
- **結果（図5）**：
2週ごと投与（q2EC-Pとq2FEC-P）は3週ごと投与（q3EC-Pとq3FEC-P）に比べ，有意に5年のDFSを改善した（81％ vs. 76％，HR：0.77，95％CI 0.65−0.92，$P=0.004$）．
また，2週ごと投与（q2EC-Pとq2FEC-P）は3週ごと投与（q3EC-Pとq3FEC-P）に比べ，有意に5年の生存割合も改善した（94％ vs. 89％，HR：0.65，95％CI 0.51−0.84，$P=0.001$）．

▶ 本試験により，術後化学療法としてスケジュールを3週ごと投与から2週ごと投与に短縮する，いわゆるdose-dense療法が有効であることが示された．また，本試験の特筆すべきところは，全症例の約80％がホルモン陽性であったにもかかわらず，DFSさらには生存期間の改善まで示されたことである．

HER2陽性乳癌に対する術後薬物療法へのトラスツズマブの上乗せ（HERA試験）[6]

▶ HER2陽性乳癌において，周術期に標準的な化学療法を受けた後に，術後化学療法としてトラスツズマブを上乗せすることで再発が抑制されることを検証した．

▶ 多施設，第Ⅲ相，非盲検ランダム化試験
- **対象**：HER2陽性，リンパ節転移陽性もしくはリンパ節転移陰性で病理学的腫瘍径が1cm以上の5,081例
- **比較**：術前もしくは術後もしくは両方で，あらかじめ規定されていた標準的な化学療法を

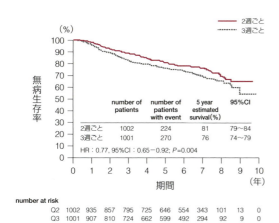
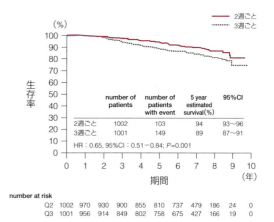

図5　無病生存期間と生存期間（GIM2）

（文献5）より改変）

完了した後に，経過観察群，トラスツズマブ1年投与群，トラスツズマブ2年投与群の3群に分けた．経過観察群とトラスツズマブ1年投与群の比較（①），経過観察群とトラスツズマブ2年投与群の比較が当初計画された．しかし，後に，経過観察群とトラスツズマブ2年投与群との比較が，トラスツズマブ1年投与群とトラスツズマブ2年投与群の比較（②）へ変更となった．

・**主要評価項目**：DFS
　①経過観察群に比べトラスツズマブ1年投与群，トラスツズマブ2年投与群でそれぞれ，DFSが23％改善されると仮定した
　②検出力80％，αエラー両側2.5％
　③プロトコールの変更後は，トラスツズマブ1年投与群に比べトラスツズマブ2年投与群でDFSが20％改善すると仮定した
・**結果**：
　①トラスツズマブ1年投与群は経過観察群に比べ，有意にDFSを改善した（HR：0.54，95％CI：0.43−0.67，$P<0.0001$，2年でのDFS 85.8％ vs. 77.4％）（図6）
　②トラスツズマブ2年投与群はトラスツズマブ1年投与群に比べ，DFSの有意な改善は認めなかった（HR：0.99，95％CI：0.85−1.14，$P=0.86$，8年DFS 75.8％ vs. 76.0％）

▶本試験により，HER2陽性乳癌において，標準的な術後化学療法の後にトラスツズマブを1年間加えることが，きわめて有効であることが示された．

術後薬物療法としてのトラスツズマブの使い方（NCCTG N9831）[7]

▶HER2陽性の術後療法をアンスラサイクリンとタキサンを順次投与で行う場合に，トラスツズマブを投与しない群と順次投与の群と同時投与の群のどれが最も再発リスクを低下させるかを検証した．

▶多施設，第Ⅲ相，ランダム化試験．予定された初回の中間解析
・**対象**：HER2陽性，リンパ節転移陽性もしくはリンパ節転移陰性の高リスクの3,505例

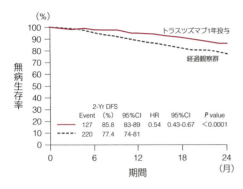

図6　無病生存期間（HERA）

（文献6）より改変）

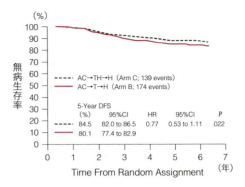

図7　無病生存期間（NCCTGN9831）

（文献7）より改変）

- **比較**：AC療法後にパクリタキセルを投与するが，トラスツズマブ無投与群（arm A），パクリタキセル後にトラスツズマブ1年投与を開始する群（arm B），パクリタキセル開始と同時にトラスツズマブ1年投与を開始する群（arm C）の3群に分け，arm Aとarm B，arm Bとarm Cを比較した．本項ではarm Bとarm Cとの比較のみを扱った．
- **主要評価項目**：DFS（無病生存率）
  ① トラスツズマブとパクリタキセルの同時投与群が順次投与群に比べ，DFSを22％改善すると仮定した．
  ② 検出力84％，αエラー3％．本中間解析では有意水準を0.00116とした．
  ③ 最終解析に必要なイベント数が647例で，本中間解析時のイベント数は313例であった．
- **結果**：5年DFSは有意ではないが，arm BよりarmCで良好な傾向が認められた（80.1％ vs. 84.4％，HR：0.77，99.9％CI：0.53-1.11，$P=0.022$）**（図7）**．心毒性を含めた，毒性の発現については両群間に明らかな差を認めなかった．
- 本解析は中間解析であり，両群間の差がきわめて大きくない限りは有意差がつくことはない．本解析では有意差はないが，トラスツズマブをパクリタキセルと同時に開始する方が順次投与よりも有効である可能性が示唆された．今後の十分な追跡期間を経た後の，最終的な解析が待たれる結果であった．

（吉波哲大／中山貴寛）

参考文献

1) Early Breast Cancer Trialists' Collaborative Group : Polychemotherapy for early breast cancaer: an overview of the randomized trials. Lancet, 352: 930-942, 1998.
2) Martin M, et al : adjuvant docetaxel for node-positive breast cancer. N Engl J Med, 352: 2302-2313, 2005.
3) Sparano JA, et al : Weekly paclitaxel in the adjuvant treatment of breast cancer. N Engl J Med, 358: 1663-1671, 2008.
4) Jones SE, et al : phase iii trial comparing doxorubicin plus cyclophosphamide with docetaxel plus cyclophosphamide as adjuvant therapy for operable breast cancer. J Clin Oncol, 24: 5381-5387, 2006.
5) Del Mastro L, et al : Fluorouracil and dose-dense chemotherapy in adjuvant treatment of patients with early-stage breast cancer: an open-label, 2 × 2 factorial, randomised phase 3 trial. Lancet, 385: 1863-1872, 2015.
6) Piccart-Gebhart MJ, et al : Trastuzumab after adjuvant chemotherapy in HER2-positive breast cancer. N Engl J Med, 353: 1659-1672, 2005.
7) Perez EA, et al : Sequential versus concurrent trastuzumab in adjuvant chemotherapy for breast cancer. J Clin Oncol, 29: 4491-4497, 2011.

3 分子標的療法

トラスツズマブ

1. 転移性乳癌

▶ **H0648g試験**[1]
- **対象**：HER2陽性の転移性乳癌患者469例
- **方法**：転移性乳癌の一次治療として「標準化学療法の単独治療 vs. 標準化学療法＋トラスツズマブ併用治療」を比較した第Ⅲ相試験
- **結果**：無進行期間（TTP）中央値7.4ヵ月 vs. 4.6ヵ月（HR：0.51，95%CI：0.41−0.63，$P<0.001$），奏効率50% vs. 32%（$P<0.001$），全生存期間（OS）中央値25.1ヵ月 vs. 20.3ヵ月（HR：0.80，95%CI：0.64−1.00，$P=0.046$）と，いずれもトラスツズマブ併用群で有意に優れていた．

▶ **GBF 26/BIG 03-05試験**[2]（表1）
- **対象**：トラスツズマブ投与中に病勢増悪をきたした局所進行/転移性HER2陽性乳癌患者156例
- **方法**：カペシタビン単独投与 vs. カペシタビン/トラスツズマブ併用投与を比較した第Ⅲ相試験（Beyond PD）
- **結果**：TTP中央値は8.2ヵ月 vs. 5.6ヵ月（HR：0.69，95%CI：0.48−0.97，$P=0.038$）とトラスツズマブ併用群で有意に優れており，OS中央値では25.5ヵ月 vs. 20.4ヵ月（HR：0.76，95%CI：0.48−1.22，$P=0.257$）と併用群の方が優れている傾向が示された．

▶ **EGF104900試験**[3]（表1）
- **対象**：アンスラサイクリン系抗癌薬，タキサン系抗癌薬の使用歴，直近でトラスツズマブの使用歴のあるHER2陽性転移性乳癌患者291例
- **方法**：「ラパチニブ単独投与 vs. ラパチニブ/トラスツズマブ併用投与」を比較した第Ⅲ相試験（Beyond PD）
- **結果**：無増悪生存期間（PFS）中央値は11.1ヵ月 vs. 8.1ヵ月（HR：0.74，95%CI：0.58−0.94，$P=0.011$），OS中央値は14.0ヵ月 vs. 9.5ヵ月（HR：0.74，95%CI：0.57−0.97，$P=0.026$）

表1 トラスツズマブ療法後のHER2陽性転移性乳癌に対する治療の臨床試験

試験	n	レジメン	TTP (m)	HR	OS (m)	HR
GBG 26/BIG 03-05	156	カペシタビン	5.6	0.69	20.4	0.76
		カペシタビン＋トラスツズマブ	8.2		25.5	
EGF104900	291	ラパチニブ	8.1	0.74	9.5	0.74
		ラパチニブ＋トラスツズマブ	11.1		14.0	
EGF100151	324	カペシタビン	4.3	0.50	14.9	0.87
		カペシタビン＋ラパチニブ	7.2		17.3	

とともにトラスツズマブ併用群で有意に優れていた．

2. 術後薬物療法（表2）

▶ NSABP B-31/NCCTG N9831試験[4]
- **対象**：リンパ節転移陽性 or 再発高リスクのリンパ節転移陰性のHER2陽性乳癌に対して外科的切除を施行した患者3,351例
- **方法**：術後療法としてドキソルビシン/シクロホスファミド（AC）併用投与後に，「パクリタキセル単独投与 vs. パクリタキセル/トラスツズマブ併用投与」を比較した第Ⅲ相試験
- **結果**：無病生存期間（DFS）でHR：0.48，95%CI：0.39−0.59，$P<0.0001$，OSでHR：0.67，95%CI：0.48−0.93，$P=0.015$とトラスツズマブ投与群で優れていた．

▶ HERA試験[5]
- **対象**：リンパ節転移陽性 or 再発高リスクのリンパ節転移陰性のHER2陽性乳癌に対して外科的切除を施行した患者5,102例
- **方法**：術後標準化学療法後に「トラスツズマブを1年/2年追加投与 vs. 無治療」を比較した第Ⅲ相試験
- **結果**：DFSでHR 0.64（95%CI：0.54−0.76，$P<0.0001$），OSでHR：0.66，95%CI：0.47−0.91，$P=0.0115$とトラスツズマブ投与群で優れていた．

▶ BCIRG 006試験[6]
- **対象**：HER2陽性早期乳癌患者3,222例
- **方法**：術後療法として，「AC→ドセタキセル（AC-T）vs. AC→ドセタキセル/トラスツズマブ（AC-TH）vs. ドセタキセル/カルボプラチン/トラスツズマブ（TCH）」を比較した第Ⅲ試験
- **結果**：AC-T群，AC-TH群，TCH群のそれぞれの5年間での無病生存率（DFS rate）は75%，84%（HR：0.64，$P<0.001$），81%（HR：0.75，$P=0.04$）で，全生存率（OS）は87%，92%（HR：0.63，$P<0.001$），91%（HR：0.77，$P=0.04$）と，トラスツズマブ追加群で有意に優れていた．トラスツズマブ投与の2群間で差はなかった．

▶ FinHER試験[7]
- **対象**：リンパ節転移陽性 or 腫瘍径2cm以上のリンパ節転移陰性のPgR陰性HER2陽性乳癌患者232例

表2 トラスツズマブの術後薬物療法の臨床試験

試験	n	レジメン	HR（DFS）	HR（OS）
NSABP B-31/NCCTG N9831	3,351	AC→P＋H1年	0.48	0.67
HERA	5,102	化学療法→H1年	0.76	0.76
BCIRG 006	3,222	AC→T＋H1年	0.64	0.63
		CBDCA＋T＋H1年	0.75	0.77
FinHER	232	V or T＋H9週→FEC	0.65	0.55

A：ドキソルビシン，C：シクロホスファミド，P：パクリタキセル，H：トラスツズマブ，T：ドセタキセル，CBDCA：カルボプラチン，V：ビノレルビン，F：5-FU，E：エピルビシン

- **方法**：術後治療として「ドセタキセル→フルオロウラシル/エピルビシン/シクロホスファミド（FEC）vs. ビノレルビン→FEC vs. ドセタキセル＋トラスツズマブ→FEC vs. ビノレルビン＋トラスツズマブ→FEC」を比較した第Ⅲ相試験
- **結果**：遠隔無病生存（DDFS）でHR：0.65（95%CI：0.38 – 1.12，$P=0.12$），OSでHR：0.55（95%CI：0.27 – 1.11，$P=0.094$）と化学療法単独群よりもトラスツズマブ併用群で優れている傾向が示唆された．

3. 術前薬物療法

▶ GeparQuattro試験[8]
- **対象**：局所進行 or ホルモン受容体（HR）陰性 or リンパ節転移陽性のHR陽性乳癌患者でHER2陽性例445例
- **方法**：術前化学療法としてエピルビシン/シクロホスファミド（EC）→ドセタキセル，EC→ドセタキセル/カペシタビン，EC→ドセタキセル→カペシタビンを施行した1,509例のうち，HER2陽性にはトラスツズマブを併用し，「トラスツズマブ併用群（HER2陽性例）vs. トラスツズマブ非併用群（HER2陰性例）」を比較した第Ⅲ相試験
- **結果**：pCR率31.7% vs. 5.7%でトラスツズマブ併用群で有意に優れていた．

ラパチニブ

1. 転移性乳癌

▶ MA.31試験[9]
- **対象**：前治療歴のないHER2陽性転移性乳癌652例
- **方法**：転移性乳癌の1st lineとして「タキサン系薬剤（パクリタキセル・ドセタキセル）＋ラパチニブ vs. タキサン系薬剤＋トラスツズマブ」を比較した第Ⅲ相試験
- **結果**：PFS中央値8.8ヵ月 vs. 11.4ヵ月（HR：1.33，95%CI：1.06 – 1.67，$P=0.01$）でラパチニブ投与群で有意に劣っていた．

▶ EGF 100151試験[10, 11]（表1）
- **対象**：アンスラサイクリン系薬剤・タキサン系薬剤・トラスツズマブによる前治療後で，カペシタビンの前治療歴のないHER2陽性局所進行/転移性乳癌324例
- **方法**：「カペシタビン単独投与 vs. カペシタビン＋ラパチニブ併用投与」を比較した第Ⅲ相試験
- **結果**：TTP中央値7.2ヵ月 vs. 4.3ヵ月（HR：0.50，95%CI：0.34 – 0.72，$P<0.001$），奏効率23.7% vs. 13.9%（$P=0.017$）でラパチニブ併用群が有意に優れていた．OS中央値は17.3ヵ月 vs. 14.9ヵ月（HR：0.87，95%CI：0.70 – 1.08，$P=0.206$）と有意差を認めなかった．

▶ COMPLETE試験（EGF 108919）[12]
- **対象**：前治療歴のないHER2陽性転移性乳癌652例
- **方法**：タキサン＋ラパチニブ併用療法群（パクリタキセル$80mg/m^2$ qw＋ラパチニブ1,250mg dailyまたはドセタキセル$75mg/m^2$ qw＋ラパチニブ1,250mg dailyを24週間行い，病勢進行となるまでラパチニブ1,500mg dailyを使用）とタキサン＋トラスツズマブ併用

療法群（パクリタキセル80mg/m² qw＋トラスツズマブ2mg/kg qwまたはドセタキセル75mg/m² qw＋トラスツズマブ6mg/kg q3wを24週間行い，病勢進行となるまでトラスツズマブ6mg/kg q3wを使用）の第Ⅲ相比較試験
- 結果：追跡期間中央値13.6ヵ月での中間解析結果にて，PFSがラパチニブ併用群においてトラスツズマブ併用群に比較して短かった（8.8ヵ月 vs. 14.4ヵ月，HR：1.33，95%CI：1.06－1.67，$P=0.01$）．また，有害事象では，Grade 3/4の下痢が，よりラパチニブ併用群で多く（$P<0.001$），ラパチニブ併用群においてトラスツズマブ併用群より有意に多かった．以上より，HER2陽性転移性乳癌でトラスツズマブと化学療法が使用されていない場合，一次治療としてラパチニブと化学療法の併用は勧められない．

▶ LANDSCAPE試験[13]
- 対象：HER2陽性転移乳癌にて未治療脳転移を有する患者に対する第Ⅱ相臨床試験
- 方法：HER2陽性転移乳癌で未治療脳転移を有する患者で，ラパチニブ（1,250mg）を毎日内服，カペシタビン2,000mg/m²をday1～14内服を1サイクル21日として実施した．
- 結果：45例にて，44例で評価可能．29例で，他覚的な効果（65.9％，95%CI：50.1－79.5），全例で部分的な反応を認めた．22例（49％）で，Grade 3/4の有害事象を認めた．下痢：9例（20％），手足症候群：9例（20％）．14例（31％）にて少なくとも一つの重篤な有害事象を認めた．4例にて，毒性のため治療中止となった．ラパチニブとカペシタビンの併用は，HER2陽性乳癌からの脳転移の一次治療として有効であった．

2. 術後薬物療法

▶ ALTTO試験
- 対象：HER2陽性乳癌に対し外科的切除を施行した乳癌患者
- 方法：術後療法として「ラパチニブ単独投与 vs. トラスツズマブ単独投与 vs. トラスツズマブ→ラパチニブ vs. トラスツズマブ＋ラパチニブ併用投与」を比較した第Ⅲ相試験
- 結果：現在進行中．主要評価項目はPFS．中間解析ではラパチニブ単独投与群ではPFSの延長が期待されないことが報告された．

3. 術前薬物療法

▶ NeoALTTO試験[14]
- 対象：腫瘍径2cm以上で手術可能なHER2陽性原発性乳癌患者455例
- 方法：術前化学療法として「ラパチニブ/パクリタキセル vs. トラスツズマブ/パクリタキセル vs. ラパチニブ/トラスツズマブ/パクリタキセル」を比較した第Ⅲ相試験
- 結果：pCR率はラパチニブ/トラスツズマブ併用群51.3％でトラスツズマブ群29.5％より有意に高かった（$P=0.0001$）．ラパチニブ群24.7％とトラスツズマブ群とでは有意な差は認めなかった（$P=0.34$）．

ペルツズマブ

1. 転移性乳癌

▶CLEOPATRA試験[15]
- **対象**：HER2陽性転移性乳癌808例
- **方法**：転移性乳癌の一次治療として「ドセタキセル/トラスツズマブ/ペルツズマブ vs. トラスツズマブ/ドセタキセル/プラセボ」を比較した第Ⅲ相試験
- **結果**：最終解析でPFS中央値は18.7ヵ月 vs. 12.4ヵ月（HR：0.68, 95%CI：0.58−0.80, $P<0.0001$），OS中央値は56.5ヵ月 vs. 40.8ヵ月（HR：0.68, 95%CI：0.56−0.84, $P=0.0002$）とペルツズマブ群で有意に優れていた．

2. 術後薬物療法

▶APHINITY試験
- **対象**：HER2陽性乳癌に対し手術施行患者
- **方法**：術後療法として「化学療法＋トラスツズマブ/ペルツズマブ vs. 化学療法＋トラスツズマブ/プラセボ」を比較した第Ⅲ相試験
- **結果**：現在進行中．主要評価項目は浸潤性疾患のない生存期間（IDFS）

3. 術前薬物療法

▶NeoSphere試験[16]（表3）
- **対象**：HER2陽性局所進行性乳癌患者417例
- **方法**：術前療法として「トラスツズマブ/ドセタキセル vs. ペルツズマブ/トラスツズマブ/ドセタキセル vs. ペルツズマブ/トラスツズマブ vs. ペルツズマブ＋ドセタキセル」を比較した第Ⅱ相試験
- **結果**：pCR率はペルツズマブ/トラスツズマブ/ドセタキセル群で優れていた．

表3　NeoSphere試験

Group	A	B	C	D
レジメン	トラスツズマブ ドセタキセル	ペルツズマブ トラスツズマブ ドセタキセル	ペルツズマブ トラスツズマブ	ペルツズマブ
n/N	31/107	49/107	18/107	23/96
pCR率	79.8%	45.8%	16.8%	24.0%
95%CI	20.6-38.5	36.1-55.7	10.3-25.3	15.8-33.7
P値	—	0.0141 vs. groupA	0.0198 vs. groupA	0.003 vs. groupB

T-DM1

1. 転移性乳癌

▶ EMILIA試験[17]
- **対象**：トラスツズマブとタキサン系薬剤による治療歴のあるHER2陽性局所進行/転移性乳癌患者991例
- **方法**：「T-DM1 vs. ラパチニブ/カペシタビン」を比較した第Ⅲ相試験
- **結果**：PFS中央値9.6ヵ月 vs. 6.4ヵ月（HR：0.65, 95%CI：0.55-0.77, P<0.001），OS中央値30.9ヵ月 vs. 25.1ヵ月（HR：0.68, 95%CI：0.55-0.85, P<0.001），奏効率43.6% vs. 30.8%（P<0.001）いずれもT-DM1群で優れていた．Grade 3/4の有害事象の発生率も41% vs. 57%とT-DM1群で低かった．

▶ MARIANNE試験[18]
- **対象**：化学療法未施行のHER2陽性局所進行/転移性乳癌患者1,092例
- **方法**：一次治療として「トラスツズマブ/タキサン系抗癌薬（HT群：ドセタキセル or パクリタキセル）vs. T-DM1+プラセボ（T-DM1群）vs. T-DM1/ペルツズマブ（T-DM1+P群）」を比較した第Ⅲ相試験
- **結果**：主要評価項目であるPFSにおいて，HT群13.7ヵ月，T-DM1群14.1ヵ月，T-DM1+P群15.2ヵ月とほぼ同等であり，HT群に対してT-DM1群で0.91（95%CI：0.73-1.13, P=0.31）T-DM1+P群で0.87（95%CI：0.69-1.08, P=0.14），であった．副次評価項目であるOSにおいて，3群間に差はみられなかった．HT群，T-DM1群，T-DM1+P群で，客観的奏効率（ORR：objective response rate）はそれぞれ67.9%，59.7%，64.2%と，奏効期間で12.5ヵ月，20.7ヵ月，21.2ヵ月であり，T-DM1群を投与した2群において，HT群と比較して延長を認めた．以上より，T-DM1群またはT-DM1/P群は，標準療法に対して非劣性を示したが，優越性はみられなかった**（図1）**．

▶ TH3RESA試験[19]
- **対象**：2レジメン以上の抗HER2療法既治療例のHER2陽性局所進行または転移性乳癌（前治療には，トラスツズマブ，ラパチニブおよびタキサンが含まれる）
- **方法**：T-DM1と医師の選択による治療（TPC）を比較した，ランダム化第Ⅲ相比較試験
- **結果**：T-DM1群は，TPC群と比較して，PFS（6.2ヵ月 vs. 3.3ヵ月，HR：0.53, 95%CI：0.42-0.66, P<0.0001）とOS（not estimable vs. 14.9ヵ月，HR 0.55（95%CI：0.37-0.83）；P=0.03）の有意な延長を認めた．Grade3以上の有害事象は，TPC群が43%であったのに対して，T-DM1群で32%と低かった．Grade3以上は，血小板減少のみ，T-DM1群で多い傾向だった．2015年，SABCSで，OSの最終解析結果が報告され，OS 22.7ヵ月 vs. 15.8ヵ月（HR：0.68, 95%CI：0.54-0.85, P=0.0007）と，T-DM1群で有意な延長を認めた．

2. 早期乳癌

▶ ADAPT試験[20]
- **対象**：HER2陽性早期乳癌の第Ⅱ相試験
- **方法**：下記レジメンの術前薬物療法を12週間実施した．T-DM1 3.6mg/kg q3w（Arm A），

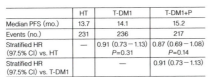
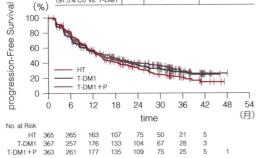
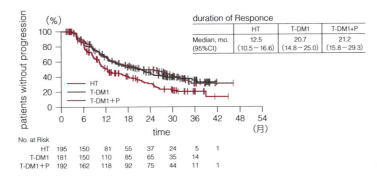

図1 MARIANNE試験：無増悪生存曲線・全生存曲線・奏効期間

(文献18) より引用)

T-DM1 3.6mg/kg q3w＋内分泌療法（Arm B），トラスツズマブ（q3w）＋内分泌療法（Arm C）．手術後，EC4コース＋12コースのweeklyパクリタキセルを行い，合計で1年間のトラスツズマブを施行．閉経前は，タモキシフェンを，閉経後では，アロマターゼ阻害薬を使用した．
・結果：pCR率は，Arm A，B，Cでそれぞれ40.5％，45.8％，6.7％と，Arm A，BとCで有意差を認めた（$P<0.001$）．Arm AとBでは差を認めなかった．閉経前患者では，Arm AとBで，28.6％，47.6％，閉経後患者では，それぞれ64.3％，50％だった．T-DM1に内分泌療法を加えることで，閉経前患者では恩恵を認めた．

ベバシズマブ（血管新生阻害薬）

1. 転移性乳癌（表4）

▶ E2100試験[21]
・対象：術後化学療法以外で化学療法治療歴のない転移性乳癌患者722例
・方法：一次治療として「パクリタキセル単独投与 vs. パクリタキセル＋ベバシズマブ併用投与」を比較した第Ⅲ相試験
・結果：PFS中央値は11.8ヵ月 vs. 5.9ヵ月（HR：0.60, $P<0.001$），奏効率は36.9％ vs. 21.2％（P

表4 進行・再発乳癌に対するベバシズマブ（一次治療）の臨床試験

試験	n	レジメン	PFS (m)	HR	OS (m)	HR	奏効率(%)	P
E2100	722	P	5.8	0.48	25.2	0.88	21.2	<0.001
		P＋BV	11.3		26.7		36.9	
AVADO	736	D＋PL	8.2	0.67	31.9	1.03	46.4	<0.001
		D＋BV*	10.1		30.2		64.1	
RIBBON-1 (A/T)	615	A/T＋PL	8.0	0.64	23.8	1.03	37.9	0.0054
		A/T＋BV	9.2		25.2		51.3	
RIBBON-1 (Cape)	622	Cape＋PL	5.7	0.69	21.2	0.85	23.6	0.0097
		Cape＋BV	8.6		29.0		35.4	

＊ベバシズマブ15mg/kg投与
P：パクリタキセル，BV：ベバシズマブ，T：ドセタキセル，PL：プラセボ，A：アンスラサイクリン系薬剤，T：タキサン系薬剤，Cape：カペシタビン

<0.001）とベバシズマブ投与群で有意に優れていたが，OS中央値では26.7ヵ月 vs. 25.2ヵ月（HR：0.88，P＝0.16）とは有意差は出なかった．

▶ AVADO試験[22]
・対象：未治療のHER2陰性局所再発/転移性乳癌患者736例
・方法：一次治療として「ドセタキセル＋プラセボ投与 vs. ドセタキセル＋ベバシズマブ7.5mg/kg投与 vs. ドセタキセル/ベバシズマブ15mg/kg投与」を比較した第Ⅲ相試験
・結果：PFS中央値はドセタキセル群8.2ヵ月，ベバシズマブ7.5群が9.0ヵ月（HR：0.86，95%CI：0.72－1.04，P＝0.12），ベバシズマブ15群が10.1ヵ月（HR：0.77，95%CI：0.64－0.93，P＝0.006）とベバシズマブ15群で有意に優れていた．奏効率もドセタキセル群46.4%，ベバシズマブ7.5群55.2%（P＝0.07），ベバシズマブ15群64.1%（P＜0.001）とベバシズマブ15群で有意に優れていた．OS中央値はドセタキセル群31.9ヵ月，ベバシズマブ7.5群30.8ヵ月（HR：1.05，95%CI：0.81－1.36，P＝0.72），ベバシズマブ15群30.2ヵ月（HR：1.03，95%CI：0.70－1.33，P＝0.85）と有意差は認めなかった．

▶ RIBBON-1試験[23]
・対象：化学療法治療歴のない局所再発/転移性乳癌患者1,237例
・方法：一次治療として「化学療法（タキサン系 or アンスラサイクリン系 or カペシタビン）＋ベバシズマブ vs. 化学療法＋プラセボ」とを比較した第Ⅲ相試験
・結果：PFS中央値がタキサン系/アンスラサイクリン系(T/A)では9.2ヵ月 vs. 8.0ヵ月（HR：0.64，95%CI：0.52－0.80，P＜0.001），カペシタビン（Cape）では8.6ヵ月 vs. 5.7ヵ月（HR：0.69，95%CI：0.56－0.8，P＜0.001）とベバシズマブ併用群で有意に優れていた．奏効率はT/Aで51.3% vs. 37.9%（P＝0.0054），Capeで35.4% vs. 23.6%（P＝0.0097）とベバシズマブ併用群で有意に優れていた．OS中央値ではT/Aで25.2ヵ月 vs. 23.8ヵ月（HR：1.03，95%CI：0.77－1.38，P＝0.83），Capeでは29.0ヵ月 vs. 21.2ヵ月（HR 0.85，95%CI：0.63－1.14，P＝0.27）と有意差は認めなかった．

2. 術後薬物療法

▶ BEATRICE試験[24]
・対象：浸潤性乳癌で手術されたトリプルネガティブ乳癌患者2,591例

- **方法**：術後療法として「化学療法 vs. 化学療法＋ベバシズマブ」を比較した第Ⅲ相試験
- **結果**：現在進行中．主要評価項目はIDFS．中間解析では，IDFSでHR：0.87，95%CI：0.72－1.07，$P=0.1810$，OSでHR：0.84，95%CI：0.64－1.12，$P=0.2318$と効果に有意差を認めなかった．

3. 術前薬物療法

▶ **NSABP B-40試験**[25]
- **対象**：手術可能なHER2陰性乳癌患者1,206例
- **方法**：術前化学療法として「ドセタキセル±ベバシズマブ→AC vs. ドセタキセル/カペシタビン±ベバシズマブ→AC vs. ドセタキセル/ゲムシタビン±ベバシズマブ→AC」の6群を比較した第Ⅲ相試験
- **結果**：pCR率はドセタキセル群32.7%，カペシタビン追加群29.7%，ゲムシタビン追加群31.8%（$P=0.69$）で各群に有意差を認めなかった．また，ベバシズマブ追加の有無では追加群34.5%，非追加群28.4%（$P=0.02$）と追加群で有意に優れていた．

▶ **GeparQuinto試験**[26]
- **対象**：手術可能なHER2陰性乳癌患者1,948例
- **方法**：術前化学療法として「EC→ドセタキセル vs. EC→ドセタキセル＋ベバシズマブ」を比較した第Ⅲ相試験
- **結果**：pCR率は全体で18.4% vs. 14.9%（OR：1.29，95%CI：1.02－1.65，$P=0.04$），特にトリプルネガティブ乳癌663例に限っては39.3% vs. 27.9%（OR：1.67，95%CI：1.21－2.31，$P=0.003$）とベバシズマブ併用群で有意に優れていた．

エベロリムス（mTOR阻害薬）

1. 転移性乳癌

▶ **BOLERO-2試験**[27]
- **対象**：非ステロイド性アロマターゼ阻害薬投与中に病勢増悪をきたしたHR陽性HER2陰性乳癌患者724例
- **方法**：「エキセメスタン＋エベロリムス vs. エキセメスタン＋プラセボ」を比較した第Ⅲ相試験
- **結果**：PFS中央値6.9ヵ月 vs. 2.8ヵ月（HR：0.43，95%CI：0.35－0.54，$P<0.001$），奏効率9.5% vs. 0.4%（$P<0.001$）とエベロリムス投与群で有意に優れていた．

▶ **BOLERO-3試験**[28]
- **対象**：局所進行または転移性HER2陽性乳癌にて，タキサン既治療例の第Ⅲ相比較試験
- **方法**：エベロリムス（5mg daily）＋ビノレルビン25mg/m² weekly＋トラスツズマブ2mg/kg weeklyとプラセボ＋ビノレルビン25mg/m² weekly＋トラスツズマブ2mg/kg weeklyの比較．PDまたは忍容不能な毒性発現まで治療を継続する．
- **結果**：PFS中央値は，エベロリムス併用群とプラセボ群で，それぞれ7.00ヵ月，5.78ヵ月であり，HR：0.78，95%CI：0.65－0.95，$P=0.0067$と有意差を認めた．

（椎野　翔／木下貴之）

参考文献

1) Slamon DJ, et al: Use of chemotherapy plus monoclonal antibody against HER2 for metastatic breast cancer that overexpresses HER2. N Engl J Med, 344 (11): 783-792, 2001.
2) von Minckwitz G, et al: Trastzumab beyond progression in human epidermal growth factor receptor 2-positive advanced breast cancer: A German Breast Group 26/ Breast International Group 03-05 Study. J Clin Oncol, 27: 1999-2006, 2009.
3) Blackwell KL, et al: Overall survival benefit with lapatinib in combination with trastuzumab for patients with human epidermal growth factor receptor 2-positive metastatic breast cancer: final results from the EGF104900 Study. J Clin Oncol, 30: 2585-2592, 2012.
4) Romond EH, et al: Trastuzumab plus adjuvant chemotherapy for operable HER2-positive breast cancer. N Engl J Med, 353 (16): 1673-1684, 2005.
5) Smith I, et al: 2-year follow-up of trastuzumab after adjuvant chemotherapy in HER2-positive breast cancer: a randomised controlled trial. Lancet, 369(9555): 29-36, 2007.
6) Slamon D, et al: Adjuvant trastuzumab in HER2-positive breast cancer. N Engl J Med, 365 (14): 1273-1283, 2011.
7) Joensuu H, et al: Fulorouracil, epirubicin, and cyclophosphamide with either docetaxel or vinorelbine, with or without trastuzumab, as adjuvant treatments of breast cancer: final results of the FinHer Trial. J Clin Oncol, 27: 5685-5692, 2009.
8) Untch M, et al: Treatment with trastuzumab in HER2-positive breast cancer: results from the GeperQuattro Study. J Clin Oncol, 28: 2024-2031, 2010.
9) Karen A, et al: Open-label phase Ⅲ randomized controlled trial comparing taxane-based chemotherapy (Tax) with lapatinib (L) or trastuzumab (T) as first-line therapy for women with HER2+ metastatic breast cancer: Interim analysis (IA) of NCIC CTG MA.31/GSK EGF 108919. ASCO 2012 Abstract LBA 671, 2012.
10) Cameron D, et al: A phase Ⅲ randomized comparison of lapatinib plus capecitabine versus capecitabine alone in women with advanced breast cancer that has progressed on trastuzumab: update efficacy and biomarker analyses. Breast Cancer Res Treat, 112: 533-543, 2008.
11) Cameron D, et al: Lapatinib plus capecitabine in women with HER2-positive advanced breast cancer: final survival analysis of a phase Ⅲ randomized trial. Oncologist, 15(9): 924-934, 2010.
12) Gelmon KA, et al: Lapatinib or Trastuzumab Plus Taxane Therapy for Human Epidermal Growth Factor Receptor 2-Positive Advanced Breast Cancer: Final Results of NCIC CTG MA.31. J Clin Oncol, 33(14): 1574-1583, 2015.
13) Bachelot T, et al: Lapatinib plus capecitabine in patients with previously untreated brain metastases from HER2-positive metastatic breast cancer (LANDSCAPE): a single-group phase 2 study. Lancet Oncol, 14: 64-71, 2013.
14) Baselga J, et al: Lapatinib with trastuzumab for HER2-positive early breast cancer (NeoALTTO): a randomized, open-label, multicenter, phase 3 trial. Lancet, 379: 633-640, 2012.
15) Swain SM, et al: Pertuzumab, trastuzumab, and docetaxel in HER2-positive metastatic breast cancer. N Engl J Med, 372(8): 724-734, 2015.
16) Gianni L, et al: Efficacy and safety of neoadjuvant pertuzumab and trastuzumab in women with locally advanced, inflammatory, or early HER2-positive breast (NeoShpere): a randomized multicenter, open label, phase2 trial. Lancet Oncol, 13: 25-32, 2012.
17) Verma S, et al: Trastuzumab emtansine for HER2-positive advanced breast cancer. N Engl J Med, 367 (19): 1783-1791, 2012.
18) Ellis P, et al: Phase Ⅲ, randomized study of trastuzumab emtansin ± pertuzumab vs. trastuzumab + taxane for first-line treatment of HER2-positive MBC: Primary results from the MARIANNE study. J Clin Oncol, 33(Suppl:abstr 507), 2015.
19) Krop IE, et al. Trastuzumab emtansine versus treatment of physician's choice for pretreated HER2-positive advanced breast cancer (TH3RESA): a randomized, open-label, phase 3 trial. Lancet Oncol, 15: 689-699, 2014.
20) N Harbeck, et al. Substantial efficacy of 12-weeks of neoadjuvant TDM1 with or without endocrine therapy in HER2-positive hormone-receptor-positive early breast cancer: WSG-ADAPT HER2+/HR+ phase Ⅱ trial. ASCO Annual Meeting, 2015.
21) Miller K, et al: Paclitaxel plus bevacizumab versus paclitaxel alone for metastatic breast cancer. N Eng J Med, 357(26): 2666-2676, 2007.
22) David W, et al: Phase Ⅲ study of bevacizumab plus docetaxel compared with placebo plus docetaxel for the first-line treatment of human epidermal growth factor receptor 2-negative metastatic breast cancer. J Clin Oncol, 28: 3239-3247, 2010.
23) Robert JN, et al: RIBBON-1: randomized, double-blind, placebo-controlled, phase Ⅲ trial of chemotherapy with or without bevacizumab for first-line treatment of human epidermal growth factor receptor 2-negative, locally recurrent or metastatic breast cancer. J Clin Oncol, 29: 1252-1260, 2011.
24) Cameron D, et al: Primary results of BEATRICE, a randomized phase Ⅲ trial evaluating adjuvant bevacizumab-containing therapy in triple-negative breast cancer. SABCS 2012, Abstract S6-5, 2012.
25) Bear HD, et al: Bevacizumab added to neoadjuvant chemotherapy for breast cancer. N Eng J Med, 366(4) : 310-320, 2012.
26) von Minckwitz G, et al: Neoadjuvant chemotherapy and bevacizumab for HER2-negative breast cancer. N Eng J Med, 366(4): 299-309, 2012.
27) Baselga J, et al: Everolimus in postmenopausal hormone receptor-positive advanced breast cancer. N Eng J Med, 366(6): 520-529, 2012.
28) André F, et al: Everolimus for women with trastuzumab-resistant, HER2-positive, advanced breast cancer (BOLERO-3): a randomised, double-blind, placebo-controlled phase 3 trial, Lancet Oncol. 15(6): 580-591, 2014.

4 内分泌療法（術前・術後）

術前内分泌療法

▶ 術前内分泌療法は，ホルモン感受性陽性乳癌患者の乳房温存率向上と薬剤感受性の確認を目的として施行されている．特に，高齢者や合併症を有し化学療法が施行困難な患者における有効な術前治療である．

1. 閉経後乳癌に対する術前内分泌療法

▶ レトロゾールやアナストロゾール，エキセメスタンなどのアロマターゼ阻害薬（AI）は，術後内分泌療法においてタモキシフェンと比較して有意に良好な無病生存率（DFS）を示したが，術前内分泌療法においても，これらAIとタモキシフェンを比較した大規模臨床試験が実施されている（表1）．

▶ **Letrozole P024試験** 　　レトロゾール vs. タモキシフェン

・レトロゾールによる術前内分泌療法の有効性についてタモキシフェンを対照として検討した二重盲検ランダム化比較試験である[1]．
・乳房温存手術の適応のない閉経後ホルモン受容体陽性乳癌患者337例に対し，レトロゾールまたはタモキシフェンを4ヵ月間投与した．
・客観的奏効率（ORR）は55% vs. 36%（$P<0.001$）とレトロゾール群で有意に優れていた．また，乳房温存術施行率も45% vs. 35%（$P=0.022$）とレトロゾール群で有意に高率であった．
・レトロゾールは内分泌療法耐性とされているHER1またはHER2陽性例においてもタモキシフェンと比較して良好な奏効率を示した（88% vs. 21%）．

▶ **IMPACT試験** 　　アナストロゾール vs. タモキシフェン vs. アナストロゾール＋タモキシフェン
・アナストロゾール，タモキシフェンおよび両者の併用による術前内分泌療法を比較した二

表1　閉経後乳癌に対する術前内分泌療法の臨床試験

	Letrozole P024	IMPACT	PROACT	ACOSOG Z1031
治療	レトロゾール vs. タモキシフェン	アナストロゾール vs. タモキシフェン vs. アナストロゾール＋タモキシフェン	アナストロゾール vs. タモキシフェン	エキセメスタン vs. レトロゾール vs. アナストロゾール
治療期間	4ヵ月	12週	3ヵ月	16〜18週
化学療法併用	なし	なし	あり	なし
臨床的奏効率	55% vs. 36% $P<0.001$	37% vs. 36% vs. 39% NS	50.0% vs. 46.2% NS	62.9% vs. 74.8% vs. 69.1% NS
乳房温存率	45% vs. 35% $P=0.022$	44% vs. 31% vs. 24% NS	38.1% vs. 29.9% NS	67.8% vs. 60.8% vs. 77.0% NS

重盲検ランダム化比較試験である[2]．
- 閉経後エストロゲン受容体（ER）陽性乳癌患者330例を対象に，アナストロゾール，タモキシフェンおよび併用のいずれかを3ヵ月間投与した．
- アナストロゾール群，タモキシフェン群，併用群の臨床的奏効率において，3群間の有意差は認められず（37％ vs. 36％ vs. 39％），乳房温存術施行率にも有意差はなかった（44％ vs. 31％ vs. 24％）．
- 内分泌療法耐性とされるHER2陽性群においてアナストロゾールの奏効率が高い傾向がみられた（58％ vs. 22％ vs. 31％，$P=0.18$）．
- この試験は，術後薬物療法としてタモキシフェンに対するアナストロゾールの有意なDFS改善を証明したATAC試験の術前セッティングの臨床試験である．しかし，ATAC試験と異なり，アナストロゾールとタモキシフェンの奏効率に有意差は認められず，術前内分泌療法における治療効果は，術後薬物療法における有用性のsurrogate markerとはならないと考えられる．

▶ **PROACT試験**　アナストロゾール vs. タモキシフェン（±化学療法）
- アナストロゾールによる術前内分泌療法の有用性についてタモキシフェンを対照として検討した二重盲検ランダム化比較試験である[3]．
- 閉経後ホルモン受容体陽性乳癌患者451例に対し，アナストロゾールまたはタモキシフェンを3ヵ月間投与した．アナストロゾール群とタモキシフェン群のそれぞれ29％と32％に化学療法が併用された．
- 全患者の解析においては両群の臨床的奏効率はほぼ同等であったが（50.0％ vs. 46.2％，$P=0.37$），術前内分泌療法のみを施行した患者の解析ではアナストロゾール群の奏効率が高い傾向を認めた（49.7％ vs. 39.7％，$P=0.08$）．
- 乳房温存術施行率についても，全患者では両群に有意差は認めなかったが（38.1％ vs. 29.9％，$P=0.11$），術前内分泌療法のみ施行した患者では，アナストロゾール群で有意に高かった（43.0％ vs. 30.8％，$P=0.04$）．

▶ **ACOSOG Z1031試験**　エキセメスタン vs. レトロゾール vs. アナストロゾール
- エキセメスタン，レトロゾール，アナストロゾールによる術前内分泌療法の第Ⅱ相ランダム比較試験である[4]．
- 閉経後ER陽性乳癌患者377例を対象に，エキセメスタン，レトロゾール，またはアナストロゾールを16〜18週間投与した．
- 臨床的奏効率は，エキセメスタン，レトロゾール，アナストロゾールの3群でそれぞれ62.9％ vs. 74.8％ vs. 69.1％であった．3群間に有意差は認めないものの，レトロゾールが最も高い奏効率を示した．乳房温存術施行率においても3群間で有意差は認めなかった．

▶ 以上の大規模臨床試験の結果から，術前内分泌療法としてAIはタモキシフェンと同等またはそれ以上の臨床効果があり，AI 3剤の効果には差を認めていない．

▶ 閉経後乳癌に対する術前内分泌療法は乳房温存率を改善するが，内分泌療法が奏効した場合に術後の化学療法を省略できるかどうかは不明である．

▶ 現在，わが国で閉経後ホルモン受容体陽性乳癌患者を対象に，レトロゾールによる術前内

分泌療法が奏効した症例における化学療法の省略の可能性を検証するNEOS試験（N-SAS BC06）が進行中であり，結果が待たれる．

2. 閉経前乳癌に対する術前内分泌療法

▶閉経前ホルモン受容体陽性乳癌に対する術前内分泌療法に関する臨床試験は数少なく，依然エビデンスが確立されたとはいえないが，国内でSTAGE試験の結果が発表された．

▶**STAGE試験**　　アナストロゾール＋LH-RHアゴニスト vs. タモキシフェン＋LH-RHアゴニスト
- 術前療法として，アナストロゾールまたはタモキシフェンにLH-RHアゴニストであるゴセレリンを加えた2群を比較した二重盲検ランダム化比較試験である[5]．
- ER陽性閉経前乳癌患者197人を対象に，ゴセレリンの月1回投与に加えて，アナストロゾールまたはタモキシフェンを術前24週間投与した．
- 臨床的奏効率は，アナストロゾール＋ゴセレリン群がタモキシフェン＋ゴセレリン群と比較して有意に高かった（70.4％ vs. 50.5％，$P＝0.004$）．病理組織学的効果についても，Grade1以上の割合がアナストロゾール＋ゴセレリン群で有意に高かった．（41.8％ vs. 27.3％，$P＝0.032$）
- 乳房温存率は，アナストロゾール＋ゴセレリン群，タモキシフェン＋ゴセレリン群でそれぞれ86％，68％だった．

▶この結果により，閉経前ホルモン受容体陽性乳癌患者に対しても，AI＋LH-RHアゴニストによる術前内分泌療法が，タモキシフェン＋LH-RHアゴニストより有効であった．ただし，前述のとおり，術後初期治療としてアナストロゾール＋LH-RHアゴニストをタモキシフェン＋LH-RHアゴニストと比較したABCSG-12試験では，アナストロゾールのタモキシフェンに対する優越性は認められておらず，やはり術前内分泌療法における治療効果は長期予後に対するsurrogate markerとならないと考えられる．

術後内分泌療法

▶術後内分泌療法に用いられるSERM，LH-RHアゴニスト，アロマターゼ阻害薬（AI）に関するそれぞれの大規模臨床試験を以下に述べる．また投与期間については，タモキシフェンの5年間投与が基本であったが，AIとSERMによる順次治療やSERM5年投与後にさらにAIまたはSERMを投与する長期治療を検討した臨床試験も実施されている（図1）．

1. 初期治療

▶**EBCTCGメタアナリシス**　　タモキシフェン vs. プラセボ
- 非浸潤性乳管癌を除く早期乳癌に対する5年間のタモキシフェン投与の有効性を検討した20試験のメタアナリシス（n＝21,457）である[6]．
- ER陽性乳癌患者に対する5年間のタモキシフェン内服は，観察期間15年の時点で，再発リスクを41％，死亡リスクを34％減少させた．
- この効果は年齢，化学療法の有無，リンパ節転移の有無，プロゲステロン受容体（PgR）発現の有無などにかかわらず認められた．
- 再発リスク，乳癌死亡リスクにおいて，タモキシフェン5年投与の効果は5年目以降も持続

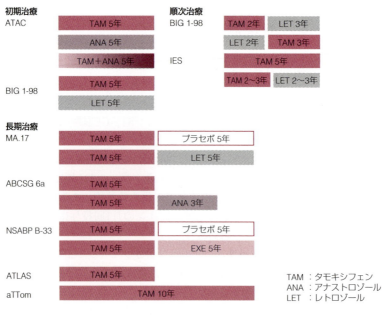

図1　術後内分泌療法における臨床試験

しており，carry-over effectと考えられている．

▶LH-RHアゴニストに関するメタアナリシス（表2）

- 閉経前ホルモン受容体陽性乳癌の術後内分泌療法として，LH-RHアゴニストの有用性を検討した16試験のメタアナリシス（n＝11,906）である[7]．
- LH-RHアゴニスト単剤投与は，無治療群と比較して再発リスク（HR：0.72，$P=0.08$），死亡リスク（HR：0.82，$P=0.49$）を改善させる傾向を認めたが，有意差は認められなかった．
- LH-RHアゴニスト＋タモキシフェンとタモキシフェン単剤を比較した場合，再発リスク（HR：0.85，$P=0.2$），死亡リスク（HR：0.84，$P=0.33$）ともに改善傾向を認めたが，有意差は認められなかった．
- LH-RHアゴニストまたはLH-RHアゴニスト＋タモキシフェンは，CMF療法などの化学療法とほぼ同等の再発・死亡率の改善効果を認めた．

▶以上より，LH-RHアゴニストは，CMF療法などの化学療法とほぼ同等の効果があると考えられるが，タモキシフェン単剤に対する追加効果に関しては十分な結論が得られていない．また，至適投与期間も明らかではないが，大規模試験の結果から2〜3年投与されることが多い．

▶ATAC試験　　アナストロゾール vs. タモキシフェン

- 閉経後手術可能乳癌患者9,366人を対象とした，アナストロゾール単独5年，タモキシフェン単独5年，アナストロゾール＋タモキシフェン併用5年投与の二重盲検ランダム化比較試験である[8]．
- 観察期間中央値120ヵ月の時点において，全患者の解析ではアナストロゾール単独群はタモキシフェン単独群と比較して有意にDFSを改善させたが（$P=0.04$），OS（全生存率）に

表2　閉経前乳癌に対するLH-RHアゴニストの術後補助療法における治療効果

治療		症例数	再発		乳癌死亡	
試験治療	対照		HR	P値	HR	P値
LH-RH	vs. 無治療	338	0.72	0.008	0.82	0.49
LH-RH＋タモキシフェン	vs. 無治療	407	0.42	＜0.001	0.53	0.04
LH-RH＋タモキシフェン	vs. タモキシフェン	1,013	0.85	0.2	0.84	0.33
LH-RH	vs. 化学療法	3,184	1.04	0.52	0.93	0.4
LH-RH＋化学療法	vs. 化学療法	2,376	0.88	0.07	0.87	0.11
LH-RH＋タモキシフェン＋化学療法	vs. 化学療法	1,210	0.73	0.001	0.76	0.01
LH-RH＋化学療法＋タモキシフェン＋タモキシフェン	vs. 化学療法	365	0.84	0.37	0.67	0.14
LH-RH＋化学療法±タモキシフェン	vs. 化学療法±タモキシフェン	2,741	0.88	0.04	0.85	0.04
LH-RH＋タモキシフェン	vs.化学療法	1,577	0.9	0.25	0.89	0.37

LH-RH：LH-RHアゴニスト

関して有意差は認められなかった（$P=0.6$）．ホルモン受容体陽性患者においても，DFSの改善を認めたが（$P=0.003$），OSには有意差を認めなかった（$P=0.4$）**（図2）**．
- 中間解析の時点でアナストロゾール＋タモキシフェン併用群は，タモキシフェンのDFSを上回る可能性が低いと判断され，中止となった．
- 治療中の骨折の発生頻度は，タモキシフェン単独群と比較してアナストロゾール単独群で有意に高かったが（OR：1.33，$P<0.0001$），治療終了後では両群でほぼ同等だった（OR：0.98，$P=0.9$）．

▶**BIG 1-98試験**　レトロゾール vs. タモキシフェン
- 閉経後ホルモン受容体陽性乳癌患者4,922人を対象とした，レトロゾール単独5年投与，タモキシフェン 20mg単独5年投与の二重盲検ランダム化比較試験である[9]．
- 観察期間中央値8.7年の時点で，レトロゾール単独群はタモキシフェン単独群と比較してDFS（HR：0.82，$P=0.0002$）およびOS（HR：0.79，$P=0.0006$）を有意に改善させた**（図3）**．
- 有害事象については，血栓塞栓症，子宮内膜症，性器出血は，タモキシフェン群で有意に多く認められたが，骨折，心疾患，高コレステロール血症はレトロゾールを含む群で有意に多かった．

▶**MA.27試験**　アナストロゾール vs. エキセメスタン
- 閉経後内分泌受容体陽性乳癌患者7,576人を対象とした，アナストロゾール単独5年投与，エキセメスタン単独5年投与の二重盲検ランダム化比較試験である[10]．
- 観察期間中央値4.1年の時点で，両群間のevent free survival（EFS）に有意差を認めなかった（HR：1.02，95％CI：0.87－1.18，$P=0.85$）．
- 有害事象については，骨密度低下，高コレステロール血症，性器出血は，アナストロゾール群で多い傾向が認められたが，高ビリルビン血症，心房細動はエキセメスタン群で多い傾向にあった．

▶**ABCSG-12試験**　LH-RHアゴニスト＋タモキシフェン vs. LH-RHアゴニスト＋タモキシフェン＋ゾレドロン酸 vs. LH-RHアゴニスト＋アナストロゾール vs. LH-RHアゴニスト＋アナストロゾール＋ゾレドロン酸

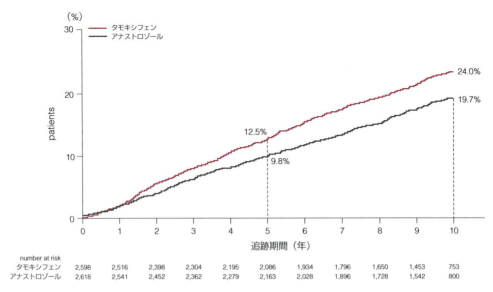

図2 ATAC試験 ホルモン受容体陽性乳癌患者の再発率

(文献8) より引用)

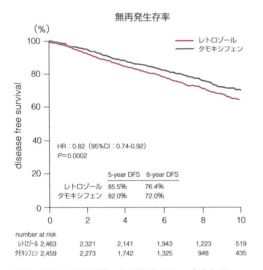

図3 BIG 1-98試験 無再発生存率，全生存率

(文献4) より引用)

- 閉経前ホルモン受容体陽性乳癌患者1,803人を対象とした，3年間のゴセレリン＋タモキシフェン，ゴセレリン/タモキシフェン＋ゾレドロン酸，ゴセレリン/アナストロゾール，ゴセレリン/アナストロゾール＋ゾレドロン酸の4群のランダム化比較試験である[11]．
- 観察期間中央値62ヵ月において，タモキシフェンを含む群とアナストロゾールを含む群の比較では，DFSについて有意差は認められず（HR：1.08，$P=0.608$），OSに関してはむしろタモキシフェンを含む群で有意に良好な結果となった（HR：1.75，$P=0.02$）．
- ゾレドロン酸を含む群では，有意なDFSの改善を認めたが（HR：0.68，$P=0.008$），OSに

関して有意差は認めなかった．
- ゾレドロン酸を含む群では骨痛，関節痛，発熱の頻度が高かったものの，ゾレドロン酸とホルモン剤併用による重大な有害事象は認められなかった．

▶ **SOFT試験**　　タモキシフェン vs. 卵巣機能抑制（OFS）＋タモキシフェン vs. OFS＋エキセメスタン

- 閉経前ホルモン受容体陽性乳癌患者3,066人を対象として，5年間のタモキシフェン，OFS＋タモキシフェン，OFS＋エキセメスタンの3群にランダムに割付けられ，DFSを比較した臨床試験である[12]．
- 観察期間の中央値67ヵ月における5年DFSはタモキシフェン群（84.7％）とOFS＋タモキシフェン群（86.6％）では有意差は認められず（HR：0.83，95％CI：0.66－1.04，$P=0.10$），OFSの上乗せ効果は認められなかった．
- サブグループ解析では，予後不良群と考えられる化学療法を行った症例において，5年DFSはタモキシフェン群（77.1％）とOFS＋タモキシフェン群（80.7％）と，OFS追加による改善傾向が認められた．（HR：0.82，95％CI：0.64－1.07）一方で，予後良好であると考えられる，化学療法を行わなかった群では，OFSの上乗せ効果は認められず，両群ともに予後良好であった．
- 解析が行われた35歳以下の患者233人についての検討では，5年無乳癌生存率はタモキシフェン群（67.7％）に対して，OFS＋タモキシフェン群（78.9％），OFS＋エキセメスタン群（83.4％）であった．

▶ **SOFT試験とTEXT試験の統合解析**　　OFS＋タモキシフェン vs. OFS＋エキセメスタン

- SOFT試験およびTEXT試験はいずれも閉経前患者を対象とした第Ⅲ相試験であり，共通するアームであるOFS＋タモキシフェンとOFS＋エキセメスタンについて，68ヵ月の観察期間中央値において4,690人の患者に対する統合解析が行われた[13,14]．
- 5年DFSはOFS＋タモキシフェン群（87.3％）に対して，OFS＋エキセメスタン群（91.1％）と有意な改善を認めた（HR：0.72，95％CI：0.60－0.85，$P<0.001$）．
- 観察期間内の死亡イベント数は全体の4.1％と少なく，5年OSについては両群間において有意差を認めなかった．
- Grade3以上の有害事象については，OFS＋タモキシフェン群（29.4％）およびOFS＋エキセメスタン群（30.6％）と2群間に差を認めなかった．

2. 順次治療

▶ **BIG 1-98試験**　　レトロゾール→タモキシフェン vs. タモキシフェン→レトロゾール vs. レトロゾール vs. タモキシフェン

- 前述のBIG 1-98試験では，6,182人を対象にレトロゾール 2年→タモキシフェン3年およびタモキシフェン 2年→レトロゾール3年の順次投与の有用性も検討されている[15]．
- 観察期間中央値8.0年の時点で，順次投与の2群はレトロゾール単独群と比較して，DFS，OSともに有意差は認められなかった（図4）．

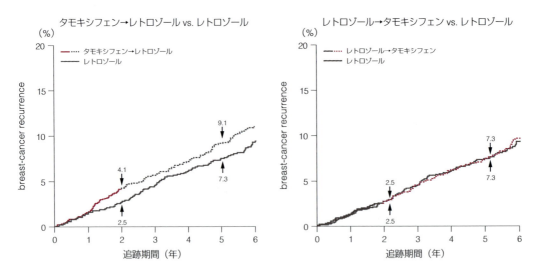

図4 BIG 1-98試験 再発率
タモキシフェン→レトロゾール vs. レトロゾール, レトロゾール→タモキシフェン vs. レトロゾール

(文献15）より引用）

▶ **IES試験**　タモキシフェン→エキセメスタン vs. タモキシフェン5年
- タモキシフェン2～3年投与後の閉経後ER陽性または不明乳癌患者4,724人を対象とし，エキセメスタンに変更して合計5年間投与した群と，タモキシフェンを5年間投与した群の二重盲検ランダム化比較試験である[16]。
- 観察期間中央値55.7ヵ月において，OSについては両群間で有意差を認めなかったが，DFSは順次投与群で有意に改善していた（HR：0.76，$P=0.0001$）。

3. 長期治療

▶ **MA.17試験**　タモキシフェン5年→レトロゾール5年 vs. タモキシフェン5年→プラセボ5年
- タモキシフェン5年投与後の閉経後ホルモン受容体陽性乳癌患者5,187人を対象とした，レトロゾール5年追加投与群とプラセボ群の二重盲検ランダム化比較試験である[17]。
- 観察期間中央値30ヵ月の中間解析の時点で，レトロゾール群によるDFSの改善が当初の規定を超えていたため（HR：0.58，$P<0.001$），盲検化が解除され，プラセボ群の61％の患者がレトロゾール群へ変更された。
- サブグループ解析にて，リンパ節転移陽性症例では，OSについてもレトロゾール群で有意な改善を認めた（HR：0.61，$P=0.04$）。
- 有害事象については，ホットフラッシュ，関節痛，筋肉痛の割合がレトロゾール群で有意に高く，性器出血はプラセボ群で高かった。

▶ **ABCSG-6a試験**　タモキシフェン5年→アナストロゾール3年 vs. タモキシフェン5年
- タモキシフェン5年投与後の閉経後ホルモン受容体陽性乳癌患者856人を対象とした，アナストロゾール3年を追加投与した群と経過観察群のランダム化比較試験である[18]。
- 観察期間中央値62.3ヵ月において，アナストロゾール追加群はRFS（無再発生存率）が有意に改善した。（HR：0.62，$P=0.031$）OSに関しては，有意差はなかった（HR：0.89，$P=0.570$）。

- 有害事象は，ホットフラッシュ，倦怠感，睡眠障害，嘔気，皮疹などが有意にアナストロゾール追加群で多かった．

▶ **NSABP B-33試験**　タモキシフェン5年→エキセメスタン5年 vs. タモキシフェン5年→プラセボ5年
- タモキシフェン5年投与後の閉経後ホルモン受容体陽性乳癌患者3,175人を対象とした，エキセメスタン5年追加群とプラセボ群の二重盲検ランダム化比較試験である[19]．
- 本試験は2001年に開始されたが，前述のMA.17試験の結果が2003年に公表されたため，盲検化が解除され，プラセボ群の44%がエキセメスタン群へ変更となった．
- 観察期間中央値30ヵ月において，DFS（91% vs. 89%，$P=0.07$），RFS（96% vs. 94%，$P=0.004$）はエキセメスタン追加群で改善したが，OSは有意差を認めなかった．

▶ **ATLAS試験**　タモキシフェン10年 vs. タモキシフェン5年
- タモキシフェン5年投与後の早期乳癌患者12,894人を対象として，タモキシフェンをさらに5年継続した（タモキシフェン10年）群とタモキシフェン投与を中断した（タモキシフェン5年）群のランダム化比較試験である[20]．
- ER陽性症例において，タモキシフェン10年群は5年群と比較して有意に再発リスク（18% vs. 21%，$P=0.002$），乳癌死亡リスク（10% vs. 12%，$P=0.01$）および全死亡リスク（18% vs. 21%，$P=0.01$）が改善していた．
- 再発リスク，乳癌死亡リスクのいずれにおいても，タモキシフェン継続の効果は治療開始後10年目以降により顕著となっており，初期治療におけるタモキシフェン5年投与と同様のcarry-over effectを示していた（図5）．
- 有害事象については，タモキシフェン10年群で子宮内膜癌（RR：1.74，$P=0.0002$）および肺塞栓（RR：1.87，$P=0.01$）が有意に高かった．

▶ **aTTom試験**　タモキシフェン10年 vs. タモキシフェン5年
- タモキシフェン5年投与後のER陽性または不明の乳癌患者6,953例を対象に，タモキシフェンをさらに5年継続した（タモキシフェン10年）群と中断した（タモキシフェン5年）群のランダム化比較試験である[21]．
- 観察期間中央値4.2年の時点で，タモキシフェン10年群では5年群と比較して，再発リスクが有意に改善した（RR：0.85，$P=0.003$）．タモキシフェンによる再発リスクの改善は，治療開始後7年目以降で顕著であった．
- 乳癌死亡リスクは，タモキシフェン10年群で改善傾向であった．（RR：0.88，$P=0.06$）タモキシフェンによる乳癌死亡リスクの改善は，治療開始後10年目以降に顕著となっており，やはりcarry-over effectと考えられている．
- 有害事象については，タモキシフェン10年群で子宮内膜癌（RR：2.20，$P<0.0001$）が有意に高かった．

▶ ATLAS試験，aTTom試験の結果から，10年間のタモキシフェン投与はまったく投与しなかった場合と比較して，乳癌死亡リスクを最初の10年間で約1/3，10年目以降は約半分に減少させることとなる．

▶ ホルモン受容体陽性乳癌における晩期再発は大きな課題であり，術後内分泌療法の期間延長による有用性が期待されるが，その適応に関してはさらなる検討が必要である．

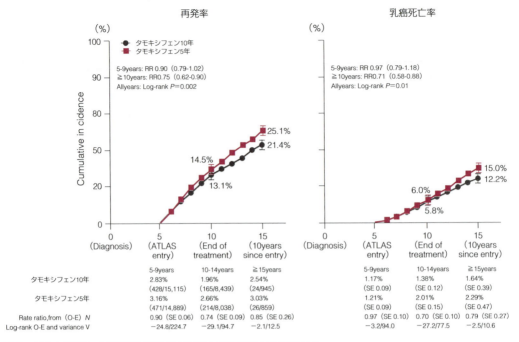

図5 ATLAS試験　ER陽性乳癌患者6,846人の再発率と乳癌死亡率

（文献19）より引用）

- また，AI 5年間投与後のAIの延長投与についてはいまだ一定の見解が得られておらず，NASBP B-42試験やNCIC-CTG MA17R試験など，大規模臨床試験の結果を待つ必要がある．わが国でも閉経後ホルモン受容体陽性乳癌患者を対象にアナストロゾール5年間とアナストロゾール10年間を比較するAERAS試験（N-SAS BC05）が進行中である．

- 以上の結果から長期投与は有用であるが，対象となる5年間健存であったLuminal乳癌の再発率は高くないことや有害事象を考慮し，その適応を決定すべきである．

（林田　哲／松本暁子／神野浩光／北川雄光）

参考文献

1) Eiermann W, et al : Preoperative treatment of postmenopausal breast cancer patients with letrozole: A randomized double-blind multicenter study. Ann Oncol, 12: 1527-1532, 2001.
2) Smith IE, et al : Neoadjuvant treatment of postmenopausal breast cancer with anastrozole, tamoxifen, or both in combination: the Immediate Preoperative Anastrozole, Tamoxifen, or Combined with Tamoxifen (IMPACT) multicenter double-blind randomized trial. J Clin Oncol 23: 5108-5116, 2005.
3) Cataliotti L, et al : Comparison of anastrozole versus tamoxifen as preoperative therapy in postmenopausal women with hormone receptor-positive breast cancer: the Pre-Operative "Arimidex" Compared to Tamoxifen (PROACT) trial. Cancer 106: 2095-2103, 2006.
4) Ellis MJ, et al : Randomized phase II neoadjuvant comparison between letrozole, anastrozole, and exemestane for postmenopausal women with estrogen receptor-rich stage 2 to 3 breast cancer: clinical and biomarker outcomes and predictive value of the baseline PAM50-based intrinsic subtype--ACOSOG Z1031. J Clin Oncol, 29: 2342-2349, 2011.
5) Masuda N, et al : Neoadjuvant anastrozole versus tamoxifen in patients receiving goserelin for premenopausal breast cancer (STAGE): a double-blind, randomised phase 3 trial. Lancet Oncol, 13: 345-352, 2012.
6) Davies C, et al : Relevance of breast cancer hormone receptors and other factors to the efficacy of adjuvant tamoxifen: patient-level meta-analysis of randomised trials. Lancet, 378: 771-784, 2011.

7) Cuzick J, et al : Use of luteinising-hormone-releasing hormone agonists as adjuvant treatment in premenopausal patients with hormone-receptor-positive breast cancer: a meta-analysis of individual patient data from randomised adjuvant trials. Lancet, 369: 1711-1723, 2007.
8) Cuzick J, et al : Effect of anastrozole and tamoxifen as adjuvant treatment for early-stage breast cancer: 10-year analysis of the ATAC trial. Lancet Oncol, 11: 1135-1141, 2010.
9) Thurlimann B, et al : A comparison of letrozole and tamoxifen in postmenopausal women with early breast cancer. N Engl J Med, 353: 2747-2757, 2005.
10) Masuda N, et al : Neoadjuvant anastrozole versus tamoxifen in patients receiving goserelin for premenopausal breast cancer (STAGE): a double-blind, randomised phase 3 trial. Lancet Oncol, 13: 345-352, 2012.
11) Gnant M, et al : Adjuvant endocrine therapy plus zoledronic acid in premenopausal women with early-stage breast cancer: 62-month follow-up from the ABCSG-12 randomised trial. Lancet Oncol, 12: 631-641, 2011.
12) Goss PE, et al : Exemestane versus anastrozole in postmenopausal women with early breast cancer: NCIC CTG MA.27--a randomized controlled phase III trial. J Clin Oncol, 31(11): 1398-1404, 2013.
13) Francis PA, et al : Adjuvant ovarian suppression in premenopausal breast cancer. N Engl J Med, 372(5): 436-446, 2015.
14) Pagani O, et al : Adjuvant exemestane with ovarian suppression in premenopausal breast cancer. N Engl J Med, 371(2): 107-118. 2014.
15) Mouridsen H, et al : Letrozole therapy alone or in sequence with tamoxifen in women with breast cancer. N Engl J Med, 361: 766-776, 2009.
16) Coombes RC, et al : Survival and safety of exemestane versus tamoxifen after 2-3 years' tamoxifen treatment (Intergroup Exemestane Study): a randomised controlled trial. Lancet, 369: 559-570, 2007.
17) Goss PE, et al : Late extended adjuvant treatment with letrozole improves outcome in women with early-stage breast cancer who complete 5 years of tamoxifen. J Clin Oncol, 26: 1948-1955, 2008.
18) Jakesz R, et al : Extended adjuvant therapy with anastrozole among postmenopausal breast cancer patients: results from the randomized Austrian Breast and Colorectal Cancer Study Group Trial 6a. J Natl Cancer Inst. 99: 1845-1853, 2007.
19) Mamounas EP, et al : Benefit from exemestane as extended adjuvant therapy after 5 years of adjuvant tamoxifen: intention-to-treat analysis of the National Surgical Adjuvant Breast And Bowel Project B-33 trial. J Clin Oncol, 26: 1965-1971, 2008.
20) Davies C, et al : Long-term effects of continuing adjuvant tamoxifen to 10 years versus stopping at 5 years after diagnosis of oestrogen receptor-positive breast cancer: ATLAS, a randomised trial. Lancet, 381: 805-816, 2013.
21) Gray RG, et al : aTTom: Long-term effects of continuing adjuvant tamoxifen to 10 years versus stopping at 5 years in 6,953 women with early breast cancer. J Clin Oncol, 31: No 18_suppl, 2013.

5 再発後薬物療法

転移・再発乳癌に対する内分泌療法の臨床試験

1. ホルモン受容体（HR）陽性転移・再発乳癌患者に対する一次内分泌療法

a FIRST試験[1〜3]

▶ 対 象
- 転移・再発乳癌治療として未治療閉経後ER陽性転移・再発乳癌患者205例

▶ 方 法
- オープンラベルランダム化第Ⅱ相比較試験
- 術後内分泌治療は終了後12ヵ月以上経過がしていること
- **対照群**：アナストロゾール1mg/日を連日経口
- **試験治療群**：フルベストラント day1：500mg，day14，28：500mg，以後28日ごとに500mgを筋注
- **主要評価項目**：臨床的有用率

▶ 結 果
- 内分泌治療未施行例は74.6％，術後内分泌治療施行例は25.4％
- **臨床的有用率**：対照群67.0％，試験治療群72.5％（OR：1.30；95％CI：0.72−2.38，$P=0.386$）
- **奏効率**：対照群35.5％，試験治療群36.0％（OR：1.02，95％CI：0.56−1.87，$P=0.947$）
- **無増悪期間（TTP）中央値**：対照群13.1ヵ月，試験治療群23.4ヵ月（HR：0.66，95％CI：0.47−0.92，$P=0.01$）
- **全生存期間（OS）中央値**：対照群48.4ヵ月，試験治療群54.1ヵ月（HR：0.70，95％CI：0.50−0.98，$P=0.04$）

b PALOMA-1試験[4]

▶ 対 象
- 転移・再発乳癌治療として未治療閉経後ER陽性転移・再発乳癌患者165例

▶ 方 法
- オープンラベルランダム化第Ⅱ相比較試験
- コホート1：ER陽性，HER2陰性のみ，コホート2：*Cyclin D1*遺伝子増幅/*p16*遺伝子欠失も必須
- **対照群**：レトロゾール2.5mg/日を連日経口

- 試験治療群：レトロゾール2.5mg/日を連日経口＋palbociclib（CDK4/6阻害薬）125mg/日を3週間内服，1週間休薬
- 主要評価項目：PFS

▶ 結　果
- *Cyclin D1*遺伝子増幅，*p16*遺伝子欠失はバイオマーカーとはならなかった．
- *De novo* stage Ⅳが約半数
- 約1/3が術後内治療を受け，うち半数はアロマターゼ阻害薬投与であった．
- 無増悪生存期間（PFS）中央値：対照群10.2ヵ月，試験治療群20.2ヵ月（HR：0.488，95%CI：0.319－0.748，$P=0.0004$）
- OS中央値：対照群33.3ヵ月，試験治療群37.5ヵ月（HR：0.813，95%CI：0.492－1.345，$P=0.42$）
- 奏効率：対照群33%，試験治療群43%（$P=0.13$）
- 臨床的有用率：対照群47%，試験治療群81%（$P=0.0009$）
- 主な有害事象は好中球減少症，白血球減少症，疲労

C PALOMA-2試験[5]

▶ 対　象
- 転移・再発乳癌治療として未治療閉経後ER陽性転移・再発乳癌患者666例．

▶ 方　法
- 二重盲検ランダム化第Ⅲ相比較試験
- 対照群：レトロゾール2.5mg/日を連日経口，palbociclibのプラセボ．
- 試験治療群：レトロゾール2.5mg/日を連日経口＋palbociclib 125mg/日を3週間内服，1週間休薬
- 対照群：試験治療群を1：2にランダム化割付け
- 主要評価項目：PFS

▶ 結　果
- *De novo* stage Ⅳが33%
- 約6割が周術期に内分泌治療を受けており，4割はいずれの内分泌治療も受けていない
- 非内臓転移が約5割で，骨転移のみが約2割であった．
- PFS中央値：対照群14.5ヵ月，試験治療群24.8ヵ月（HR：0.58，95%CI：0.46－0.72，$P<0.0001$）
- すべてのサブグループでpalbociclib群が良好であった．
- 奏効率：対照群35%，試験治療群42%（$P=0.031$）
- 臨床的有用率：対照群70%，試験治療群85%（$P<0.0001$）
- 主な有害事象：palbociclib群でGrade3/4の好中球減少（66%），白血球減少（25%）がみられたが，発熱性好中球減少症は1.8%と低かった

▶ 解　説
- 現在のホルモン受容体（HR）陽性転移・再発乳癌患者に対する一次内分泌療法の標準治療は閉経前ではタモキシフェン＋LH-RH，閉経後ではアロマターゼ阻害薬である．
- FIRST試験は第Ⅱ相であるが非常に良好な結果が得られており，現在第Ⅲ相試験として

FALCON試験が行われている．この試験結果で有効性が証明されたならば一次内分泌療法の標準治療がアロマターゼ阻害薬からフルベストラントに変わる可能性がある．
- PALOMA-1，-2試験の結果から，現在の一次内分泌療法標準治療であるレトロゾールにpalbociclibを上乗せする有効性が示されたが，OSの結果はまだ得られていない．現在までにpalbociclibが真に必要な症例を選択する有効なバイオマーカーは見つかっておらず，今後の課題である．
- palbociclibの有害事象は発熱性好中球減少症を伴わない可逆的骨髄抑制であり，比較的管理しやすい毒性が特徴である．

2. HR陽性転移・再発乳癌患者に対する二次以降内分泌療法

a CONFIRM試験[6,7]

▶ 対　象
- 初回治療として内分泌療法が行われた後に増悪した閉経後ER陽性転移・再発乳癌患者736例
- 術後内分泌療法中または終了後1年以内の症例も含む．

▶ 方　法
- 二重盲検ランダム化第Ⅲ相比較試験
- 対照群：フルベストラント250mgを4週ごとに筋注
- 試験治療群：フルベストラント day0：500mg，day14，28：500mg，以後28日ごとに500mgを筋注
- 主要評価項目：PFS

▶ 結　果
- 2/3の患者が術後内分泌治療を受けていた．そのうち約1/4の症例は術後内分泌療法中であった．
- PFS中央値：対照群5.5ヵ月，試験治療群6.5ヵ月（HR：0.80，95％CI：0.68－0.94，$P=0.006$）
- OS中央値（最終解析時）：対照群22.3ヵ月，試験治療群26.4ヵ月（HR：0.81，95％CI：0.69－0.96，$P=0.02$）
- 奏効率：対照群10.2％，試験治療群9.1％（$P=0.795$）
- 臨床的有用率：対照群39.6％，試験治療群45.6％（$P=0.100$）

b BOLERO-2試験[8,9]

▶ 対　象
- レトロゾールまたはアナストロゾールが投与された後に増悪した閉経後ER陽性転移・再発乳癌患者724例
- 術後内分泌療法中または終了後1年以内の症例も含む．
- 直前の治療がレトロゾールまたはアナストロゾールである必要はなく，ほかの内分泌療法や単剤の化学療法も可

▶ 方　法
- 二重盲検ランダム化第Ⅲ相比較試験

- 対照群：エキセメスタン25mg/日を連日経口，エベロリムスのプラセボ
- 試験治療群：エキセメスタン25mg/日を連日経口，エベロリムス10mg/日を連日経口
- 対照群：試験治療群を1：2にランダム化割付け
- 主要評価項目：PFS

▶結　果
- 直前の治療がレトロゾールまたはアナストロゾールであった症例は74％であった．
- 転移・再発乳癌治療として化学療法が施行されていた症例は26％であった．
- PFS中央値（最終解析）：対照群3.2ヵ月，試験治療群7.8ヵ月（HR：0.45，95％CI：0.38－0.54，$P<0.0001$）
- OS中央値：対照群26.6ヵ月，試験治療群31.0ヵ月（HR：0.89，95％CI：0.73－1.10，$P=0.14$）
- 奏効率（主治医判定）：対照群0.4％，試験治療群9.5％（$P<0.001$）
- 奏効率（中央判定）：対照群0.4％，試験治療群7.0％（$P<0.001$）
- 有害事象（Grade3/4：対照群 vs. 試験治療群），口内炎（8％ vs. 1％），貧血（6％ vs. 1％），呼吸困難（4％ vs. 1％），高血糖（4％ vs. 1％），疲労（4％ vs. 1％），間質性肺炎（3％ vs. 0％）

C　PALOMA-3試験[10]

▶対　象
- 前治療の内分泌療法に増悪（閉経後：アロマターゼ阻害薬を転移再発として治療中，治療終了後1ヵ月以内，または補助療法として治療中，終了後12ヵ月以内に増悪したもの．閉経前：内分泌療法を転移再発として治療中，治療終了後1ヵ月以内，または補助療法としてタモキシフェン治療中，終了後12ヵ月以内に増悪したもの）したER陽性HER2陰性転移・再発乳癌患者521例

▶方　法
- 二重盲検ランダム化第Ⅲ相比較試験
- 対照群：フルベストラント day1：500mg, day14, 28：500mg，以後28日ごとに500mgを筋注，palbociclibのプラセボ
- 試験治療群：フルベストラント day1：500mg, day14, 28：500mg，以後28日ごとに500mgを筋注，パルボシクリブ125mg/日を3週間内服，1週間休薬
  閉経前の場合はゴセレリンを28日ごとに投与
- 増悪後のクロスオーバーは許容されていない．
- 主要評価項目：研究者評価PFS

▶結　果
- 79.3％が閉経後
- 78.7％が前治療内分泌感受性（補助療法終了後24ヵ月以上または再発治療臨床的効果あり）
- 転移乳癌として化学療法歴あり：32.6％
- 転移乳癌として前治療数0/1/2/3以上：24.8％/38.8％/25.5％/10.9％
- PFS中央値：対照群3.8ヵ月，試験治療群9.2ヵ月（HR：0.42，95％CI：0.32－0.56，$P<0.001$）
- 閉経前後で結果は変わらなかった（HR：閉経前0.44，閉経後0.41）．
- 奏効率：対照群6.3％，試験治療群10.4％（$P=0.16$）

- 臨床的有用率：対照群19.0％，試験治療群34.0％（$P<0.001$）
- 主なGrade3/4有害事象（試験群 vs. 対照群）：好中球減少（62.0％ vs. 0.6％），白血球減少（25.2％ vs. 0.6％），発熱性好中球減少症（0.6％ vs. 0.6％）

▶ 解　説
- CONFIRM試験の結果からフルベストラント500mgが標準量であることが示された．
- 内分泌療法の耐性機序の一つにmTORの活性化があるが，エベロリムスはそのmTORを阻害する薬剤である．エベロリムスとエキセメスタンの併用により効果は増強するが，口内炎，間質性肺炎，高血糖などの副作用発現に注意を要する．バイオマーカーによる症例選択が急務の課題である．
- 第Ⅲ相試験PALOMA-3試験によりCDK4/6阻害薬であるpalbociclibのフルベストラントへの上乗せ効果が示された．OSへの影響に関して今後の解析結果が待たれる．

転移・再発乳癌に対する化学療法の臨床試験

1. 一次化学療法

a E1193試験[11]

▶ 対　象
- 転移・再発乳癌として初回化学療法の転移乳癌患者739例
- 術前・術後化学療法は非アンスラサイクリン系薬剤，非タキサン系薬剤で終了後6ヵ月以上経過していればエントリー可能

▶ 方　法
- オープンラベルランダム化第Ⅲ相比較試験
- 治療群A：ドキソルビシン60mg/m^2　3週ごと投与，最大8サイクルまで
- 治療群T：パクリタキセル175mg/m^2　3週ごと
- 治療群AT：ドキソルビシン50mg/m^2＋パクリタキセル150mg/m^2　3週ごと
- 増悪後，治療群Aはパクリタキセルにクロスオーバー，治療群Tはドキソルビシンにクロスオーバー
- 主要評価項目：奏効率，治療成功期間

▶ 結　果
- 奏効率：A：36％，T：34％，AT：47％（A vs. T；$P=0.77$，A vs. AT；$P=0.017$，T vs. AT；$P=0.006$）
- 治療成功期間中央値：A：6.0ヵ月，T：6.3ヵ月，AT：8.2ヵ月（A vs. AT；$P=0.022$，T vs. AT；$P=0.0567$）
- OS中央値：A→T：19.1ヵ月，T→A：22.5ヵ月，AT：22.4ヵ月（A→T vs. T→A；$P=0.60$，A→T vs. AT；$P=0.82$，T→A vs. AT：0.49）
- クロスオーバー後の奏効率：A→T：20％，T→A：22％（有意差なし）
- 治療群ATでGrade3/4の血小板減少，貧血，感染症，神経毒性が多くみられた．
- 治療開始から16週目までのQOL変化に群間差はなかった．

b JCOG9802試験[12)]

▶ 対　象
- 転移・再発乳癌として初回化学療法の転移乳癌患者441例
- 術前・術後化学療法はアンスラサイクリン系で終了後6ヵ月以上経過していればエントリー可能．タキサン系薬剤の使用歴はエントリー不可

▶ 方　法
- オープンラベルランダム化第Ⅲ相比較試験
- 対照群（AC）：AC（ドキソルビシン40mg/m^2，シクロホスファミド500mg/m^2，3週ごと）6サイクル投与後，経過観察．増悪時，D（ドセタキセル60mg/m^2，3週ごと）6サイクル投与
- 治療群1（D）：Dを6サイクル投与後，経過観察．増悪時，ACを6サイクル投与
- 治療群2（AC-D）：ACとDを交互に3サイクル投与後，経過観察．増悪時，ACとD交互投与を再開し3サイクル投与
- 主要評価項目：治療成功期間

▶ 結　果
- 奏効率：AC：24％，D：40％，AC-D：34％（AC vs. D；$P=0.05$，AC vs. AC-D；$P=0.32$）
- 治療成功期間中央値：AC：6.4ヵ月，D：6.4ヵ月，AC-D：6.7ヵ月（AC vs. D；$P=0.13$，AC vs. AC-D；$P=0.14$）
- OS中央値：AC：22.6ヵ月，D：25.7ヵ月，AC-D：25.0ヵ月（AC vs. D；$P=0.09$，AC vs. AC-D；$P=0.13$）
- クロスオーバー後の奏効率：D：19％，AC：23％，AC-D：21％（AC vs. D；$P=0.53$，AC vs. AC-D；$P=0.61$）
- QOL変化に群間差はなかった．

c E2100試験[13)]

▶ 対　象
- 転移・再発乳癌として化学療法未治療の転移乳癌患者808例
- 術前・術後化学療法でのタキサン系薬剤は終了後1年間以上経過していればエントリー可能
- 転移・再発乳癌治療として内分泌治療歴は許容

▶ 方　法
- オープンラベルランダム化第Ⅲ相比較試験
- 対照群：パクリタキセル90mg/m^2 day1，8，15を4週1サイクルで投与
- 試験治療群：パクリタキセル90mg/m^2 day1，8，15＋ベバシズマブ10mg/kg day1，15を4週1サイクルで投与
- 増悪後，対照群でベバシズマブのクロスオーバーは許容されていない．
- 主要評価項目：PFS

▶ 結　果
- 術後薬物療法でタキサン系薬剤が投与されていた症例は16％

- PFS中央値（中央判定）：対照群5.9ヵ月，試験治療群11.8ヵ月（HR：0.60, $P<0.001$）
- OS中央値：対照群25.2ヵ月，試験治療群26.7ヵ月（HR：0.88, $P=0.16$）
- 奏効率：対照群21.2％，試験治療群36.9％（$P<0.001$）
- Grade3/4の高血圧（14.8％ vs. 0.0％），タンパク尿（3.6％ vs. 0.0％），頭痛（2.2％ vs. 0.0％），脳血管虚血（1.9％ vs. 0.0％）が試験治療群で対照群より多く観察された．感染症は試験治療群で多くみられたが（9.3％ vs. 2.9％），発熱性好中球減少症の頻度はまれであった．

d SELECT-BC試験[14]

▶ 対　象
- 転移・再発乳癌として化学療法未治療のHER2陰性転移乳癌患者618例
- 年齢20〜75歳，PS 0または1，non life-threateningな病態であること
- 術前・術後化学療法での5-FU，タキサン系薬剤は終了後24週以上経過していればエントリー可能

▶ 方　法
- オープンラベルランダム化第Ⅲ相比較試験
- 対照群（タキサン）：パクリタキセル80〜100mg/m^2 day1, 8, 15を4週1サイクルで投与またはパクリタキセル175mg/m^2 3〜4週ごと，ドセタキセル60〜75mg/m^2 3〜4週ごと
- 試験治療群（TS-1）：体表面積1.25m^{2}未満80mg/日，1.25以上1.5未満m^{2}100mg/日，1.5m^{2}以上120mg/日
- 主要評価項目：OS（TS-1のタキサンに対する非劣性．非劣性マージン：1.333）

▶ 結　果
- 術後薬物療法でタキサン系薬剤が投与されていた症例は16％
- OS中央値：タキサン群37.2ヵ月，TS-1群35.0ヵ月（HR：1.05, 95％CI：0.86－1.27, $P=0.015$）
- TTF中央値：タキサン群8.9ヵ月，TS-1群8.0ヵ月（HR：1.10, 95％CI：0.93－1.30）
- PFS中央値：タキサン群11.0ヵ月，TS-1群9.6ヵ月（HR：1.18, 95％CI：0.99－1.40）
- タキサン群では脱毛，浮腫，感覚性末梢神経障害，関節・筋肉痛が多くみられた．
- TS-1群では下痢，口内炎，悪心嘔吐，食欲不振が多くみられた．
- QOLはEORTC QLQ C30で評価されGlobal health status，5つのfunctional domainすべてでTS-1群が有意に良好であった．

▶ 解　説
- 転移・再発乳癌の一次化学療法として併用療法は一時的な奏効率，治療成功期間で単剤逐次治療より優れるが，生存期間の延長には寄与しない．単剤逐次投与が推奨される．
- 併用療法は高い奏効率を狙う必要がある切迫した状況下でのみ，その使用を考慮されるべきである．
- 一次化学療法レジメンはアンスラサイクリン系薬剤，タキサン系薬剤レジメンまたはTS-1が推奨される．
- SELECT-BC試験の結果から，脱毛を嫌がる患者にとって転移・再発乳癌一次化学療法としてTS-1は非常に有益な治療選択肢となった．
- 化学療法とベバシズマブの併用療法は奏効率，PFSの改善はあるが，OSには寄与せず，毒

2. 二次以降化学療法

a EMBRACE試験[15]

▶ 対　象
- アンスラサイクリン系およびタキサン系薬剤を含む，2〜5種類の化学療法歴のある転移・再発乳癌患者762例
- 転移・再発乳癌に対する化学療法として2種類以上使用している．

▶ 方　法
- オープンラベルランダム化第Ⅲ相比較試験
- 対照群：主治医選択治療（単剤化学療法，内分泌療法，生物学的治療，放射線治療，緩和治療）
- 試験治療群：エリブリン1.4mg/m^{2}をday1，8に投与，3週1サイクル．
- 対照群：試験治療群を1：2にランダム化割付け
- 主要評価項目：OS

▶ 結　果
- 主治医選択治療の内訳：化学療法96％（ビノレルビン25％，ゲムシタビン19％，カペシタビン18％，タキサン系15％，アンスラサイクリン系10％，その他10％，内分泌治療4％，緩和治療0％，生物学的治療0％）
- 先行化学療法レジメン数中央値：4レジメン
- OS中央値：対照群10.6ヵ月，試験治療群13.1ヵ月（HR：0.81，95％CI：0.66−0.99，P＝0.041）
- PFS中央値：対照群2.2ヵ月，試験治療群3.7ヵ月（HR：0.87，95％CI：0.71−1.05，P＝0.137）
- 奏効率：対照群5％，試験治療群12％（P＝0.002）
- エリブリン群でGrade3/4の白血球減少14％，好中球減少45％がみられた．末梢神経障害は全Gradeで35％，Grade3/4で8％に認めた．

b 301試験[16]

▶ 対　象
- アンスラサイクリン系およびタキサン系薬剤を含む，3種類まで（進行転移乳癌として2種類まで）の化学療法歴のある転移・再発乳癌患者1,102例
- HER2陽性も許容するが試験治療期間は抗HER2治療併用不可

▶ 方　法
- オープンラベルランダム化第Ⅲ相比較試験
- 対照群：カペシタビン1,250mg/m^{2}を1日2回，day1〜14経口，3週1サイクル
- 試験治療群：エリブリン1.4mg/m^{2}をday1，8に投与，3週1サイクル
- 主要評価項目：PFSとOSの両方

▶ 結　果
- ホルモン受容体陽性：約半数，トリプルネガティブ：約1/4，HER2陽性：約15％

- 先行化学療法レジメン数中央値：1レジメン，前レジメン数0：約20％，1：約50％，2：約25％
- OS中央値：対照群14.5ヵ月，試験治療群15.9ヵ月（HR：0.88，95％CI：0.77−1.00，$P=0.056$）
- PFS中央値：対照群4.2ヵ月，試験治療群4.1ヵ月（HR：1.08，95％CI：0.93−1.25，$P=0.30$）
- 奏効率：対照群11.5％，試験治療群11.0％（$P=0.85$）
- エリブリン群で多い有害事象は白血球減少，好中球減少，脱毛，末梢神経障害，悪心
- カペシタビン群で多い有害事象は手足症候群，下痢，悪心
- 発熱性好中球減少症はエリブリン2.0％，カペシタビン0.9％とわずかであった．
- QOLに関して両群で差はなかった．

▶解 説
- 前治療で化学療法歴のある転移・再発乳癌患者において，エリブリンは単剤でOSを延長し，二次治療以降の重要な治療選択肢である．有害事象として骨髄抑制には注意を要すが，忍容性の高い薬剤である．

転移・再発乳癌に対する抗HER2療法の臨床試験

1. 抗HER2療法一次治療

a CLEOPATRA試験[17, 18]

▶対 象
- 転移・再発乳癌として化学療法，分子標的治療が未治療のHER2陽性転移乳癌患者808例
- 術前・術後化学療法（トラスツズマブを含んでいてもよい）は終了後1年間以上経過していればエントリー可能
- 転移・再発乳癌治療として1レジメンまでの内分泌療法歴は許容

▶方 法
- 二重盲検ランダム化第Ⅲ相比較試験
- 対照群：ペルツズマブのプラセボ＋トラスツズマブ（1サイクル目：8mg/kg，2サイクル目以降：6mg/kg）＋ドセタキセル75mg/m²を3週1サイクルで投与
- 試験治療群：ペルツズマブ（1サイクル目：840mg，2サイクル目以降：420mg）＋トラスツズマブ（1サイクル目：8mg/kg，2サイクル目以降：6mg/kg）＋ドセタキセル75mg/m²を3週1サイクルで投与
- 増悪後，対照群でペルツズマブのクロスオーバーは許容されていない．
- 主要評価項目：PFS

▶結 果
- 術後薬物療法でトラスツズマブが投与されていた症例は11％のみ
- PFS中央値（中央判定）：対照群12.4ヵ月，試験治療群18.5ヵ月（HR：0.65，95％CI：0.58−0.81）
- OS中央値：対照群40.8ヵ月，試験治療群56.5ヵ月（HR：0.68，95％CI：0.56−0.84，$P<0.001$）
- 奏効率：対照群69.3％，試験治療群80.2％（$P=0.001$）
- 試験治療群で対照群より2％以上多く認められたGrade3/4の有害事象は好中球減少（48.9％ vs. 45.8％），発熱性好中球減少症（13.8％ vs. 7.6％），下痢（7.9％ vs. 5.0％）であった．

▶ 解　説
- HER2陽性転移・再発乳癌の一次化学療法としてペルツズマブ/トラスツズマブ/ドセタキセルの併用療法は，これまでの標準治療であるトラスツズマブ/ドセタキセルと比較して，OSを有意に延長し，新たな標準治療の一つとなった．
- ペルツズマブ/トラスツズマブ/ドセタキセルの一次治療で増悪した後の治療法については未解決の課題であり，早急な解決が望まれる．

2. トラスツズマブ治療後増悪時の治療

a GBG26/BIG3-05試験[19]

▶ 対　象
- 転移・再発乳癌として1レジメンまでの化学療法施行歴とトラスツズマブ施行歴のあるHER2陽性転移乳癌患者156例

▶ 方　法
- オープンラベルランダム化第Ⅲ相比較試験
- 対照群：カペシタビン1,250mg/m^{2}を1日2回，day1〜14経口，3週1サイクル
- 試験治療群：カペシタビン1,250mg/m^{2}を1日2回，day1〜14経口，3週1サイクル＋トラスツズマブ6mg/kgを3週ごと投与
- 主要評価項目：PFS

▶ 結　果
- 当初は482例集積の予定で行われたが，EGF100151試験の中間解析結果（後述）が出たため2007年7月，途中で中止となった．
- PFS中央値：対照群：5.6ヵ月，試験治療群：8.2ヵ月（HR：0.685，95％CI：0.482−0.974，$P=0.0338$）．
- OS中央値：対照群：20.4ヵ月，試験治療群：25.5ヵ月（HR：0.763，95％CI：0.477−1.220，$P=0.2570$）．
- 奏効率：対照群：27.0％，試験治療群（アンスラサイクリン）：48.1％（$P=0.0115$）
- Grade3/4の有害事象に群間差を認めなかった．

b EGF100151試験[20, 21]

▶ 対　象
- アンスラサイクリン系，タキサン系薬剤とトラスツズマブ施行歴のあるHER2陽性転移乳癌患者408例

▶ 方　法
- オープンラベルランダム化第Ⅲ相比較試験
- 対照群：カペシタビン1,250mg/m^{2}を1日2回，day1〜14経口，3週1サイクル
- 試験治療群：カペシタビン1,000mg/m^{2}を1日2回，day1〜14経口，3週1サイクル＋ラパチニブ1,250mgを1日1回，連日経口

- 主要評価項目：PFS

▶結　果
- 中間解析の結果，試験治療群が有意にPFSを延長したため，途中中止となった．中止後，対照群の36例（18％）がラパチニブの併用治療にクロスオーバーした．
- PFS中央値（中間解析）：対照群：4.4ヵ月，試験治療群：8.4ヵ月（HR：0.49，95％CI：0.34－0.71，$P<0.001$）
- OS中央値（最終解析）：対照群：64.7週，試験治療群：75.0週（HR：0.87，95％CI：0.71－1.08，$P=0.210$）
- OS中央値（クロスオーバーを考慮後の最終解析）：HR：0.80，95％CI：0.64－0.99，$P=0.043$）[19]
- 奏効率（中間解析）：対照群：14％，試験治療群：22％（$P=0.09$）
- 試験治療群で下痢，皮疹，呼吸困難が有意に多く認められた．

c EMILIA試験[22]

▶対　象
- トラスツズマブとタキサン系薬剤既治療のHER2陽性転移・再発乳癌患者991例

▶方　法
- オープンラベルランダム化第Ⅲ相比較試験
- 対照群：ラパチニブ1,250mg/日経口＋カペシタビン1,000mg/m^{2}を1日2回，day1～14内服，21日サイクル
- 試験治療群：T-DM1 3.6mg/kg 3週ごと点滴静注
- 主要評価項目：PFSとOSの両方

▶結　果
- PFS中央値：対照群6.4ヵ月，試験治療群9.6ヵ月（HR：0.65，95％CI：0.55－0.77，$P<0.001$）
- OS中央値（第2回中間解析）：対照群25.1ヵ月，試験治療群30.9ヵ月（HR：0.68，95％CI：0.55－0.85，$P<0.001$）の結果，有効中止基準に該当し，本解析が最終解析となった．
- 奏効率：対照群30.8％，試験治療群43.6％（$P<0.001$）
- 有害事象：Grade3/4は対照群57％，試験治療群41％と対照群の方が高かった．血小板減少と血清トランスアミナーゼ上昇は試験治療群で，下痢，嘔気・嘔吐，手足症候群は対照群で多かった．

d TH3RESA試験[23]

▶対　象
- トラスツズマブ，ラパチニブ6週間以上，抗HER2治療2レジメン以上，かつタキサン系薬剤既治療のHER2陽性転移・再発乳癌患者602例

▶方　法
- オープンラベルランダム化第Ⅲ相比較試験
- 対照群：主治医選択治療（内分泌治療，化学療法，抗HER2治療およびその併用，ベストサ

ポーティブケア単独は不可）
- 試験治療群：T-DM1 3.6mg/kg 3週ごと点滴静注
- 主要評価項目：主治医評価PFS，OS
- 増悪後のクロスオーバーは許容（EMILIA試験の結果が報告された後から）

▶ 結　果
- PFS中央値：対照群3.3ヵ月，試験治療群6.2ヵ月（HR：0.528，95％CI：0.422−0.661，$P<0.0001$）
- OS中央値（中間解析）：対照群25.1ヵ月，試験治療群30.9ヵ月（HR：0.68，95％CI：0.55−0.85，$P<0.001$）の結果，有効中止基準に該当し，本解析が最終解析となった．
- 奏効率：対照群30.8％，試験治療群43.6％（$P<0.001$）
- 有害事象：Grade3/4は対照群57％，試験治療群41％と対照群の方が高かった．血小板減少と血清トランスアミナーゼ上昇は試験治療群で，下痢，嘔気・嘔吐，手足症候群は対照群で多かった．

▶ 解　説
- トラスツズマブ治療後に増悪した転移・再発乳癌に対して，GBG26/BIG03-05試験よりトラスツズマブの継続投与，EGF100151試験よりラパチニブの投与の有効性が示されている．
- トラスツズマブに抗癌薬のDM1を結合させた新規抗HER2薬であるT-DM1はEMILIA試験からラパチニブ/カペシタビンより，またTH3RESA試験より主治医選択治療より優れることが示され，HER2陽性転移乳癌の二次治療以降の治療選択肢の一つとなった．

3. 抗HER2療法と内分泌治療の併用

a TAnDEM試験[24]

▶ 対　象
- 転移・再発治療として化学療法歴のないHER2陽性転移・再発乳癌患者207例
- タモキシフェンの前治療は許容

▶ 方　法
- オープンラベルランダム化第Ⅲ相比較試験
- 対照群：アナストロゾール1mg/日を連日経口
- 試験治療群：アナストロゾール1mg/日を連日経口＋トラスツズマブ2mg/kg（初回4mg/kg）を毎週投与
- 主要評価項目：PFS
- 対照群では増悪後，トラスツズマブのクロスオーバーは推奨された．

▶ 結　果
- 増悪後，対照群の70％がトラスツズマブへクロスオーバーした．
- PFS中央値：対照群2.4ヵ月，試験治療群4.8ヵ月（HR：0.63，95％CI：0.47−0.84，$P=0.0016$）
- OS中央値：対照群23.9ヵ月，試験治療群28.5ヵ月（$P=0.325$）
- 奏効率：対照群6.8％，試験治療群20.3％（$P=0.018$）

b EGF30008試験[25]

▶ **対　象**
- 転移・再発治療として未治療HER2陽性転移・再発乳癌患者219例
- 術前・術後薬物療法終了から1年以上の間隔があれば許容

▶ **方　法**
- 二重盲検化ランダム化第Ⅲ相比較試験
- 対照群：レトロゾール2.5mg/日＋ラパチニブのプラセボを連日経口
- 試験治療群：レトロゾール2.5mg/日＋ラパチニブ1,500mg/日を連日経口
- 主要評価項目：PFS
- 対照群で増悪後のラパチニブへのクロスオーバーは許容されていない．

▶ **結　果**
- PFS中央値：対照群3.0ヵ月，試験治療群8.2ヵ月（HR：0.63，95％CI：0.47－0.84，$P=0.0016$）
- OS中央値：対照群32.3ヵ月，試験治療群33.3ヵ月（HR：0.74，95％CI：0.5－1.1，$P=0.113$）
- 奏効率：対照群15％，試験治療群28％（$P=0.021$）
- 下痢，皮疹，悪心・嘔吐，ホットフラッシュ，瘙痒感，脱毛の有害事象が試験治療群で有意に多くみられた．

▶ **解　説**
- ER陽性/HER2陽性乳癌では2つのシグナルクロストークが作用しているため，両シグナルを同時に抑制することは理にかなっている．
- しかし，TAnDEM試験，EGF30008試験のいずれにおいてもOSの改善には至っておらず，適応を十分考慮して使用する必要がある．

（原　文堅）

参考文献

1) Robertson JF, et al：Activity of fulvestrant 500 mg versus anastrozole 1 mg as first-line treatment for advanced breast cancer: results from the FIRST study. J Clin Oncol, 27: 4530-4535, 2009.
2) Robertson JF, et al：Fulvestrant 500 mg versus anastrozole 1 mg for the first-line treatment of advanced breast cancer: follow-up analysis from the randomized 'FIRST' study. Breast Cancer Res Treat, 136: 503-511, 2012.
3) Ellis MJ, et al：Fulvestrant 500 mg Versus Anastrozole 1 mg for the First-Line Treatment of Advanced Breast Cancer: Overall Survival Analysis From the Phase Ⅱ FIRST Study. J Clin Oncol, 33: 3781-3787, 2015.
4) Finn RS, et al：The cyclin-dependent kinase 4/6 inhibitor palbociclib in combination with letrozole versus letrozole alone as first-line treatment of oestrogen receptor-positive, HER2-negative, advanced breast cancer (PALOMA-1/TRIO-18): a randomised phase 2 study. Lancet Oncol, 16: 25-35, 2015.
5) Finn RS, et al. PALOMA-2: Primary results from a phase III trial of palbociclib (P) with letrozole (L) compared with letrozole alone in postmenopausal women with ER+/HER2– advanced breast cancer (ABC). J Clin Oncol 34, 2016 (suppl; abstr 507).
6) Di Leo A, et al：Results of the CONFIRM phase Ⅲ trial comparing fulvestrant 250 mg with fulvestrant 500 mg in postmenopausal women with estrogen receptor-positive advanced breast cancer. J Clin Oncol, 28: 4594-4600, 2010.
7) Di Leo A, et al：Final overall survival: fulvestrant 500 mg vs 250 mg in the randomized CONFIRM trial. J Natl Cancer Inst, 106: djt337, 2014.
8) Baselga J, et al：Everolimus in postmenopausal hormone-receptor-positive advanced breast cancer. N Engl J Med, 366: 520-529, 2012.
9) Piccart M, et al: Everolimus plus exemestane for hormone-receptor-positive, human epidermal growth factor receptor-2-negative advanced breast cancer: overall survival results from BOLERO-2+. Ann Oncol, 25: 2357-2562, 2014.
10) Turner NC, et al: Palbociclib in Hormone-Receptor-Positive Advanced Breast Cancer. N Engl J Med, 373: 209-219, 2015.
11) Sledge GW, et al：Phase Ⅲ trial of doxorubicin, paclitaxel, and the combination of doxorubicin and paclitaxel as front-line chemotherapy for metastatic breast cancer: an intergroup trial (E1193). J Clin Oncol, 21: 588-592, 2003.

12) Katsumata N, et al : Phase Ⅲ trial of doxorubicin plus cyclophosphamide (AC), docetaxel, and alternating AC and docetaxel as front-line chemotherapy for metastatic breast cancer: Japan Clinical Oncology Group trial (JCOG9802). Ann Oncol, 20: 1210-1215, 2009.
13) Miller K, et al : Paclitaxel plus bevacizumab versus paclitaxel alone for metastatic breast cancer. N Engl J Med, 357: 2666-2676, 2007.
14) Takashima T, et al : Taxanes versus S-1 as the first-line chemotherapy for metastatic breast cancer (SELECT BC): an open-label, non-inferiority, randomised phase 3 trial. Lancet Oncol, 17: 90-98, 2016.
15) Cortes J, et al : Eribulin monotherapy versus treatment of physician's choice in patients with metastatic breast cancer (EMBRACE): a phase 3 open-label randomised study. Lancet, 377: 914-923, 2011.
16) Kaufman PA, et al : Phase Ⅲ open-label randomized study of eribulin mesylate versus capecitabine in patients with locally advanced or metastatic breast cancer previously treated with an anthracycline and a taxane. J Clin Oncol, 33: 594-601, 2015.
17) Swain SM, et al : Pertuzumab, trastuzumab, and docetaxel for HER2-positive metastatic breast cancer (CLEOPATRA study): overall survival results from a randomised, double-blind, placebo-controlled, phase 3 study. Lancet Oncol, 14: 461-471, 2013.
18) Swain SM, et al : Pertuzumab, trastuzumab, and docetaxel in HER2-positive metastatic breast cancer. N Engl J Med, 372: 724-734, 2015.
19) von Minckwitz G, et al : Trastuzumab beyond progression in human epidermal growth factor receptor 2-positive advanced breast cancer: a german breast group 26/breast international group 03-05 study. J Clin Oncol, 27: 1999-2006, 2009.
20) Geyer CE, et al : Lapatinib plus capecitabine for HER2-positive advanced breast cancer. N Engl J Med, 355: 2733-2743, 2006.
21) Cameron D, et al : Lapatinib plus capecitabine in women with HER-2-positive advanced breast cancer: final survival analysis of a phase Ⅲ randomized trial. Oncologist, 15: 924-934, 2010.
22) Verma S, et al : Trastuzumab emtansine for HER2-positive advanced breast cancer. N Engl J Med, 367: 1783-1791, 2012.
23) Krop IE, et al : Trastuzumab emtansine versus treatment of physician's choice for pretreated HER2-positive advanced breast cancer (TH3RESA): a randomised, open-label, phase 3 trial. Lancet Oncol, 15: 689-699, 2014.
24) Kaufman B, et al : Trastuzumab plus anastrozole versus anastrozole alone for the treatment of postmenopausal women with human epidermal growth factor receptor 2-positive, hormone receptor-positive metastatic breast cancer: results from the randomized phase Ⅲ TAnDEM study. J Clin Oncol, 27: 5529-5537, 2009.
25) Johnston S, et al : Lapatinib combined with letrozole versus letrozole and placebo as first-line therapy for postmenopausal hormone receptor-positive metastatic breast cancer. J Clin Oncol, 27: 5538-5546, 2009.

略語一覧

A

ABCSG	Austrian Breast & Colorectal Cancer Study Group
AC	doxorubicin/cyclophosphamide
AI	aromatase inhibitor
AJCC	American Joint Committee for Cancer Staging
AJCC-UICC	The American Joint Committee on Cancer and the International Union for Cancer Control
ARNO 95	Arimidex-Nolvadex trial
ASCO	American Society of Clinical Oncology
AT	doxorubicin/paclitaxel
ATAC	Arimidex, Tamoxifen, Alone or in Combination
ATLAS	Adjuvant Tamoxifen-Longer Against Shorter
aTTom	adjuvant Tamoxifen-To offer more
AUC	area under concentration curve

B

BCIRG	Breast Cancer International Research Group
bid	(bis in die) twice daily, twice a day
BIG	Breast International Group

C

CAF	cyclophosphamide/doxorubicin/5-FU
CALGB	The Cancer and Leukemia Group B
CAP	College of American Pathologists
CBR	clinical benefit rate
cCR	clinical complete response
CEF	cyclophosphamide/epirubicin/5-FU
CI	confidence interval
CIVN	chemotherapy induced nausea and vomiting
CMF	cyclophosphamide/methotrexate/5-FU
CPT-11	irinotecan hydrochroride
CR	complete response
CTCAE	Common Terminology Criteria for Adverse Events
CVAP	cyclophosphamide/VIC- ristine/doxorubicin/prednisone
CYP	cytochrome P450

D

DATA	Duration of Anastrozole after Tamoxifen trial
DCIS	ductal carcinoma in situ, intraductal carcinoma
DFI	disease free interval
DFS	disease free survival

E

EBCTCG	Early Breast Cancer Trialist's Collaborative Group
EBM	evidence-based medicine
EC	epirubicin/cyclophosphamide
ECOG	Eastern Cooperative Oncology Group
EGFR	epidermal growth factor receptor
EMBRACE	Eisai Metastatic Breast Cancer Study Assessing Treatment of Physician's Choice Versus Eribulin E7389
EPI	epirubicin hydrochloride
ER	estrogen receptor
ESMO	European Society for Medical Oncology
ESO	The European School of Oncology

F

FAC	5-FU/doxorubicin/cyclophosphamide
FACE	Femara vs. Anastozole Clinical Evaluation trial
FASG	French Adjuvant Study Group
FDA	Food and Drug Administration
FN	febrile neutropenia
5-FU	5-fluorouracil

G

G-CSF	granulocyte colony stimulating factor
GOG	Gynecologic Oncology Group
GT	gemcitabine/paclitaxel

H

HDRA	histoculture drug response assay
HP	trastuzumab/pertuzumab
HR	hazard ratio

I

i.v.	intravenously or intravenous
IBCSG	International Breast Cancer Study Group
IDSA	Infectious Diseases Society of America
IES	Intergroup exemestane study
ITA	Italian Tamoxifen Anastrozole trial
IR	incomplete response
ITT	intention to treat

J

JACCRO	Japan Clinical Cancer Research Organization
JBCRG	Japan Breast Cancer Research Group
JCOG	Japan Clinical Oncology Group

L
LOH	loss of heterozygosity

M
MAD	maximum accepted dose
MASCC	Multinational Association of Supportive Care in Cancer
MR	minor response
MST	median survival time
MTD	maximum tolerated dose

N
NC	no change
NCCN	National Comprehensive Cancer Network
NCI	National Cancer Institute
NCI-CTC	National Cancer Institute-Common Toxcity Criteria
NE	not evaluable
NSABP	National Surgical Adjuvant Breast and Bowel Project
NX	vinorelbine/capecitabine

O
OPRT	orotate phosphoribosyl transferase
ORR	overall response rate
OS	overall survival

P
pCR	pathological complete response
PD	progressive disease
PFS	progression free survival
PgR	progesterone receptor
PK/PD	pharmacokinetics/pharmacodynamics
PR	partial response
PS	performance status

R
RCT	randomized controlled trial
RD	recommended dose
RECIST	response evaluation criteria in solid tumors
RFS	recurrence-free survival
RR	response rate
RS	recurrence score

S
SABCS	San Antonio Breast Cancer Symposium
SALSA	Secondary Adjuvant Long-term Study with Arimidex trail
SD	stable disease
SDI	succinic dehydrogenase inhibition
SERD	selective estorogen receptor downregulator
SERM	selective estrogen modulator
SNP	single nucleotide polymorphism
SOFT	Suppression of Ovarian Function Plus Either Tamoxifen or Exemestane Compared With Tamoxifen Alone in Treating Premenopausal Women With Hormone-Responsive Breast Cancer
SOLE	Study Of Letrozole Externtension trial
SPP	survival post-progression
SWOG	Southwest Oncology Group

T
TAC	docetaxel/doxorubicin/cyclophosphamide
TC	docetaxel/cyclophosphamide
TCbH	docetaxel/carboplatin/trastuzumab
TCH	docetaxel/cyclophosphamide/trastuzumab
TEAM	Adjuvant tamoxifen and exemestane in early breast cancer
TH	docetaxel/trastuzumab
TK	thymidine kinase
TLS	tumor lysis syndrome
TNBC	triple-negative breast cancer
TP	docetaxel/pertuzumab thymidine phosphorylase
TRD	treatment related death
TS	thymidylate synthase
TS-1	tegafur/gimeracil/oteracil potassium
TTF	time to treatment failure
TTP	time to progression
TTR	time to recurrence
TXL	taxol
TXT	taxotare

U
UFT	tegafur/uracil

V
VEGF	vascular endothelial growth factor
VNTR	variable number of tandem repeats

X
XT	capecitabine/docetaxel

Z
ZIPP	Zoladex in Premenopausal Patients trail

欧文・和文索引

数字

- 301試験 ･･････････････････････ 236
- 5-FU ････････････････ 200, 207, 287
- 5-HT₃受容体拮抗薬 ･･････････････ 367

A

- ABCSG-6a試験 ･･･････ 138, 157, 482
- ABCSG-8試験 ･･････････････････ 137
- ABCSG-12試験 ･････ 152, 164, 265, 479
- ABCSG-18試験 ･･････････････････ 433
- Aberdeen試験 ･･･････････････ 53, 54
- AC/EC療法 ･･････････････････････ 63
- ACETBC4次試験 ･･････････････････ 203
- ACOSOG Z1031試験 ･･･････････････ 476
- ACOSOG Z1071試験 ･･･････････････ 80
- AC療法 ･･････････････････････････ 98
- ADAPT試験 ･･････････････････････ 470
- ADCC活性 ･････････････････････ 271
- Adjuvant! Online ･････････････ 27, 40
- AGO1 ･･････････････････････････ 54
- Akt ･･････････････････････････ 273
- Allred-score ･･････････････････ 126
- ALTTO試験 ･･････････ 291, 320, 334, 454, 468
- AMH ･･････････････････････････ 439
- Anderson ･･･････････････････････ 212
- anti müllerian hormone ･･･････････ 439
- antibody dependent cellular cytotoxicity ･･･････････････ 271
- APHINITY試験 ･･････････････ 307, 469
- APT試験 ･･････････････････････ 285
- ARBI試験 ･･････････････････････ 430
- ARNO 95試験 ･･････････････････ 137
- ATAC試験 ･･････････････ 135, 156, 478
- ATLAS試験 ･･････････････････ 155, 483
- aTTom試験 ･････････････････ 155, 483
- AVADO試験 ･･･････････ 298, 345, 472
- AZURE試験 ･･････････････････････ 265

B

- basal-like ･････････････････ 15, 16, 17
- BCCA-no AST cohorts ･･･････････ 11
- BCIRG 001試験 ･････ 92, 114, 162, 460
- BCIRG 005試験 ･････････････ 93, 115
- BCIRG 006試験 ･････････ 109, 228, 284, 317, 329, 466
- BEATRICE試験 ･･･････････････ 335, 472
- BELLE-2試験 ･･････････････････ 181
- BIG 1-98試験 ･････････････ 135, 136, 156, 479, 481
- BIG 2-98試験 ･･････････････････ 112
- BMI ･･････････････････････････ 164
- BO17929試験 ･･････････････････ 305
- BOLERO-2試験 ･････ 181, 259, 346, 473, 488
- BOLERO-3試験 ･･････････ 214, 260, 473
- BOOSTER試験 ･････････････････ 299
- Buzdarらの試験 ･････････････････ 450
- B型肝炎 ･････････････････････ 258, 414

C

- CA024試験 ･･････････････････････ 242
- CAF療法 ･････････････････････ 63, 100
- CALGB 40603試験 ･････････････ 54, 57
- CALBG 49907試験 ･･･････････････ 95
- CALGB 9344試験 ･････････ 87, 91, 112
- CALGB 9741試験 ･････････････ 92, 116
- cCR ･･････････････････････････ 68
- CDC ･････････････････････････ 271
- chemotherapy induced diarrhea ･･････････････････････ 368
- chemotherapy induced nausea and vomiting ････････････････ 365
- CHER-LOB試験 ･･･････････････････ 76
- CID ････････････････････････････ 368
- CINV ･････････････････････････ 365
- CIPN ･･････････････････････････ 393
- Claudin-lowサブタイプ ･･･････････ 21
- CLEOPATRA試験 ･････ 196, 275, 305, 308, 336, 469, 494
- CMF療法 ･････････････････････ 89
- complement dependent cytotoxicity ･･････････････････････ 271
- CONFIRM試験 ･･････････････ 178, 498
- CREATE-X試験 ･････････････････ 81
- Curebest™ 95GC Breast ･･･････････ 41
- *CYP2D6*遺伝子多型 ･･･････････････ 163
- CYP3A4 ･･････････････････････ 295
- cytokine release syndrome ･････ 401

D

- DIF ･･････････････････････････ 201
- DLST ････････････････････････ 387
- DNAの複製・転写 ･････････････ 224
- DPD inhibitory fluoropyrimidine ･･･････････････････････ 201
- driver gene ･･････････････････ 2
- DTC ････････････････････････ 123
- dual inhibitor ･･･････････････ 274

E

- E1193試験 ･･･････････････････ 490
- E1199試験 ･･･････････････････ 460
- E2 ･･･････････････････････････ 10
- E2100試験 ･････ 276, 297, 345, 471, 491
- E2197試験 ･･･････････････････ 114
- EBCTCG ･･･････････････ 26, 91, 456
- EBCTCG2005 ･･････････････････ 132
- EBCTCG2011 ･･････････････････ 132
- EBCTCGメタアナリシス ･･････････ 477
- ECOG 1199試験 ･･････････････ 92, 116
- ECTO試験 ･･･････････････････ 115
- EC療法 ･･････････････････････ 99
- EFECT試験 ･･････････････････ 178
- EGF 100151試験 ･････ 274, 467, 497
- EGF 104900試験 ･････････ 281, 465
- EGF 30008試験 ･････････ 180, 498
- EGFR ････････････････････････ 410
- EMBRACE試験 ･････････････ 235, 493
- EMILIA試験 ･･････････ 309, 470, 498
- Endopredict® ･･････････････････ 30
- EORTC10902試験 ･･･････････････ 52
- epi-driver gene ･････････････ 2
- ER ･･････････････････ 10, 125, 160
- ERBB2陽性 ･･･････････････ 16, 17
- ERα ･･････････････････････ 10, 125
- ERβ ････････････････････････ 125
- ESO-MBC Task Force ･････ 195, 196
- extended adjuvant therapy ･････ 133
- E-ZO-FAST試験 ･･････････････ 431

F

- FACE試験 ･･･････････････････ 136
- FACT試験 ･･･････････････････ 179
- FASG05試験 ････････････････ 105
- FcγR ･･･････････････････････ 274
- Fc受容体 ･･･････････････････ 272
- febrile neutropenia ･･･････････ 360

FEC100療法 ……………… 91, 100		MA.31試験 ……………………… 467
FEC療法 ……………………………… 63	**I**	MammaPrint®
FinHer試験 …………… 286, 330, 466	IBIS-Ⅱ試験 …………………… 142	…………… 19, 29, 40, 85, 122, 162
FinXX試験 ……………………………… 95	IES 031 ………………………… 157	MAPK経路 ……………………… 269
FIRST試験 ……………………… 176, 486	IES試験 …………………………… 137	MARIANNE試験 …… 306, 311, 470
FNCLCC-PACS 04試験 ……… 331	IHC4 Score …………………… 161	MASCCスコア …………………… 360
FSH ……………………………… 439	ILBCG試験 ……………………… 176	MD Anderson Cancer Center試験
	IMELDA試験 ……………… 250, 299	……………………………………… 286
G	IMPACT試験 …………………… 475	MDACC試験 …………………… 315
GBG26/BIG03-05試験	infusion reaction ………… 278, 401	MERiDiAN試験 ………………… 251
……………………… 281, 465, 495	initial (up-front) adjuvant therapy	Milan trial ……………………… 89
G-CSF …………………………… 360	……………………………………… 133	Minckwitz ……………………… 70
GEICAM 9805試験 …………… 114	INT0101試験 …………………… 151	MINDACT ……………………… 162
GEICAM 9906試験 ………… 11, 112	INT0148試験 ……………………… 87	mTOR …………………………… 181
GEICAM2006-03試験 …………… 58	intensity score ………………… 126	mTOR阻害薬 …………………… 390
genomic pathway ……………… 10	intrinsic subtype ……… 15, 16, 83	Multinational Association of
GeparDuo ………………………… 54	I-SPY 2試験 …………………… 454	Supportive Care in Cancer … 360
GeparQuattro試験 … 54, 56, 316, 467	ITA試験 ………………………… 137	mut-driver gene ………………… 2
GeparQuinto試験		
……………… 54, 55, 56, 320, 473	**J**	**N**
GeparSixto試験 ………… 54, 57, 77	JBCRG-04試験 ………………… 453	nab-paclitaxel ………………… 240
GeparTrio試験 ……… 54, 55, 67, 78	JBCRG-10試験 ………………… 317	NCCTG N9831試験
GIM2試験 ………………… 116, 462	JBCRG-C03試験 ……………… 320	……………………… 284, 329, 463, 466
GnRHアゴニスト ……………… 445	JCOG9802試験 ………………… 491	NCIC CTG MA.5試験 ………… 105
GT療法 …………………………… 223	JO17076試験 …………………… 305	Neo-ALTTO試験 …… 49, 76, 320, 468
	JO17360試験 …………………… 283	Neo-LaTH試験 ………………… 323
H	JO19901試験 …………………… 297	NeoSphere試験 ………… 77, 322, 469
H0648g試験 …………………… 279	J-score ………………………… 127	neratinib ……………………… 337
HannaH試験 …………………… 287		NGS …………………………… 123
HBV ……………………………… 414	**K**	NK-1受容体拮抗薬 ……………… 367
HeCOG試験 …………………… 114	KATHERINE試験 …………… 453	NOAH試験 …………… 46, 287, 315
HENTANA試験 ……………… 212	Ki-67 …………………… 18, 83, 161	non-genomic pathway ………… 10
HER2陰性 ………………… 17, 453	KMBOG0402試験 ……………… 318	normal ………………………… 15
HER2増殖シグナル経路 ……… 290		normal breast-like ……………… 16
HER2陽性 … 16, 17, 19, 202, 212, 213,	**L**	NSABP B-14試験 ……………… 132
278, 305, 307, 314, 323, 326, 340, 452	LBA ……………………………… 126	NSABP B-18試験 ……… 51, 70, 450
HERNATA試験	LEA試験 ………………………… 251	NSABP B-20試験 ……………… 87
……………… 213, 280, 283, 286, 327, 462	Letrozole P024試験 …………… 475	NSABP B-24試験 ……………… 141
HERTAX試験 ………………… 282	LH-RH ……………… 144, 156, 174, 477	NSABP B-27試験 ……… 53, 70, 450
HERファミリー ………………… 269	Luminal A …………… 11, 16, 17, 19	NSABP B-28試験 ……………… 91, 112
heterogeneity ………………… 197	Luminal B …………… 11, 16, 17, 19	NSABP B-30試験 ……………… 93, 115
HI-FAIRex試験 ………………… 178	LVEF …………………………… 372	NSABP B-31試験 …… 284, 329, 466
HORG試験 ……………………… 116		NSABP B-33試験 ……………… 138, 483
Hortobagyiのアルゴリズム …… 166	**M**	NSABP B-35試験 ……………… 142
hypersensitivity ……………… 401	MA.17試験 ……………… 138, 482	NSABP B-38試験 ……………… 93
	MA.17R試験 …………………… 138	NSABP B-40試験 ……… 54, 57, 473
	MA.27試験 ……………………… 479	

NSABP B-42試験 ················ 158
N-SAS BC01試験 ················ 95
N-SAS BC02試験 ················ 115
N-SAS BC03試験 ················ 157
N-SAS BC05試験 ················ 158

O
OFS ························· 174
olaparib ····················· 79
Oncotype DX®
　····· 19, 29, 39, 85, 122, 128, 162, 172
OOTR N003試験 ················ 54
Oral CMF療法 ················· 102
ovarian ablation ··············· 174

P
PACS 01試験 ·········· 91, 112, 162
PALOMA-1試験 ············ 182, 486
PALOMA-2試験 ················ 487
PALOMA-3試験 ············ 182, 489
PAM50 ····· 10, 11, 18, 28, 41, 123, 128
PARP阻害薬 ········ 78, 194, 231, 350
pCR ·········· 47, 52, 60, 68, 70, 71, 73
PgR ················ 21, 126, 160, 161
PHARE試験 ··················· 287
PHEREXA試験 ················· 307
PI3K ····················· 269, 273
POTENT試験 ··················· 209
PrefHer試験 ··················· 288
PREPARE ····················· 54
PROACT試験 ··················· 476
proportion score ·············· 126
PS ··························· 126

R
Raf ························· 269
Ras ························· 269
RASTER研究 ··················· 162
RECIST ···················· 67, 79
response evaluation criteria in solid
　tumors ····················· 67
response guided treatment ··· 55, 67
RIBBON-1試験 ········ 298, 345, 472
RIBBON-2試験 ················· 299
RS ······················ 29, 162
RxPONDER試験 ············ 122, 162

S
SABRE試験 ····················· 430
Scottish試験 ··················· 132
SELECT BC試験 ················ 209
SENTINA試験 ··················· 80
SERD ······················ 11, 13
SERM ············ 13, 131, 144, 174
SoFEA試験 ····················· 179
SOFT試験 ················· 153, 481
SP-D値 ························ 387
St.Gallenコンセンサス会議 ···· 17, 33
STAGE試験 ················ 153, 477
switch/sequential adjuvant therapy
　·························· 133
SWOG0226試験 ················· 179

T
TACT試験 ····················· 114
TAC療法 ··················· 55, 65
TAILORx試験 ············· 122, 162
TAMRAD試験 ············· 181, 259
TAnDEM試験 ····· 180, 282, 339, 497
TANIA試験 ··················· 250
TBCRC 013試験 ················ 173
TCH療法 ················· 65, 232
TC療法 ························ 98
T-DM1 ········ 275, 309, 336, 470
TEACH試験 ··················· 334
TEAM試験 ··············· 136, 157
TECHNO試験 ··················· 316
TEXT試験 ····················· 481
TH3RESA試験 ········ 311, 470, 496
tive estrogen receptor modulators
　·························· 131
TNBC ··················· 229, 230
TOC2297g試験 ················· 305
TOURANDOT試験 ··············· 252
TRAVIOTA試験 ··········· 212, 213
triple negative ················· 19
TRYPHAENA試験 ·········· 77, 307
TS-1 ··············· 201, 204, 206
tubulin-targeting drugs ········ 234

U
UFT ················· 95, 201, 203
UK/ANZ DCIS 試験 ············ 141

UKCCCR試験 ··················· 141
US Oncology 9375試験
　················ 93, 109, 115, 461
USON 01062試験 ················· 96

V
vascular endothelial growth factor
　·························· 296
VEGF ···················· 275, 296
VEGF-A ······················ 296
VEGF受容体 ··················· 275

W
weekly パクリタキセル療法 ···· 101
WHO-UICC ···················· 79

Z
ZEBRA試験 ··················· 148
Z-FAST試験 ··················· 431
ZIPP試験 ····················· 150
ZO-FAST試験 ················· 431

あ
アブラキサン® ············ 240, 397
アプレピタント ··············· 367
アルブミン懸濁型パクリタキセル
　·························· 241
アロマターゼ阻害薬 ············ 156
アンスラサイクリン系薬剤
　············ 61, 89, 105, 185, 371
遺伝子検査 ····················· 39
エストロゲン ········ 10, 125, 161
エベロリムス ·· 255, 390, 392, 422, 473
エリブリン ··············· 234, 395
オクトレオチド ··············· 370
悪心・嘔吐 ··················· 365
オランザピン ················· 368
オンダンセトロン ··············· 367

か
化学療法誘発無月経 ·········· 439
化学療法誘発末梢神経障害 ······ 393
可逆性後白質脳症症候群 ········ 301
顎骨壊死 ······················ 264
カペシタビン
　········ 56, 57, 95, 201, 205, 215, 406

索引

カルボプラチン ········ 224, 226, 231
肝細胞増殖因子 ················ 273
間質性肺炎 ············ 221, 257
感染症 ················ 258, 414
キャリーオーバー効果 ········ 156
グラニセトロン ················ 367
経口FU薬 ···················· 200
血液毒性 ·············· 235, 360
結核 ························ 414
血管内皮増殖因子 ······ 275, 296
血清KL-6値 ·················· 387
血栓症 ······················ 301
ゲムシタビン ······ 57, 96, 216, 219
ゲムシタビン単独療法 ········ 222
ゲムシタビン/パクリタキセル療法
 ·························· 223
下痢 ················ 295, 368
効果判定 ····················· 67
効果予測因子 ······· 26, 160, 188
高血圧 ················ 252, 300
抗精神病薬 ·················· 368
抗体依存性細胞障害 ·········· 271
好中球減少 ············ 238, 360
口内炎 ················ 257, 420
ゴセレリン ·················· 148
骨関連事象 ·················· 262
骨髄毒性 ···················· 225
骨髄抑制 ·············· 220, 301
骨粗鬆症 ·············· 140, 425
骨転移 ······················ 263

さ

サイトカイン放出症候群 ······ 401
催吐リスク ············ 365, 366
再発リスクスコア ·············· 29
左室駆出率 ·················· 372
サブタイプ ···· 15, 18, 27, 71, 230, 451
サブタイプ分類 ················ 35
子宮内膜癌 ·················· 139
シグナル伝達 ·············· 2, 271
受精卵凍結保存 ·············· 441
術後化学療法 ······· 89, 121, 228, 456
術後内分泌療法 ·············· 483
術後薬物療法 ··········· 184, 327
術前化学療法
 ········· 52, 54, 69, 76, 229, 245, 450

術前内分泌療法 ·············· 475
術前薬物療法 ················ 314
消化管穿孔 ·················· 301
チロシンキナーゼ阻害薬 ······ 353
心イベント ·················· 140
腎障害 ······················ 225
心臓シンチグラム ············ 372
心臓超音波検査 ·············· 372
心毒性 ··········· 279, 295, 333, 371
生存期間 ···················· 221
精度管理 ···················· 128
制吐療法 ···················· 107
潜在性結核感染症 ············ 416
染色 ························ 126
全身治療 ····················· 83
早期乳癌 ···················· 247
ゾレドロン酸 ················ 263

た

耐性 ························ 272
多遺伝子アッセイ ········ 29, 162
多遺伝子発現解析 ············ 122
タキサン ········ 89, 111, 213, 374, 450
タキサン系薬剤 ····· 63, 187, 225, 394
脱毛 ························ 408
タモキシフェン ······· 132, 155, 177
単剤療法 ···················· 222
タンパク尿 ············ 252, 300
逐次併用療法 ················ 171
チュブリン系薬剤 ············ 187
長期予後 ····················· 73
手足症候群 ·················· 408
低カルシウム血症 ······· 264, 267
デキサメタゾン ·············· 367
デノスマブ ·················· 266
デュロキセチン ·············· 398
転移性乳癌 ········ 226, 241, 339, 465
同時併用療法 ················ 171
投与量の上限 ················ 224
ドキシフルリジン ············ 201
ドセタキセル ······ 63, 101, 111, 213
トラスツズマブ ···· 64, 213, 271, 278,
 304, 314, 327, 342, 377, 402, 450, 465
トラスツズマブ エムタンシン
 ············ 275, 309, 336, 379

トラスツズマブ/パクリタキセル療法
 ·························· 102
トリプルネガティブ乳癌
 ·················· 194, 229, 327

な

内分泌療法感受性 ······· 28, 58, 172
乳癌骨転移 ·················· 263
妊孕性 ················ 438, 441

は

肝炎 ························ 414
ハイドロオキシアパタイト（HOA）
 ·························· 262
パクリタキセル ·········· 63, 111
パージェタ® ············ 274, 304
ハーセプチン ················ 271
白血球減少 ·················· 360
発熱性好中球減少 ············ 360
パミドロン酸 ················ 263
パロキセチン ················ 163
パロノセトロン ·············· 367
晩期有害事象 ················ 107
播種性腫瘍細胞 ·············· 123
ビスホスホネート製剤 ········ 262
ヒト型抗RANKLモノクローナル抗体
 ·························· 266
ビノレルビン ······ 96, 211, 213, 216
皮膚障害 ·············· 296, 406
病理学的完全奏効 ······· 52, 60, 68
病理組織像 ····················· 4
ビンカアルカロイド ·········· 394
副作用 ···· 149, 163, 252, 256, 295, 300
プラチナ製剤 ·········· 84, 194, 394
フルオロウラシル（5-FU）
 ·················· 200, 207, 287
フルツロン ·················· 201
フルベストラント ·············· 13
プロゲステロン受容体
 ················ 10, 126, 160, 161
分子標的薬 ········ 179, 269, 339, 382
閉経前転移乳癌 ·············· 175
ベバシズマブ ··········· 57, 188, 196,
 197, 216, 250, 274, 276, 296, 304, 322,
 335, 336, 344, 379, 380, 402, 469, 471
ホスアプレピタント ·········· 367

505

補体依存性細胞障害 ………… 271
ホットフラッシュ …………… 139
ホルモン受容体 ……10, 125, 128, 160
ホルモン受容体陰性HER2陰性転移・
　再発 ………………………… 194
ホルモン受容体陰性HER2陽性転移・
　再発 …………………… 196, 197
ホルモン受容体陰性転移・再発
　………………………………… 192
ホルモン受容体陽性転移・再発
　………………………………… 184

ま
マイクロアレイ ………………… 15
末梢神経障害 ……………… 247, 393
ミトキサントロン …………… 373
ミュラー管ホルモン ………… 439
免疫組織学的染色検査 ……… 123
免疫チェックポイント阻害薬 … 351

や
薬剤性肺障害 ………………… 383
薬剤リンパ球刺激試験 ……… 387
有害事象 …………… 205, 264, 278
予後 …………………………… 67

予測因子 ……………………… 333

ら
ラパチニブ …… 274, 320, 334, 378, 406
卵子 ………………… 174, 437, 439
卵巣機能抑制 ………………… 174
卵巣組織凍結保存 …………… 443
ランダム化比較試験 ………… 52
卵胞刺激ホルモン …………… 439
リュープリン® ……………… 149
臨床学的完全奏効 …………… 68
ロペラミド …………………… 370

編者紹介

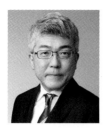

木下貴之　Takayuki Kinoshita

- 1988年　慶應義塾大学医学部 卒業
  　　　　同 外科学教室
- 1991年　同 一般消化器外科 乳腺グループ
- 1994年　国立東京第二病院 外科
- 1997年　慶應義塾大学医学部 医学博士号取得：
  　　　　乳癌のがん抑制遺伝子に関する研究
- 1998年　米国Tennessee大学 留学
- 2000年　国立病院東京医療センター 外科, 治験管理室長
- 2002年　国立がんセンター中央病院 乳腺科医員
- 2003年　同 乳腺科医長
- 2004年　同 乳腺診療グループ長
- 2012年　国立がん研究センター中央病院 乳腺外科 科長
  　　　　UICC/TNM乳がん国際分類エキスパートパネル メンバー

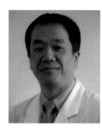

戸井雅和　Masakazu Toi

- 1982年　広島大学医学部医学科 卒業
  　　　　広島大学原爆放射能医学研究所外科（腫瘍外科）入局
- 1987年　国立病院九州がんセンター 乳腺部
- 1988年　広島大学原爆放射能医学研究所 助手
- 1990年　英国Oxford大学分子医学研究所王立癌研究基金 研究員
- 1992年　東京都立駒込病院 外科
- 2000年　米国Harvard大学Dana-Farber癌研究所 乳腺腫瘍学センター
  　　　　Yamagiwa-Yoshida Fellow（UICC）として短期留学
- 2002年　東京都立駒込病院 外科 部長
- 2007年　京都大学大学院医学研究科 外科学講座 乳腺外科学 教授

**オンコロジークリニカルガイド
乳癌薬物療法**
　　　　　　　　　　　　　　　　©2016

定価（本体 5,500 円＋税）

2013 年 11 月 10 日　1 版 1 刷
2016 年 11 月 1 日　2 版 1 刷

編　著　者	木下貴之 戸井雅和
発 行 者	株式会社　南 山 堂
	代表者　鈴 木 幹 太

〒113-0034　東京都文京区湯島4丁目1-11
TEL 編集(03)5689-7850・営業(03)5689-7855
振替口座　00110-5-6338

ISBN 978-4-525-42442-8　　　　　Printed in Japan

本書を無断で複写複製することは，著作者および出版社の権利の侵害となります．
JCOPY <(社)出版者著作権管理機構 委託出版物>
本書の無断複写は著作権法上での例外を除き禁じられています．複写される場合は，そのつど事前に，(社)出版者著作権管理機構(電話 03-3513-6969, FAX 03-3513-6979, e-mail: info@jcopy.or.jp)の許諾を得てください．

スキャン，デジタルデータ化などの複製行為を無断で行うことは，著作権法上での限られた例外（私的使用のための複製など）を除き禁じられています．業務目的での複製行為は使用範囲が内部的であっても違法となり，また私的使用のためであっても代行業者等の第三者に依頼して複製行為を行うことは違法となります．